Medizinische Fachwörter Rettungsdienst

Kleines Lexikon von A-Z

Medizinische Fachwörter Rettungsdienst

Kleines Lexikon von A-Z

2. Auflage

Zusammengestellt von:
Tobias Sambale, Hamburg ; in der Vorauflage von: Anna-Marie Salaja, Torsten Moeser und des Lektorats Rettungsdienst des Elsevier Urban & Fischer Verlag)

ELSEVIER

Elsevier GmbH, Bernhard-Wicki-Str. 5, 80636 München, Deutschland
Wir freuen uns über Ihr Feedback und Ihre Anregungen an kundendienst@elsevier.com

ISBN 978-3-437-25099-6
eISBN 978-3-437-05027-5

2. Auflage 2023

Wichtiger Hinweis
Die medizinischen Wissenschaften unterliegen einem sehr schnellen Wissenszuwachs. Der stetige Wandel von Methoden, Wirkstoffen und Erkenntnissen ist allen an diesem Werk Beteiligten bewusst. Sowohl der Verlag als auch die Autorinnen und Autoren und alle, die an der Entstehung dieses Werkes beteiligt waren, haben große Sorgfalt darauf verwandt, dass die Angaben zu Methoden, Anweisungen, Produkten, Anwendungen oder Konzepten dem aktuellen Wissensstand zum Zeitpunkt der Fertigstellung des Werkes entsprechen.
Der Verlag kann jedoch keine Gewähr für Angaben zu Dosierung und Applikationsformen übernehmen. Es sollte stets eine unabhängige und sorgfältige Überprüfung von Diagnosen und Arzneimitteldosierungen sowie möglicher Kontraindikationen erfolgen. Jede Dosierung oder Applikation liegt in der Verantwortung der Anwenderin oder des Anwenders. Die Elsevier GmbH, die Autorinnen und Autoren und alle, die an der Entstehung des Werkes mitgewirkt haben, können keinerlei Haftung in Bezug auf jegliche Verletzung und/oder Schäden an Personen oder Eigentum, im Rahmen von Produkthaftung, Fahrlässigkeit oder anderweitig übernehmen.

Obwohl alle Werbemittel mit ethischen (medizinischen) Standards übereinstimmen, stellt die Erwähnung in dieser Publikation keine Garantie oder Anerkennung der Qualität oder des Wertes dieses Produkts oder der Aussagen der Herstellerfirmen dar.

Für die Vollständigkeit und Auswahl der aufgeführten Medikamente übernimmt der Verlag keine Gewähr.
Geschützte Warennamen (Warenzeichen) werden in der Regel besonders kenntlich gemacht (®). Aus dem Fehlen eines solchen Hinweises kann jedoch nicht automatisch geschlossen werden, dass es sich um einen freien Warennamen handelt.

Bibliografische Information der Deutschen Nationalbibliothek
Die Deutsche Nationalbibliothek verzeichnet diese Publikation in der Deutschen Nationalbibliografie; detaillierte bibliografische Daten sind im Internet über https://www.dnb.de abrufbar.

23 24 25 26 27 5 4 3 2 1

In ihren Veröffentlichungen verfolgt die Elsevier GmbH das Ziel, genderneutrale Formulierungen für Personengruppen zu verwenden. Um jedoch den Textfluss nicht zu stören sowie die gestalterische Freiheit nicht einzuschränken, wurden bisweilen Kompromisse eingegangen. Selbstverständlich sind **immer alle Geschlechter** gemeint.

Planung: Katharina Frank, München
Projektmanagement: Julia Stängle, München
Redaktion: Sigrid Schäfer, Sindelfingen
Herstellung: Steffen Zimmermann, publishing support, München
Satz: Thomson Digital, Noida/Indien
Druck und Bindung: Drukarnia Dimograf Sp. z o. o., Bielsko-Biała/Polen
Umschlaggestaltung: SpieszDesign, Neu-Ulm
Titelfotografie: © stock.adobe.com - VanHope und © stock.adobe.com

Aktuelle Informationen finden Sie im Internet unter **www.elsevier.de**

Vorwort

Liebe Leserinnen und Leser,

Fachbegriffe und Abkürzungen werden in der Medizin genutzt und sie kennzeichnen auch die Sprache im Rettungsdienst. Der Rettungsdienst ist interdisziplinär und tangiert alle medizinischen Fachrichtungen, sodass die Verwendung von Fachbegriffen nicht umgangen werden kann. Daher sind Auszubildende und Berufseinsteiger*innen, aber auch Expert*innen im praktischen Alltag immer wieder mit Fragen und unbekannten Begriffen konfrontiert. „Wofür steht die Abkürzung PTCA?“, „Wie viel Charrière sollte der Tubus bei einem zwei Jahre alten Kind haben?“, oder „Was ist ein backward failure?“
Medizinische Fachwörter Rettungsdienst bietet Ihnen dabei Hilfestellung, sich mit Kolleg*innen und Angehörigen der einzelnen medizinischen Fachrichtungen auszutauschen und zu verständigen.
Die Dokumentation rettungsdienstlicher Einsätze rückt immer mehr in den Fokus von Qualitätsüberlegungen. Dieses Lexikon ermöglicht Ihnen daher ein schnelles und einfaches Auffinden von Begriffen. Zu diesem Zweck orientiert sich auch die alphabetische Einordnung von Stichworten an deren Verwendung im beruflichen Alltag. Synonyme sind gut miteinander vernetzt und unter dem bekanntesten Begriff mit einer Definition hinterlegt. Die Diphthonge „ä“, „ö“ und „ü“ wurden bei der Einordnung wie „ae“, „oe“ und „ue“ behandelt. Kursiv geschriebene Wörter verweisen auf weitere Einträge im Wörterbuch.

Viel Spaß mit *Medizinische Fachwörter Rettungsdienst* wünschen Ihnen
Tobias Sambale
Hamburg, im Juli 2022

Fehler gefunden?

https://else4.de/978-3-437-25099-6

An unsere Inhalte haben wir sehr hohe Ansprüche. Trotz aller Sorgfalt kann es jedoch passieren, dass sich ein Fehler einschleicht oder fachlich-inhaltliche Aktualisierungen notwendig geworden sind.

Sobald ein relevanter Fehler entdeckt wird, stellen wir eine Korrektur zur Verfügung. Mit diesem QR-Code gelingt der schnelle Zugriff.

Wir sind dankbar für jeden Hinweis, der uns hilft, dieses Werk zu verbessern. Bitte richten Sie Ihre Anregungen, Lob und Kritik an folgende E-Mail-Adresse: kundendienst@elsevier.com

Abkürzungen

→	daraus folgt
<	kleiner als
≤	kleiner oder gleich
>	größer als
≥	größer oder gleich
Abb.	Abbildung
Abk.	Abkürzung
bzw.	beziehungsweise
ca.	circa (etwa)
chem.	chemisch
d.h.	das heißt
dl	Deziliter
engl.	englisch
evtl.	eventuell
Geg.	Gegenteil
ggf.	gegebenenfalls
gr.	griechisch
l	Liter
lat.	lateinisch
li.	links
Lj.	Lebensjahr
mg	Milligramm
Min.	Minute(n)
mind.	mindestens
ml	Milliliter
mm	Millimeter
mmHg	Millimeter Quecksilbersäule
mmol/l	Millimol pro Liter
Mol	Molekulargewicht
mosmol	Milliosmol
nl	Nanoliter (10^{-9} Liter)
re.	rechts
Std.	Stunde(n)
Syn.	Synonym, Wort mit gleicher oder ähnlicher Bedeutung; sinnverwandt
u.a.	unter anderem
ugs.	umgangssprachlich
usw.	und so weiter
u.U.	unter Umständen
v.a.	vor allem
vgl.	vergleiche auch
z.B.	zum Beispiel

Abbildungsnachweis

Der Verweis auf die jeweilige Abbildungsquelle befindet sich bei allen Abbildungen im Werk am Ende des Legendentextes in eckigen Klammern. Alle nicht besonders gekennzeichneten Grafiken und Abbildungen © Elsevier GmbH, München.

A400	Reihe Pflege konkret. Elsevier/Urban & Fischer.
A300	Reihe Klinik- und Praxisleitfaden, Elsevier GmbH, Urban & Fischer Verlag, München
E284	R. McRae, A. W. G. Kinninmonth: Orthopaedics and Trauma, 1. Aufl., Elsevier, Churchill Livingstone, 1997
E340	Rodak, B. F./Fritsma, G. A./Doig, K.: Hematology. Elsevier/Saunders, 3. Aufl. 2007
E366	Sanders M J. Mosby's Paramedic Textbook. 3. A. St. Louis: Mosby Elsevier, 2006
E385	Habif, T. P.: Clinical Dermatology. Elsevier/Mosby, 5. Aufl. 2009
E494	Herlihiy: The human body in health and Illness, 3e. Elsevier 2006
E497	Mahon, Manoselis, Lehman: Textbook of Diagnostic microbiology. 3e. Elsevier 2006. Chapter 24
E554	Kumar, V./Abbas, A. K./Fausto, N./Aster, J. C./et al.: Robbins and Cotran Pathologic Basis Of Disease. Elsevier/Saunders, 8. Aufl. 2010
E652	Rutter P.: Community Pharmacy: Symptoms, Diagnosis and Treatment, 2.A. 2008. Elsevier/Churchill Livingstone, 2008
E790	David A. Palay: Primary Care Ophthalmology. Mosby, 2nd edition 2005
E909	Roberts, R.J./Hedges, J.R.: Clinical Procedures in Emergency Medicine. 5.A. 2010. Elsevier/Saunders.
E939-002	Habif, M./ et al.: Skin Disease. Elsevier. 4. Aufl. 2018
E1006	Miller, R. D. et al.: Miller's Anesthesia, Elsevier / Saunders, 8. Auflage, 2015
F240	Journal: The Annals of Thoracic Surgery
F260	Rettwitz-Volk, W. / et al.:: Occlusive hydrocephalus in congenital myotonic dystrophy. In: Brain and Development, March 2001. Volume 23, Issue 2, Pages 122-124
F261	Schechter, E./ et al.: Pulmonary edema and respiratory failure associatred with clenbuterol exposure. In: The American Journal of Emergency Medicine, July 2007. Volume 25, Issue 6, Pages 735.e1-735.e3

F643	Teasdale, G., Jennett,B.: Assessment of coma an impaired consciousness. A practical scale. In: The Lancet. Volume 304, Issue 7872, Pages 81-84. Elsevier, July 1974
F767-001	Sebesta, J.: Special Lessons Learned from Iraq. In: Surgical Clinics of North America. Volume 86, Issue 3, June 2006, Pages 711–726. Elsevier 2006. (Quelle für Ersatz vom 2.1.2015)
G069	M. Law, P. Som, T. Naidich: Problem Solving in Neuroradiology, 1st ed., Elsevier Saunders 2011, ISBN: 9780323059299
G523	Hochberg, M. C.: Rheumatology. Elsevier/Mosby, 6. Aufl. 2015
G630	Mahadevan, S.: Wilderness Medicine. Elsevier 2012.
G952	„Bowman, D. D.: Georgis' Parasitology for Veterinarians. Elsevier/Saunders, 11. Aufl. 2021
G1116	Brian Walsh: Neonatal and Pediatric Respiratory Care. 5th edition, Elsevier, 2019
G1117	Shane A. Marshall/et al.: Abdominal Pain. In: On Call Principles and Protocols. 6th edition, Elsevier, 2017
J747	Thomas Engbert, Design & Kommunikation, Kronsgaard
J787	colourbox
K105	H.G. Hornfeck, Bergheim
K115	Andreas Walle, Hamburg
K183	Eckhard Weimer, Würselen
L106	Henriette Rintelen, Velbert
L108	Rüdiger Himmelhan, Heidelberg
L115	Rüdiger Dunkel, Berlin
L126	Katja Dalkowski, München
L136	Dr. Ralf Hartenstein, Karlsruhe
L137	Karl Heppe, Wiesbaden
L138	Martha Kosthorst, Borken
L139	D. Brokate, Hamburg
L141	Stefan Elsberger, Planegg
L143	Heike Hübner, Berlin
L157	Susanne Adler, Lübeck
L190	Gerda Raichle, Ulm
L215	Sabine Weinert-Spieß, Neu-Ulm
L231	Stephan Dangl, München
L234	Helmut Holtermann, Dannenberg
L255	Irina Kart, Berlin
L264	Claudia Flüss, München
L308	Moritz Klingenstein
M123	Prof. Dr. med. Thomas Dirschka, Wuppertal

M158	Dr. Karl-Ludwig Krämer, Frankfurt
M235	Dr. Dr. Jürgen Luxem, Aschaffenburg
M291	Kerstin Protz, Hamburg
M375	Prof. Dr. med. Dr. rer. nat. Ulrich Welsch, München
M437	Prof. Dr. med. Irene Hösli
M443	Prof. Dr. med. Olaf Jansen, Universitätsklinikum Kiel
M445	Univ.-Prof. em. Dr. med. Wolfgang Keil, LMU München, Institut für Rechtsmedizin
M464	Prof. Dr. med. Friedhelm E. Zanella, Universitätsklinikum Frankfurt der Goethe-Universität, Institut für Neuroradiologie.
M921	Hr. Stefan Ulrich; Städtische Klinik gGmbH, Braunschweig
O405	S. Schröder, München
O1081	Andrea Sander und Maik Röder
R173	M. Oethinger: Mikrobiologie und Immunologie, 11.Aufl., Elsevier GmbH, Urban & Fischer Verlag, München 2004
R300	Matzen P./et al.: Kinderorthopädie. Elsevier/Urban & Fischer, 1. Aufl. 2006
S007-3-24	24. Auflage des Sobotta, Band 3
T173	U. Vogel, Tübingen
T703	Prof. Dr. med. Konrad Brockmeier, Klinik und Poliklinik für Kinderkardiologie, Universitätsklinikum Köln
T824	Klinikum Dritter Ordner – Akademisches Lehrkrankenhaus, München.
U136	F. Hoffmann-La Roche AG, Basel
V164	Otto Bock HealthCare Deutschland GmbH, Duderstadt
V218	Olympus Optical Hamburg
V220	PAUL HARTMANN AG, Heidenheim
W960	Bayerisches Landeskriminalamt, München
X141	Dr. med. Wolfgang Frank, Gauting
X243	H. G. Beer, L. Filgueira, Labor für experimentelle Mikroskopie, Oberasbach

1-Kanal-Ableitung Zweipolige Ableitung zur orientierenden Rhythmusdiagnostik mittels Defibrillationspaddles; dient nicht der EKG-Diagnostik, sondern nur der Ermittlung der Rhythmusstörung in Reanimationssituationen

3-Kanal-Ableitung Ermöglicht die standardmäßige EKG-Monitorüberwachung der Extremitätenableitungen nach Einthoven (Ableitungen I, II und III), wobei die Potenziale immer zwischen zwei Ableitungen gemessen werden:
Ableitung I: re. Arm → li. Arm,
Ableitung II: re. Arm → li. Fuß,
Ableitung III: li. Arm → li Fuß

4-DMAP 4-**Di**methyl**a**mino**p**henol, i. v. ▶ *Antidot* bei Zyanid- und Blausäureintoxikationen; bildet Met-Hb, das zur Auflösung der Zyanidverbindung in den Mitochondrien führt

5-Finger-Regel Standardisiert die Versorgung von ▶ *Intoxikationen* in Elementarhilfe, Entfernen der Giftzufuhr, Antidottherapie, Asservierung von Gift und dem Transport

5 reversible H beim Kreislaufstillstand ▶ *Hypovolämie*, ▶ *Hypoxie*, H-Ionen (= ▶ *Azidose*), ▶ *Hyperkaliämie*/▶ *Hypokaliämie*, ▶ *Hypothermie*/▶ *Hyperthermie*

5 reversible T beim Kreislaufstillstand **T**abletten, ▶ *Tamponade* (Herzbeutel), **T**ension (▶ *Pneumothorax*), ▶ *Thrombose* (▶ *koronar*/▶ *pulmonal*)

6-Kanal-Ableitung Darstellung der bipolaren Extremitätenableitung nach Einthoven und der unipolaren Extremitätenableitung nach Goldberger; dient der ersten orientierenden Beurteilung eines ▶ *EKG*; Aussagen über die Herzhinterwand möglich

12-Kanal-Ableitung Ausführlichste Interpretationsmöglichkeit des ▶ *EKG*; ermöglicht konkrete Aussagen zu Erregungsausbreitungs- und Erregungsrückbildungsstörungen sowie Lokalisation und Alter von Infarkten beim Vorliegen eines ▶ *STEMI* bzw. keine Veränderungen beim ▶ *NSTEMI*

α_1-Globulin 4 % der Bluteiweiße; zu dieser durch eine ▶ *Eiweißelektrophorese* aufgespaltenen Fraktion gehört u. a. das α_1-Antitrypsin, das den Körper vor der Aktivität von ▶ *Trypsin*, einem Verdauungsenzym, schützt

α_2-Globulin 7,5 % der Bluteiweiße; zu dieser durch eine ▶ *Eiweißelektrophorese* aufgespaltenen Fraktion gehören das α_2-Makroglobulin, das in Entzündungsreaktionen von Bedeutung ist, und das Haptoglobin, das freies Eisen im Blut bindet

α-Amylase Enzym der Bauchspeicheldrüse zur Verdauung von Kohlenhydraten; es spaltet pflanzliche Stärke bis zum Zweifachzucker Maltose

β-Blocker ▶ *Betablocker*

β-Globulin 12 % der Bluteiweiße; zu dieser durch eine ▶ *Eiweißelektrophorese* aufgespaltenen Fraktion gehören das ▶ *Transferrin*, ein Eisentransportprotein, das Komplement C3, welches für das ▶ *Komplementsystem* des Immunsystems wichtig ist, und das ▶ *Fibrinogen*, welches dem Wundverschluss dient (nur in der Plasmaelektrophorese)

γ-Globulin 16,5 % der Bluteiweiße; zu dieser durch eine ▶ *Eiweißelektrophorese* aufgespaltenen Fraktion gehören die ▶ *Antikörper* (Immunglobuline)

A

A Abk. für: 1. **A**mpere; 2. ▸ *Amplitude*

A., Aa. Abk. für: Arterie, Arterien (▸ Abb. 1); vom Herzen wegführendes Blutgefäß

A. brachialis Arterienabschnitt im Oberarm

A. carotis Halsschlagader, beidseits lateral des Schildknorpels

A. dorsalis pedis Fußrückenarterie

A. femoralis Oberschenkelschlagader

A. mesenterica inferior Untere Eingeweidearterie; beginnt ▸ *distal* der A. mesenterica superior, versorgt die untere Hälfte des Dickdarms und Teile des Mastdarms

A. mesenterica superior Obere Eingeweidearterie; folgt ▸ *distal* dem Truncus coeliacus, versorgt den gesamten Dünndarm, den Blinddarm, den aufsteigenden und querverlaufenden Dickdarm sowie Teile der Bauchspeicheldrüse

A. pulmonalis dextra/sinistra Rechte/linke Lungenarterie

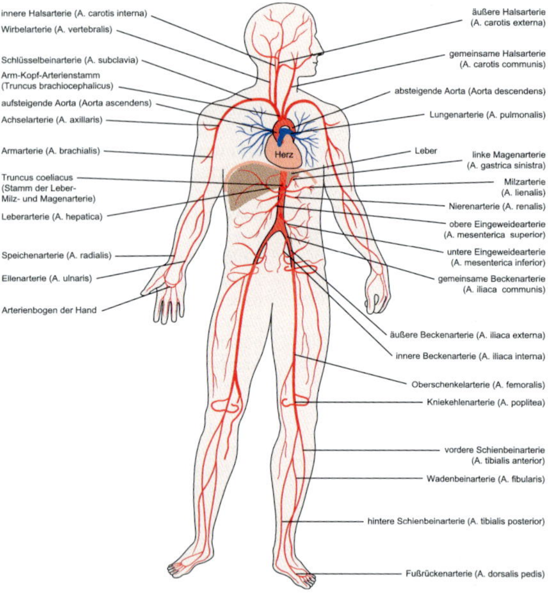

Abb. 1 Übersicht über die wichtigsten **Arterien.** Die Arterien des Lungenkreislaufs (blau) führen – im Gegensatz zu allen anderen Arterien – sauerstoffarmes Blut [L190]

A. radialis Speichenschlagader; versorgt zusammen mit der ▸ *A. ulnaris* Unterarm und Hand

A. subclavia dextra/sinistra Rechte und linke Schlüsselbeinschlagader

A. ulnaris Ellenschlagader

A-, An- Vorsilbe für „Kein", Nichtvorhandensein von

Aa. umbilicales Nabelschnurarterien; transportieren sauerstoffarmes kindliches Blut vom fetalen Herzen zur ▸ *Plazenta*

AB0-System Vererbtes Blutgruppensystem; auf der Erythrozytenoberfläche finden sich entweder ▸ *Antigen* A (Blutgruppe A), Antigen B (Blutgruppe B), Antigen A und B (Blutgruppe AB) oder kein Antigen (Blutgruppe 0)

AB0-Unverträglichkeit ▸ *Blutgruppenunverträglichkeit*

Abbinden Arbeitstechnik bei nicht zu beherrschenden schweren Blutungen mittels Dreiecktuchkrawatte, RR-Manschette oder ▸ *Tourniquet*

ABC Abk. für: **A**temwege, **B**elüftung, Kreislauf/Perfusion (**C**irculation)

ABC-Klassifikation Einteilung der chronischen Magenschleimhautentzündung (▸ *Gastritis*) nach ihren Ursachen in Typ A (= Autoimmungastritis), Typ B (= Bakterielle ▸ *Helicobacter-pylori*-Gastritis) und Typ C (= Chemisch-toxische Gastritis)

ABCDE-Schema **A**irway, **B**reathing, **C**irculation, **D**isability, **E**xposure/Environment; Methode zur Ersteinschätzung der Vitalfunktionen im ▸ *Primary Survey*, erst danach ▸ *Anamnese* und körperliche Untersuchung (▸ *Secondary Survey*)

Abdomen Bauch, Bauchraum

Abdomen, akutes ▸ *Akutes Abdomen*

Abdominalgravidität Syn.: Peritonealgravidität, Bauchhöhlenschwangerschaft; Form der extrauterinen Schwangerschaft (▸ *Extrauteringravidität*) mit Einnistung des Eies im Bauchraum

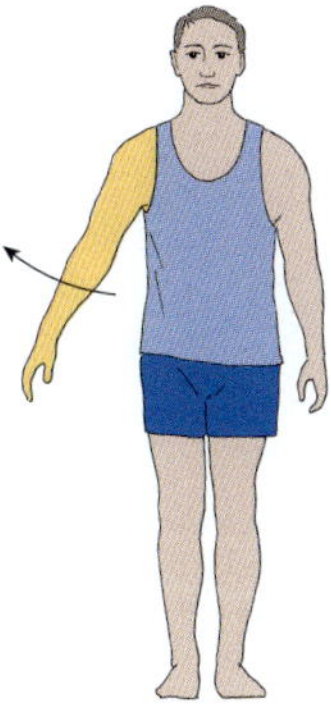

Abb. 2 Abduktion [L190]

Abdomenauskultation Abhören der Darmgeräusche über allen ▸ *Quadranten;* wird immer vor der ▸ *Palpation* durchgeführt

Abduktion Bewegung vom Körper weg (▸ Abb. 2), Abspreizen; Geg.: ▸ *Adduktion*

Abführmittel ▸ *Laxans*

Abhängigkeit ▸ *Sucht*

Ablagerung (Krankhafte) Anreicherung von bestimmten Substanzen, z. B. Fette, ▸ *Proteine*, ▸ *Glykogen*, Metalle, ▸ *Bilirubin*

Ablatio Entfernung, Abtragung

Ablatio mammae ▸ *Mastektomie*

Ablatio placentae ▸ *Abruptio placentae*

Ablaufsonde Syn.: Entlastungssonde; Sonde zur Ableitung von Magensaft (▸ *Sonde, nasogastrale*)

Ablederungswunde Syn.: Décollement; entsteht durch stumpfe, ab-

A

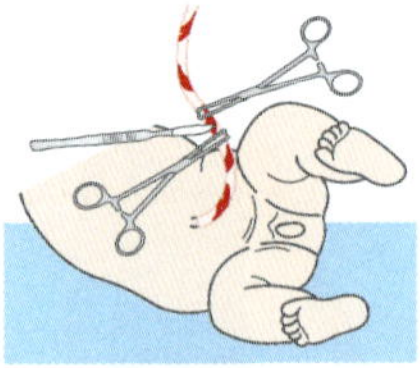

Abb. 3 Abnabeln [L143]

scherende Gewalteinwirkung; evtl. als geschlossene Hautablösung von der Unterlage mit nachfolgender Hohlraum- und Hämatombildung

Abnabeln Abtrennen der Nabelschnur (▶ Abb. 3)

Abort Syn.: Fehlgeburt; vorzeitiges Ausstoßen des ▶ *Embryos* oder ▶ *Fetus* bei einem Gewicht unter 500 g und Fehlen aller Lebenszeichen; Unterteilung: Frühabort (bis zur 12. ▶ *SSW*), Spätabort (zw. 12. und 24. ▶ *SSW*)

Abortus completus Syn.: vollständige Fehlgeburt; spontane Fehlgeburt mit vollständiger Gebärmutterentleerung

Abortus imminens Drohende Fehlgeburt mit noch lebendem ▶ *Embryo*

Abortus incipiens Beginnende, unabwendbare Fehlgeburt; meist mit schmerzloser vaginaler Blutung

Abortus incompletus Syn.: unvollständige Fehlgeburt; spontane Fehlgeburt, bei der Reste in der Gebärmutter zurückbleiben

Abrasio Syn.: Ausschabung, Kürettage; Abtragung mit einer ▶ *Kürette*

Abrasio uteri Oberflächliche Abtragung der gesamten Gebärmutterschleimhaut mit anschließender histologischer Untersuchung

Abruptio ▶ *Schwangerschaftsabbruch*

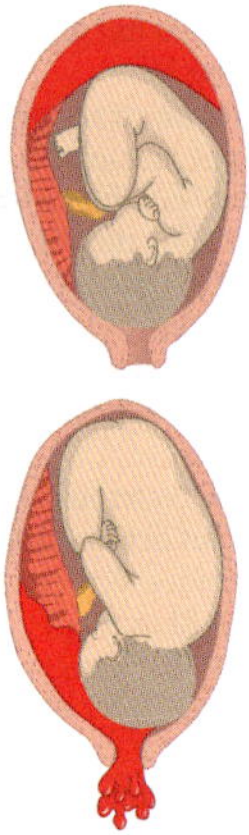

Abb. 4 Abruptio placentae, oben ohne und unten mit Blutung nach außen [L138]

Abruptio placentae Syn.: Ablatio placentae, vorzeitige Plazentalösung; teilweise oder vollständige Ablösung der normal sitzenden ▶ *Plazenta* (▶ Abb. 4); durch Blutungen im Bereich der Haftfläche hohes Risiko für Mutter und Kind

Absaugen, endotracheales Absaugen von Atemwegssekret oder aspirierten Stoffen über einen durch den Endotrachealtubus oder die ▶ *Trachealkanüle* in die Atemwege vorgeschobenen Absaugkatheter

Absencen Kurze Bewusstseinsstörungen ohne Ohnmacht

Absorbieren Aufnehmen

Abstoßungsreaktion Reaktion des Immunsystems gegen transplantierte Gewebe oder Organe; ▶ *allergische Reaktion Typ IV*

Abstraktionsvermögen Fähigkeit, vorhandene Fakten oder Zustände gedanklich auf allgemeinere und übergeordnete Situationen zu übertragen

Abstrich Abschabung von Hautzellen oder Entnahme von Sekreten mithilfe eines sterilen Watteträgers, anschl. mikroskopische oder mikrobiologische Untersuchung

Abstrich, zytologischer Abstrich mit zytologischer Untersuchung der Zellen auf entartungsverdächtige Zellveränderungen oder Tumorzellen; Verfahren u. a. zur Frühdiagnose von Gebärmutterhalskrebs

Abszess Eiteransammlung in einer nicht vorgebildeten Körperhöhle, durch krankhafte Prozesse entstanden; muss meist chirurgisch geöffnet und entleert werden

Abtreibung ▶ *Schwangerschaftsabbruch*

Abusus Missbrauch, falsche Anwendung

Abwehr, humorale Teilsystem der Abwehr, basierend auf ▶ *Antikörpern*

Abwehr, spezifische Erkennt bestimmte körperfremde Strukturen und bildet passende, spezifische ▶ *Antikörper* gegen diese ▶ *Antigene*

Abwehr, unspezifische Teil des Immunsystems, das antigenunabhängig und sehr schnell reagiert

Abwehr, zelluläre Teilsystem der Abwehr; basierend auf Zellen, welche die ▶ *Antigene* beseitigen (z. B. durch ▶ *Phagozytose*)

Abwehrfunktion Aufgabe des Blutes; die weißen Blutkörperchen bekämpfen Krankheitserreger, körperfremde Substanzen und entartete oder infizierte körpereigene Zellen

Abwehrmechanismen Unbewusste, innerseelische Vorgänge, um unangenehme Gefühle oder Wahrnehmungen nicht bewusst werden zu lassen, z. B. Verdrängung

Abwehrspannung „Brettharter Bauch"; Zeichen einer Bauchfellentzündung, Untersuchungsbefund bei akutem Abdomen

Abwehrsystem ▶ *Immunsystem*

ACE Abk. für: ▶ *Angiotensin-I-Converting-Enzym*

ACE-Hemmer Arzneimittel zur Hemmung von Angiotensin-Converting-Enzym; blutdrucksenkende und herzentlastende Wirkung

Acetabulum ▶ *Hüftgelenkpfanne*

Acetylcholin ▶ *Neurotransmitter* an der neuromotorischen Endplatte im ZNS und PNS; erregender Neurotransmitter, welcher vom efferenten ▶ *Axon* über die ▶ *Synapse* in den synaptischen Spalt ausgeschüttet wird und die Muskelfaser zur Kontraktion veranlasst

Acetylsalicylsäure ASS®, Aspirin® i. v., Aspisol®; leichtes Schmerzmittel, ▶ *Antipyretikum*, ▶ *Thrombozytenaggregationshemmer*

Achillessehnenreflex Abk.: ASR; ▶ *Eigenreflex*, der durch einen Schlag auf die Achillessehne ausgelöst wird und zu einer Streckung des Sprunggelenks führt

Achillessehnenruptur Abriss der Achillessehne; meist Folge einer plötzlichen Anspannung der Wadenmuskulatur bei vorbestehender degenerativer Sehnenveränderung

Acne vulgaris Meist in der Pubertät auftretende hormonabhängige Erkrankung der Talgdrüsenfollikel, die durch übermäßige und veränderte Talgdrüsensekretion zur Bildung von Mitessern (Komedonen) führt

ACS Abk. für: ▶ *Akutes Koronarsyndrom*

ACTH Adrenokortikotropes Hormon (Kortikotropin), regt Synthese und Ausschüttung von Glukokortikoiden in der Nebennierenrinde an

A

Actilyse Alteplase, rt-PA (Recombinant Tissue Plasminogen Activator), Lysepräparat bei ▸ *Lungenembolie* und Herzinfarkt

Acute respiratory distress syndrome Abk.: ▸ *ARDS*

ACVB Abk. für: ▸ *Aorto-koronarer Venen-Bypass*

Adamsapfel Sicht- und tastbarer Vorsprung des Schildknorpels am Kehlkopf bei Männern

Adams-Stokes-Anfall Kurzzeitiger anfallsartiger Herzstillstand; das Herz schlägt nach kurzer Zeit wieder von allein im Rhythmus, dennoch handelt es sich um eine lebensgefährliche Situation

Adaptation Fähigkeit eines Rezeptors, sich einem Reiz anzupassen

Addison-Krise ▸ *Morbus Addison*

Adduktion Bewegung zum Körper hin (▸ Abb. 5); Heranführen; Geg.: Abduktion

Adduktor Ein Muskel, der eine zum Körper heranziehende Bewegung durchführt (eine sogenannte Adduktion)

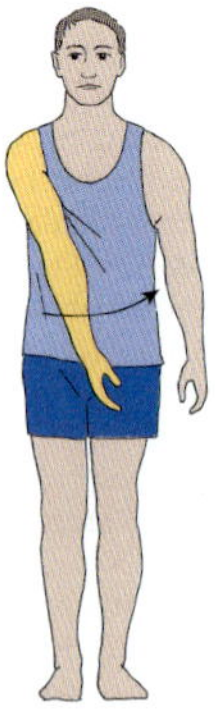

Abb. 5 Adduktion [L190]

Adenin Base und Grundbaustein der ▸ *DNA* und ▸ *RNA*; komplementär zu Thymin, immer gebunden an Desoxyribose

Adeno- Vorsilbe oder Wortteil für: Drüse(n)

Adenoide Syn.: adenoide Vegetationen, „Polypen"; Vergrößerung der Rachenmandeln

Adenohypophyse ▸ *Hypophysenvorderlappen*

Adenokarzinom Bösartiger Tumor, ausgehend vom Drüsenepithel

Adenom Gutartiger Tumor, ausgehend vom Drüsenepithel

Adenomatosis coli ▸ *Polypose, familiäre adenomatöse*

Adenosin Adrekar®, Medikament bei supraventrikulärer Reentry-Tachykardie

Adenosindiphosphat Abk.: ADP; entsteht bei Umwandlung von Adenosintriphosphat (ATP) zur Gewinnung von Energie in Körperzellen

Adenosintriphosphat Abk.: ATP; ▸ *Nukleotid*, wichtigster Energielieferant des Intermediär-Stoffwechsels

Adenotomie Syn.: Polypenentfernung; Therapie zur operativen Entfernung der hyperplastischen Rachenmandel

Aderhaut Lat.: Choroidea; Teil der mittleren Augenhaut, welche mit Blutgefäßen durchzogen ist und so die ▸ *Netzhaut* mit Blut versorgt

Aderlass, blutig Regelmäßige Blutabnahmen; Hauptbehandlungsmöglichkeit bei ▸ *Polycythaemia vera*

Aderlass, unblutig Methode zur Entlastung des Lungenkreislaufs; ein Teil des zirkulierenden Blutes wird durch Stauung in drei der vier Extremitäten zurückgehalten. Dadurch wird die Vorlast des Herzens gesenkt

ADH Abk. für: ▶ *Antidiuretisches Hormon*
Adhäsion Verwachsung, Verklebung; Blutgerinnung: Anlagern von ▶ *Thrombozyten* an einen Gefäßdefekt
AD(H)S Abk. für: **A**ufmerksamkeits**d**efizit-(**H**yperaktivitäts-)**S**yndrom; Kombination von Aufmerksamkeitsstörung, motorischer Überaktivität und Impulskontrollstörung
Adipös Fett, verfettet
Adipositas Syn.: Fettleibigkeit, Fettsucht; Übergewichtigkeit mit ▶ *Body-Mass-Index* > 30 kg/m^2; Geg.: Kachexie
Adipozyt Fettzelle
Adiuretin Hormon des Wasserhaushalts, das die Wasserdurchlässigkeit im distalen ▶ *Nephron* und den ▶ *Sammelrohren* reguliert
Adjuvant Unterstützend
Adjuvante Therapie Angewendet bei kurativem Behandlungsziel zur Vernichtung von nach der Lokaltherapie verbliebenen, nicht nachweisbaren Tumorzellen
Adnexe Überbegriff für Eierstöcke, Eileiter und das umgebende Bindegewebe (▶ Abb. 6)
Adnexitis Syn.: Pelvic Inflammatory Disease; Entzündung der Eierstöcke und der Eileiter
Adoleszentenkyphose ▶ *Morbus Scheuermann*
Adoleszenz Phase des Heranwachsens zwischen Beginn der Pubertät und dem Erwachsenenalter
ADP Abk. für: ▶ *Adenosindiphosphat*
Adrenalin 1. Hormon und ▶ *Katecholamin*; fördert die Wirkung des sympathischen Nervensystems und stärkt damit Schlagkraft und -frequenz, Geschwindigkeit der Erregungsleitung sowie Erregbarkeit des Herzens; steigert den Blutdruck, erhöht den Blutglukosespiegel 2. Adrenalin®, Suprarenin®; Medikamente im Rahmen der ▶ *Reanimation*, zur Behandlung eines anaphylaktischen Schocks

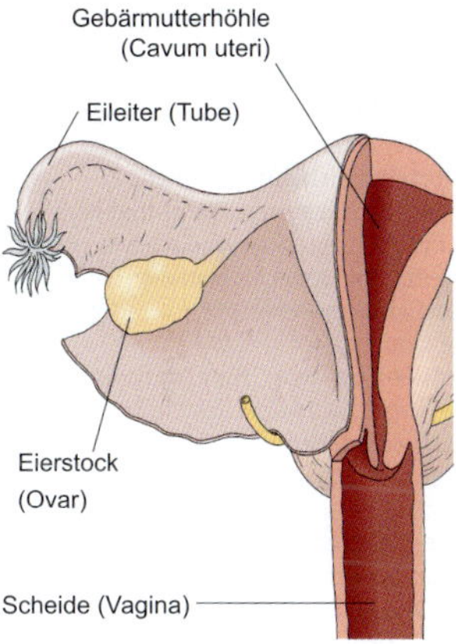

Abb. 6 Eierstöcke, Eileiter und umgebendes Bindegewebe bilden die **Adnexe** [L190]

Adrenocorticotropes Hormon Abk.: ACTH; Hormon des ▶ *Hypophysenvorderlappens*, beeinflusst die Ausschüttung von ▶ *Glukokortikoiden* in der Nebennierenrinde
Adult Erwachsen, geschlechtsreif; Geg.: juvenil
Adult Respiratory Distress Syndrome Abk.: ▶ *ARDS*; engl. Bezeichnung für Schocklunge; lebensbedrohliche ▶ *Hypoxie* oder ▶ *Azidose* des Lungengewebes im Rahmen des Multiorganversagens, hohe Letalitätsrate
Advanced Life Support Abk.: ALS; erweiterte lebensrettende Maßnahmen im Rahmen der Reanimation

▸ *Defibrillation*; vgl. ▸ *Basic Life Support* (BLS)

Advanced Medical Life Support Abk.: AMLS; Handlungsablauf zur Reduzierung der Morbidität und Mortalität; lebensbedrohliche Zustände werden prioritäten- und beurteilungsbasiert abgearbeitet, um ein breites Spektrum an Notfällen/Differenzialdiagnosen effektiv versorgen zu können

Adventitia Syn.: Tunica adventitia (▸ Abb. 7); äußerste Schicht bei Blutgefäßen oder Hohlorganen, enthält Blutgefäße und Nerven und sorgt bei den Hohlorganen für einen bindegewebigen Einbau in die Umgebung oder das Peritoneum

AED Abk. für: **a**utomatischer **e**xterner ▸ *Defibrillator*

-ämie Nachsilbe oder Wortteil für: im Blut

Äqui- Vorsilbe oder Wortteil für: gleich

Äquivalent Gleichwertig

Ätiologie Krankheitsursachen; Lehre von den inneren und äußeren Ursachen für eine Erkrankung

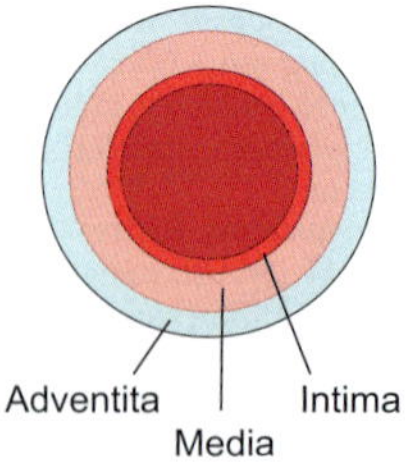

Abb. 7 Schichtaufbau großer Arterien und Venen. In der **Adventitia** verlaufen Blutgefäße (Vaso vasorum) und Nerven [L190]

Aerob Sauerstoff zum Leben benötigend; Geg.: anaerob

Aerober Stoffwechsel Glukose wird in Verbindung mit Sauerstoff in Energie umgewandelt

Aerosol Arzneimittelform mit „schwebenden" festen oder flüssigen Wirkstoffteilchen in einem Gas

Aerophagie Luftschlucken

Äußere Schutzbarriere Haut und Schleimhäute; dienen als mechanischer Schutzwall

AF Abk. für: **A**tem**f**requenz

Affektive Störung Psychische Erkrankung mit krankhafter Veränderung der Stimmung; Unterscheidung: gedrückte Stimmung (depressive Störung), gehobene Stimmung (Manie)

Affektivität Syn.: Emotionalität; Gesamtheit der Gefühlsregungen, Stimmungen und Selbstwertgefühle

Afferent Aufsteigend, zuführend; Geg.: efferent

Afferenzen Zum ZNS leitende Nervenfasern

Affinität Anziehungskraft, Bindungsstärke

AFP Abk. für: ▸ *Alpha-Fetoprotein*

After Syn.: ▸ *Anus*

Afterdrop Abgabe von Wärme aus dem Körperkern an die kalte Körperschale nach Kälteexposition

AGE Abk. für: **A**rterielle **G**as**e**mbolie

Agenesie Völliges Fehlen einer Organanlage beim Neugeborenen infolge einer Störung der Embryonalentwicklung

Agglutination Verklumpung des Blutes durch das Aufeinandertreffen eines Blutgruppenmerkmals (▸ *Antigen*) mit den passenden Agglutininen; treffen bei einer Bluttransfusion z. B. Spendererythrozyten der Blutgruppe A auf ▸ *Agglutinine* (▸ *Antikörper*) der ▸ *Blutgruppe* A (Anti-A), kommt es zur Agglutination (▸ Abb. 8)

Agglutinine ▶ *Antikörper* zu den Oberflächenstrukturproteinen des ▶ *AB0-Systems*; hat ein Mensch z. B. Blutgruppe A, hat er die Agglutinine Anti-B im Serum

Aggregation Teil der Blutgerinnung; Verklumpung der ▶ *Thrombozyten*, die sich an der defekten Stelle eines Blutgefäßes angelagert haben

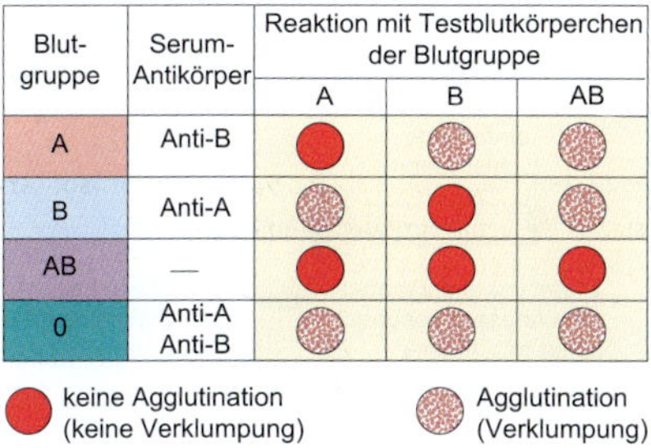

Abb. 8 Agglutination [L190]

Aggression Angriffsverhalten gegen Dinge, andere Menschen oder die eigene Person; körperliches oder verbales Handeln mit der Absicht, zu verletzen oder zu beschädigen

Agonie Gr.: Todeskampf; Phase direkt vor dem Sterben

Agonist Der Agonist (Spieler) kontrahiert und zieht das Körperteil in die gewünschte Richtung; Geg.: ▶ *Antagonist* (▶ Abb. 18)

Agoraphobie Angststörung mit Angst vor Menschenansammlungen, beim Verlassen des Hauses oder beim Betreten von öffentlichen Einrichtungen und Verkehrsmitteln

Agranulozytose Zerstörung der ▶ *Granulozyten* im Blut, teilweise auch von deren Vorläuferzellen im Knochenmark

AHB Abk. für: **A**nschluss**h**eil**b**ehandlung

AICD Abk. für: **A**utomatic **I**mplantable **C**ardioverter **D**efibrillator; wird meist unterhalb des li. Schlüsselbeins implantiert; ständige Rhythmuskontrolle nach tachykarden ventrikulären Rhythmusstörungen und Kammerflimmern; meist kombiniert mit programmierbarer Schrittmacherfunktion (▶ *Elektrokardioversion*, ▶ *Defibrillation*)

AIDP Abk. für: **a**kute **i**nflammatorische **d**emyelinisierende **P**olyneuropathie mit ▶ *progredient* von den Beinen aufsteigender Lähmung des Körpers; Syn: Guillain-Barré-Syndrom

AIDS Abk. für: **A**cquired **I**mmune **D**eficiency **S**yndrome; Syn.: erworbenes Immundefektsyndrom; unheilbare Immunschwächekrankheit durch Infektion mit dem Humanen Immundefizienz-Virus (Abk.: ▶ *HIV*)

AIH Abk. für: **A**uto**i**mmun**h**epatitis (▶ *Hepatitis*)

Airmix Mischung von strömendem Sauerstoff und angesaugter Umgebungsluft bei Beatmungsgeräten nach dem Venturi-Prinzip; führt zur Erhöhung der inspiratorischen Sauerstoffkonzentration im Vergleich zur Beatmung mit reiner Umgebungsluft

Air trapping Bei Asthmaanfall durch Bronchiolenkonstriktion „gefangene Luft“ mit erhöhtem intrathorakalem Druck

Ajmalin Gilurytmal®; Arzneimittel bei tachykarden Herzrhythmusstörungen

A

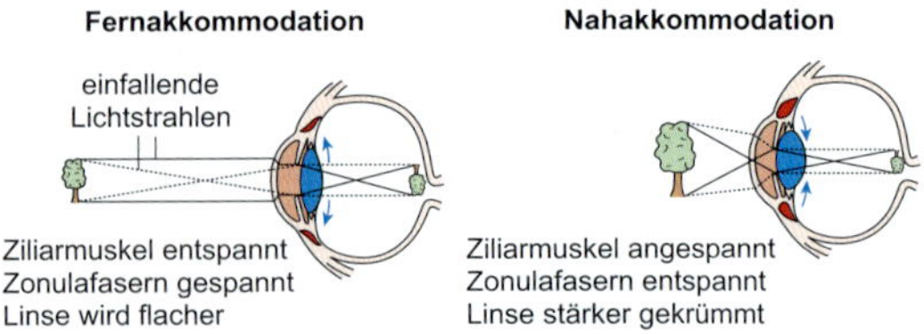

Abb. 9 Akkomodation [L143]

AK Abk. für: ▶ *Antikörper*
Akinese Bewegungslosigkeit
Akkomodation Änderung von Krümmung und Brechkraft der Linse, um Sehschärfe auf unterschiedliche Distanzen herzustellen (▶ Abb. 9)
Akkumulation ▶ *Kumulation*
Akren Vorspringende Körperteile
Akrenzyanose ▶ *Asphyxie* der ▶ *Akren* mit deutlicher Blaufärbung von Nase, Ohren, Fingern und Zehen bei Herz- und Lungenerkrankungen oder kalter Umgebungstemperatur
Akrinor® Theoadrenalin, Cafedrin, β-Rezeptoren-Stimulans bei arterieller ▶ *Hypotonie*
Akro- Vorsilbe oder Wortteil für: hoch, äußerst; Geg.: brachy-
Akromegalie Durch eine Überproduktion von Wachstumshormon hervorgerufene Vergrößerung bestimmter Körperglieder (z. B. Hände, Füße, Kinn, Unterkiefer) und innerer Organe beim Erwachsenen
Akromioklavikulargelenk Gelenk zwischen knöcherner Struktur des Schulterblattes (Akromion) und Schlüsselbein (Clavicula) (▶ Abb. 10)
Akromion Schulterhöhe; knöcherne Struktur des Schulterblattes, gelenkige Verbindung mit dem Schlüsselbein

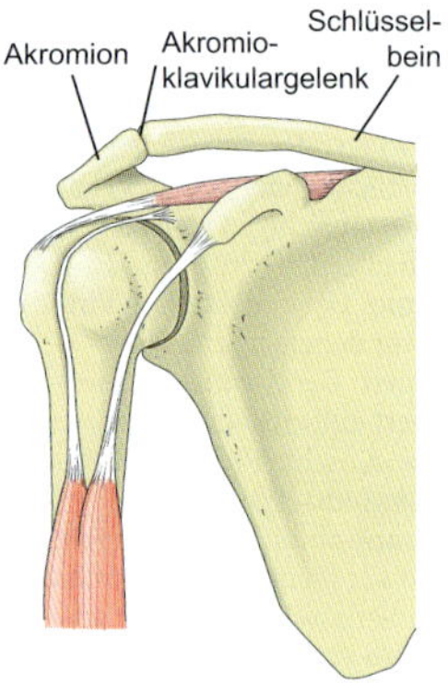

Abb. 10 Akromioklavikulargelenk [L190]

Akronym Aus den Anfangsbuchstaben mehrere Begriffe gebildetes Wort
Aktionspotenzial Potenzialänderung an Nerven- oder Muskelzelle (▶ Abb. 11); entsteht durch schnellen Natriumeinstrom in die Zelle; dient der Informationsübertragung im Nervensystem
Aktivimmunisierung Auslösung eines „kontrollierten Übungskampfes“

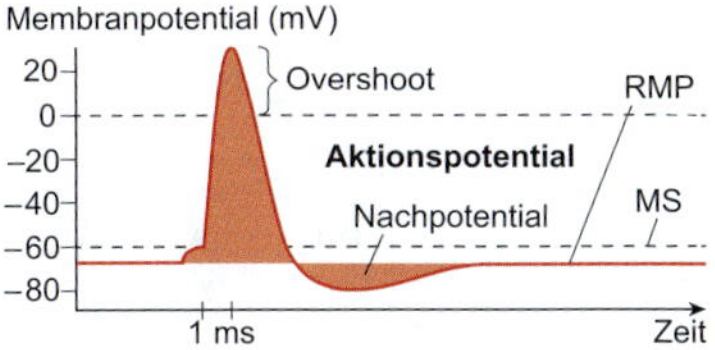

Abb. 11 Aktionspotenzial (RMP = Ruhemembranpotenzial) [L143]

und in der Folge Immunität durch Verabreichung von Lebendimpfstoffen (abgeschwächte Krankheitserreger), Totimpfstoffen (▶ *Antigene* toter Krankheitserreger) oder Toxoidimpfstoffen („entschärfte" Giftstoffe)

Akustik Lehre vom Schall und dessen Ausbreitung

Akut Unvermittelt auftretend, schnell und heftig verlaufend; Geg.: chronisch

Akuter Schmerz ▶ *Schmerz, akuter*

Akutes Abdomen Symptomkomplex mit akuten, starken Bauchschmerzen, Abwehrspannung des Abdomens und Kreislaufbeeinträchtigung

Akutes Koronarsyndrom Abk.: ACS; ▶ *Koronarsyndrom, akutes*

Akzeleration Beschleunigung, z. B. der Herzfrequenz; Geg.: Dezeleration

ALAT ▶ *ALT*

ALI Abk. für **A**kute **L**ung **I**njury: akute Lungenschädigung; akute systemische Erkrankung, die in ein Lungenversagen übergeht

Albumin Am häufigsten vorkommendes Plasmaprotein, das der Aufrechterhaltung des kolloidosmotischen Drucks dient

Albuminurie Erhöhte Ausscheidung des Eiweißes Albumin mit dem Urin; Unterteilung nach Ausscheidungsmenge in Mikro- und Makroalbuminurie

Aldosteron Hormon der Nebennierenrinde zur Regulierung von Elektrolyt- und Wasserhaushalt

-algie Nachsilbe oder Wortteil für: Schmerz

Algorithmus Standardisiertes Behandlungsschema für verschiedene Notfallsituationen

Algurie Schmerzhaftes Wasserlassen, z. B. bei Blasenentzündung

Alkalimetalle Lithium, Natrium, Kalium, Rubidium, Caesium und Francium sind Alkalimetalle und befinden sich in der 1. Hauptgruppe des Periodensystems. Sie besitzen in ihrer äußeren Schale ein Elektron und haben als reaktive Metalle ähnliche chemische Eigenschaften

Alkalität, alkalisch Basische Eigenschaften einer Lösung

Alkalose Anstieg des Blut-pH-Wertes über den Normalbereich (> 7,44)

Alkalose, metabolische Vom Stoffwechsel verursachte Basenüberladung (z. B. infolge von Erbrechen mit Säureverlust)

Alkalose, respiratorische Von der Atmung verursachte Basenüberladung (z. B. durch Hyperventilation)

Alkoholembryopathie Syn.: fetales Alkoholsyndrom; ▶ *Embryopathie* durch mütterlichen Alkoholabusus in der Schwangerschaft

Alkoholentzugsdelir Durch unterbrochene Alkoholzufuhr auftretendes ▶ *Delir* mit körperlichen (z. B. Schweißausbrüche, Tremor) und psychischen Symptomen (z. B. Desorientiertheit, Halluzinationen)

Alkoholfettleber ▶ *Fettleber*

A

Alkoholintoxikation Akute Vergiftung durch Konsum von Äthylalkohol; sehr unterschiedliche Toleranzgrenzen; tödliche Verläufe bei Blutalkoholkonzentrationen von 4–5 ‰

Alkoholismus Syn.: Alkoholkrankheit, Alkoholabusus; Kontrollverlust über den Alkoholkonsum und dadurch Beeinträchtigung der körperlichen, psychischen und sozialen Situation

Alkylphosphatintoxikation Endogene ▶ *Acetylcholinintoxikation* durch alkylphosphatbedingte irreversible Hemmung der ▶ *Cholinesterase*

ALL Abk. für: akute lymphatische ▶ *Leukämie*

Allergen ▶ *Antigen*, das eine allergische Reaktion auslöst

Allergie Überempfindlichkeitsreaktion gegenüber einem ▶ *Antigen*; u. U. lebensbedrohlich

Allergische Reaktion Typ I Soforttyp: starke Ausschüttung von ▶ *IgE*, was u. a. große Mengen ▶ *Histamin* aus Mastzellen und basophilen Granulozyten freisetzt, welche die Gefäße stark erweitern; Folgen: Ödeme, Blasenbildung, Blutdruckabfall, Juckreiz, ▶ *Bronchospasmus* mit Atemnot (▶ Abb. 12)

Allergische Reaktion Typ II Zytotoxischer Typ: Hauptverantwortliche sind ▶ *IgG*, ▶ *IgM* und das ▶ *Komplementsystem*; Beispiele: Blutgruppenunverträglichkeit, Transplantatabstoßung (▶ Abb. 12)

Allergische Reaktion Typ III Immunkomplex-Typ: ausgelöst von ▶ *Antigen-Antikörper-Komplexen*, die im Blut zirkulieren und schwere Gefäßentzündungen hervorrufen (▶ Abb. 12)

Allergische Reaktion Typ IV Verzögerter Typ: wird von T-Zellen vermittelt, ▶ *Antikörper* sind nicht beteiligt (▶ Abb. 12)

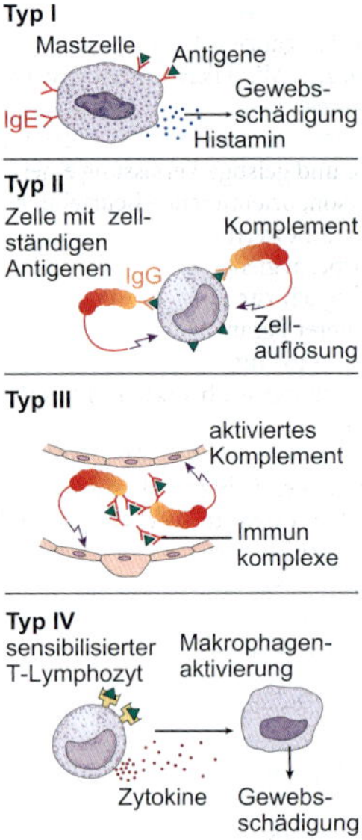

Abb. 12 Allergische Reaktion Typ I–IV [L190]

Allergische Schockreaktion ▶ *Schock, anaphylaktischer*

Allergologie Medizinische Fachrichtung, die sich mit Allergien beschäftigt

Alles-oder-nichts-Prinzip Überschreitet ein elektrischer Reiz einen bestimmten Depolarisationswert (Schwellenwert), wird ein ▶ *Aktionspotenzial* ausgelöst

Allgemeinanästhesie ▶ *Narkose*; schaltet Bewusstsein, Schmerzempfinden und Abwehrreaktion im ganzen Körper aus

Allgemeinsymptome Symptome, die den ganzen Organismus betreffen, z. B. Müdigkeit und Abgeschlagenheit

Allgemeinzustand (AZ) Körperliche und geistige Verfassung einer Person; orientierende Beurteilung durch Bewertung der Konstitution, Körperhygiene, Mobilität, Aktivität, Fähigkeit zur Selbstversorgung und weiterer Parameter

ALP Abk. für: **al**kalische **P**hosphatase; Laborgröße bei Lebererkrankungen

Alpha-Fetoprotein Abk.: AFP; in der fetalen Leber produziertes Eiweiß, messbar in Fruchtwasser und Blut der Mutter; Tumormarker für Leberzellkarzinom

ALS Abk. für: 1. ▶ *Amyotrophe Lateralsklerose*, 2. ▶ *Advanced Life Support*

ALT Abk. für: Alanin-Amino-Transferase; Syn.: GPT, ALAT; Laborgröße bei Lebererkrankungen

Altern Bei allen höheren Lebewesen stattfindender, genetisch vorherbestimmter Prozess, welcher irreversibel ist und von dem sich die Lebenserwartung ableiten lässt

Alternierend Abwechselnd

Altersflecken Im Alter auftretende braune Hautflecken, v. a. an Händen, Unterarmen und Unterschenkeln, aufgrund veränderter Pigmentproduktion der Haut

Altersschwerhörigkeit Syn.: Presbyakusis; häufigste Form der beidseitigen Innenohrschwerhörigkeit; Beginn meist zwischen 50. und 60. Lebensjahr

Alterssichtigkeit Syn.: Presbyopie; altersbedingte Weitsichtigkeit (▶ Abb. 13); nicht durch einen Brechungsfehler, sondern durch Alterungsprozesse bedingt

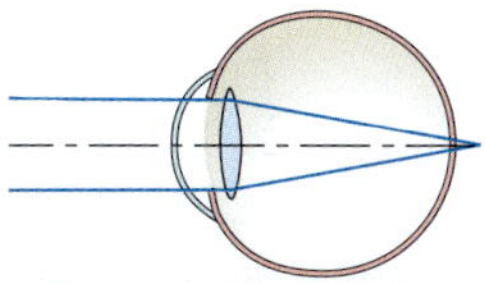

Die Linse hat Eigenelastizität verloren und kann sich nicht mehr ausreichend krümmen. Das scharfe Bild naher Objekte liegt hinter der Netzhaut-Ebene.

Abb. 13 Alterssichtigkeit [L190]

Altersstar Syn.: Cataracta senilis; altersbedingte Veränderungen der Linseneiweiße führen zu verminderter Lichtdurchlässigkeit und Streuung der einfallenden Lichtstrahlen

Altinsulin Syn.: Normalinsulin; kurz wirksames ▶ *Insulin* mit schnellem Wirkungseintritt (nach 15–30 Min.) und einer blutzuckersenkenden Wirkungsdauer von 4–6 Std.

Alupent® Orciprenalin; β-Sympathikomimetikum mit Wirkung auf β_1- und β_2-Rezeptoren; Antidot bei ▶ *Betablockern* und Antiarrhythmikum bei bradykarden Rhythmusstörungen

Alveol- Vorsilbe oder Wortteil für: die Lungenbläschen betreffend

Alveoläre Pneumonie ▶ *Pneumonie*

Alveolarer Totraum ▶ *Totraum, alveolarer*

Alveolargänge Winzige Äste der Lungen, an deren Enden die ▶ *Alveolen* sitzen

Alveolarmakrophagen „Fresszellen" der Lunge, welche auf der Oberfläche der ▶ *Alveolen* sitzen und dort für die Immunabwehr sorgen

Alveolen Lungenbläschen, über die der Gasaustausch in der Lunge erfolgt (▶ Abb. 14)

A

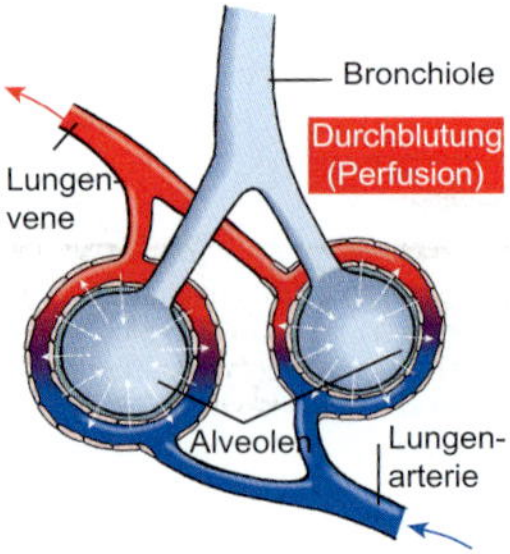

Abb. 14 Gasaustausch in den **Alveolen** [L190]

Alveolitis Entzündung der Lungenbläschen
Alzheimer-Demenz Syn.: ▸ *Demenz* vom Alzheimer-Typ; Abk.: DAT; häufigste Form der primär degenerativen Demenz mit ungeklärter Ursache; der Patient ist relativ schnell orientierungslos und von Unterstützung und Pflege abhängig; insgesamt schlechte ▸ *Prognose*
Amaurose Blindheit
Ambivalenz Gleichzeitiges Vorhandensein von zwei gegensätzlichen, miteinander unvereinbaren Gefühlen
Amboss Lat.: Incus; Gehörknöchelchen in der ▸ *Paukenhöhle*, welches mit Hammer und Steigbügel verbunden ist (▸ Abb. 150); zusammen verstärken diese Knochen die Schwingungen des ▸ *Trommelfells* und übertragen sie auf das ovale Fenster
Amelie Angeborenes Fehlen einer oder mehrerer Gliedmaßen
Amenorrhö Ausbleiben der Menstruationsblutung
AMG Arzneimittelgesetz
Aminopeptidase Eiweißspaltendes ▸ *Enzym*, das Peptidbindungen von den Enden her angreift
Aminosäure Baustein der ▸ *Proteine*, in Peptidbindungen verkettet mit stets identischer Struktur
Aminosäure, glukogene Werden glukogene Aminosäuren abgebaut, so kann aus deren Abbauprodukten Glukose erzeugt werden. Alle Aminosäuren außer Leucin und Lysin sind glukogen
Aminosäureabkömmling Meist wasserlösliches Hormon, welches sich von einer Aminosäure ableitet
Amiodaron Amiodaron®, Cordarex®; Reanimation (ventrikuläre Tachykardie), Antiarrhythmikum bei tachykarden Herzrhythmusstörungen
AML Abk. für: akute myeloische ▸ *Leukämie*
AMLS Abk. für: ▸ *Advanced Medical Life Support*
Amnesie Gedächtnisverlust, der z. B. durch eine Verletzung, Entzündung, ▸ *Epilepsie*, ▸ *Demenz* oder Intoxikation (z. B. Alkohol) verursacht wird
Amnesie, anterograde Gedächtnisverlust, der einen bestimmten Zeitraum nach der Schädigung (z. B. Schädel-Hirn-Trauma) betrifft
Amnesie, retrograde Gedächtnisverlust, der die Zeit (meist) unmittelbar vor der Schädigung betrifft
Amnionflüssigkeit ▸ *Fruchtwasser*
Amnioninfektionssyndrom Aufsteigende Infektion von Eihäuten, Eihöhle, ▸ *Plazenta*, ▸ *Fetus*; hohes Risiko bei vorzeitigem Blasensprung
Amnioskopie Syn.: Fruchtwasserspiegelung; Betrachtung des Fruchtwassers durch die intakten Eihäute
Amniozentese Syn.: Amnionpunktion, Fruchtwasserpunktion; Entnahme von Fruchtwasser durch die Bauchdecke der Mutter, bringt Erkenntnisse über biochemische und chromosomale Störungen des Kindes

Amöbenruhr Syn.: Amöbiasis, Amöbenkolitis, tropische Ruhr; infektiöse Erkrankung des Dickdarms durch die Amöbe *Entamoeba histolytica*

Amorph Formlos; Geg.: kristallin

Amp. Abk. für: ▸ *Ampulle*

Amphetamin Bewusstseinsaktivierende Droge, Aufputschmittel

Amplitude Schwingungsweite, größter Ausschlag einer wellenförmigen Bewegung

Ampulle 1. Kleines, kolbenförmiges Glasbehältnis zur Aufbewahrung von Injektionslösungen; 2. Teil des Gleichgewichtsorgans, in den Bogengängen gelegen, in welchem sich die Sinneszellen zur Wahrnehmung von Drehbewegungen befinden; 3. Oberster Teil des Mastdarms; speichert den Stuhlgang bis zur Entleerung; Syn.: Ampulla recti

Amputation Vollständige Entfernung eines Körperteils (totale Amputation), unvollständige Entfernung (subtotale Amputation), unvollständige Abtrennung (▸ Abb. 15)

AMV Abk. für: **A**tem**m**inuten**v**olumen

Amyloidose Pathologische Ablagerung von Eiweißen in den Organen mit Magen-Darm-Beschwerden, Herz- und Niereninsuffizienz; Komplikation der ▸ *rheumatoiden* ▸ *Arthritis*

Amyotrophe Lateralsklerose Abk.: ALS; Syn.: Charcot-Krankheit, myatrophische Lateralsklerose; ätiologisch ungeklärte, unheilbare Erkrankung mit fortschreitender Degeneration des ersten und zweiten motorischen Neurons; zu Beginn Muskelschwäche und -zuckungen; Vollbild mit schlaffen und spastischen Lähmungen und ▸ *Muskelatrophien*

Anabole Reaktion Aufbau größerer Strukturen durch die Verbindung von ▸ *Atomen*, ▸ *Ionen* oder ▸ *Molekülen*

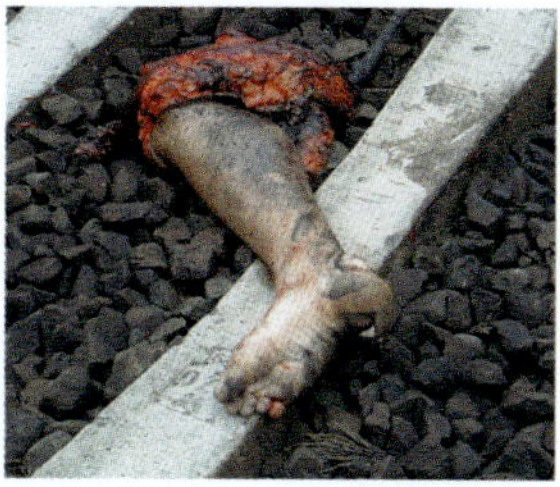

Abb. 15 Amputation [M235]

Anabolikum Synthetisch hergestellte Abkömmlinge der Androgene (= männliche Sexualhormone); häufig Missbrauch zur Leistungssteigerung im Sport

Anabolismus, Anabolie Aufbaustoffwechsel; Prozesse zum Aufbau neuer Bausteine für den Organismus; Geg.: Katabolismus

Anämie Blutarmut mit zu niedriger ▸ *Hämoglobinkonzentration* und meist verminderter Anzahl roter Blutkörperchen bei normalem Blutvolumen

Anämie, hämolytische Blutarmut durch den vermehrten Abbau von ▸ *Erythrozyten*

Anämie, perniziöse Blutarmut durch einen Mangel an dem zur Vitamin-B_{12}-Resorption notwendigen ▸ *Intrinsic-Faktor* durch chronische Autoimmungastritis oder Magenresektion

Anaerob Ohne Sauerstoff lebend; Geg.: aerob

Anaerober Stoffwechsel Zellen können bei Sauerstoffnot kleine Energiemengen erzeugen, allerdings fallen als Stoffwechselnebenprodukte übermäßige Säuren, v. a. CO_2 und Laktat, an (▸ *Azidose*)

Anästhesie Unempfindlichkeit gegen Schmerz-, Berührungs- und Temperaturreize; gewünschtes Ergebnis einer Allgemein- oder Regionalanästhesie oder Symptom einer Erkrankung des zentralen oder peripheren Nervensystems

Anästhesiologie Medizinisches Fachgebiet, das sich mit den wissenschaftlichen Grundlagen und den praktischen Anforderungen von Anästhesieverfahren befasst

Anästhetikum Plural: Anästhetika; Syn.: Narkotika; Arzneimittel zur allgemeinen oder lokalen ▶ *Anästhesie*

Anal Den ▶ *Anus* betreffend

Analfissur Schmerzhafter Längsriss der Analschleimhaut

Analgetikum Plural: Analgetika; Syn: Schmerzmittel; Arzneimittel, das schmerzlindernd oder schmerzstillend wirkt

Analogskala, visuelle Abk.: VAS; Skala von 0 bis 10 zum Erfassen und Einteilen des Schmerzempfindens; VAS von 0 = kein Schmerz, VAS von 10 = unerträglicher Schmerz

Analprolaps Vorfallen und äußeres Sichtbarwerden der Analschleimhaut bzw. des Rektums

Analverkehr Geschlechtsverkehr mit Einführen des Penis in den ▶ *Anus*

Analyse, chemische Untersucht die in einer chemischen Verbindung beteiligten Elemente (qualitative Analyse), deren Menge (quantitative Analyse) sowie den Aufbau der Verbindung (Strukturanalyse)

Anamnese Sammlung von Informationen über einen Patienten und seine (gesundheitliche) Vorgeschichte sowie seine Lebensumstände und Dispositionen

Anaphase Drittes Stadium der ▶ *Mitose* (= Zellkernteilung): Die 2-Chromatid-Chromosomen werden von Mikrotubuli zu ▶ *Chromatiden* getrennt; Letztere werden an zwei entgegengesetzte Zellpole gezogen

Anaphylaktischer Schock ▶ *Schock, anaphylaktischer*; Syn.: Anaphylaxie

Anasarka Nichtentzündliches ▶ *Ödem* der Unterhaut; Folge einer Stauung des Blutes im venösen System des Körperkreislaufs bei Rechtsherzinsuffizienz

Anastomose Operativ hergestellte Verbindung; z. B. bei Entfernung eines Teils des Darms; die verbleibenden Enden werden miteinander vernäht: End-zu End-Anastomose

Anastomoseninsuffizienz Syn.: Anastomosendehiszenz; Undichtigkeit der ▶ *Anastomose*; führt bei Magen-Darm-Anastomoseninsuffizienz schnell zum akuten Abdomen

Anatomie Lehre vom Bau der Körperteile

Anatomischer Totraum ▶ *Totraum, anatomischer*

Androgene Männliche Sexualhormone; gebildet in Nebennierenrinde und Hoden

ANE-Syndrom Bei Zytostatikabehandlung sehr häufig auftretender Symptomkomplex aus **A**ppetitlosigkeit, Übelkeit (**N**ausea) und **E**rbrechen

Anenzephalus Schwerste Hirnfehlbildung mit Fehlen des Schädeldachs und wesentlicher Gehirnteile

Aneurysma Umschriebene Arterienausweitung (▶ Abb. 16)

Anforderungs-Kontroll-Modell Dient der Einschätzung von Arbeitsbelastung; sind die Anforderungen hoch senkt eine hohe Autonomie die Belastung; eine niedrige Autonomie wird am ehesten bei niedrigen Anforderungen toleriert

Angina abdominalis Syn.: Angina intestinalis; Gefäßeinengung bei

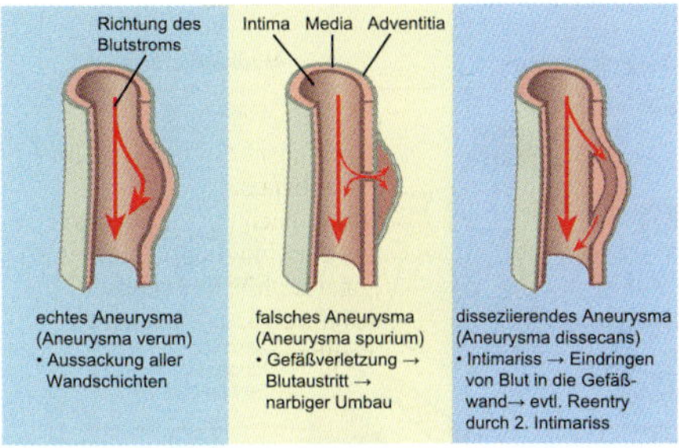

Abb. 16 Echtes, falsches und disseziierendes Aneurysma [L138]

chronischen arteriellen Durchblutungsstörungen der Eingeweidearterien; führt zu Bauchschmerzen nach dem Essen, ▶ *Malabsorption* und Gewichtsverlust

Angina pectoris Syn.: Brustenge; Abk.: AP; Sauerstoffmangel des Herzmuskels durch ▶ *Koronararterienverengung*, führt vor allem bei Belastung zu Schmerzen und Engegefühl in der Herzgegend, oft ausstrahlend in den linken Arm oder Hals, evtl. Atemnot; Einteilung in stabile AP, instabile AP und ▶ *Prinzmetall-Angina* (▶ Abb. 17)

Angina tonsillaris Syn.: Mandelentzündung; akute Entzündung der Gaumenmandel, in der Regel durch β-hämolysierende ▶ *Streptokokken* bedingt; kann akut und chronisch auftreten

Angio- Vorsilbe oder Wortteil für: die Gefäße betreffend

Angiografie Röntgenologische Gefäßdarstellung unter Verwendung von Kontrastmittel

Angiologie Teilgebiet der Inneren Medizin, befasst sich mit Erkrankungen von Arterien, Kapillaren, Venen und Lymphgefäßen

Angioödem ▶ *Quincke-Ödem*

Angioplastie ▶ *PTCA*

Angiospasmen Spastische Verengung der blutführenden Gefäße, sowohl zentral, als auch peripher vorkommend; kardial: Prinzmetallangina, in Niere und Leber bei Gestose aber auch zerebral möglich z. B. bei ▶ *ICB* und ▶ *SAB*

Angiotensin I Inaktive Vorstufe des Hormons Angiotensin II

Angiotensin II Gefäßverengendes Hormon; stimuliert durch Freisetzung von ▶ *Aldosteron* in der Nebennierenrinde die Rückresorption von Natrium (und Wasser) in der Niere

Angiotensin Converting Enzyme Abk.: ACE; Enzym, welches das Hormon Angiotensin I in Angiotensin II umwandelt

Angiotensinogen Vorläuferprotein des Hormons Angiotensin I

Anhidrosis Stark verminderte oder aufgehobene Schweißbildung

Angststörung Psychische Erkrankung mit Angst als dominierendem Symptom; Unterteilung: generalisierte Angststörungen, Panikstörungen, ▶ *Phobien*

Angststörung, generalisierte Länger dauernde, diffuse Angst, verbunden mit Anspannung und weiteren körperlichen Beschwerden

Anhängekarte für Verletzte und Kranke Dreiteiliger Vordruck zur

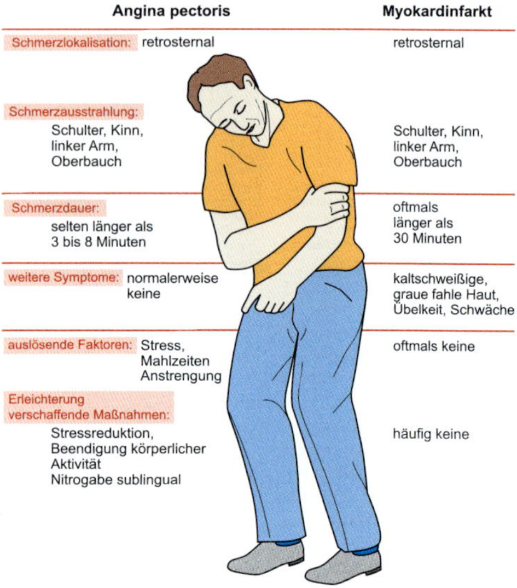

Abb. 17 Symptome und auslösende Faktoren von **Angina pectoris** und **Myokardinfarkt** [L143]

Registrierung und Sichtung von Verletzten und Erkrankten bei einem ▶ *MANV*, sowie zur Nachvollziehbarkeit über deren Verbleib für Suchdienstzwecke

Anion Ion mit negativer Ladung, hat Elektronen im Überschuss; Geg.: Kation

Anisokorie Seitendifferenz des Durchmessers der Pupillen

Anode Positiv geladene Elektrode; Geg.: Katode

Anodontie Angeborene oder erworbene Zahnlosigkeit

Anorexia nervosa ▶ *Magersucht*

Anorexie Appetitlosigkeit

Anosomie Erhebliche Minderung oder komplettes Fehlen von Geruchswahrnehmung; oft vorkommend im Rahmen von Schädel-Hirn-Verletzungen

ANP Abk. für: **a**triales **n**atriuretisches **P**eptid; Syn.: Atriopeptin; hormonähnlicher Botenstoff zur Förderung der Harnbildung und Natriumausscheidung, Freisetzung aus den Vorhöfen bei Volumenbelastung des Herzens

Anpassungsmechanismus Reaktionsschema des Körpers auf Einflüsse von außen, um das innere Milieu des Körpers konstant zu halten

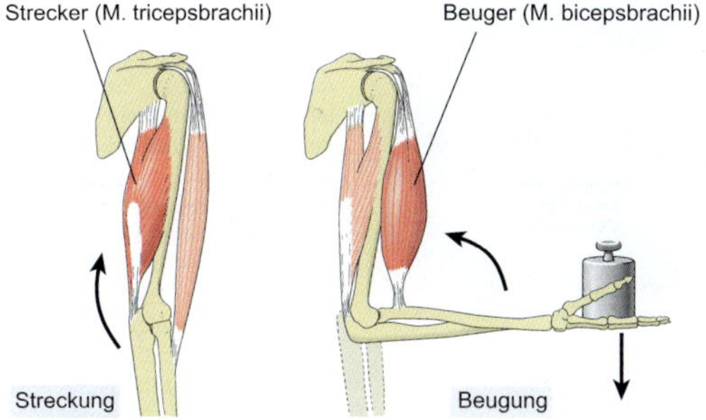

Abb. 18 **Agonist** und **Antagonist** am Beispiel des Zusammenspiels von Beuger und Strecker am Ellenbogengelenk [L190]

Anspannungsphase Der Herzmuskel kontrahiert; da die ▶ *Taschenklappen* noch geschlossen sind, erhöht sich der Druck in der Herzkammer und die ▶ *Segelklappen* schließen sich

Antagonist Der Antagonist (Gegenspieler ▶ Abb. 18) erschlafft mit zunehmender Kontraktion des ▶ *Agonisten*

Antagonistisch Entgegengesetzt wirkend

Ante- Vorsilbe oder Wortteil für: vor, vorn; Geg.: retro-

Anterior Vorn, vordere(r/s); Geg.: posterior

Anterior-anterior Position Syn.: Sternal-apikal; Klebetechnik der Schrittmacherelektroden bei transkutaner Stimulation, (–)-Elektrode Herzspitze im 5. ▶ *ICR*, (+)-Elektrode rechte vordere Brustseite unterhalb der ▶ *Clavicula*

Anterior-posterior Position Klebetechnik der Schrittmacherelektroden bei transkutaner Stimulation, d. h. eine Elektrode liegt linkspräkordial auf der Brust, die zweite Elektrode linksposterior am Rücken

Anteversion Beugung/Drehung nach vorn, Vorwärtsneigung; Geg.: Retroversion

Anti- Vorsilbe für: gegen

Antiallergikum Plural: Antiallergika; Syn.: Antihistaminikum; Arzneimittel zur sympthomatischen Behandlung von ▶ *Allergien*

Antiarrhythmikum Plural: Antiarrhytmika; Arzneimittel gegen Herzrhythmusstörungen

Anti-Baby-Pille ▶ *Ovulationshemmer*

Antibiogramm Untersuchung von Bakterien auf ihre Empfindlichkeit gegenüber bestimmter Antibiotika (▶ Abb. 19) mittels einer mit Bakterien infizierten Probe (beispielsweise Urin, Blut, Abstrich)

Antibiotikaresistenz Natürliche oder durch Mutationen erworbene Resistenz des Erregers gegenüber dem Antibiotikum

Antibiotikum Plural: Antibiotika; gegen Bakterien wirksame Arzneimittel; Unterscheidung: Bakteriostase (Hemmung des Wachstums der Bakterien), Bakterizidie (Abtötung der Bakterien)

A

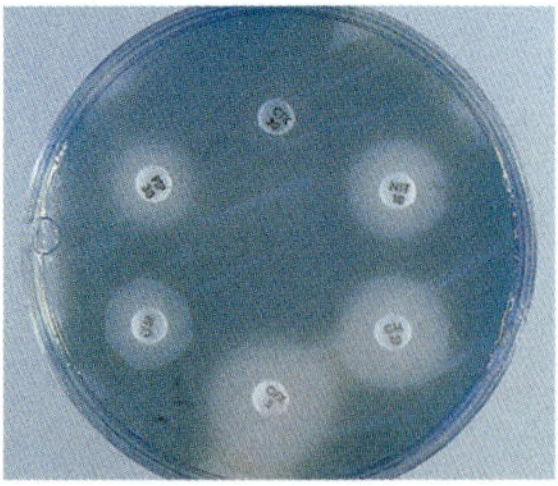

Abb. 19 Antibiogramm [R173]

Anticholinergikum Plural: Anticholinergika; Syn.: Parasympatholytikum; Arzneimittel zur Hemmung des ▶ *Parasympathikus*
Anticholium Physostigmin; Parasympathomimetikum, Antidot bei anticholinergen Substanzen
Anti-D-Antikörper Syn.: Anti-D-Immunglobulin; Antikörper gegen das Antigen D (Rhesusfaktor), welche von Menschen mit Rhesus-negativem Blut gebildet werden, wenn ihr Blut mit Rhesus-positivem Blut in Kontakt kommt
Antidepressivum Plural: Antidepressiva; Syn.: Thymoleptikum; stimmungsaufhellendes und angstlösendes Arzneimittel
Antidiabetikum, orales Über den Mund eingenommenes Arzneimittel mit blutzuckersenkender Wirkung zur Behandlung von ▶ *Diabetes mellitus*
Antidiarrhoikum Plural: Antidiarrhoika; Arznei gegen Durchfall (▶ *Diarrhö*)
Antidiuretisches Hormon Abk.: ADH; fördert die Wasserrückresorption in den Nieren, wodurch weniger Urin ausgeschieden wird
Antidot Gegenmittel, Gegengift
Antihypertonikum Plural: Antihypertonika; Arznei zur Blutdrucksenkung
Antiemetikum Plural: Antiemetika; Arzneimittel, das Brechreiz und Erbrechen unterdrückt
Antiepileptikum Plural: Antiepileptika; Syn.: Antikonvulsivum; Arzneimittel zur Unterdrückung epileptischer Anfälle
Antigen Struktur, die eine Reaktion der spezifischen Abwehr auslöst
Antigen-Antikörper-Komplex Zusammenschluss eines Antikörpers mit „seinem" Antigen (▶ Abb. 20)
Antigen D Wichtigstes Blutgruppenantigen des Rhesus-Systems
Antigen-Erkennungs-Molekül Molekül der spezifischen Abwehr zur Identifizierung bestimmter Antigene; befindet sich an der Membran von ▶ *T-Zellen* oder als freier ▶ *Antikörper* in den Körperflüssigkeiten sowie an den Membranen der ▶ *B-Zellen*
Antigengedächtnis Teilaspekt der spezifischen Abwehr; das Immunsystem „merkt" sich Antigene, mit denen es einmal konfrontiert wurde, um bei zukünftigen Attacken rascher reagieren zu können
Antigenpräsentierende Zelle Zelle, welche ▶ *T-Zellen* auf Antigene aufmerksam macht
Antihistaminikum Plural: Antihistaminika; Syn.: Antiallergikum; Arzneimittel gegen Symptome einer ▶ *Allergie*; hemmt die ▶ *Histaminwirkung*
Antihelminthikum Arzneimittel gegen Wurmbefall
Antihormon Medikament, welches die Ausschüttung tumorfördernder ▶ *Hormone* unterdrücken bzw. deren Wirkung durch Blockade der ▶ *Rezeptoren* verhindern soll
Antihypertensivum Plural: Antihypertensiva; Syn.: Antihypertonikum; Arzneimittel zur Behandlung des Bluthochdrucks

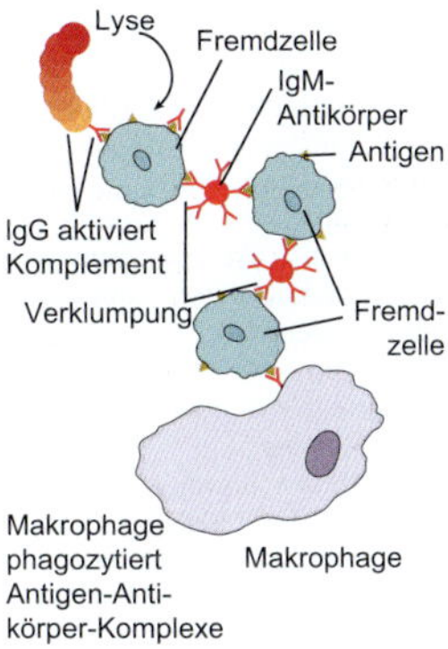

Abb. 20 Antigen-Antikörper-Komplex [L190]

Antihypertonikum ▶ *Antihypertensivum*
Antihypotensivum Plural: Antihypotensiva; Arzneimittel zur Steigerung des Blutdrucks
Antikoagulans Plural: Antikoagulanzien; Syn.: Antithrombotikum; die Blutgerinnung hemmendes Arzneimittel
Antikoagulation Medikamentöse Gerinnungshemmung zur Vorbeugung der Entstehung von ▶ *Thrombosen* oder Verhinderung der Ausweitung bestehender Thrombosen
Antikörper Abk.: AK; Syn.: Immunglobulin; Proteine des Immunsystems, die als Reaktion auf ▶ *Antigene* von ▶ *Leukozyten* gebildet werden
Antikonvulsivum Plural: Antikonvulsiva; Syn.: ▶ *Antiepileptikum*
Antimikrobiell wirksame Stoffe Stoffe, die die Vermehrungsfähigkeit oder Infektiosität von Mikroorganismen reduzieren oder sie abtöten bzw. inaktivieren
Antimykotikum Plural: Antimykotika; Arzneimittel gegen Pilzinfektionen, z. B. Aspergillose, ▶ *Candidose*
Antineoplastische Therapie Unmittelbare Vernichtung der Tumorzellen
Antioxidans Plural: Antioxidanzien oder Antioxidantia; Substanz, die pathophysiologische ▶ *Oxidationsvorgänge* im Organismus hemmt
Antiphlogistikum Plual: Antiphlogistika; Syn.: Antirheumatikum
Antipruriginosum Plural: Antipruriginosa; juckreizstillendes Arzneimittel
Antischockhose, pneumatische Abk.: PASG; Druck der PASG auf die unteren Extremitäten verhindert Blutansammlung in Bauch und Becken
Antipsychotikum Plural: Antipsychotika; Syn.: Neuroleptikum
Antipyretikum Plural: Antipyretika; Arzneimittel zur Fiebersenkung
Antirheumatikum, nichtsteroidales Syn.: nichtsteroidales Antiphlogistikum/Analgetikum; Abk.: NSAR; Arzneimittel mit schmerzlindernder, fiebersenkender und entzündungshemmender Wirkung
Antisepsis Maßnahmen zur Keimreduktion bzw. -freiheit, um die Verbreitung von Krankheitserregern zu verhindern
Antiseptikum Plural: Antiseptika; desinfizierendes Mittel
Antithrombotikum Plural: Antithrombotika; Syn.: Antikoagulans
Antitoxin Gegengift
Antitussivum Plural: Antitussiva; Arzneimittel zur Unterdrückung des Hustenreflexes und zur Verringerung von Häufigkeit und Intensität der Hustenstöße
Antizipation Vorgriff, gedankliche Vorwegnahme

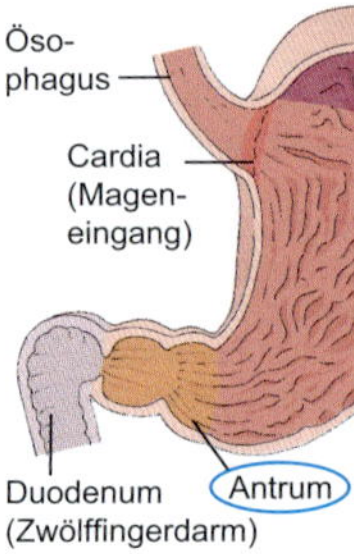

Abb. 21 Antrum [L190]

Antriebsstörung Minderung oder Steigerung der inneren Kraft zur (zielgerichteten) Aktivität
Antrum Syn.: Antrum pyloricum, Magenausgang (▶ Abb. 21); schlanker Übergang zum ▶ *Pylorus* (Pförtner)
Anulus fibrosus Außenring der ▶ *Bandscheibe*, bestehend aus Faserknorpel
Anurie Ausbleibende Harnausscheidung, < 100 ml/24 Std.; Notfall
Anus Syn.: After; vom Analring umgrenzter unterster Mastdarmabschnitt; unteres, auf dem Damm mündendes Darmende
Anus praeter ▶ *Enterostoma*
ANV Abk. für: akutes ▶ *Nierenversagen*; Syn.: Schockniere, Schockanurie; partieller oder totaler Verlust der exkretorischen Nierenfunktion
Anxiolyse Verminderung von Angstzuständen
Anxiolytikum Plural: Anxiolytika; Syn.: Tranquilizer, Beruhigungsmittel; Arzneimittel, das angstlösend, beruhigend, schlafanstoßend, antiepileptisch und muskelentspannend wirkt
Aorta Große Körperschlagader (▶ Abb. 22)
Aorta abdominalis ▶ *Bauchaorta*
Aorta ascendens Vom Herzen aufsteigende Aorta
Aorta descendens Absteigende Aorta

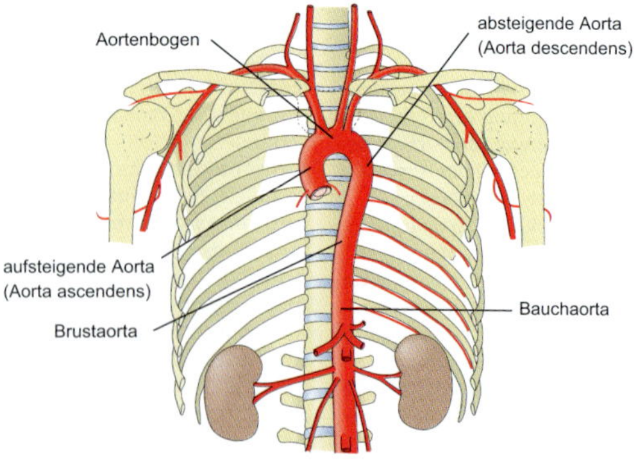

Abb. 22 Aorta [L190]

Aortenaneurysma Pathologisch umschriebene Ausweitung der Aorta mit Zunahme des Durchmessers; Einteilung nach Lokalisation (▸ *Aneurysma*)
Aortenbogen Teil der Aorta, der sich über den ▸ *Truncus pulmonalis* in einem Bogen hinwegsetzt; Ausgangspunkt dreier großer Arterien
Aortendissektion Einriss der ▸ *Tunica interna*; Bluteindringung in tiefe Gefäßwandschichten der Aorta (▸ Abb. 16)
Aortenisthmusstenose Abk.: ISTA; Einengung der Aorta vor oder nach dem Abgang des ▸ *Ductus arteriosus Botalli*
Aortenklappe Lat.: Valva aortae; Klappe zwischen linker Kammer und Aorta
Aortenklappeninsuffizienz Herzklappenfehler mit ungenügender Verschlussfähigkeit der Aortenklappe und Rückfluss von Blut aus der Aorta in die linke Herzkammer
Aortenklappenstenose Angeborener Herzfehler oder erworbene Einengung der Aorta im Ausflussbereich mit Erhöhung des linksventrikulären Drucks
Aortenulkus Gefäßulkus, das durch Ablösung einer arteriosklerotischen ▸ *Plaque* entsteht, dadurch ▸ *intramurales* ▸ *Hämatom* durch Einbrechen und Einblutung in tiefere Wandschichten
Aortitis Entzündung der Aorta; meist Komplikation des Keimübertritts einer ▸ *Endokarditis* oder ▸ *Perikarditis* oder im Rahmen einer systemischen ▸ *Vaskulitis*
Aorto-koronarer Venen-Bypass Abk.: ACVB; Überbrückung eines Koronararterienverschlusses von der Aorta ausgehend (▸ Abb. 23)
AP Abk. für: ▸ *Angina pectoris*
Apallisches Syndrom ▸ *Wachkoma*

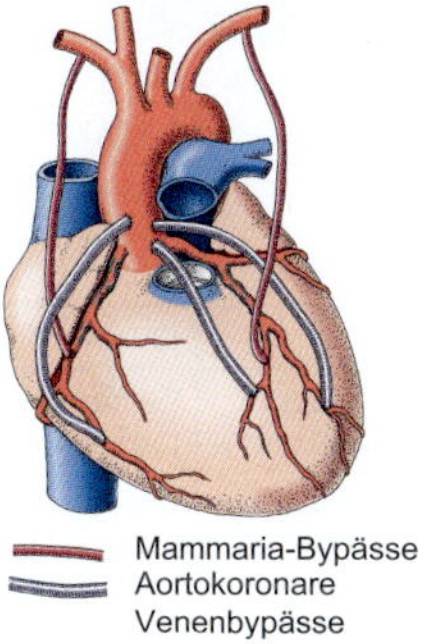

Abb. 23 Aorto-koronare Venen-Bypässe und Mammaria-Bypässe [L190]

Apathie Antriebslosigkeit
Apex cordis Herzspitze
Apexelektrode Elektrode des Defibrillators, die im Bereich der Herzspitze auf der linken Thoraxseite angebracht wird
APGAR-Schema Punkteschema zur Prüfung der Anpassung des Neugeborenen an das Leben außerhalb des Mutterleibs unmittelbar nach der Geburt (▸ Tab. 1). Die erhobenen Werte werden folgendermaßen interpretiert:

8–10 Punkte	Lebensfrisches Neugeborenes
6–7 Punkte	Leichte Adaptationsstörung
3–5 Punkte	Mittelschwere Adaptationsstörung, Betreuung auf einer Intensivstation
0–2 Punkte	Schwerste Adaptationsstörung, Reanimation

A

Tab. 1 APGAR-Schema			
Kriterien	**Beurteilung**		
	0 Punkte	**1 Punkt**	**2 Punkte**
Atmung	Keine	Langsam und unregelmäßig	Regelmäßig, kräftiges Schreien
Puls	Keiner	< 100/min	> 100/min
Grundtonus (Muskeltonus)	Keine Spontanbewegung	Geringe Flexion der Extremitäten	Aktive Bewegungen
Aussehen (Hautfarbe)	Blass, blau	Stamm rosig, Extremitäten blau	Rosig
Reflexe	Keine	Grimassieren	Schreien, Husten, Niesen

Aphasie Erworbene, zentrale Sprachstörung bei intakten Sprechorganen, meist linkshemisphärische Hirnläsion
Aphasie, motorische ▶ *Broca-Aphasie*
Aphasie, sensorische ▶ *Wernicke-Aphasie*
Aphonie Stimmlosigkeit
Apikal An der Spitze gelegen, nach oben gerichtet
Aplasie Fehlbildung beim Neugeborenen, bei der ein Organ angelegt, jedoch nicht ausgebildet ist; nur Fett- oder Bindegewebsrest ist vorhanden
Apneustisches Zentrum Zentrum im Pons cerebri (Brücke), reguliert die Atemtiefe
Apnoe Atemstillstand
Apoenzym Eiweißbaustein der Trägersubstanz eines ▶ *Enzyms*
Apophyse Knochenvorsprung
Apoplex/Apoplektischer Insult ▶ *Schlaganfall*
Apparent Life-Threatening Event (ALTE) Früher Near-SIDS; akuter Zustand im 2.–3. Lebensmonat mit Apnoe, Zyanose/Blässe, verändertem Muskeltonus, Erstickungsgeräuschen/Röcheln; nach ALTE steigt das Risiko für plötzlichen Kindstod erheblich
Apoptose Programmierter Zelltod, durch zellinterne Prozesse oder von außen ausgelöst
Apoptotische Körperchen Entstehen bei der ▶ *Apoptose* aus der Zelle
Appendektomie Operative Entfernung des Wurmfortsatzes
Appendix Syn.: Appendix vermiformis, Wurmfortsatz; Anhangsgebilde des Blinddarms (▶ Abb. 24)
Appendizitis Entzündung des Wurmfortsatzes
Appetenz Verlangen, Begehren; Geg.: Inappetenz
Applikation Anwendung, Zuführung, Verabreichung, erfolgt enteral über den Verdauungsweg oder parenteral unter Umgehung des Verdauungsweges
A priori Lat.: zuvor
Arachnoidalzotten Lat.: Granulationes arachnoideae; zottenartige

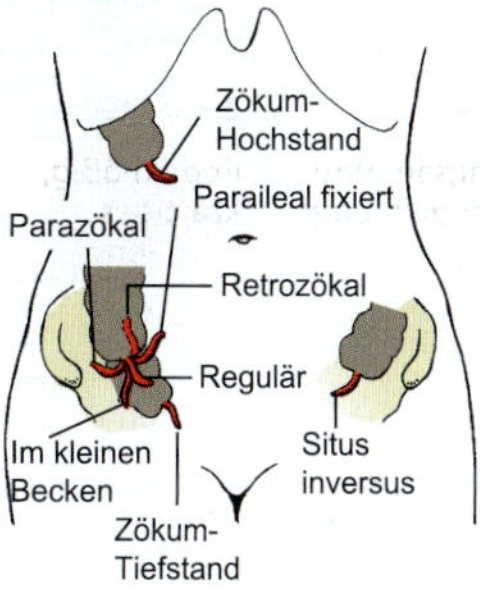

Abb. 24 Lagevarianten des Appendix [L190]

Fortsätze der ▶ *Arachnoidea*, welche sich in die venösen Blutleiter hineinwölben und ▶ *Liquor* aus den Hohlräumen von Rückenmark und Gehirn in das Venensystem ableiten

Arachnoidea Spinngewebshaut: mittlere Hirnhaut aus kollagenem Bindegewebe; überzieht die Furchungen und Windungen des Gehirns und die Strukturen des Rückenmarks

Arcus Bogen

ARDS Abk. für: **A**dult/**A**cute **R**espiratory **D**istress **S**yndrome; Syn.: Schocklunge, akutes Lungenversagen, Atemnotsyndrom des Erwachsenen; akute respiratorische ▶ *Insuffizienz* bei vorher Lungengesunden

Arrhythmie Herzrhythmusstörungen mit unregelmäßigen Zeitabständen zwischen den einzelnen Herzmuskelkontraktionen, auch in Verbindung mit zu schneller (= Tachyarrhythmie) und zu langsamer (= Bradyarrhythmie) Herzfrequenz (▶ Abb. 25)

Arrhythmische Atmung An- und abschwellender Atemrhythmus mit Atempausen: ▶ *Cheyne-Stokes-Atmung*, ▶ *Biot-Atmung* und Schnapp-Atmung

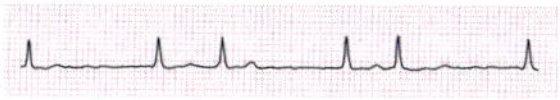

Abb. 25 Absolute Arrhythmie mit Vorhofflimmern [L190]

ART Abk. für: **anti**r**etrovirale** **T**herapie; Anwendung bei ▶ *AIDS*

Artefakt Künstlich hervorgerufene Störung in der ▶ *EKG-Kurve*

Arteriell Die Arterien betreffend

Arterielle Gasembolie Durch pulmonales ▶ *Barotrauma* oder paradoxe Embolie bei Dekompressionskrankheit ausgelöster Übertritt von Gasblasen in die arterielle Strombahn

Arterielle Hypertonie ▶ *Hypertonie, arterielle*

Arterielle Verschlusskrankheit, periphere Abk.: pAVK; chronische Verengung und Verschlüsse der Extremitätenarterien

Arterieller Mitteldruck Abk.: MAD, MAP; ▶ *Mittlerer arterieller Druck*

Arterien Vom Herzen wegführende Blutgefäße (▶ Abb. 1); Transport sauerstoffreichen Blutes; Ausnahme: Lungenarterien im kleinen (pulmonalen) Kreislauf

Arteriolen Feine Verzweigungen der Arterien

Arteriosklerose Krankhafte Veränderung der Arterienwände, wobei das Gefäßendothel geschädigt wird und es zu einer Wandverdickung kommt; umgangssprachlich „Arterienverkalkung" (▶ Abb. 26)

Arteriosklerotische Plaque ▶ *Plaque, arteriosklerotische*

Arteriovenöse Fistel Abk.: AV-Fistel; angeborene oder erworbene, krankhafte Kurzschlussverbindung zwischen arteriellem und venösem Gefäßsystem

A

A

Arthralgie Gelenkschmerz
Arthritis, eitrige/infektiöse/septische Akute bakterielle Gelenkentzündung, oft mit Eiteransammlung in der Gelenkhöhle; orthopädischer Notfall, Gefahr von Folgeschäden
Arthritis, reaktive Akute, nicht-eitrige Gelenkentzündung
Arthritis, rheumatoide Syn.: chronische Polyarthritis; Abk.: RA, cP; chronisch-entzündliche, oft in Schüben verlaufende Erkrankung des Binde-, Stütz- und Muskelgewebes
Arthritis urica Entzündung der Gelenke mit ▶ *Gichtanfall* durch Ablagerung von Harnsäurekristallen in den Gelenken
Arthro- Vorsilbe oder Wortteil für: die Gelenke betreffend
Arthrodese Operative Gelenkversteifung
Arthrose Lat.: Arthrosis deformans; schmerzhafte, degenerative Gelenkerkrankung mit Zerstörung des Gelenkknorpels und Entzündung der Innenschicht der Gelenkkapsel, die zur völligen Einsteifung eines Gelenks führen kann; bei älteren Menschen v. a. Hüft- (= Koxarthrose) und Kniegelenk (= Gonarthrose) betroffen; meist langsam fortschreitend
-arthrose Nachsilbe oder Wortteil für: Degeneration der knorpeligen Gelenkoberfläche
Arthroskopie Gelenkspiegelung (▶ Abb. 27)
Articulatio Gelenk (▶ Abb. 151)
Arzneimittel Medikamente zu diagnostischen (z. B. Kontrastmittel); therapeutischen (z. B. Antiemetika bei Übelkeit) und prophylaktischen Zwecken (z. B. ▶ *FSME*-Schutzimpfung); pharmakologische Herstellung aus natürlichen Grundstoffen oder Synthese

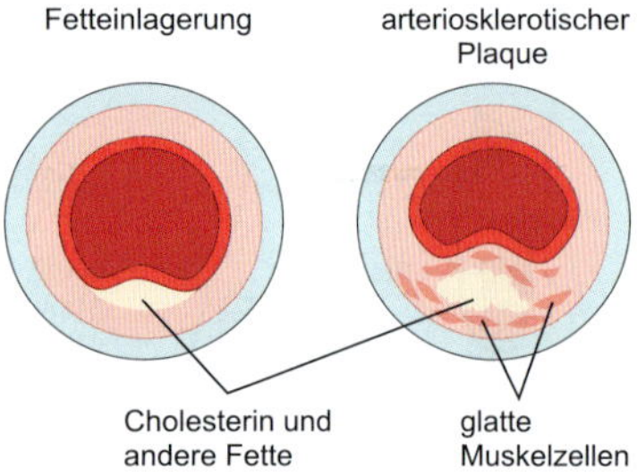

Abb. 26 Arteriosklerose [L190]

ASB Abk. für: **A**ssisted **S**pontaneous **B**reathing; Syn.: PSV; Druckunterstützte Beatmung
Ascendens Aufsteigend; Geg.: Descendens
Asepsis Syn.: Keimfreiheit; Schaffung eines Arbeitsfeldes ohne Keime, Ausschluss einer Kontamination mit Mikroorganismen
Asperger-Syndrom Frühkindlicher ▶ *Autismus* ohne sprachliche und kognitive Entwicklungsverzögerungen
Asphyxie Atemdepression bzw. -stillstand bei Atemwegsverlegung oder Atemlähmung
Aspiration Verschlucken; Einatmen von Flüssigkeiten oder Fremdkörpern
Aspirationspneumonie Lungenentzündung durch Eindringen von Nahrung, Erbrochenem oder anderen Fremdkörpern in die Luftröhre
Aspirieren Ansaugen, einsaugen, einatmen
ASR Abk. für: ▶ *Achillessehnenreflex*
ASS Abk. für: ▶ *Acetylsalicylsäure*
Assessment Einschätzungsscore, -skala, Screening-Instrument; krite-

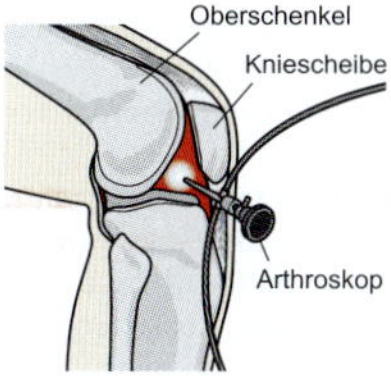

Abb. 27 Arthroskopie des Kniegelenks [L143]

rienorientierte und strukturierte Sammlung von Daten

Assoziation Verknüpfung, Zusammenschluss; Geg.: Dissoziation

Assoziationsbahn Nervenfaserbündel der weißen Gehirnsubstanz, welches Impulse innerhalb einer Hemisphäre (Gehirnhälfte) weiterleitet

Assoziationsfeld Zusammenfassende Felder des Großhirns, in denen z. B. sensorische Informationen mit motorischen Leistungen verknüpft werden

Aspergillose Infektion mit einer Aspergillus-Spezies; kann Atemwege betreffen

AST Abk. für: 1. **A**nti**s**treptolysin-**T**iter (Streptolysin: von Streptokokken produzierte Substanz); 2. Aspartat Amino Transferase; Syn.: GOT (Laborwert bei Verdacht auf Herz-, Leber-, Skelettmuskelerkrankungen)

Asthma bronchiale Entzündliche Erkrankung der Atemwege mit anfallsartiger Atemnot

Asthma cardiale Besonders nachts anfallsweise auftretende Atemnot infolge kardial bedingter Lungenstauung

Astrozyten Stützende Zellen für ▶ *Neurone;* bilden nach Verletzung einen narbigen Ersatz, steuern den Stofftransport in die Neurone und lassen viele Substanzen nicht passieren

Astrozytom Hirntumor; bösartige Entartung, ausgehend von den ▶ *Gliazellen*

Asymmetrisch Seitenungleich

Asystolie Fehlende elektrische Herzaktivität und dadurch fehlende Kontraktion des Herzens, erkennbar an der Pulslosigkeit; kein peripherer oder zentraler Puls tastbar (▶ Abb. 28)

Aszendierend Aufsteigend

Aszites Syn.: Bauchwassersucht; Ansammlung von Flüssigkeit in der Bauchhöhle

Aszitespunktion Syn.: Bauch-, Bauchhöhlen-, Peritonealpunktion; Einstechen in die Bauchhöhle zur Klärung eines Aszites unbekannter Ursache und zur Entlastung bei ausgeprägtem Aszites

Ataxie Gestörter Bewegungsablauf durch mangelhafte Koordination der Muskeln, Fallneigung; ursächlich v. a. durch Schädigung des Kleinhirns, des Rückenmarks oder sensibler peripherer Nerven bedingt

Atelektasen Kollabieren der Lungenbläschen und Aneinanderlegen der Alveolenwände durch Mobilitätseinschränkung

Atemdepression Vermindertes Ansprechen des Atemzentrums auf Atemantriebsreize durch Medikamenten- oder Gifteinfluss oder aus neurologischer Ursache

Atemfrequenz Abk.: AF; Anzahl der Atemzüge pro Minute (▶ Abb. 29); Normalwert beim Erwachsenen: 12–20 Atemzüge/Min.

Atemgeräusch Befund der Lungenauskultation von ▶ *Inspiration* und ▶ *Exspiration*

Atemhilfsmuskulatur Bei Atemnot oder vertiefter Atmung wird die Aus-

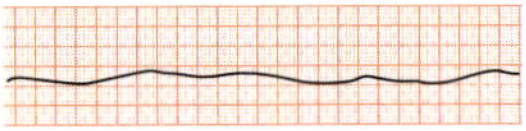

Abb. 28 Asystolie [L143]

dehnung des Brustkorbs durch weitere Muskeln unterstützt, die unter normalen Bedingungen andere Aufgaben haben: großer und kleiner Brustmuskel (Mm. pectorales major und minor), hinterer oberer und hinterer unterer Sägemuskel (M. serratus posterior superior, M. serratus posterior inferior), Treppenmuskeln (Mm. scaleni), Kopfwender. In Ruhe leistet das ▶ *Zwerchfell* 80 % der Atemarbeit

Atemminutenvolumen Syn.: Atemzeitvolumen; Mengenangabe dessen (in Litern), was ein Mensch durchschnittlich pro Minute einatmet: beim Mann ca. 7,5 l

Ateminsuffizienz Bezeichnet alle Formen der Atemstörung mit gestörtem Gasaustausch

Atemnot Lat.: Dyspnoe; subjektives Gefühl, nicht ausreichend Luft zu bekommen (▶ Tab. 2)

Atemnotsyndrom, Erwachsene ▶ *ARDS*

Atemnotsyndrom, Neugeborene ▶ *Surfactantmangel-Syndrom*

Atemschutzfilter Partikelfilter

Atemstillstand Aussetzen der Atemtätigkeit der Lunge

Atemzeitvolumen ▶ *Atemminutenvolumen*

Atemzentrum Gebiet des Gehirns im verlängerten Mark, welches durch abwechselnde Impulse aus den Inspirations- und Exspirationskernen den Wechsel zwischen Ein- und Ausatmen steuert

Atemzug Einmal Ein- und Ausatmen

Atemzugvolumen Abk.: AZV; Volumen, das bei einer normalen Einatmung eingeatmet wird (beim Erwachsenen in Ruhe ca. 500 ml bzw. 6–8 ml/kg KG) (▶ Abb. 419)

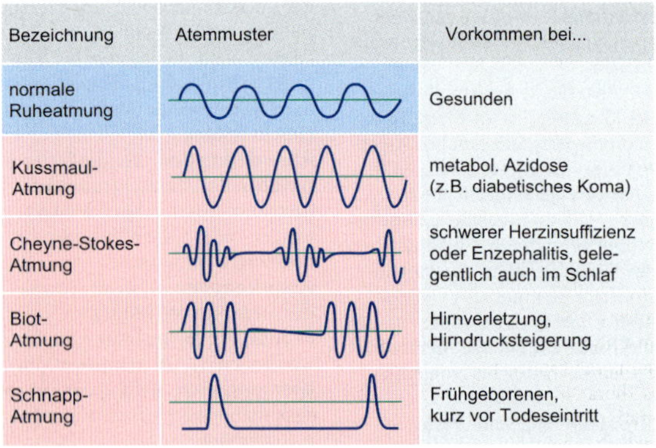

Abb. 29 Normale Atemfrequenz (blau) und ausgewählte Störungen (rot) [L190]

Tab. 2 Leitsymptom Atemnot		
Begleitsymptom	**Patient**	**Verdachtsdiagnose**
Exspiratorischer ▶ *Stridor*	Giemen, Brummen bei der Ausatmung	▶ *Asthma bronchiale*, ▶ *Asthma cardiale*, ▶ *COLD*
Akute atemabhängige thorakale Schmerzen	Todesangst, Unruhe, Tachykardie	▶ *Lungenembolie*
Rassel- und Brodelgeräusche	Aufrechte Körperhaltung	▶ *Lungenödem*, ▶ *Pneumonie*
Tachypnoe	Kribbeln in Händen, Füßen, Mund; Herzrasen	▶ *Hyperventilationssyndrom*
Halsvenenstauung	Engegefühl in der Brust, thorakale Schmerzen	▶ *Lungenembolie*, ▶ *Cor pulmonale*

Athetose Langsame, schraubende, kreisende und drehende Bewegungen (insbesondere der Gliedmaßen) bei extrapyramidalen Störungen

Atlas Erster Halswirbel (▶ Abb. 80); bildet einen Teil des oberen Kopfgelenks

Atmung, äußere Abgabe von Sauerstoff von den Alveolen an die Kapillaren und Aufnahme von CO_2 von den Kapillaren in die Alveolen

Atmung, innere Aufnahme von Sauerstoff in die Zellen, Abgabe von Kohlenstoffdioxid aus den Zellen

Atmung, inverse Bei Fremdkörperaspiration oder ▶ *Laryngospasmus* auftretende Umkehr der Atemexkursionen; Einziehen des Thorax bei Inspiration und Ausdehnung des Thorax bei Exspiration

Atmung, paradoxe Bei Thoraxtrauma mit Rippenfraktur Senken des Thorax im Frakturbereich bei Inspiration und Heben des Thorax im Frakturbereich bei Exspiration

Atmungskette Der weitaus größte Teil der Energiegewinnung des Organismus erfolgt innerhalb der Mitochondrien durch Kopplung von Wasserstoff- bzw. Elektronentransport an die ATP-Bildung aus ADP und anorganischem Phosphat (sog. oxidative Phosphorylierung)

Atmungssystem Organe zur Aufnahme und Verarbeitung von Sauerstoff und zur Ausscheidung von Kohlenstoffdioxid; umfasst Atemwege (Nase, Rachen, Kehlkopf, Luftröhre, Bronchien) und Lunge

Atom Kleinster chemischer Baustein im menschlichen Körper

Atonie Schwäche, Schlaffheit, Erschlaffung, fehlender Muskeltonus

Atopie Anlagebedingte Anfälligkeit für Allergien

Atopische Erkrankung Allergische Erkrankung

ATP Abk. für: ▶ *Adenosintriphosphat*

Atraumatisch Ohne Wunde oder Verletzung verlaufend; Geg.: traumatisch

Atresie Fehlen einer physiologischen Körperöffnung, eines Gangs oder Kanals

A

Atriopeptin ▶ *ANP*
Atrium dextrum/sinistrum Rechter/linker Vorhof
Atrophie, -atrophie Syn.: Gewebeschwund (▶ Abb. 30); Rückbildung eines vorher normal entwickelten Gewebes oder Organs; schwere Form der Unterernährung; Geg.: Hypertrophie
Atrophie, einfache Atrophieform, bei der sich die Zellen verkleinern
Atrophie, nummerische Atrophieform, bei der sich die Anzahl der Zellen reduziert
Atropin Atropinsulfat 0,5 mg als Antiarrhythmikum bei bradykarden Herzrhythmusstörungen; Atropinsulfat 100 mg als ▶ *Antidot* bei Intoxikationen mit Parasympathomimetika (▶ *Parasympathikomimetikum*)
Audiometrie Methode zur Messung der individuellen Hörschwelle (Hörtest); das Audiometer erzeugt Töne unterschiedlicher Frequenz und Lautstärke
Audit Formale Überprüfung der betrieblichen Qualitätsprozesse zur Erlangung einer Qualitätszertifizierung
Auditiv Das Gehör betreffend
Aufbaukost Kostaufbau nach einem festen Schema, z. B.: 1. Schluckweise Tee, 2. Tee und Zwieback, 3. Leichte Suppe, 4. Pürierte Kost, 5. Schonkost, 6. Steigerung nach Verträglichkeit
Aufbewahrungspflicht Medizinische Dokumentationen müssen im Regelfall 10 Jahre aufbewahrt werden
Aufmerksamkeitsdefizit-(Hyperaktivitäts-)Syndrom Abk.: ▶ *AD(H)S*
Aufmerksamkeitsstörung Störung der Fähigkeit, sich einem Ausschnitt der Gesamtwahrnehmung oder des Gesamterlebens zuzuwenden
Aufspaltungsregel 2. Mendelsche Regel der Vererbung: Kreuzt man zwei Individuen der ersten Tochtergeneration, welche beide ▶ *heterozygot* sind, spaltet sich das äußere Erscheinungsbild in der zweiten Tochtergeneration in einem bestimmten Zahlenverhältnis auf

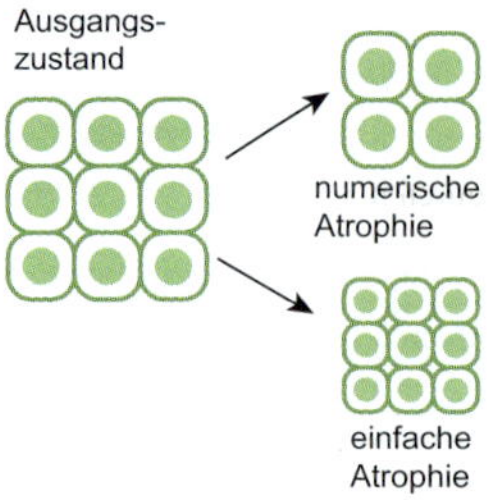

Abb. 30 Atrophie [L264]

Aufsteigendes Aktivierungssystem Aus der ▶ *Formatio reticularis* aufsteigendes Bahnsystem, das eine gesteigerte Aufmerksamkeit auslöst
Augapfel Lat.: Bulbus oculi (▶ Abb. 31); kugelförmiges Sehorgan bei Säugetieren
Augenbraue Gruppe von Haaren, welche sich zum Schutz vor Schweiß und Fremdkörpern über jedem Auge befindet
Augenhaut, äußere Lat.: Tunica fibrosa bulbi; äußerste der drei Schichten der Wand des Augapfels
Augenhaut, innere Lat.: Tunica interna bulbi; innere Schicht der Augapfelwand, zu welcher auch die ▶ *Netzhaut* zählt
Augenhaut, mittlere Lat.: Tunica vasculosa bulbi; mittlere der drei Schichten der Wand des Augapfels
Augenhintergrund, Spiegelung Syn.: Funduskopie, Ophthalmoskopie; Sichtbarmachen von Veränderungen der Netzhautgefäße,

-ablösungen, -blutungen oder einer ▶ *Stauungspapille*

Augeninnendruck Druck im Auge durch Kammerwasserproduktion und -abfluss; physiologisch: 10–20 mmHg

Augeninnendruck, Messung ▶ *Tonometrie*

Augenkammer Raum zwischen Iris und Linse, gefüllt mit ▶ *Kammerwasser*

Augenkammer, vordere Raum zwischen Hornhaut und Iris, gefüllt mit ▶ *Kammerwasser*

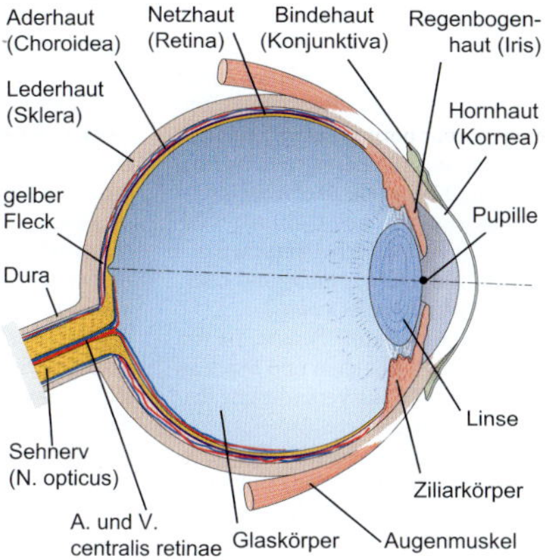

Abb. 31 Augapfel [L190]

Augenlid Lat.: Palpebra; Haut, welche sich bei Bedarf um den Augapfel legt und diesen von der Außenwelt abschirmt

Augennerv ▶ *N. ophthalmicus*

Augenrötung Häufige Erscheinung bei Reizung durch Allergie, ▶ *Gerstenkorn* oder ▶ *Konjunktivitis*; Verstärken der Rötung durch mechanisches Reiben

Augenspülung Maßnahme zur Reinigung eines Auges von schädlichen Substanzen wie Säuren oder Laugen

Augenverätzung Chemische Verletzung des Auges durch Kontakt mit Säure oder Lauge; Schweregrad abhängig von Konzentration, pH-Wert und lokaler Einwirkzeit

Augenverletzung Stumpfe oder penetrierende Verletzung der Strukturen des Auges durch Anprall oder Eindringen von Fremdkörpern in den Augapfel; häufigste Erblindungsursache bei Arbeits- und Freizeitunfällen

Augenzittern ▶ *Nystagmus*

Aura Kurzzeitige neurologische Funktionsstörungen, z. B. Lichtblitze, vor Beginn einer neurologischen Erkrankung, z. B. ▶ *Migräne*, ▶ *Epilepsie*

Ausfluss Syn.: Fluor genitalis, Fluor vaginalis; physiologische oder pathologische Vaginalsekretion

Ausfuhr Vom Körper ausgeschiedene Flüssigkeiten (Urin, Stuhl, Wundsekret, Erbrochenes, Schweiß, Blut, Punktate, Abfluss über Sonden)

Auskultation Untersuchung des Körpers durch Abhören mit dem Stethoskop; typischerweise werden Lunge, Herz (▶ Abb. 32), Bauch und Gefäße auskultiert

Ausschabung ▶ *Abrasio*

Ausschälplastik ▶ *TEA*

Außenknöchel Lat.: Malleolus lateralis; gehört zum Wadenbein (Fibula), ist gut tast- und sichtbar und bil-

A

det zusammen mit dem Innenknöchel das obere Sprunggelenk

Außenmeniskus Die Menisken des Kniegelenks dienen der Oberflächenvergrößerung der Gelenkflächen sowie der besseren Lastverteilung im Femorotibialgelenk. Der Außenmeniskus ist ein flaches, C-förmiges Gebilde aus Faserknorpel zwischen dem ▶ *Condylus lateralis tibiae* und dem ▶ *Condylus lateralis femoris*

Außenmuskulatur Fasern, die von umliegenden Knochen und Muskeln ausgehen, z. B. zur Veränderung der Lage der Zunge

Außenrotation Auswärtsdrehung

Außenseitermethoden Unkonventionelle, wissenschaftlich nicht abgesicherte Methoden zur Behandlung von Tumoren, z. B. immunstimulierende Mistelpräparate, Sauerstoffüberdruckbehandlung, hoch dosierte Vitamingaben, bestimmte Diäten

Austreibungsphase (Geburt) Geburtsphase, die von der vollständigen Öffnung des Muttermundes bis zur vollendeten Geburt des Kindes reicht

Austreibungsphase (Herzzyklus) Übersteigt der Kammerdruck im Herzen den Blutdruck in der Aorta bzw. im Truncus pulmonalis, öffnen sich die jeweiligen Taschenklappen, und das Blut wird in den Körper- bzw. Lungenkreislauf ausgeworfen (▶ Abb. 33)

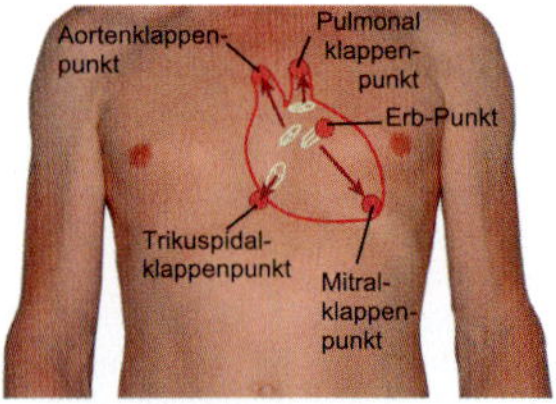

Abb. 32 Auskultationspunkte des Herzens [O405; L190]

Austrittswunde Austrittstelle eines Projektils bei ▶ *Schussverletzung*; größer als Einschusswunde; nicht zwingend vorhanden (steckendes Projektil); ggf. durch Knochenfragmente mehrere Austrittswunden möglich

Auswurf ▶ *Sputum*

Autismus Grundsymptom der ▶ *Schizophrenie*; „Ich-Versunkenheit" und Abkapselung von der Realität; Schutzmechanismus des Ich-gestörten Kranken vor Überforderung

Autismus, frühkindlicher Sammelbegriff für verschiedene, oft als Entwicklungsstörungen begriffene Phänomene; Herausforderung in sozialen Situationen; breites Spektrum an möglichen Ausprägungen

Auto- Vorsilbe oder Wortteil für: selbst, unmittelbar

Autoaggression Angriffsverhalten gegen die eigene Person

Autoantikörper ▶ *Antikörper*, die gegen körpereigene Strukturen gerichtet sind

Autochthone Rückenmuskulatur ▶ *Rückenmuskulatur, autochthone*

Autoimmunerkrankung Krankheit, bei der sich ▶ *Antikörper* oder spezifisch sensibilisierte ▶ *Lymphozyten* gegen körpereigenes Gewebe richten und dieses schädigen

Autoimmunprozess Entwicklung von ▶ *Antikörpern* oder spezifisch sensibilisierten ▶ *Lymphozyten*, welche sich gegen bestimmte körpereigene Gewebe richten

Autokrine Wirkung Hormonwirkung auf die hormonabgebende Zelle selbst

Autolyse Selbstverdauung

Automutilation Selbstverstümmelung

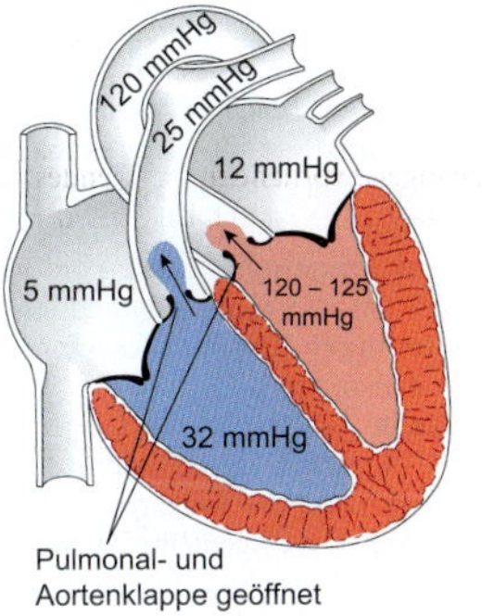

Abb. 33 Austreibungsphase (▸ *Herzzyklus*) [L190]

Autonom Selbstständig
Autonomes Nervensystem ▸ *Nervensystem, vegetatives*
Autopsie Syn.: Obduktion, Leichenschau; Untersuchung des Körpers zur Feststellung der Todesursache
Autoregulation Selbstregulation
Autosomaler Erbgang ▸ *Vererbung, autosomale*
Autosomen Die 22 identischen ▸ *Chromosomenpaare* (das 23. Paar ist das ungleiche ▸ *Gonosomenpaar*)
Autotransfusion 1. Effekt der Schocklage; durch Hochlagerung der Beine fließt das Blut aus den Beinvenen zum Herzen zurück; 2. Maschinelle Autotransfusion: Während einer OP wird verloren gegangenes Blut aufgefangen, aufbereitet und retransfundiert
Auxiliaratmung Unterstützung der Atmung durch die Atemhilfsmuskulatur
AV Abk. für: **a**trio**v**entrikulär; den Bereich zwischen Herzvorhof und -kammer betreffend
AV-Block Syn.: artrioventrikulärer Block (▸ Abb. 34); verzögerte oder unterbrochene Erregungsleitung zwischen Vorhof und Kammer
AV-Block I. Grades Überleitung ist leicht verzögert, meist keine Behandlung nötig
AV-Block II. Grades Ein Teil der Vorhoferregung wird nicht übergeleitet; zwei Typen: Typ Weckebach mit zunehmender Leitungsverzögerung bis zum Ausfall einer Erregungsüberleitung und Typ Mobitz mit regelmäßigem Ausfall jeder zweiten oder dritten Überleitung (▸ Abb. 34)
AV-Block III. Grades Keine Überleitung mehr, Vorhöfe und Kammern kontrahieren unabhängig voneinander
AV-Dissoziation Vorhöfe und Kammern kontrahieren ohne Abstimmung
AV-Klappen Atrioventrikularklappen; Klappen zwischen den Vorhöfen und den Kammern des Herzens (▸ *Mitralklappe*, ▸ *Trikuspidalklappe*)
AV-Knoten Teil des Erregungsleitungssystems des Herzens; liegt im Vorhofseptum; sekundärer Taktgeber, wenn der ▸ *Sinusknoten* ausfällt; 40–50 Erregungen pro Minute
AV-Knotentachykardie ▸ *Reentry*-Tachykardie, plötzlich beginnende und plötzlich wieder endende schmalkomplexige Tachykardie durch duale AV-Leitungseigenschaft
AV-Malformation Arteriovenöse Kurzschlussverbindung ohne zwischengelagertes Kapillarbett, oft Auslöser für atypische intrazerebrale Blutung
Avitaminose Fehlen eines Vitamins im Körper
AVK Abk. für: ▸ *arterielle Verschlusskrankheit*
Avulsion Abreißen von Körperteilen durch Gewalteinwirkung

A

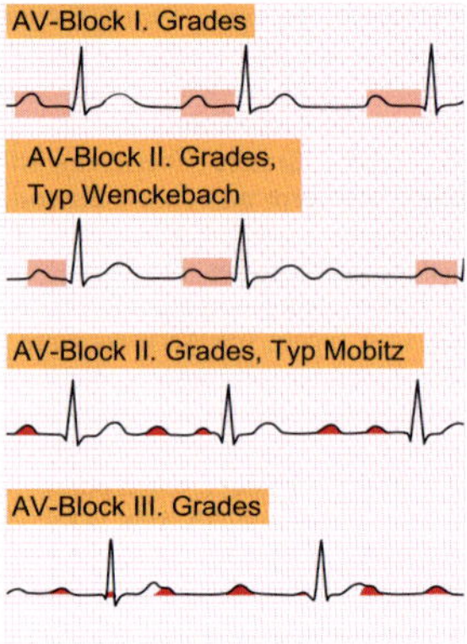

Abb. 34 AV-Block [L190]

Axilladissektion Syn.: axilläre Ausräumung; Entfernung von mindestens zehn axillären Lymphknoten; operative Therapie bei Brustkrebs
Axillär In der Achsel gelegen
Axis Zweiter Halswirbel (▶ Abb. 75)
Axon Zellfortsatz des ▶ *Neurons* (▶ Abb. 35) für die afferente (aufsteigende) Weiterleitung eines Signals, Ausstülpung des Zytoplasmas
Axon, postganglionäres Axon, welches vom Ganglion zum Endorgan führt
Axon, präganglionäres Axon, welches vom ZNS zum Ganglion führt
Axonhügel Ursprung des Axons am Zellkörper
A-Zelle Zelltyp in den ▶ *Langerhans-Inseln* (ca. 15–20 % der Inselzellen), produziert ▶ *Glukagon*
AZ Abk. für: **A**llgemein**z**ustand
Azidität Säuregrad einer Lösung
Azidose Abfall des Blut-pH-Wertes unter den Normalbereich (< 7,36)
Azidose, metabolische Säureüberladung, die vom Stoffwechsel verursacht wird (z. B. bei Diabetes)
Azidose, respiratorische Säureüberladung, die über die Atmung verursacht wird (z. B. Störung der Lungenfunktion bei einem Trauma)
AZV Abk. für: ▶ *Atemzugvolumen*

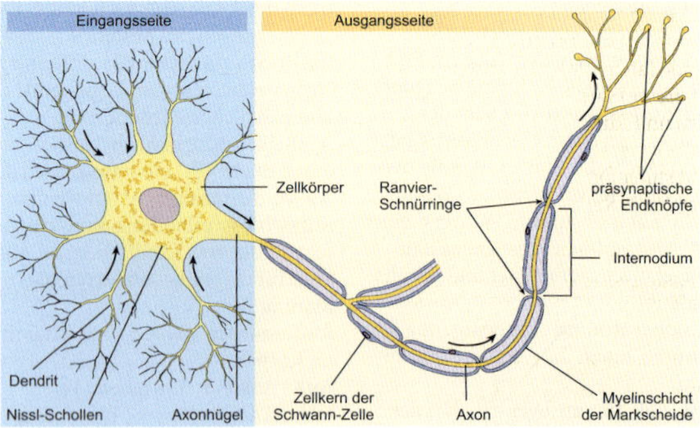

Abb. 35 Axon; der Pfeil zeigt die Richtung der Erregungs-Weiterleitung [L190]

B

BAA Abk. für: ▶ *Bauchaortenaneurysma*
Babcock-Operation Syn.: Varizenstripping; Unterbindung der ▶ *V. saphena* ober- und unterhalb des varikös veränderten Venensegments, Herausziehen der gesamten Vene über eine eingeführte Sonde
Babinski-Zeichen Bestreichen der äußeren Fußsohle führt zu einem heranziehenden Strecken der Großzehe; Zeichen für Pyramidenbahnstörung (▶ Abb. 36); physiologisch im ersten Lebensjahr
Baby-NAW Speziell ausgerüstetes Fahrzeug – ähnlich wie ▶ *NAW* – zur Erstversorgung von Neugeborenen oder zum Inkubatortransport; Besatzungserweiterung zu ▶ *RTW* durch Pädiater und Kinderpflegekraft
Backward failure Rückwärtsversagen durch ▶ *Linksherzinsuffizienz*, führt zunächst zum interstitiellen, später auch alveolären ▶ *Lungenödem*
Backenzähne Dienen dem Zermahlen der von den Schneidezähnen vorzerkleinerten Nahrung
Bahnen Lat.: Tractus; große aufsteigende (afferente) oder absteigende (efferente) Bündel von Axonen in Gehirn und Rückenmark
Bajonettstellung Winkelbildung und stufenförmige Verschiebung bei distalen ▶ *Radiusfrakturen*

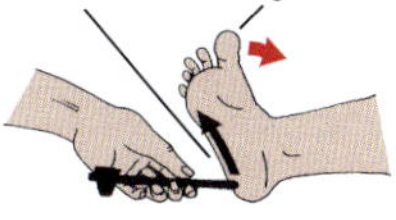

Abb. 36 Babinski-Zeichen [L215]

BAK-Schema Basisbeurteilung von Bewusstsein, Atmung und Kreislauf
Bakteriämie Anwesenheit von Bakterien im Blutkreislauf; kann auch ohne ▶ *Sepsis* auftreten
Bakterien Prokaryoten (Einzeller ohne Zellkern), welche sich durch Zellteilung vermehren; Bakterien (z. B. Darmbakterien) sind für Menschen einerseits überlebenswichtig, können andererseits aber auch Krankheiten auslösen
Bakteriostase Hemmung des Bakterienwachstums
Bakteriostatikum, Bakterizid ▶ *Antibiotikum*
Bakteriurie Vorhandensein von Bakterien im Urin
Bakterizidie Abtötung von Bakterien
Balanitis Syn.: Balanoposthitis; Entzündung von Eichel und Vorhaut
Balken Lat.: Corpus callosum; Verbindung zwischen den beiden Gehirnhälften
Ballaststoffe Unverdauliche ▶ *Kohlenhydrate* meist pflanzlicher Lebensmittel
Ballondilatation ▶ *PTCA*
Ballonkatheter ▶ *Fogarty-Katheter*
Band Im Aufbau den ▶ *Sehnen* ähnlich; Bänder verbinden Knochen mit Knochen und sichern so deren Stabilität bzw. schränken unerwünschte Bewegungen ein
Bandscheibe Lat.: Nucleus pulposus (▶ Abb. 37); faserknorpeliges Verbindungsstück mit Gallertkern zwischen den Wirbeln
Bandscheibenprotusion Unvollständiger Bandscheibenvorfall: die degenerierte, aber noch einigermaßen intakte Bandscheibe wölbt sich aus ihrem Bett hervor
Bandscheibenvorfall Syn.: Bandscheibenprolaps; der Gallertkern der Bandscheibe (Nucleus pulposus) ist

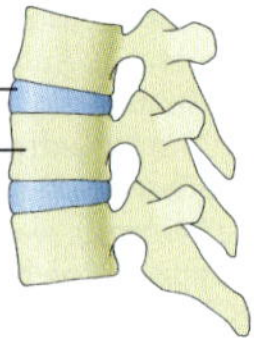

Abb. 37 Bandscheibe [L190]

durch den defekten Bandscheibenfaserring in Richtung Wirbelkanal oder Zwischenwirbelloch ausgewandert und verursacht dort durch Druck auf das Rückenmark oder den Spinalnerv Schmerzen und/oder neurologische Ausfälle

Barbiturat Derivate der Barbitursäure mit sedierender, hypnotischer und narkotischer Wirkung; keine analgetische Komponente (z. B. Thiopental); durch Fettlöslichkeit schnelle Aufnahme im Gehirn, kurze Wirksamkeit durch Umverteilung in das Fettgewebe

Barbituratintoxikation Fehlerhafte Dosierung oder in suizidaler Absicht überdosierte Einnahme von Barbitursäurederivaten

Barorezeptoren Rezeptoren in den Wänden von Blutgefäßen, die fortlaufend den Blutdruck registrieren und Signale an das ZNS senden

Barotrauma Sammelbegriff für Verletzungen im Körper, die durch Druckdifferenzen luftgefüllter Hohlräume entstehen und Körperstrukturen verletzen; Formen: Trommelfellruptur, Lungenschädigung und Störungen im Gastaustausch oder infolge von Explosionen, die auf den Körper als Trauma einwirken

Barré-Syndrom Guillain-Barré-Syndrom (▶ *AIDP)*

Basal Grundlegend, an der Basis befindlich

Basalinsulin Verzögerungsinsulin (Depotinsulin) mit mittellanger bzw. langer Wirksamkeit

Basalganglien Lat.: Nuclei basales; basal = tief; tiefliegende Kerngebiete in Großhirn, Zwischenhirn und Hirnstamm, welche als extrapyramidales motorisches System die Bewegungen koordinieren

Basaliom Syn.: Basalzellkarzinom; häufigster maligner Hauttumor, aus den basalen Zellschichten von ▶ *Epidermis* und ▶ *Follikel* hervorgehend; Hauptrisikofaktor: UV-Schädigung der Haut

Basalzellschicht Lat.: Stratum basale; unterste Schicht der Oberhaut, die stetig neue Zellen bildet

Base Verbindung, die in wässriger Lösung Hydroxid-Ionen bildet und so den ▶ *pH-Wert* erhöht; Geg.: Säure

Basedow-Syndrom ▶ *Morbus Basedow*

Basensequenz Abfolge der Nukleinbasen (▶ *Guanin*, ▶ *Cytosin*, ▶ *Adenin*, ▶ *Thymin* bzw. ▶ *Uracil*) der Nukleinsäurekette von DNA bzw. RNA

Basentriplett Syn.: Codon; kleinste Informationseinheit des genetischen Codes; besteht aus drei ▶ *Nukleotiden*, kodiert eine Aminosäure

Basenüberschuss Syn. Basenabweichung, Base Excess (BE); wichtiger Parameter zur Bestimmung von Störungen des Säure-Basen-Haushalts, die nicht respiratorischer Ursache sind

Basic Life Support Abk.: BLS; Syn: Basisreanimation, Basis-CPR; Basismaßnahmen der Reanimation (Vitalzeichenkontrolle, Atemwege frei machen, Herzdruckmassage, Atemspende, Frühdefibrillation); vgl. ▶ *Advanced Life Support* (ALS)

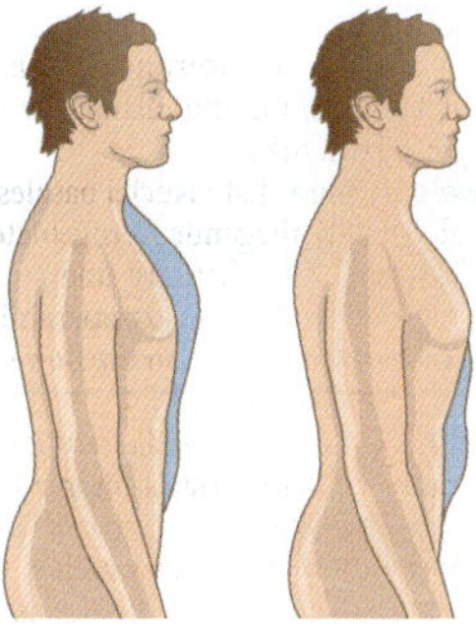

Abb. 38 Brust- (links) und Bauchatmung (rechts) [L138]

Basilarmembran Bindegewebsplatte, welche die häutige ▶ *Schnecke* von der Scala tympani trennt und auf der sich das ▶ *Corti-Organ* befindet
Basiskrisenintervention Psychische Unterstützung, die während oder unmittelbar nach dem Einsatz durch Notarzt und nichtärztliches RD-Personal durchgeführt werden sollte
Bathmotropie Wirkung auf die Reizschwelle
Battered-Child-Syndrom Kindesmisshandlung; im weiteren Sinn neben körperlicher Gewalt auch seelische Schädigung und/oder sexueller Missbrauch
Battle-Zeichen Retroaurikuläres Hämatom; neben ▶ *Brillenhämatom* und ▶ *Monokelhämatom* ein wichtiges Symptom bei ▶ *Schädelbasisfraktur*
Bauchaorta Lat.: Aorta abdominalis; Abschnitt der Aorta, der im Bauchraum verläuft
Bauchaortenaneurysma Ausweitung der Bauchaorta zwischen Durchtritt durch das Zwerchfell und Aufgabelung der Aorta; vgl. ▶ *Aneurysma*
Bauchatmung Einatmung, bei der überwiegend die Muskeln des Bauches verwendet werden (▶ Abb. 38)
Bauch-Becken-Raum Wird gebildet von äußerer Bauchmuskulatur, Lendenwirbelsäule und knöchernem Beckenring; nach oben hin schließt ihn das ▶ *Zwerchfell* ab
Bauchfellentzündung ▶ *Peritonitis*
Bauchhöhle Lat.: Cavitas abdominalis; ▶ *Peritonealhöhle*
Bauchhöhlenschwangerschaft ▶ *Abdominalgravidität*
Bauchpresse Die Bauchmuskeln werden angespannt und die Luft dabei typischerweise nicht ausgeatmet, z. B. bei Stuhlgang, Blasenentleerung oder Presswehen
Bauchraum Lage der meisten Verdauungsorgane (Magen bis Dickdarm); Begrenzung ringsum von der Muskulatur der Bauchwand und des Rückens, oben vom ▶ *Zwerchfell*, unten von der Beckenbodenmuskulatur
Bauchschmerz Wichtiges Symptom beim akuten und subakuten Abdomen; wichtig für die Beurteilung Schmerzbeginn, Schmerzdauer und Lokalisation des Schmerzes (▶ Abb. 39)
Bauchspeicheldrüse Lat.: Pankreas (▶ Abb. 40); retroperitoneal liegende Drüse; Funktion: Bildung von Pankreassaft als Verdauungsenzym (= exokrine Funktion) und Bildung von Hormonen in den ▶ *Langerhans-Inseln* für den Kohlenhydratstoffwechsel (= endokrine Funktion)
Bauchspeicheldrüsenentzündung ▶ *Pankreatitis, akute*; ▶ *Pankreatitis, chronische*
Bauchspiegelung ▶ *Laparoskopie*
Bauchtrauma, stumpfes Verletzung der inneren Organe durch einen Aufprall oder dumpfen Schlag auf

B

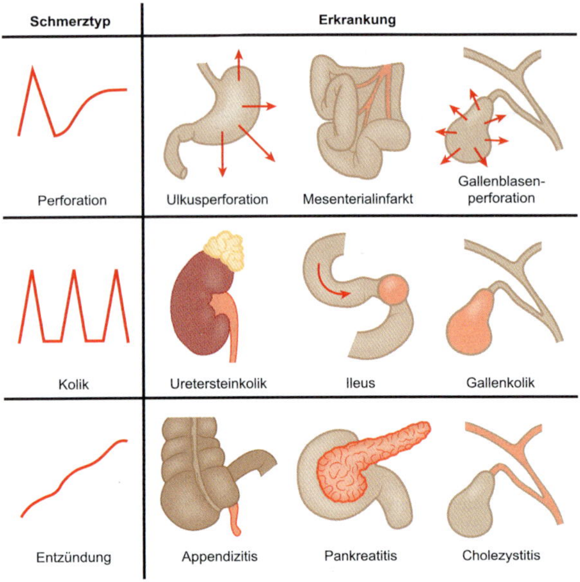

Abb. 39 Mögliche Schmerztypen bei Bauchschmerz [L231]

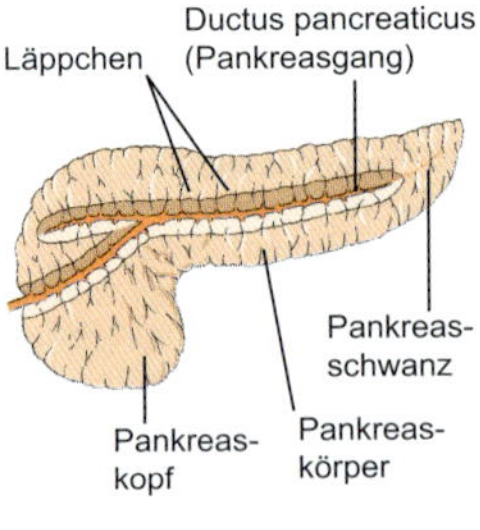

Abb. 40 Bauchspeicheldrüse [L190]

den Bauch bei fehlender offener Wunde zur Bauchhöhle; häufig Folge eines Verkehrsunfalls

Bauchwand Wird (im üblichen Sprachgebrauch) gebildet aus dem M. rectus abdominis (gerader Bauchmuskel), den Mm. obliquus internus und externus abdominis (innerer und äußerer schräger Bauchmuskel) sowie dem M. transversus abdominis (quer verlaufender Bauchmuskel)

Bauchwassersucht ▶ *Aszites*

Baufett Fett, welches beispielsweise zur Polsterung von Organen benötigt wird (Nierenfettkörper) oder Belastungen für den Körper reduziert (Fettkörper in der Fußsohle)

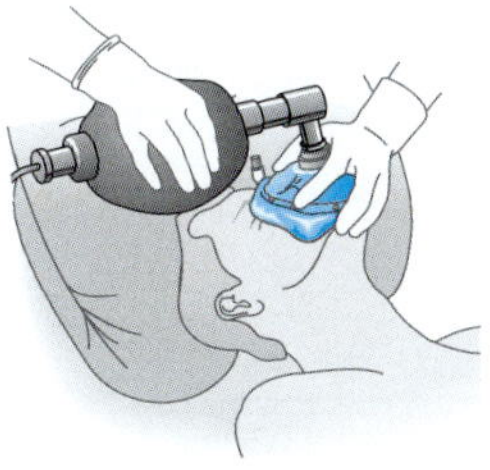

Abb. 41 Maskenbeatmung [L106]

Bayliss-Effekt Selbstständige lokale Regulation des Blutkreislaufs und dadurch gewährleistete Versorgung von Organen und Gewebe; es kommt zur Kontraktion der glatten Muskelzellen in den Gefäßwänden und dadurch zur Verengung des Gefäßes, daraus resultiert eine Drucksteigerung

BB Abk. für: ▸ *Blutbild*

BE Abk. für: ▸ *Broteinheit*

Beatmung Ersatz oder Unterstützung der spontanen Atemtätigkeit durch den periodischen Einsatz von künstlich erzeugtem Überdruck in den Atemwegen (▸ Abb. 41); Überdruck führt zur Dehnung und Belüftung der Alveolen; Unterscheidung: manuelle Beatmung (mit Maske und Beatmungsbeutel) oder maschinelle Beatmung (mit Beatmungsgerät)

Beatmung, assistierte Unterstützung der Spontanatmung durch ein Beatmungsgerät; angewendet in der Entwöhnungsphase von der kontrollierten Beatmung oder von Beginn der Beatmungstherapie an

Beatmung, gastrische Luft, die bei der Beatmung über den ▸ *Ösophagus* in den Magen statt in die Lunge gelangt; zu hoher Beatmungsdruck bei Maskenbeatmung oder Fehlintubation

Beatmung, kontrollierte Eigene Atmung des Patienten wird komplett durch maschinell verabreichte Beatmung ersetzt; Inspiration und Exspiration werden von den eingestellten Beatmungsparametern bestimmt; diese können je nach Beatmungsform und Parametereinstellung druck- oder volumenkontrolliert verabreicht werden; ist der Beatmung ein ▸ *Trigger* zugeschaltet, verabreicht das Beatmungsgerät die Atemhübe entsprechend der Atembemühungen des Patienten

Beatmungsdruck Druck, der notwendig ist, um die natürlichen Widerstände der Lunge zu überwinden; beim Erwachsenen in der Regel 15 bis 20 mbar; maximaler Beatmungsdruck von 30 bis 35 mbar sollte bei Beatmungsgeräten nicht überschritten werden, da es zu Schädigungen des Lungengewebes, der Alveolen und der Bronchiolen kommen kann

Beatmungsmuster ▸ *CPAP*; ▸ *SIMV*; ▸ *BIPAP*; ▸ *NIV*; ▸ *IPPV*; ▸ *S-IPPV*; ▸ *AMV*; ▸ *ASB*; ▸ *BiLevel*; ▸ *PRVC*; ▸ *PCV*

Becken Lat.: Pelvis (▸ Abb. 42); Knochenstruktur des Unterleibs aus Hüftbeinen (jeweils aus Darm-, Scham- und Sitzbein, die miteinander verwachsen sind) und Kreuzbein; Teil des Rumpfes; weibliches Becken: leichter, mit stumpfem Schambeinwinkel; männliches Becken: schwerer, mit spitzem Schambeinwinkel

Becken, großes Bereich oberhalb der ▸ *Linea terminalis*

Becken, kleines Raum unterhalb der ▸ *Linea terminalis*, in welchem sich Blase, Mastdarm und die meisten Geschlechtsorgane befinden

Beckenausgang, weiblicher Ist gekennzeichnet durch die unteren Ränder von ▸ *Symphyse*, Sitzbeinhö-

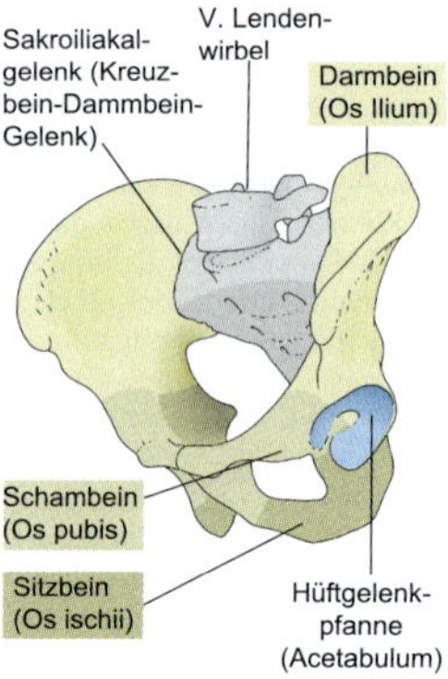

Abb. 42 Becken [L190]

ckern und Steißbeinspitze; wesentlich breiter als beim Mann

Beckenboden Verschließt das kleine Becken nach unten, trägt das Gewicht der Eingeweide, spannt sich als eine Platte aus Muskeln und Bändern mit relativ straffem Grundtonus

Beckeneingang, weiblicher Ist gekennzeichnet durch die ▸ *Linea terminalis*; groß und oval (beim Mann eher herzförmig)

Beckenendlage Pathologische Längslage des Kindes bei der Geburt; Becken als Körperteil des Kindes, der dem Geburtskanal am nächsten liegt; am häufigsten reine Steißlage, weitere Formen Steiß-Fußlage, vollkommene und unvollkommene Fußlage (▸ Abb. 43)

Beckengürtel Knochenstruktur, bestehend aus rechtem und linkem Hüftbein sowie dem Kreuzbein

Beckenkammpunktion Entnahme von Knochenmark über eine Punktion des Beckenkamms

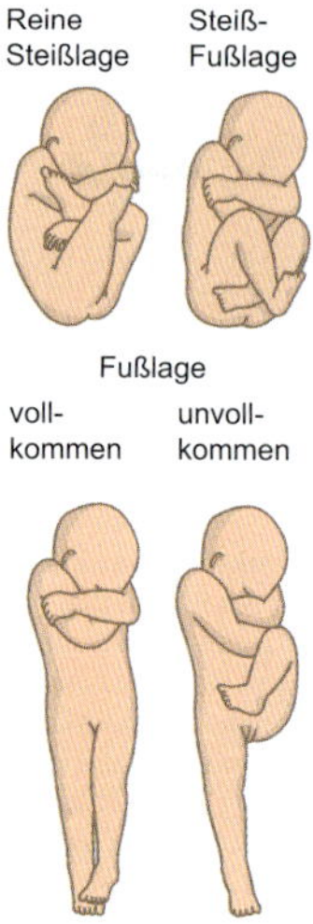

Abb. 43 Beckenendlage [L138]

Beckenringfraktur Unterbrechung der Kontinuität des Beckenrings durch eine sehr starke Gewalteinwirkung (z. B. Sturz, Autounfall)

Beckenschlinge Hilfsmittel zur Beckenstabilisierung bei Frakturverdacht (▸ Abb. 44)

Beck-Trias Klinisches Bild der ▸ *Herzbeuteltamponade*: Herztöne abgeschwächt, Halsvenen gestaut, ▸ *Hypotension*

Bedside-Test Unmittelbar vor jeder ▸ *Transfusion* (am Patientenbett) durchgeführter Test zur Überprüfung der Blutgruppe des Patienten und der Blutgruppe des Spenders

Befruchtung Syn.: Empfängnis, Konzeption, Fertilisation; Verschmel-

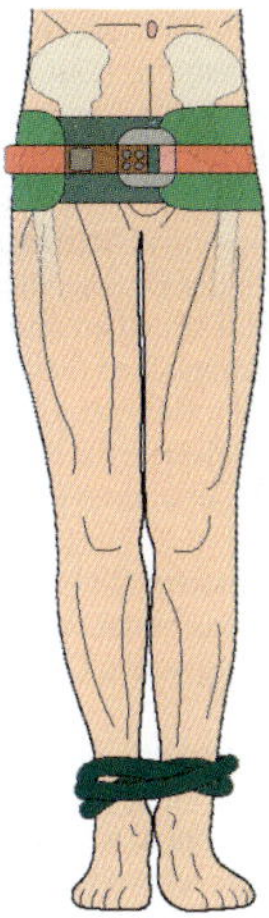

Abb. 44 Beckenschlinge, hier mit zusätzlicher Fixierung der Beine, um diese in Normalstellung zu halten [L308]

zung der weiblichen und der männlichen Keimzelle

Befund Alle objektiven Körperreaktionen, die bei der Untersuchung eines Patienten durch medizinisches Fachpersonal erfasst werden können

Behandlungsdokumentation Syn.: Einsatzdokumentation; Erfassen von Anamnese, Befund, Diagnose und den eingeleiteten Maßnahmen, verabreichten Medikamenten, Einsatzbesonderheiten und Transportverweigerungen sowie einsatztaktischer Daten; wesentliches Instrument zur Weitergabe von Informationen, Messung der Ergebnisqualität und zu Beweiszwecken

Behandlungsfehler ▶ *Kunstfehler*

Beinvenenthrombose ▶ *Phlebothrombose*

Belastungsdyspnoe Atemnot bei Belastung; Unterteilung in Schweregrade I–III: I: bei großer körperlicher Anstrengung (schnelles Gehen, Treppensteigen); II: bei mäßiger körperlicher Anstrengung (langsames Gehen auf ebener Strecke); III: bei geringer körperlicher Anstrengung (An- und Ausziehen)

Belastungs-EKG Syn.: Ergometrie; ▶ *Elektrokardiogramm*, das während körperlicher Belastung durchgeführt wird (z. B. Fahrrad, Laufband)

Belastungsreaktion, akute Normale und angemessene physiologische Reaktion auf ein traumatisches Ereignis, die Tage bis maximal vier Wochen andauern kann

Belastungsstörung, posttraumatische Reaktion, die sich nach Monaten bis Jahren nach dem traumatischen Ereignis in die Biografie des Betroffenen einschleicht und zwanghaft zu permanenter Erinnerung an das Erlebte führt; sehr schwer zu diagnostizieren, führt oft zur Berufsunfähigkeit

Belegzellen Syn.: Parietalzellen; produzieren im Magen Salzsäure und den ▶ *Intrinsic-Faktor*, ein Glykoprotein zur Aufnahme von Vitamin B_{12}

Benigne Gutartig, keine Metastasen bildend; Geg.: ▶ *maligne*

Benommenheit Leichteste Form der Bewusstseinsstörung mit verlangsamtem Denken und Handeln; Patient ist orientiert

Bergungstod Komplikation bei unterkühlten Patienten; bei Lageveränderung kann kaltes Körperschalenblut zum Körperkern hin umverteilt werden (▶ *Afterdrop*), folgt dieser Umverteilung ein rasanter Temperaturabfall, kommt es zum reflektorischen Herz-Kreislauf-Stillstand

B

Berufskrankheit Erkrankung, die durch berufliche Belastungen ausgelöst wurde und in der Berufskrankheiten-Verordnung gelistet ist; Erkrankte haben besondere Ansprüche an die Sozialversicherung und sind im Regelfall finanziell dadurch besser versorgt

Bestrahlungstherapie Bestrahlung des Tumorgewebes v. a. mit Röntgen- oder Protonenstrahlen zur Zerstörung von Tumorzellen

Betablocker Substanzen mit Affinität zu β-Rezeptoren des Sympathikus; als Arzneimittel häufig eingesetzt bei Herz-Kreislauf-Erkrankungen, v. a. arterieller Hypertonie und Tachykardie

Betäubungsmittel Abk.: BtM; bewusstseins- und stimmungsverändernde Substanzen, die zu Abhängigkeit führen können; Einsatz von verkehrs- und verschreibungsfähigen Betäubungsmitteln in der Medizin zur Bekämpfung von schweren Schmerzen

Betäubungsmittelgesetz Abk.: BtMG; stellt den ungesetzmäßigen Gebrauch von Betäubungsmitteln unter Strafe und regelt zusammen mit der Betäubungsmittel-Verschreibungsordnung den Umgang mit verschreibungsfähigen Betäubungsmitteln

Bewegungs- und Stützapparat Gesamtheit der Organe, die dem Körper Stabilität verleihen und ihm Bewegung ermöglichen (Sehnen, Bänder, Muskeln, Knorpel, Gelenke und Knochen; Beispiele für Bewegungsrichtungen der oberen Extremität ▸ Abb. 45)

Bewegungssinn Teilwahrnehmung der Tiefensensibilität, über die wir die Bewegung in den Gelenken wahrnehmen

Bewusstlosigkeit Abwesenheit des Bewusstseins bei erhaltenen somatischen Funktionen; wegen fehlender Schutzreflexe lebensbedrohlicher Zustand

Bewusstsein Vielschichtig verwendeter Begriff, welcher grob die Fähigkeit des Menschen zum Wahrnehmen und Erleben beschreibt

BfArM Abk. für: **B**undesamt **f**ür **Ar**zneimittel und **M**edizinprodukte

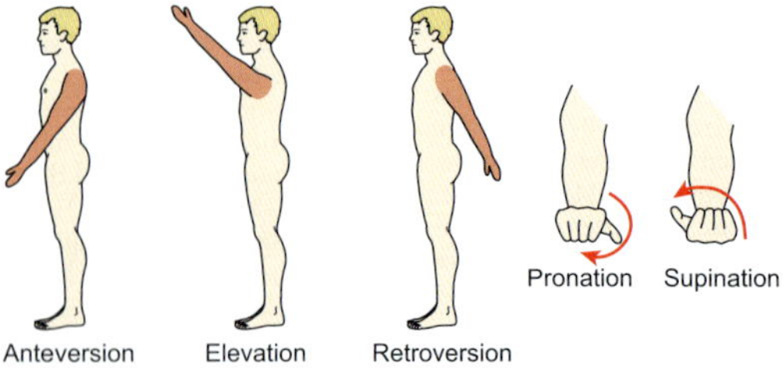

Abb. 45 Beispiele für Bewegungen der oberen Extremitäten [L143]

BGA Abk. für: ▶ *Blutgasanalyse*
BGB Bürgerliches Gesetzbuch
Bi- Vorsilbe oder Wortteil für: zwei, doppelt
Bifurcatio tracheae Gabelung der Luftröhre in die zwei Hauptbronchien
Bifurkation Gabelung
Bigeminus Doppelschlägigkeit; jedem normalen Kammerkomplex im ▶ *EKG* folgt in konstanter Periodik eine ventrikuläre ▶ *Extrasystole*

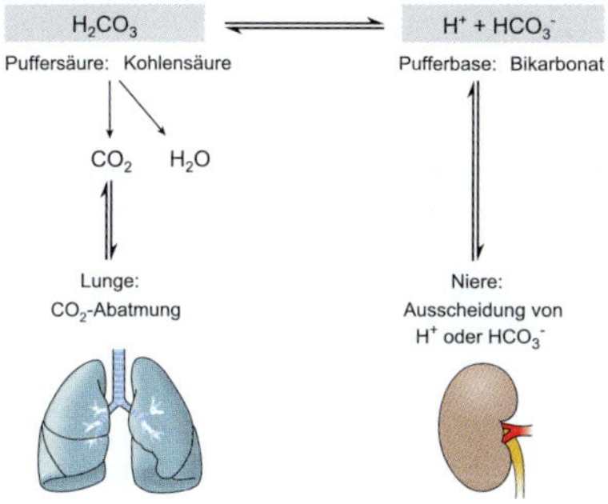

Abb. 46 Bikarbonat-Puffersystem [L190]

Biguanide Antidiabetika; z. B. Metformin
Bikarbonat-Puffersystem Wichtiges Puffersystem zur Konstanthaltung des Säure-Basen-Haushalts durch Abatmen von CO_2 (offenes System); Bikarbonatkonzentration wird durch Resorption oder Sekretion bei 24 mmol/l konstant gehalten (▶ Abb. 46)
Bilanz ▶ *Flüssigkeitsbilanzierung*
Bilateral Lat.: Beidseitig, Geg.: unilateral
BiLevel Gemischter Beatmungsmodus; ähnlich dem ▶ *BIPAP* (namens- und urheberrechtlich andere Bezeichnung)
Bilhämie Hauptkomplikation von Leberverletzungen mit Übertritt von Galle in die Blutbahn, mit hochgradigem Bilirubinanstieg im Blut und ausgeprägtem ▶ *Ikterus*
Bilirubin Abk.: Bili; Abbauprodukt des Häms (Blutfarbstoff), Ausscheidung mit der Gallenflüssigkeit; Gallenfarbstoff; Unterteilung: wasserunlösliches, an Albumin gebundenes Bilirubin im Blut (= indirektes Bilirubin); wasserlösliches, in der Leber umgewandeltes und mit der Galle ausgeschiedenes Bilirubin (= direktes Bilirubin)
Bimanuelle Palpation Teil der gynäkologischen Untersuchung, bei der ein oder zwei Finger der einen Hand in die Vagina eingeführt werden und die Gebärmutter nach vorne oben schieben, während die andere Hand des Untersuchers die Gebärmutter von der Bauchseite aus abtastet (▶ Abb. 47)
Binde- und Stützgewebe Eine der vier Hauptgewebearten des menschlichen Körpers; definiert maßgeblich die Körperform
Bindegewebe, geflechtartiges Filzartiger Verband der Fasern, v. a. in der Lederhaut des Auges, der ▶ *Hirnhaut* sowie den Organkapseln
Bindegewebe, kollagenes Besteht (wie lockeres Bindegewebe) aus ▶ *Fibroblasten* und ▶ *Fibrozyten*, welche über ▶ *Zytoplasmafortsätze* verbunden sind und weitmaschige Netze bilden; zeichnet sich durch eine stark verminderte Menge an Grundsubstanz und einen Reichtum an Kollagenfasern aus

B

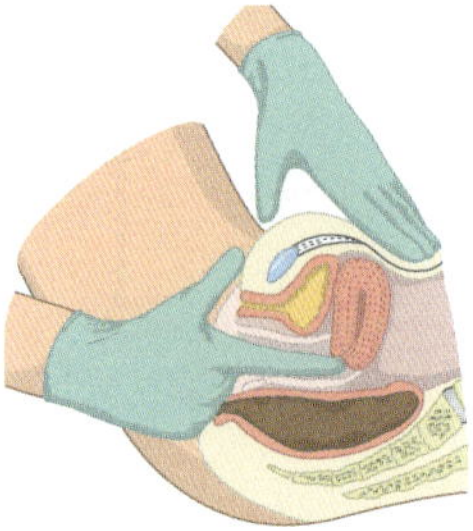

Abb. 47 Bimanuelle Palpation [L138]

Bindegewebe, lockeres Besteht aus ▶ *Fibroblasten* und ▶ *Fibrozyten*, welche über ▶ *Zytoplasmafortsätze* verbunden sind und weitmaschige Netze bilden; zeichnet sich durch eine hohe Menge an Grundsubstanz und wenige Kollagenfasern aus

Bindegewebe, parallelfaseriges Straffes Bindegewebe, kommt vor allem in ▶ *Sehnen* vor

Bindegewebe, retikuläres Art des Bindegewebes aus sternförmigen ▶ *Retikulumzellen;* enthält viele freie Zellen, kommt nur in den sekundären lymphatischen Organen (z. B. Lymphknoten, Milz) und im Knochenmark vor

Bindegewebe, straffes Enthält viele parallel verlaufende Fasern; hat eine hohe Zugfestigkeit

Bindegewebszellen, freie Können sich selbstständig mit beweglichen Fortsätzen durchs Gewebe bewegen, z. B. immunkompetente Zellen wie Mastzellen oder ▶ *Makrophagen*

Bindegewebszellen, ortsständige Zellen des Binde- und Stützgewebes, die ihre Position nicht verändern; produzieren die ▶ *Interzellularsubstanz*

Bindehaut Syn.: Konjunktiva; bestehend aus lockerem Bindegewebe, bedeckt die Rückseite der Augenlider und schlägt auf den Augapfel um, bedeckt dessen Vorderfläche bis zur Hornhaut

Binnenmuskulatur Syn.: intrinsische Muskulatur; die Faserzüge, die am Organ selbst ihren Ansatz und Endpunkt haben, also nicht wie extrinsische Muskulatur an Skelettteilen befestigt sind

Binokular Beidäugig, beide Augen betreffend; Geg.: monokular

Bio- Vorsilbe oder Wortteil für: Leben

Bioprothese Prothese, die aus natürlichem Gewebe besteht oder hergestellt wird

Biopsie, -biopsie Entnahme von Gewebsproben am lebenden Patienten

Biot-Atmung Rasche Atemzüge, von langen Pausen unterbrochen, bei schwerer ZNS-Störung

Biotin Syn.: Vitamin H; wichtiges ▶ *Coenzym* im Stoffwechsel; Mangelerscheinungen: Hautstörungen, Depressionen, Müdigkeit, Muskelschmerzen

Bioverfügbarkeit Prozentsatz einer Arzneimitteldosis, welcher im Organismus zur Wirkung kommen kann; Messgröße dafür, wie schnell und in welchem Umfang ein Arzneimittel resorbiert wird und am Wirkort zur Verfügung steht

BIPAP Abk. für: **Bi**phasic **P**ositive **A**irway **P**ressure; Kombination aus Spontanatmung und druckkontrollierter Beatmung auf wechselndem ▶ *PEEP-Niveau*

Biperiden Akineton®, Biperiden-neuraxpharm®; Arzneimittel bei Nikotinvergiftung, extrapyramidalen Störungen

Bipolarzelle Sinnesnervenzelle mit zwei Nervenfortsätzen zur Weiterleitung von Sinnesreizen

Bisswunde Bissverletzung durch Tiere oder Menschen; meist Rissquetschwunden; reichen von leichten Oberhautdefekten bis zu tiefen, ausgedehnten Gewebeschäden; Bisse von europäischen Schlangen sind selten und zeichnen sich durch zwei punktförmige blauviolett verfärbte Stichwunden aus

Bizepssehnenreflex Abk.: BSR; ▶ *Eigenreflex*, welcher durch einen Schlag auf die Bizepssehne ausgelöst wird und zu einer Beugung des Unterarmes führt

BKS Abk. für: **B**lut**k**örperchen**s**enkung; ▶ *Blutkörperchen-Senkungs-Geschwindigkeit*

Blähungen Syn.: Meteorismus, Flatulenz; übermäßige Füllung von Magen und Darm mit Luft oder anderen Gasen

Bläschentransport Prinzip zum Transport von größeren Teilchen, welche die Zellmembran nicht durch deren Poren durchdringen können

Blase ▶ *Bulla*

Blase, autonome Syn.: untere Blasenlähmung; unregelmäßige Blasenentleerung durch eine ▶ *Läsion* unterhalb des 12. Brustwirbels

Blasendreieck Lat.: Trigonum vesicae (▶ Abb. 48); Abschnitt der Blasenschleimhaut, der nicht gefaltet ist; die Eckpunkte des Dreiecks werden von den Mündungsstellen der beiden Harnleiter und der Austrittsstelle der Harnröhre (Urethra) markiert

Blasenekstrophie Syn.: Spaltblase; angeborener Defekt der vorderen Blasenwand und der Bauchwand mit Freiliegen der Blasenschleimhaut; meist gespaltene ▶ *Symphyse* und weitere Genitalfehlbildungen

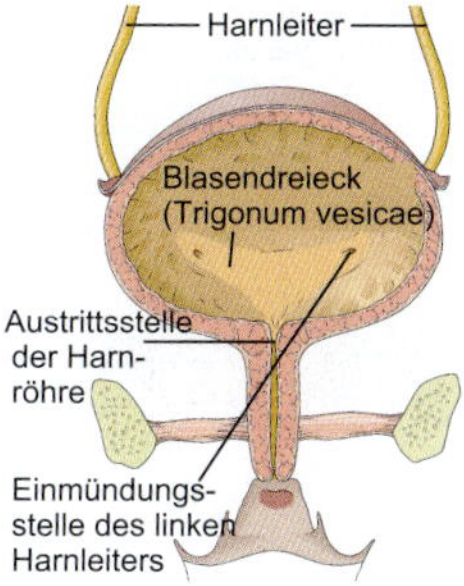

Abb. 48 Blasendreieck [L190]

Blasenfistel Syn.: Harnleiter-/Harnblasenfistel; Urinabfluss nicht nur über die Harnröhre nach außen, sondern zusätzlich über eine Fistel in Vagina, Darm (= Blasen-Darm-Fistel) oder Hautoberfläche

Blasenkatheter, suprapubischer Syn.: suprapubische Blasendrainage, -punktionsfistel, Zystostomie (▶ Abb. 49); Ableitung des Urins aus der Blase über einen Katheter durch die Bauchdecke nach außen

Blasenkatheterisierung, transurethrale Syn.: transurethrale Harnableitung; Vorschieben eines Blasenkatheters durch die Harnröhre in die Blase zu diagnostischen (z. B. Urinprobe) oder therapeutischen (z. B. bei Harnabflussbehinderungen) Zwecken

Blasenmole Blasenartige Degeneration der Plazentazotten im ersten Schwangerschaftsdrittel

Blasenreflex Viszero-viszeraler ▶ *Reflex* zur Entleerung der Blase

Blasenruptur Blasenriss, als geschlossene Verletzung, durch stumpfe Gewalt von außen; häufig bei Autounfällen durch Sicherheitsgurt über

B

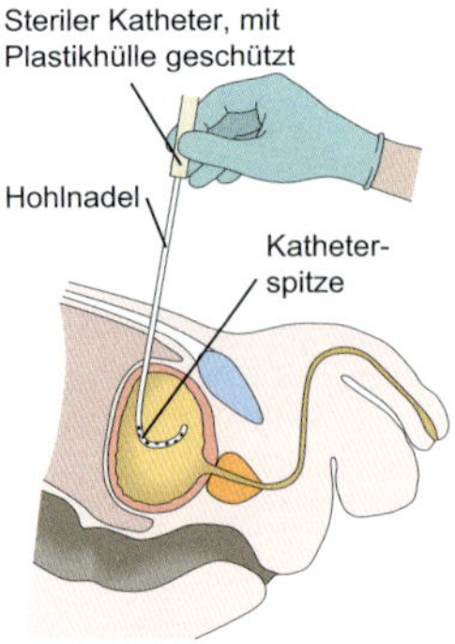

Abb. 49 Anlage eines suprapubischen Blasenkatheters [L190]

voller Blase oder als Verletzung durch Knochenfragmente bei Beckenverletzung; auch iatrogene Ursache z. B. nach Blasenspiegelung

Blasensprung Platzen der Fruchtblase vor oder während der Geburt

Blasentenesmen Krampfartige Schmerzen oberhalb des Schambeins

Blasenverletzung ▶ *Blasenruptur*

Blasenverweilkatheter ▶ *Dauerkatheter*

Blastogenese Erster Abschnitt der Keimentwicklung

Blastomer Tochterzelle

Blastopathien Schädigungen der Frucht in den ersten zwei Wochen nach der Befruchtung

Blastozyste Beerenförmige Zellkugel, Stadium der Frucht etwa 4 Tage nach Befruchtung

Blastozystenhöhle Hohlraum der Blastozyste

Blausäurevergiftung Vergiftung mit Zyaniden; oft auftretend in Galvanisierungsbetrieben, bei Wohnhausbränden durch Rauchgase, Verzehr von Bittermandeln oder durch Suizidversuch; Zyanidvergiftungen führen zum inneren Ersticken durch Hemmung der Cytochromoxidase

Blepharitis Lidrandentzündung

Blinddarm Lat.: Caecum; erster, weitester und zugleich kürzester Abschnitt des Dickdarms; in ihn mündet der Dünndarm

Blinder Fleck Papille; Durchtrittspunkt des ▶ *Sehnervs* durch die ▶ *Retina*; ohne ▶ *Zapfen* und ▶ *Stäbchen*

Blitzschlag Seltene Unfallart mit 40-prozentiger Letalitätsrate; Betroffener kommt dabei mit dem gleichstromführenden, äußerst hochgespannten Flammbogen der Wettererscheinung in Berührung

Block, atrioventrikulärer ▶ *AV-Block*

BLS Abk. für: ▶ *Basic Life Support*

Blumberg-Zeichen ▶ *Loslassschmerz*

Blut, okkultes Mit dem bloßen Auge nicht sichtbares Blut

Blutbild, großes Syn.: Differenzialblutbild, großes BB; Laboruntersuchung des Blutes zur Feststellung des Mengenverhältnisses der verschiedenen ▶ *Leukozytenarten;* zusätzlich zu den Werten des kleinen Blutbilds werden die verschiedenen Gruppen der weißen Blutzellen bestimmt

Blutbild, kleines Abk.: kleines BB; Laboruntersuchung des Blutes, die ▶ *Hämatokrit*, ▶ *Hämoglobingehalt* des Blutes, ▶ *Erythrozytenzahl*, Gesamtleukozyten- und ▶ *Thrombozytenzahl* umfasst (▶ Tab. 3)

Blutdruck Druck, den das Blut auf die Gefäße ausübt (▶ Tab. 4)

Blutdruck, diastolischer Blutdruckwert während der Diastole (Entspannung des Herzmuskels)

Blutdruck, glomerulärer Blutdruck von ca. 50 mmHg in den ▶ *Glomerulusschlingen*

Tab. 3 Normalwerte des kleinen Blutbildes (Auszug)	
Messgröße	**Normalwert**
Erythrozyten	♂ 4,3–5,9 Mio./µl ♀ 3,5–5,0 Mio./µl
Leukozyten	4.000–10.000/µl
Thrombozyten	150.000–400.000/µl
Hämatokrit (Hk)	♂ 36–48 % ♀ 34–44 %
Hämoglobin (Hb)	♂ 13,6–17,2 g/dl ♀ 12–15 g/dl

Tab. 4 Physiologische RR-Werte in Abhängigkeit vom Lebensalter	
Lebensalter	**Blutdruck-Normwerte**
Frühgeborene 1.000–2.000 g	45–50 mmHg (systolisch)
Neugeborene über 2.000 g	70–80 mmHg (systolisch)
Säuglinge	65–85 mmHg (systolisch)
Kleinkinder	95/60 mmHg
Schulkind 6.–9. Lj.	100/60 mmHg
Schulkind 9.–12. Lj.	110/70 mmHg
Jugendliche/Erwachsene	120/80 mmHg
Ältere Menschen	140/90 mmHg

Blutdruck, systolischer Blutdruckwert während der Systole (Kontraktion des Herzmuskels)

Blutdruckamplitude Differenz zwischen systolischem und diastolischem Blutdruck

Blutdruckregulation Permanente Anpassung des Blutdrucks an die aktuellen Bedürfnisse des Körpers

Bluterbrechen ▸ *Hämatemesis*

Bluterguss ▸ *Hämatom*

Bluterkrankheit ▸ *Hämophilie*

Blutgasanalyse Abk.: BGA; Blutuntersuchung, bei welcher der ▸ *pH-Wert*, der ▸ *Säure-Basen-Haushalt* und die Gasverteilung von Sauerstoff und Kohlendioxid gemessen werden; wichtig zur Beurteilung der respiratorischen Funktion und bei künstlicher Beatmung

Blutgerinnung Aktivierung des Gerinnungssystems mit Bildung von Fibrinfasern, welche die Wunde langfristig verschließen

Blutgruppe Beschreibt die Oberflächenstruktur roter Blutkörperchen beim Menschen mit antigenen Eigenschaften; es gibt mind. 300 verschiedene Blutgruppensysteme, das bekannteste ist das ▸ *AB0-System*

Blutgruppe 0 Blutgruppe mit der Oberflächenstruktur „0" (d. h. weder

B

antigene Eigenschaften der Blutgruppe A noch der Blutgruppe B) auf den ▶ *Erythrozyten* und den Antikörpern für „A“ (Anti-A) und „B“ (Anti-B) im Blutplasma

Blutgruppe A Blutgruppe mit der Oberflächenstruktur „A“ auf den ▶ *Erythrozyten* und den Antikörpern für „B“ im Blutplasma

Blutgruppe AB Blutgruppe mit der Oberflächenstruktur „A“ und „B“ auf den ▶ *Erythrozyten* und keinen Antikörpern gegen „A“ oder „B“ im Blutplasma

Blutgruppe B Blutgruppe mit der Oberflächenstruktur „B“ auf den ▶ *Erythrozyten* und den Antikörpern für „A“ im Blutplasma

Blutgruppenunverträglichkeit Inkompatibilität der Blutgruppen von ▶ *Fetus* und Mutter bzw. bei Fehltransfusionen

Blut-Hirn-Schranke Physiologische Barriere zwischen Blutkreislauf (Gefäßen) und ▶ *ZNS*

Bluthochdruck ▶ *Hypertonie, arterielle*

Bluthusten ▶ *Hämoptyse*

Blutkörperchen Feste korpuskuläre Bestandteile des Blutes

Blutkörperchen-Senkungs-Geschwindigkeit Abk.: BSG, BKS; Methode zur Blutuntersuchung, bei der gemessen wird, wie schnell die ▶ *Erythrozyten* im Blutplasma unter standardisierten Bedingungen absinken; gibt Auskunft über das Vorhandensein und den Verlauf von entzündlichen Erkrankungen

Blutkultur Mikroskopische Erregerkultur mit Vermehrung der Erreger auf einem Nährmedium bei Verdacht auf ▶ *Sepsis*, ▶ *Endokarditis* oder unklarem Fieber

Blut-Luft-Schranke Dünne Schicht an den ▶ *Alveolen*, bestehend aus Alveolarepithel, Basalmembran und Kapillarendothel, an der der Gasaustausch stattfindet

Blutplasma Fibrinogenhaltiger flüssiger Teil des Blutes ohne Blutkörperchen

Blutprodukte Labormedizinisch aufbereitete Blutbestandteile

Blutserum Blutplasma nach Entfernung des Fibrinogens und anderer Gerinnungsfaktoren

Blutsperre Anlegen einer Druckmanschette an Oberarm bzw. Oberschenkel bei Operationen an den Extremitäten zur Minimierung von Blutverlusten und zur Verbesserung der Übersicht im OP-Gebiet; vor dem Aufpumpen der Manschette Anheben der Extremität

Blutstillung Reaktion des Körpers auf Gefäßverletzungen, um übermäßigen Blutverlust zu vermeiden; ▶ *Vasokonstriktion* und Bildung eines Thrombozytenpfropfes

Blutstillungssystem Gesamtheit aller Vorgänge, welche der Minimierung des Blutverlustes bei Verletzungen dienen

Blutstuhl ▶ *Meläna*

Bluttransfusion Gabe von Blutprodukten; Indikation: Bluterkrankungen, Tumorleiden, Unfallopfer

Blutungsanämie Blutarmut durch Blutverlust

Blutungszeit Zeitspanne bis zum Stillstand einer Blutung, beträgt 1–2 Minuten

Blutvergiftung ▶ *Sepsis*

Blutzucker Glukosespiegel im Blut; physiologisch: 50–140 mg/dl Plasma

B-Lymphozyt Leukozyt, welcher im Knochenmark heranreift; Vorläuferzelle der ▶ *Plasmazellen*, welche in der Lage sind, Antikörper zu bilden

BMI Abk. für: ▶ *Body-Mass-Index*

BNS-Syndrom Syn.: Blitz-Nick-Salaam-Syndrom, BNS-Krämpfe, West-Syndrom; altersgebundene Anfallsform; Epilepsiesyndrom im 1.–2. Lebensjahr. Ablauf: **B**litz (= plötzliches Zusammenzucken des Kindes), **N**ick (= Beugung des Kopfes), **Sa**laam (= langsame Beugung von Rumpf und Extremitäten, ähnlich der Begrüßungsform)

Body-Mass-Index Abk.: BMI; wichtige Maßzahl für die Beurteilung des Körpergewichts (▶ Tab. 5); BMI = Körpergewicht geteilt durch Körpergröße (in Metern im Quadrat) oder kg/m^2

Body-Packer Person, die gut verpackte Drogen verschluckt, um diese zu schmuggeln

Body-Stuffer Person, die schlecht verpackte Drogen hastig verschluckt, um sich einer Festnahme wegen Drogenbesitzes zu entziehen; große Gefahr, dass sich die Verpackung in der Magen-Darm-Passage auflöst

Boerhaave-Syndrom Plötzlicher Einriss durch alle Wandschichten des ▶ *Ösophagus*; häufigste Lokalisation im distalen Ösophagus über dem Zwerchfell; lebensbedrohlicher Zustand und schlimmste Form der ▶ *Mallory-Weiss-Läsion*

Bösartiger Tumor ▶ *Tumor, maligner*

Bogenarterien Arterien an der Pyramidenbasis der Niere

Bogengang Lat.: Ductus semicircularis; Teil des Innenohres und des Gleichgewichtsorgans

Bogengang, häutiger Von einer Membran gebildete Struktur innerhalb des knöchernen Bogenganges, welche mit ▶ *Endolymphe* gefüllt ist; dient der Weiterleitung von Bewegungsimpulsen an die Sinneszellen

Bogengang, knöcherner Struktur des knöchernen Labyrinths, in welchem sich das Gleichgewichtsorgan befindet

Bohr-Effekt Regel für die Bindungsstärke des Hämoglobins an Sauerstoff bzw. Kohlenstoffdioxid in Abhängigkeit vom ▶ *pH-Wert*; wesentlich für den Sauerstofftransport

Bolusinjektion Injektion der gesamten Menge bzw. einer größeren Menge eines Arzneimittels innerhalb eines kurzen Zeitintervalls

Bonding Mutter- bzw. Eltern-Kind-Bindung

Borborygmus „Magenknurren"; nicht immer gleichbedeutend mit Hunger; alle 1,5–2 Stunden läuft eine kräftige Welle über Magen und Dünndarm, um Speisereste und Bakterien weiterzutransportieren

Borderline-Persönlichkeitsstörung Persönlichkeitsstörung, geprägt von

Tab. 5 Beurteilung des BMI von Erwachsenen

BMI (kg/m^2)	Kategorie	Risiko für Begleiterkrankungen
< 18,5	Untergewicht	Erhöht
18,5–24,9	Normalgewicht	18,5–22,5 Gering erhöht 22,5–24,9 Durchschnittlich
25,0–29,9	Übergewicht, Präadipositas	≥ 28 Gering erhöht
30,0–34,9	Adipositas Grad 1	Erhöht
35,0–39,9	Adipositas Grad 2	Hoch
≥ 40	Adipositas Grad 3	Sehr hoch

instabilen zwischenmenschlichen Beziehungen, instabilem Selbstbild und instabilen Affekten sowie von deutlicher Impulsivität

B

Bordetella pertussis Gramnegatives Stäbchenbakterium, Erreger des ▶ *Keuchhustens*

Borg-Skala Skala zur Ermittlung und Dokumentation von Atemnot, Erschöpfung oder Schmerzen über die letzten 24 Stunden

Borke ▶ *Crusta*

Borrelia burgdorferi Ursächliches Bakterium für ▶ *Lyme-Borreliose*; Übertragung durch Zeckenbiss

Botulismus Infektionskrankheit mit Magen-Darm-Beschwerden bis hin zu Lähmungen, verursacht durch den Sporenbildner *Clostridium botulinum;* Übertragung durch den Verzehr mangelhaft sterilisierter Konserven mit Botulinustoxin

Bougieren Aufdehnen

Bowditch-Effekt Zunahme der myokardialen Spannung und Kontraktilität mit steigender Herzfrequenz; begründet durch Anstieg des intrazellulären Kalziumspiegels

Bowman-Kapsel Teil des Nierenkörperchens; umgibt den Glomerulus und nimmt das Glomerulusfiltrat zwischen sein inneres und äußeres Blatt auf (▶ Abb. 50)

BPH Abk. für: benigne ▶ *Prostatahyperplasie*; Syn.: Prostataadenom

Brachial Zum Arm gehörend

Brachium ▶ *Oberarm*

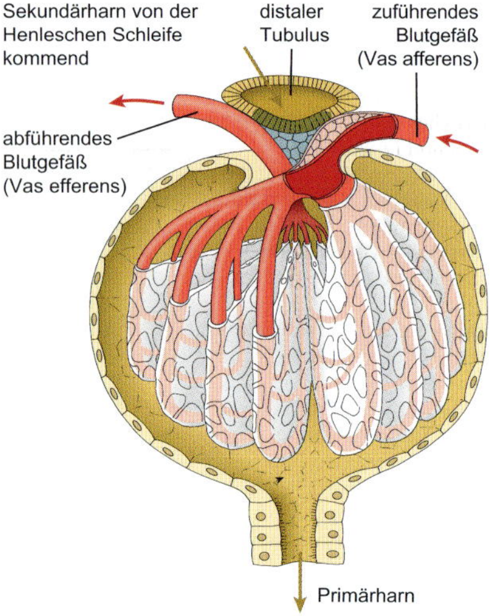

Abb. 50 Bowman-Kapsel [L190]

Brachy- Vorsilbe oder Wortteil für: kurz, klein; Geg.: akro-

Brachymenorrhö Verkürzte Regelblutung

Brady- Vorsilbe oder Wortteil für: langsam, verzögert; Geg.: tachy-

Bradyarrhythmie Herzrhythmusstörung mit zu langsamer Herzfrequenz

Bradykinese Verzögerung der Bewegungsabläufe

Bradykardie Ruhepuls von unter 50–60 Schlägen pro Minute

Bradypnoe Verminderte Atemfrequenz, beim Erwachsenen < 12 Atemzüge/Minute

Brailleschrift Syn.: Blindenschrift; Schriftsystem für stark sehbehinderte und blinde Menschen bestehend aus einem tastbaren Punktemuster; im

Jahr 1825 von Louis Braille entwickelt

Brandblase Blasenbildung zwischen Oberhaut und Lederhaut, welche bei Hitzeeinwirkung entsteht; mit Gewebswasser gefüllt; Kennzeichen einer Verbrennung 2. Grades

Brandklassen Klassifizierung von Bränden nach dem jeweiligen brennbaren Stoff (▶ Abb. 51)

	Feste, glutbildende Stoffe, z. B. Holz, Textilien	Flüssige oder flüssig werdende Stoffe, z. B. Benzin, Öle	Gasförmige, auch unter Druck stehende Stoffe, z. B. Propan	Brennbare Metalle wie z. B. Aluminium, Magnesium	Speiseöle und -Fette (pflanzlich oder tierisch)
Brandklassen	A	B	C	D	F
Pulverlöscher mit Glutbrandpulver	✓	✓	✓		
Pulverlöscher mit Metallbrandpulver				✓	
Schaumlöscher	✓	✓			
Wasserlöscher	✓				
Kohlendioxidlöscher		✓			
Fettbrandlöscher	✓	✓			✓

Abb. 51 Brandklassen [L143]

Brandverletzung ▶ *Verbrennung*

Brandwunden Durch Hitze oder Strahlung hervorgerufene Hautschädigung; Schweregrad abhängig von der Temperatur und der Einwirkzeit; Einschätzung erfolgt nach Tiefe und Breite

Brechzentrum Steuerungszentrum im verlängerten Mark für das reflexartige Auslösen von Erbrechen

Brescia-Cimino-Shunt Kurzschluss (= Shunt) einer Armarterie (z. B. A. radialis) mit einer Armvene (z. B. V. cephalica) zur ▶ *Hämodialyse*

Bridenileus Unterbrechung der Darmpassage, verursacht durch Verwachsungen nach vorangegangen Bauchoperationen (▶ Abb. 52)

Brillenhämatom Bluterguss um beide Augen; Auftreten bei Schädelbasisfraktur

Broca-Aphasie Syn.: motorische Aphasie; durch Schädigung des ▶ *Broca-Sprachzentrums* im Stirnlappen stark erschwertes Sprechen bei geringer Beeinträchtigung des Sprachverständnisses

Broca-Sprachzentrum Sekundäres motorisches Rindenfeld zur Steuerung der Sprache; ist dieses Sprachzentrum gestört, kann der Betroffene Laute nicht mehr korrekt artikulieren, obwohl er weiß, was er sagen möchte (und es z. B. aufschreiben kann)

Broken-Heart-Syndrom ▶ *Tako-Tsubo-Kardiomyopathie*

Bronchial-/Broncho- Vorsilbe oder Wortteil für: die Lungenäste betreffend

Bronchialasthma ▶ *Asthma bronchiale*

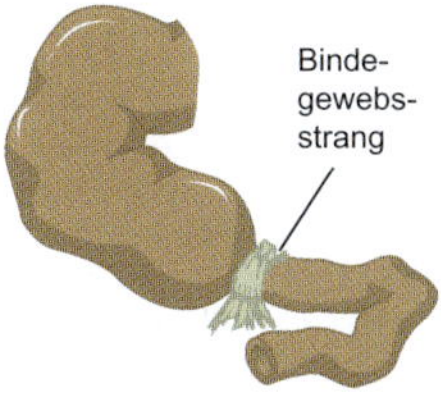

Abb. 52 Bridenileus [L138]

Bronchialbaum Verästelung der Bronchien

Bronchialkarzinom Syn.: Lungenkarzinom (▶ Abb. 53); häufigstes primäres Lungenmalignom mit Ausgang vom Bronchial- bzw. Alveolarepithel; dritthäufigster bösartiger Tumor, bei Männern häufigster zum Tode führender bösartiger Tumor; Altersgipfel: 65 Jahre; Prognose schlecht, 5-Jahres-Überlebensrate: 15 %

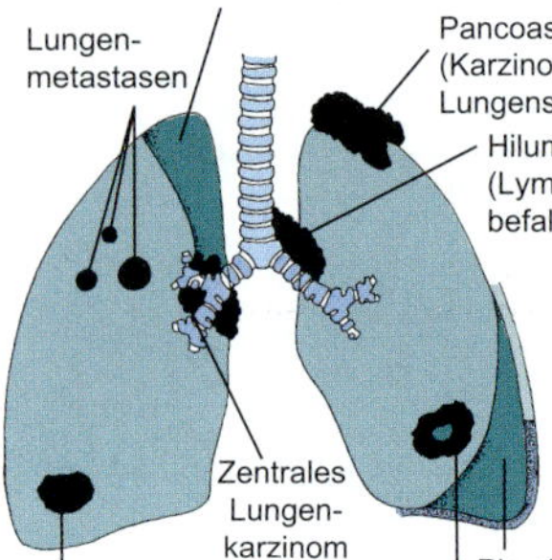

Abb. 53 Bronchialkarzinom und Lungenmetastasen sowie weitere Tumoren und Tumorfolgen an Lunge und Pleura [L215]

Bronchiallavage Spülung der unteren Atemwege mit Kochsalzlösung vor dem Absaugen, um zähe Sekretpartikel oder Erbrochenes besser entfernen zu können

Bronchiektase Säckchenförmige oder zylindrische Ausweitung der Bronchien

Bronchiolen Kleinste Verzweigung der Bronchien, Innendurchmesser < 1 mm, keine Knorpeleinlagerungen mehr

Bronchioli respiratori Mikroskopisch feine Ästchen, sich von den Bronchiolen verzweigend

Bronchiolitis Entzündung der ▶ *Bronchioli*

Bronchitis Entzündung der Bronchien; unterteilt in akute, chronische und chronisch obstruktive Bronchitis

Bronchitis, chronische Nach ▶ *WHO*: Husten und Auswurf an den meisten Tagen von mindestens drei Monaten zweier aufeinanderfolgender Jahre

Bronchitis, chronisch-obstruktive Symptome der Bronchitis plus ▶ *Obstruktion* der Atemwege, die durch ▶ *Glukokortikoide* und β_2-Sympathomimetika nicht vollständig reversibel ist

Bronchografie Röntgenologische Darstellung der unteren Atemwege nach Kontrastmittelgabe

Bronchopneumonie Herdförmige Entzündung der ▶ *Bronchiolen* und des sie umgebenden Lungengewebes

Bronchoskopie Endoskopische Untersuchung der Luftwege mit einem Bronchoskop

Bronchospasmus Kontraktion der Bronchialmuskulatur

Bronchus(ab)riss Ein- oder Abriss eines Lungenastes

Broteinheit Abk.: BE; gebräuchliches Maß für die Kohlenhydratmenge; 1 Broteinheit = ca. 10–12 g Kohlenhydratportion; Verwendung der Maßeinheit in der ▸ *Diabetes-Ernährung*

Brown-Séquard-Syndrom Halbseitige Querschnittläsion des Rückenmarks bei penetrierender Verletzung mit sehr spezifischer Symptomatik

Bruch ▸ *Hernie*

Bruchspalt Spaltraum zwischen den Bruchstücken eines Knochenbruchs

Brudzinski-Zeichen Klinisches Meningitiszeichen (weitere: ▸ *Kernig-Zeichen*, ▸ *Lasègue-Zeichen*); passive Kopfbewegung nach vorn führt bei ▸ *Meningitis* zu einem reflektorischen Anziehen der Beine (▸ Abb. 54)

Brücke Lat.: Pons; Teil des ▸ *Hirnstamms;* hier setzen sich längs verlaufende Bahnen zwischen Großhirn und Rückenmark fort

BRUE Abk. für: **B**rief **R**esolved **U**nexplained **E**vent; plötzlich aufgetretene, potenziell lebensbedrohliche Veränderung der Kindsatmung, die überlebt wurde

Brunner-Drüsen Befinden sich in den Krypten des Duodenums; sondern einen alkalischen Schleim ab, welcher zur Neutralisierung des sauren Magensaftes beiträgt

Brust Organ, dient bei der Frau primär der Ernährung des Säuglings und enthält Milchdrüsen; beim

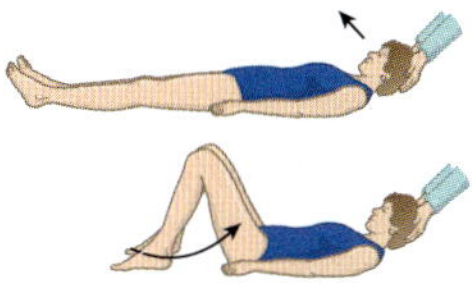

Abb. 54 Brudzinski-Zeichen [L138]

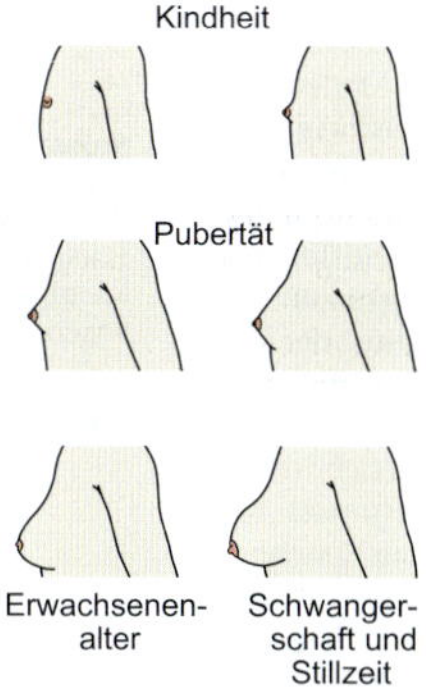

Abb. 55 Brustentwicklung der Frau [L143]

Mann nur rudimentär vorhanden (▸ Abb. 55)

Brustaorta Abschnitt der Aorta, der im Brustraum verläuft

Brustaortenaneurysma ▸ *Aneurysma* im aufsteigenden Teil der Brustaorta (Aorta ascendens)

Brustatmung Einatmung, bei der überwiegend die Muskeln der Brust verwendet werden (▸ Abb. 38)

Brustbein Lat.: Sternum; flacher, schmaler Knochen in der Mitte des ▸ *Thorax*

Brustdrüse Lat.: Glandula mammaria; in lockeres Bindegewebe eingelagerte Drüsenlappen mit Mündung in einen Milchausführungsgang auf der Brustwarze

Brustenge ▸ *Angina pectoris*

Brusthöhle Von ▸ *Brustkorb* und ▸ *Zwerchfell* begrenzte Körperhöhle, die innere Organe wie Lunge und Herz beherbergt

Brustkorb Lat.: Thorax; knöcherne Struktur, bestehend aus den Rippen und dem Brustbein, welche die im Brustraum liegenden inneren Organe umgibt

Brustkyphose Krümmung der Wirbelsäule in Richtung des Rückens im Brustbereich

Brustsegment Syn.: Thorakalsegment; zwölf Rückenmarksegmente (Th1–Th12), die u. a. den größten Teil der Rumpfwand versorgen

Brustwandverletzung Stumpfe oder penetrierende Verletzung des Thorax mit Beeinträchtigung des knöchernen Thorax, der Atem(hilfs)muskulatur und des Zwerchfells; Einteilung in Prellung, Quetschung oder Frakturen des Thorax

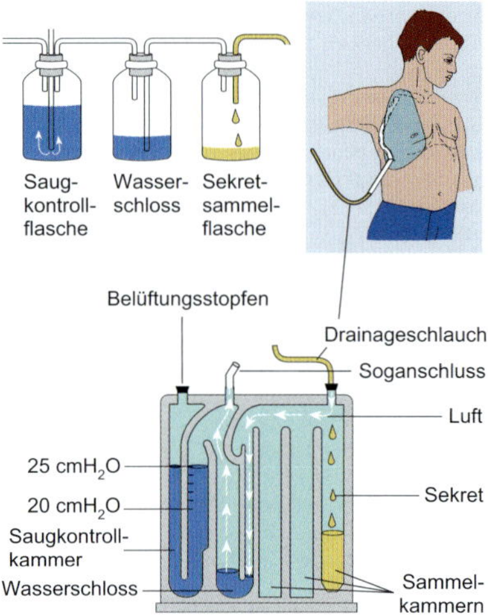

Abb. 56 Bülau-Drainage; das Einmalsystem (unten) basiert auf dem Dreiflaschensystem (oben links) aus Wasserschloss, Sekretsammel- und Saugkontrollflasche [L215]

Brustwarze Syn.: Mamille; mit glatter Muskulatur ausgekleideter Ausführungsgang der weiblichen Milchdrüsen (beim Mann als Rudiment ohne Funktion vorhanden)

Brustwirbel Haben an ihren Querfortsätzen Gelenkflächen für Rippen; starke Überlagerung der Dornfortsätze

Brustwirbelsäule Abk.: BWS; Abschnitt der Wirbelsäule aus zwölf wenig beweglichen, starken Wirbeln (▶ Abb. 429)

BSG Abk. für: ▶ *Blutkörperchen-Senkungs-Geschwindigkeit*

BSR Abk. für: ▶ *Bizepssehnenreflex*

BtM Abk. für: ▶ *Betäubungsmittel*

Bülau-Drainage Drainage zur Ableitung von Blut/Sekreten aus der Pleurahöhle; Lage im 5.–6. Interkostalraum in der mittleren Axillarlinie (▶ Abb. 56) vgl. ▶ *Monaldi-Drainage*

Bukkal Zur Innenseite der Wange gehörend

Bulbus Zwiebelförmiges, rundliches Organ; Anschwellung

Bulimie Syn.: Bulimia nervosa; wiederholte Anfälle von Heißhunger mit Aufnahme großer Mengen an Nahrungsmitteln, gleichzeitig übertriebene Beschäftigung mit der Kontrolle des Körpergewichts und Anwenden

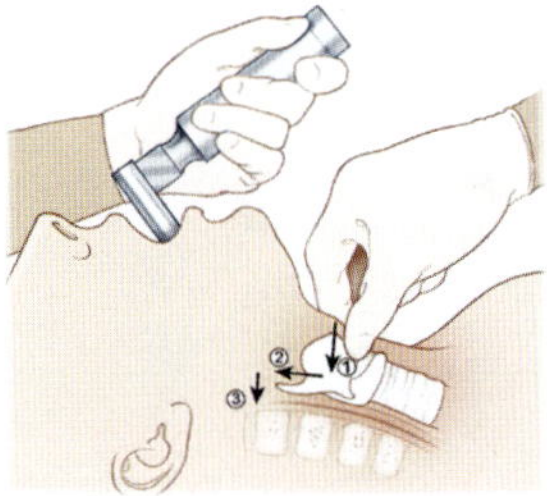

Abb. 57 BURP-Manöver [G630]

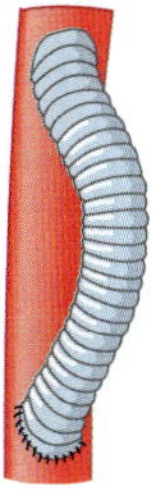

Abb. 58 Bypass [L190]

teils extremer Mittel, um eine Gewichtszunahme trotz der Essanfälle zu verhindern

Bulla Blase; mit seröser oder blutiger Flüssigkeit gefüllter, erhabener Hohlraum

Buphthalmus ▶ *Hydrophthalmus*

Burn-out Ausbrennen, seelische Erschöpfung

Burn-out-Syndrom Verlust der psychischen und physischen Leistungsfähigkeit einer Person, die nicht mehr in der Lage ist, diese Leistungsfähigkeit zu regenerieren; Symptome: emotionale Erschöpfung, Verlust positiver Empfindungen

BURP-Manöver Manöver zur besseren Einstellung der Glottisebene bei der ▶ *Intubation*; Kehlkopf wird von einem Helfer nach hinten (**B** = Backwards), aufwärts (**U** = Upwards) und nach rechts (**R** = Rightwards) gedrückt (**P** = Pressure) (▶ Abb. 57)

Bursa Tasche, Beutel

Bursitis Schleimbeutelentzündung

Butylscopolamin Abk.: BS, Buscopan®, Spasman®scop; Spasmolyse bei kolikartigen Schmerzen

Butterfly Punktionskanüle mit Adapter

BWS Abk. für: ▶ *Brustwirbelsäule*

Bypass Syn.: Umgehung; Einpflanzen eines körpereigenen Gefäßes oder einer Kunststoffprothese, um eine Engstelle zu umgehen (▶ Abb. 58); vgl. ▶ *Aorto-koronarer Venenbypass*

BZ Abk. für: ▶ *Blutzucker*; Syn.: Blutglukosekonzentration

B-Zelle 1. Art der ▶ *Leukozyten*, die als einzige Antikörper bildet; 2. Zelltyp in den ▶ *Langerhans-Inseln* (Betazellen, ca. 15–20 % der Inselzellen); produziert ▶ *Insulin*

B-Zellen-Gedächtnis Bestandteil der Gedächtnisfunktion des ▶ *Immunsystems*

C

CA Abk. für: ▶ *Karzinom*; auch: Ca
Caecum, Zäkum ▶ *Blinddarm*
Cafedrin (+ Theodrenalin) Akrinor®, Arzneimittel bei arterieller Hypotonie
Caisson-Krankheit Dekompressionskrankheit (Taucherkrankheit); entsteht bei Tauchern bei zu schnellem Auftauchen ohne entsprechenden Druckausgleich; Ausperlen von Stickstoff im Gewebe mit Schmerzen, Juckreiz, ▶ *Ödemen*, Mikroembolien, ▶ *Hautemphysem*; schwere Symptome sind Seh-/Gehörverlust, Bewusstlosigkeit, Herz-Kreislauf-Stillstand
Calor ▶ *Überwärmung*
Campylobakter-Bakterium Gram-negatives Stäbchen-Bakterium; C. coli ist häufige Ursache für infektiöse Durchfallerkrankungen
Cannabisintoxikation ▶ *Intoxikation* mit dem psychotropischen δ-1-Tetrahydrocannabinol (THC); szenesprachlich „Dope", „Shit" oder „Gras", das geraucht, gegessen oder als Tee getrunken wird; Vergiftungserscheinungen erst bei enteraler Aufnahme mit ▶ *Tachykardie*, ▶ *Hypothermie* und ▶ *Ataxie*
Cancer-related Fatigue Abk.: CRF; Syn.: ▶ *Fatigue, krebsassoziierte*
Candida albicans Syn.: „weißer Pilz"; Hefepilz, Ursache für 90 % der Pilzinfektionen
Candidose ▶ *Soor*
Capitulum Köpfchen
Capitulum humeri Oberarmköpfchen
Capitulum ulnae Ellenköpfchen
Capture Beats Impuls, der über den ▶ *AV-Knoten* geleitet wird, findet bei ventrikulärer Tachykardie in der ▶ *Refraktärzeit* die Kammern erregbar vor; erzeugt eine ▶ *P-Welle*, der ein schmaler ▶ *QRS-Komplex* folgt; Beweis für die Ursache der ventrikulären ▶ *Tachykardie* im Kammermyokard

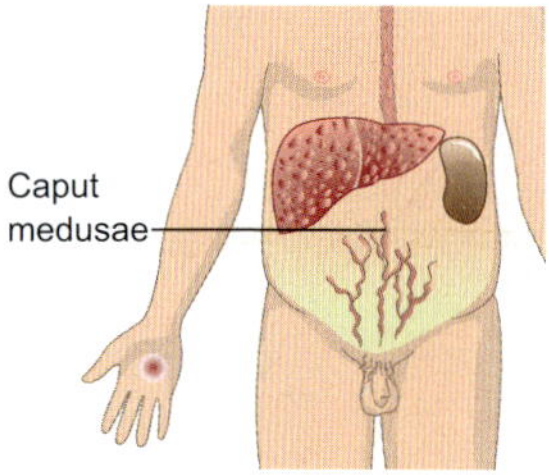

Abb. 59 Caput medusae [L138]

Caput Kopf
Caput medusae Syn.: Medusenhaupt (▶ Abb. 59); erweiterte Venen unter der Bauchhaut infolge eines Umgehungskreislaufs bei ▶ *Pfortaderhochdruck*
Caput succedaneum Syn.: Geburtsgeschwulst (▶ Abb. 60); Schwellung der Kopfschwarte durch Blut- und Lymphstauung; nicht auf die Schädelknochen begrenzte Ausdehnung
Carcinoma in situ Abk.: CIS; Syn.: präinvasives Karzinom; Tumor, der nicht metastasiert und nicht in das umgebende Gewebe eingewachsen ist
Cardiac Box Zentrales Feld auf dem Brustkorb; penetrierende Verletzungen verursachen hier mit hoher

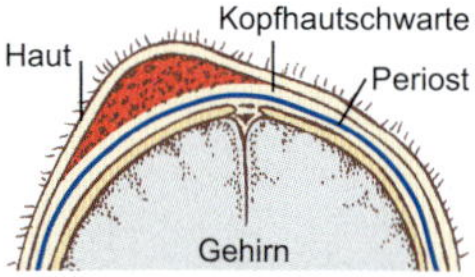

Abb. 60 Caput succedaneum [L234]

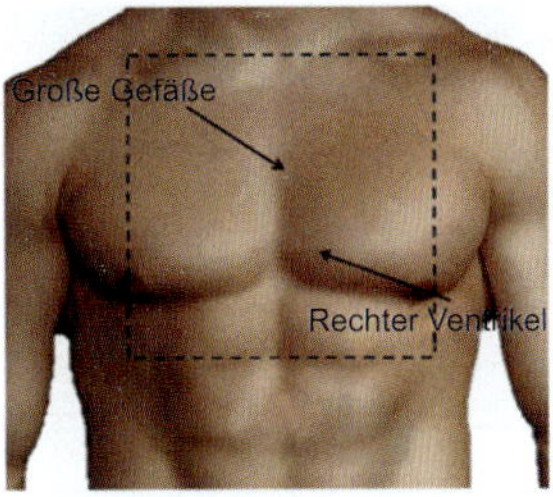

Abb. 61 Cardiac Box [G1116]

Wahrscheinlichkeit eine Herz- bzw. Gefäßverletzung (▶ Abb. 61)
Carotin Provitamin A
Carotinoide Sekundäre Pflanzenstoffe, die als Antioxidantien vor ▶ *Arteriosklerose* schützen
Cartilago ▶ *Knorpel*
Cast Kunststoffgips
Cataracta senilis ▶ *Altersstar*
Catgut Resorbierbares chirurgisches Nahtmaterial aus Tierdarmsaiten
Cauda Schwanz
Cauda equina Lat. für „Pferdeschwanz"; pferdeschweifartig angeordnete Nervenwurzeln, die sich im unteren Bereich des Wirbelkanals befinden (vom Ende des Rückenmarks bis zum Kreuzbein ▶ Abb. 62)
Cavakatheter ▶ *Zentraler Venenkatheter*
Cave Lat.: Vermeide! Beachte! Vorsicht!
Cavitas Höhle
Cavum uteri ▶ *Gebärmutterhöhle*
CBRN Abk. für.: **C**hemisch, **b**iologisch, **r**adiologisch, **n**uklear; Gefahrenklassen im Rahmen von Gefahrgutunfällen
CCT Abk. für: craniale ▶ *Computertomografie*; Syn.: Schädel-CT
CED Abk. für: **c**hronisch-**e**ntzündliche **D**armerkrankungen; zusammenfassende Bezeichnung für die chronischen Magen-Darm-Trakt-Erkrankungen ▶ *Morbus Crohn* und ▶ *Colitis ulcerosa*

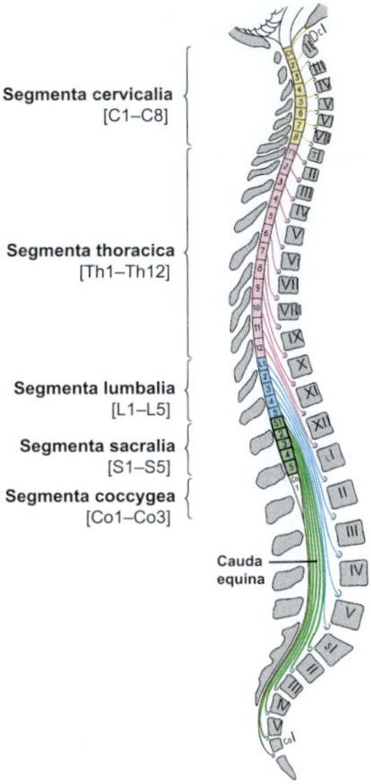

Abb. 62 Cauda equina (grün) [S007-3-24]

-çele, -zele, -kele Nachsilbe oder Wortteil für: Bruch, Geschwulst
Cellula(e) Zelle(n)
Central-Cord-Syndrom Folge des Reklinationstraumas; Schädigung des zentralen Rückenmarks bei Überstreckung der Halswirbelsäule
Centromer Verbindungsort zweier ▶ *Chromatiden* oder ▶ *Chromosomen*
Cephalo-, kephalo- Vorsilbe oder Wortteil für: Kopf-
Cerumen Ohrenschmalz
Cervikalstütze ▶ *Stützkragen*
Cervix uteri ▶ *Gebärmutterhals*

Tab. 6 Richtwerte für Tubusgrößen in Charrière bei Kindern und Erwachsenen

Kinder (Alter [Jahre])	Innendurchmesser (ID)	Charrière (Ch)
Frühgeborene	2,0–3,0 mm	10–14 Ch
Neugeborene	3,5 mm	16 Ch
1 Jahr	4,0 mm	18 Ch
2 Jahre	4,5 mm	20 Ch
4 Jahre	5,0 mm	22 Ch
6 Jahre	5,5 mm	24 Ch
8 Jahre	6,0 mm	26 Ch
10 Jahre	6,5 mm	28 Ch
12 Jahre	7,0 mm	30 Ch
14–18 Jahre	7,5–8 mm	32–34 Ch
Erwachsene		
Frauen	7,5–8,5 mm	32–36 Ch
Männer	8–9 mm	34–38 Ch

C-Griff Handgriff zur Fixierung der Beatmungsmaske bei manueller ▶ *Beatmung* mittels Beatmungsbeutel

Cerebellum ▶ *Kleinhirn*

Cerebrum ▶ *Großhirn*

Ch Abk. für: Charrière; Maßeinheit für Durchmesser, z. B. bei Kathetern; 1 Ch = ⅓mm Durchmesser (▶ Tab. 6)

Charcot-Krankheit ▶ *Amyotrophe Lateralsklerose*

Charcot-Trias 1. Internistisch: Dreifach-Symptomkombination bei akuter eitriger ▶ *Cholangitis*: Fieber mit Schüttelfrost, ▶ *Ikterus* und rechtsseitiger Oberbauchschmerz; 2. Neurologisch: Dreifach-Symptomkombination bei Multipler Sklerose: ▶ *Nystagmus*, ▶ *Intentionstremor*, skandierende Sprache

ChE Abk. für: ▶ *Cholinesterase*

CHE Abk. für: ▶ *Cholezystektomie*; Syn.: Gallenblasenentfernung

Chemische Formel Liefert je nach Formeltyp mehr oder weniger detaillierte Informationen über den Aufbau einer chemischen Verbindung; enthalten sind stets Angaben über die beteiligten chemischen Elemente und deren Anzahl innerhalb der Verbindung

Chemische Reaktion Knüpfen neuer oder Aufbrechen bestehender Atomverbindungen

Chemische Verbindung Verbindung aus zwei oder mehreren chemischen Elementen mit eindeutiger chemischer Struktur

Chemisches Element Stoff, der nur aus Atomen besteht, die über genau dieselbe Anzahl von Protonen verfügen

Chemisches Symbol Symbol im ▸ *Periodensystem* der Elemente, z. B. „H" für „Wasserstoff"
Chemorezeptor Sinneszelle zur Wahrnehmung von chemischen Reizen (z. B. Duftstoffe und Geschmacksstoffe)
Chemorezeptoren, periphere Chemische „Fühler" der peripheren Nervennetze des ▸ *Parasympathikus*, gehen aus den Hirnnerven IX und X hervor
Chemorezeptoren, zentrale Chemische „Fühler" im verlängerten Mark des Gehirns; reagieren auf steigenden pCO_2-Wert und fallenden ▸ *pH-Wert*
Chemotaxis Durch chemische Reize verursachte Bewegungen, z. B. von ▸ *Granulozyten*
Chemotherapie Behandlung von Tumoren mit ▸ *Zytostatika*, welche diese am Wachstum hindern oder zerstören
Cheyne-Stokes-Atmung Wechselnde Phasen mit zu- und abnehmender Frequenz und Tiefe der Atmung (▸ Abb. 63), z. B. bei schwerer Herzinsuffizienz oder Störung des ZNS und präfinal; kein Krankheitswert beim Auftreten während des Schlafs
Chirotherapie Syn.: Manuelle Therapie; Diagnostik und Behandlung von Funktionsstörungen bzw. Blockaden der Gelenke, Muskeln und Nerven
Chirurgie Medizinisches Fachgebiet der operativen Diagnostik und Therapie von Erkrankungen

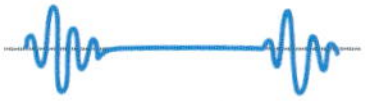

Abb. 63 Cheyne-Stokes-Atmung [L190]

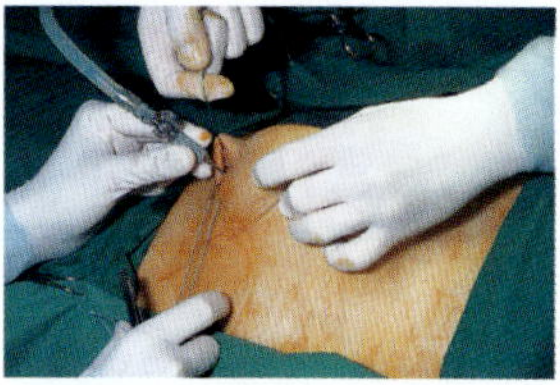

Abb. 64 Minimalinvasive Chirurgie [K183]

Chirurgie, minimalinvasive Abk.: MIC; Syn.: endoskopische Operationen; Verzicht auf breite Eröffnung der erkrankten Körperregion; Einführung eines Endoskops und miniaturisierter OP-Instrumente über kleine Hautschnitte (▸ Abb. 64)
Chitosan Hämostyptikum; dient auf Wundkompressen aufgebracht der Blutungsstillung
Chlamydien Bakterielle Erreger, deren Vermehrung nur innerhalb von Wirtszellen möglich ist (= obligat intrazellulär); verursachen u. a. sexuell übertragbare Urogenitalinfektionen (▸ *Lymphogranuloma venereum*) und Bindehautentzündungen beim Neugeborenen (Chlamydia trachomatis) sowie Atemwegserkrankungen (Chlamydia pneumoniae)
Chlorid Abk.: Cl^-; lebensnotwendiges ▸ *Elektrolyt*; Normwert 97–108 mmol/l. Häufigstes ▸ *Anion* im Extrazellulärraum, entscheidendes Anion für den osmotischen Druck im Extrazellulärraum
Choanen Hintere, paarige Öffnungen der Nasenhöhle (▸ Abb. 65)
Cholangitis, akute eitrige Entzündung der Gallenwege, in der Regel durch Aufsteigen von Bakterien bei einer Gallenabflussstauung
Cholangitis, nicht-eitrige chronisch-destruierende Chronisch-progrediente, nicht-eitrige Entzün-

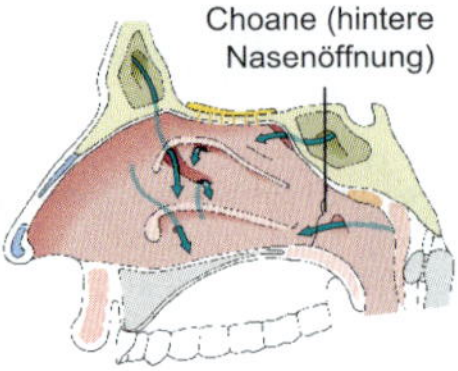

Abb. 65 Choanen [L190]

dung der kleinen intrahepatischen Gallengänge mit daraus resultierendem Gallenstau; wahrscheinlich autoimmunologisch bedingt

Chole- Vorsilbe oder Wortteil für: die Gallenblase betreffend

Choledocho- Vorsilbe oder Wortteil für: den Gallengang betreffend

Choledocholithiasis ▶ *Cholelithiasis*

Choledochusrevision Operative Ausräumung von Konkrementen aus dem Ductus choledochus (= Gallengang); Durchführung nach erfolgloser Entfernung von Gallensteinen bei ▶ *ERCP* (Entfernung durch endoskopische Papillenaufschlitzung)

Cholelithiasis Syn.: Gallensteinkrankheit, Gallensteinleiden (▶ Abb. 66); Bildung von Konkrementen in der Gallenblase (= Cholezystolithiasis) und/oder den Gallengängen (= Choledocholithiasis)

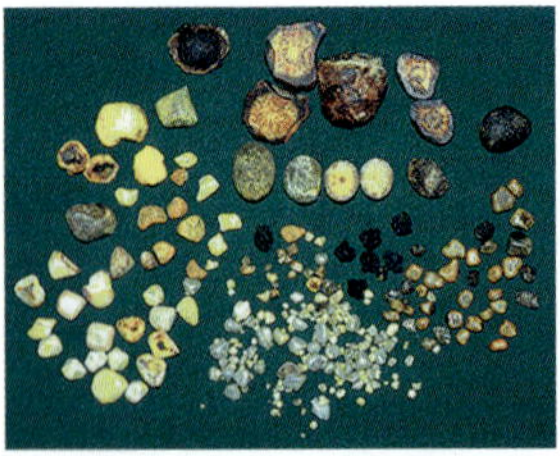

Abb. 66 Verschiedene Gallensteine [T173]

Cholera Durch hohe Flüssigkeitsverluste lebensbedrohliche (Brech-) Durchfallerkrankung, verursacht durch das gekrümmte, bewegliche Stäbchenbakterium Vibrio cholerae; in Deutschland sehr selten

Cholestase Stau der Gallenflüssigkeit in der Leber; fehlender Abfluss des direkten ▶ *Bilirubins* führt zum Bilirubinanstieg im Blut

Cholesterin Wasserunlösliches Molekül, welches in Darmschleimhaut und Leber synthetisiert wird; Vorstufe von ▶ *Steroidhormonen* (z. B. Testosteron, Cortisol); unverzichtbarer Bestandteil von Zellmembranen; bildet Gallensäuren zur Resorption wasserunlöslicher Stoffe im Darm

Cholezystektomie Abk.: CHE; Gallenblasenentfernung

Cholezystitis Entzündung der Gallenblase, in über 90 % bei bestehendem Gallensteinleiden; Unterteilung: akut und chronisch

Cholezystolithiasis ▶ *Cholelithiasis*

Cholinerg 1. Zu Nervenfasern gehörend, die in Körperregionen wirken, in denen ▶ *Acetylcholin* vorkommt; 2. Stimulierende Wirkung auf die Ausschüttung von Acetylcholin

Cholinesterase Enzym im synaptischen Spalt zum Abbau des ▶ *Neurotransmitters* ▶ *Acetylcholin*

Chondral Den Knorpel betreffend

Chondrom Gutartiger Knorpeltumor

Chondrosarkom Bösartiger Knorpeltumor

Chondrozyten Knorpelzelle

Chorea Huntington Abk.: HC; engl.: Huntignton Disease; autosomal-dominant vererbte Erkrankung mit typischen extrapyramidalen Bewegungsstörungen (v. a. unwillkürliche, regel- und ziellose Bewegungen der

Extremitäten), organisch bedingter Wesensänderung und ▸ *Demenz*; führt meist nach ca. 15–20 Jahren zum Tod

Chorion Zottenhaut; aus dem ▸ *Zytotrophoblast* entstandene Struktur mit Zotten, in deren Kapillaren das kindliche Blut fließt

Chorion-Amnionhaut Bestandteil der Fruchtblase

Chorionhaut Gehört zu den Eihäuten; produziert das Fruchtwasser

Chorionhöhle Hohlraum um den Embryo mit Dottersack und Amnionhöhle

Chorionplatte Fetaler Teil der ▸ *Plazenta*

Chorionzotte Gewebestruktur des ▸ *Chorions*, welche den Stoffaustausch zwischen mütterlichem und fetalem Blut gewährleistet

Chorionzottenbiopsie Abk.: CVS; engl.: Chorionic Villus Sampling; Gewinnung von Chorionzotten (d. h. von kindlichem Gewebe aus der Plazenta) in der Frühschwangerschaft zur pränatalen Diagnostik (▸ Abb. 67)

-chrom Nachsilbe oder Wortteil für: farb-, farblich

Chromaffine Zelle Zelle des vegetativen Nervensystems im Nebennierenmark, welche bei Reizung Adrenalin und Noradrenalin freisetzt

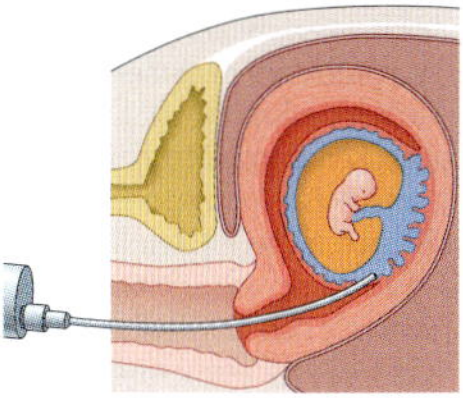

Abb. 67 Transzervikale Chorionzottenbiopsie [L190]

Chromatiden Die beiden identischen Hälften, in die sich ein ▸ *Chromosom* während der Mitose teilt

Chromosomen Träger von Genen und Erbinformationen; bestehen hauptsächlich aus ▸ *DNA* (▸ Abb. 68)

Chromosomen, homologe ▸ *Autosomenpaare*, Chromosomen mit gleichen Genen mit väterlicher und mütterlicher Erbinformation

Chromosomenaberration Veränderung eines oder mehrerer Chromosome, die im Lichtmikroskop sichtbar ist

Chromosomenaberration, numerische Veränderung der normalen Chromosomenanzahl des Menschen (46); führt zu Erkrankungen wie dem Down-Syndrom, bei dem das 21. Chromosom dreimal vorhanden ist

Chromosomenaberration, strukturelle Große Veränderungen an den Chromosomen, bei denen ganze Teilstücke modifiziert sind

Chromosomenpaar Von jedem Autosom besitzt der Mensch zwei Stück, die jeweils ein Chromosomenpaar bilden; diese Dopplung dient der Fortpflanzung (▸ Abb. 68)

Chromosomensatz, diploider Chromosomensatz, in dem jedes ▸ *Autosom* doppelt vorkommt und beide Gonosomen (Geschlechtschromosomen) vorhanden sind; Gegenteil: haploider Chromosomensatz

Chromosomensatz, haploider Chromosomensatz, in welchem jedes ▸ *Autosom* nur einmal vorkommt und nur eines der beiden ▸ *Gonosomen* vorliegt

Chronifizierung Entwicklung einer Krankheit oder von Krankheitssymptomen vom Status „vorübergehend" zu „dauerhaft vorhanden"

Chronisch Sich langsam entwickelnd, lange andauernd; Geg.: akut

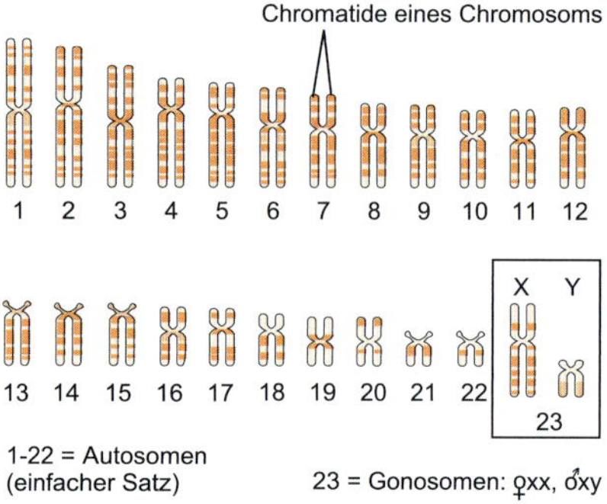

Abb. 68 Menschlicher Chromosomensatz [L190]

Chronischer Schmerz ▶ *Schmerz, chronischer*
Chronisch-kontinuierlich Chronische Erkrankung, welche stets auf dem gleichen Niveau verläuft
Chronisch obstruktive Lungenerkrankung Abk.: ▶ *COPD*
Chronisch-rezidivierend Chronische Erkrankung, welche in Intervallen immer wieder auftritt
Chronisch-venöse Insuffizienz Abk.: CVI; typische Kombination von Venen- und/oder Hautveränderungen bei länger bestehender primärer oder sekundärer Varikosis (Krampfaderleiden) oder angeborenen Fehlbildungen der Venen(-klappen); bei Thrombose als Ursache auch als postthrombotisches Syndrom bezeichnet
Chronotrop Auf die Schlaggeschwindigkeit des Herzens einwirkend
Chylo- Die Lymphflüssigkeit betreffend
Chylothorax Milchig-trübe Sekretansammlung in der Pleurahöhle (= Pleuraerguss) durch Austritt von Lymphflüssigkeit in den Pleuraraum; Ursache: Lymphabflussstörungen, Verletzungen des ▶ *Ductus thoracicus*
Cimetidin H_2-Blocker; Tagamet®; Ranitidin®; Verwendung zur H_2-Blockade
Cimino-Shunt ▶ *Brescia-Cimino-Shunt*
Circulus arteriosus Willisii/cerebri Arterieller Gefäßring an der Hirnbasis, welcher Zuflüsse aus den inneren Karotisarterien und den Halswirbelarterien erhält (▶ Abb. 69)
Cisterna chyli Lymphzisterne; Sammelbecken auf Höhe des Zwerchfells, in das die Lymphe aus unteren Extremitäten, Bauch und Becken fließt
CJK Abk. für: ▶ *Creutzfeldt-Jakob-Krankheit*
CK Abk. für: ▶ *Kreatin(phospho)kinase*
CK-MB Abk. für: herzmuskelspezifische Kreatin(phospho)kinase; Laborparameter bei ▶ *Herzinfarkt*
Claudicatio intermittens Syn.: Schaufensterkrankheit, intermittierendes Hinken; Bezeichnung für das Leitsymptom der peripheren arteriellen Verschlusskrankheit: begrenzte Gehstrecken durch Minderdurchblutung und ▶ *Ischämieschmerzen* in den Beinen zwingen den Betroffenen zum Ausruhen bzw. „Schaufenster betrachten"; ruhiges Stehen verbessert die Durchblutung und die Schmerzen lassen nach; mit Fortschreiten der ▶ *pAVK* immer kürzere schmerzfreie Gehstrecke

Clavicula ▶ *Schlüsselbein*
Clearance Plasmamenge, die pro Zeiteinheit von einer bestimmten Substanz gereinigt wird
Clemastin Tavegil®, ▶ *Antihistaminikum*
Clinical Reasoning Klinische Einschätzung; Kombination aus Urteilsvermögen und klinischer Erfahrung von langjährig tätigem Fachpersonal
Clipping Minimalinvasiver Verschluss von Aneurysmen mittels kleinen Metallclips

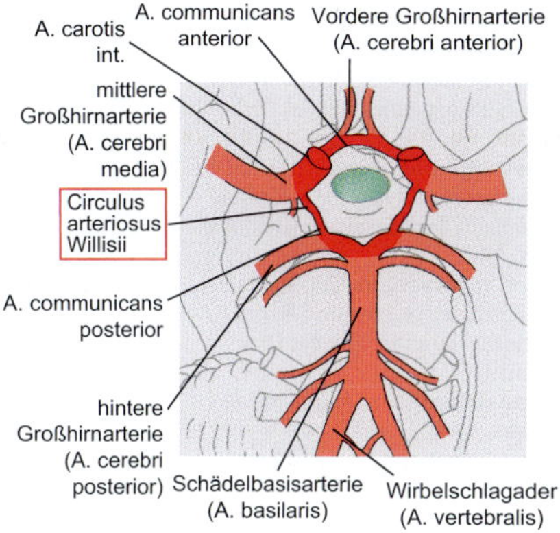

Abb. 69 Circulus arteriosus Willisii/cerebri [L190]

CLL Abk. für: chronisch lymphatische ▶ *Leukämie*
Clostridium Bakterium der aeroben oder anaeroben Sporenbildner; bekanntester Vertreter: Tetanus-Erreger Clostridium tetani
Clonidin Catapresan®, Paracefan® i. v.; Arzneimittel bei Entzugssymptomatik oder ▶ *Hypertonie*
CML Abk. für: chronisch myeloische ▶ *Leukämie*
CMV Abk. für: **C**ontrolled **M**echanical **V**entilation; komplette Übernahme der Atemarbeit durch ein Beatmungsgerät
CO 1. Chemisches Zeichen für Kohlen(stoff)monoxid, 2. Abk. für: **C**ardiac **O**utput (▶ *Herzzeitvolumen*)
CO_2 Kohlen(stoff)dioxid
CO_2-Narkose Übersteigt der pCO_2 einen Wert von etwa 8 kPa (= 60 mmHg), muss mit einer Bewusstseinstrübung bis hin zur Bewusstlosigkeit gerechnet werden
Co-Analgetika Unterstützend zu den Schmerzmitteln eingesetzte Substanzen, die z. B. durch Abschwellung eines Ödems oder Beeinflussung der Schmerzverarbeitung schmerzlindernd wirken
Cochlea ▶ *Schnecke*
Codominant Gleichwertig
Codon ▶ *Basentriplett*
Coenzym Hilfsstoff für ein Enzym, der biochemische Reaktionen beeinflusst
Colitis ulcerosa Chronisch-entzündliche Darmerkrankung; beginnt im Rektum und breitet sich schubweise über das ganze Kolon aus
Colles-Fraktur Typische Verletzung des Vornübersturzes; Abfangen des Sturzes mit den Händen mit typischer Gabel- oder ▶ *Fourchette-Stellung* des Handgelenks
Collum Hals; Syn.: Cervix

Colon ascendens Vom ▶ *Zäkum* bis zur rechten Kolonflexur aufsteigender Teil des Dickdarms
Colon descendens Ab der linken Flexur absteigender Teil des Dickdarms
Colon sigmoideum Letzter Teil des Dickdarms; geht als eine S-förmige Schleife in den Mastdarm (Rektum) über
Colon transversum Im Oberbauch zwischen der rechten und linken Kolonflexur liegender Teil des Dickdarms
Coma diabeticum ▶ *Diabetisches Koma*
Coma hepaticum ▶ *Leberkoma*
Coma vigile ▶ *Wachkoma*
Commotio cerebri Syn.: Gehirnerschütterung; Schädel-Hirn-Trauma ohne fassbare morphologische Gehirnschädigung
Commotio cordis Herzerschütterung; durch stumpfe Gewalt ohne morphologische Veränderung am Herzmuskel ausgelöste Funktionsstörung des Herzen mit Herzrhythmusstörungen; früh nach Trauma Nachweis von ST-Hebungen möglich
Commotio spinalis Rückenmarkserschütterung; traumatische Schädigung des Rückenmarks mit reversiblen Symptomen einer Querschnittslähmung
Compliance 1. Bereitschaft, Einwilligung; Mitarbeit des Patienten im Behandlungsprozess z. B. durch Einhalten von Verhaltensregeln; 2. Maß für die Volumen-Dehnbarkeit von Lunge und Thorax
Compressio cerebri Syn.: Gehirnquetschung; Schädel-Hirn-Trauma mit Schädigung des Hirns durch Druck, insbesondere durch eine Hirndrucksteigerung
Computertomografie Abk.: CT (▶ Abb. 70); Röntgenverfahren, bei

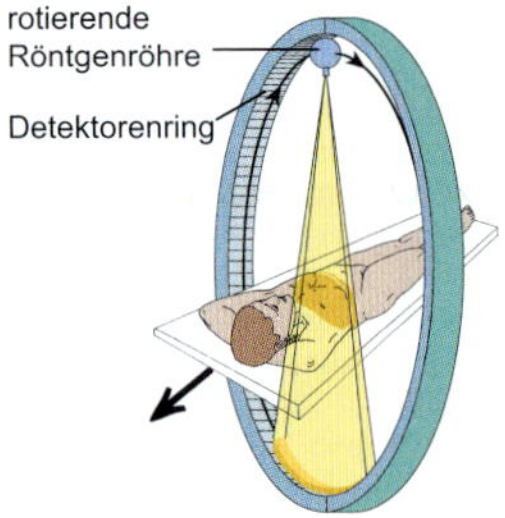

Abb. 70 Computertomografie [L215]

dem ein Computer aus zahlreichen, aus verschiedenen Richtungen angefertigten Röntgenbildern zwei- oder dreidimensionale Bilder erstellt
Condylus Gelenkknorren/Knochenwulst an den Enden eines Röhrenknochens, welcher mit Gelenkknorpel überzogen ist und zu Gelenken gehört
Condylus humeri lateralis Seitliche Gelenkfläche unten am Oberarmknochen (Humerus)
Condylus humeri medialis Mittlere Gelenkfläche unten am Oberarmknochen (Humerus)
Condylus lateralis (femoris) Femurkondyle; Knochenwulst außen am unteren Ende des Oberschenkelknochens, der mit Gelenkknorpel überzogen ist und zum Kniegelenk gehört
Condylus lateralis tibiae Äußere Tibiakondyle; befindet sich oben außen am Schienbeinkopf und ist mit dem darauf befindlichen Gelenkknorpel Teil des Kniegelenks
Condylus medialis (femoris) Femurkondyle; Knochenwulst innen am unteren Ende des Oberschenkelknochens, der mit Gelenkknorpel überzogen ist und zum Kniegelenk gehört

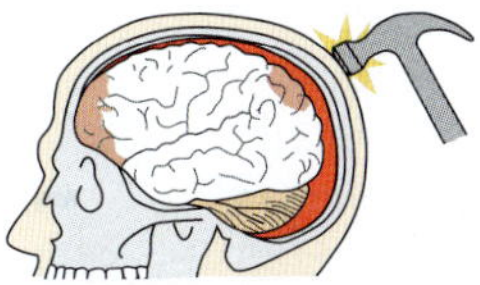

Abb. 71 Coup- und Contrecoup-Verletzung: Seitenansicht Schädel [L143]

Condylus medialis tibiae Innere Tibiakondyle; befindet sich oben innen am Schienbeinkopf und ist mit dem darauf befindlichen Gelenkknorpel Teil des Kniegelenks
Conn-Syndrom ▶ *Hyperaldosteronismus*
Contrecoup-Verletzung Anprallverletzung des Gehirns an der dem Aufprall gegenüberliegenden Seite (▶ Abb. 71)
Contusio cerebri Syn.: Hirnprellung; Schädel-Hirn-Trauma mit organischen Gehirnschäden
Coombs-Test Antikörpersuchtest
COPD Abk. für: **C**hronic **O**bstructive **P**ulmonary **D**isease; Syn.: chronisch obstruktive Lungenerkrankung; Sammelbegriff für die chronisch-obstruktive Bronchitis und das Lungenemphysem (= Lungenüberblähung); Hauptrisikofaktor: Rauchen; Häufigkeit: 10–15 % der Bevölkerung
Copiloting Unterstützendes Verhalten auf Sonderrechtsfahrten; Beifahrer übernimmt Kartennavigation sowie Funkverkehr und achtet auf mögliche Gefahren im Verkehr
Coping Bewältigung
Cor ▶ *Herz*
Cor pulmonale Pumpversagen (Dekompensation) der rechten Herzkammer infolge einer Widerstandserhöhung im kleinen Blutkreislauf; akutes Cor pulmonale bei ▶ *Lungenembolie*, chronisches Cor pulmonale bei pulmonaler Hypertonie mit Rechtsherzbelastung
Corium ▶ *Lederhaut*
Coronaviridae Virusfamilie von RNA-Viren; Erkältungsviren; besonders bekannt sind MERS-CoV, SARS-CoV, ▶ *SARS-CoV-2*
Corpus Körper
Corpus sterni Brustbeinkörper; großer, länglicher Teil des Brustbeins
Corpus uteri ▶ *Gebärmutterkörper*
Corti-Organ Befindet sich in der ▶ *Schnecke* des Innenohrs; Rezeptororgan für das Hören
Cortex Rinde
Costa ▶ *Rippe*
Coup-Verletzung Verletzung des Gehirns an der Stelle der Gewalteinwirkung (▶ Abb. 71)
Couplet Zwei hintereinander folgende ventrikuläre ▶ *Extrasystolen* aus demselben extopischen Herd
COVID-19 Abk. für: **Co**rona**vi**rus **D**isease 20**19**; komplexe Multiorganerkrankung, die in vielen Fällen asymptomatisch bis mild-symptomatisch verläuft, in einigen Fällen jedoch schwerste Verläufe aufweist; führte zur Coronaviruspandemie; Problem war mangelnde Hintergrundimmunität der Weltbevölkerung
Coxarthrose ▶ *Koxarthrose*
Coxitis fugax ▶ *Hüftschnupfen*
CPAP Abk. für: **C**ontinuous **P**ositive **A**irway **P**ressure; Spontanatmung mit kontinuierlichem positiven Atemwegsdruck
CPPV Abk.: **C**ontinuous **P**ositive **P**ressure **V**entilation; meist verwendete Beatmungsform; Druckerhöhung in der Inspiration, passiver Druckabfall in der Exspiration
CPR Abk. für: **C**ardio**p**ulmonary **R**esuscitation; ▶ *Kardiopulmonale Reanimation*

C

C-reaktives Protein Abk.: CRP; Bluteiweiß, welches bei Entzündungen im Körper produziert wird
Cranium Schädel
Credé-Handgriff Handgriff zur Lösung der ▸ *Plazenta* in der Nachgeburtsphase
Cremasterreflex ▸ *Kremasterreflex*
Creutzfeldt-Jakob-Krankheit Abk.: CJK; degenerative, fulminant verlaufende Gehirnerkrankung, die durch atypischen Proteinbefall (sog. Prionen) des Gehirns gekennzeichnet ist
CRF Abk. für: **C**ancer-**R**elated **F**atigue (▸ *Fatigue, krebsassoziierte*)
CRH Abk. für: **C**orticotropin-**R**eleasing-**H**ormon des ▸ *Hypothalamus*
Crista Knochenleiste
Crista iliaca ▸ *Darmbeinkamm*
Crohn, Crohn-Krankheit ▸ *Morbus Crohn*
Crossektomie Operative ▸ *Varizenentfernung;* Unterbindung der V. saphena magna an ihrer Mündung in die V. femoris mit Unterbindung aller Seitenäste
Crossing-over Zerbrechen und Wiederverschmelzen von verschiedenen Chromosomenabschnitten bei der Zellteilung zur Vermischung des Erbguts
CRP Abk. für: ▸ *C-reaktives Protein*
CRT Abk. für: kardiale Resynchronisationstherapie; elektrische Korrektur der interventrikulären Asynchronie bei Herzinsuffizienz mit einem ▸ *Herzschrittmacher*
Crush-Syndrom Verschüttungstrauma; durch massiven Druck auf das Muskelgewebe kommt es zu physiologischen Schäden, einer ▸ *Rhabdomyolyse* mit Nieren- und Kreislaufversagen
Crusta Kruste, Borke; gehört zu den sekundären ▸ *Effloreszenzen*

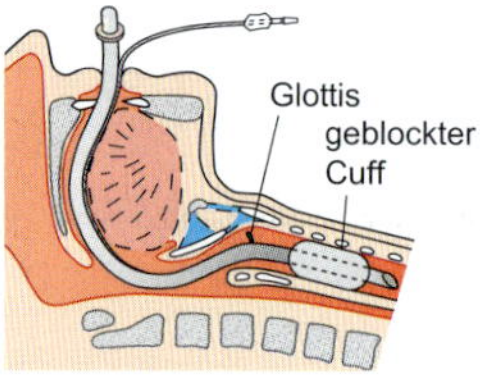

Abb. 72 Geblockter Cuff [L143]

CT Abk. für: ▸ *Computertomografie*
CTG Abk. für: ▸ *Kardiotokografie*
Cuff Ballon an ▸ *Tubus* oder ▸ *Trachealkanüle*; sorgt für luftdichten Abschluss zwischen Tubus/Trachealkanüle und Trachealwand (▸ Abb. 72)
Cullen-Zeichen Zyanose der Bauchhaut; periumbilikale Blauverfärbung, z. B. bei ▸ *Pankreatitis*
Cumarine Arzneimittel zur Herabsetzung der Blutgerinnung; ▸ *Vitamin-K*-Antagonisten
Cushing-Phänomen Kombination aus erhöhtem Blutdruck und resultierender ▸ *Bradykardie* bei zunehmendem Hirndruck
Cushing-Syndrom Nebennierenrindenüberfunktion mit (überwiegender) Erhöhung von Kortisol (= Hauptvertreter der körpereigenen ▸ *Glukokortikoide*) im Blut
Cut off Punkt Toleranzgrenze; Grenze oberhalb derer Maßnahmen ergriffen werden, z. B. im Schmerzmanagement
Cystitis ▸ *Zystitis*
Cytosin Base und Grundbaustein der ▸ *DNA* und ▸ *RNA*; komplementär zu Guanin, gebunden an ▸ *Desoxyribose*
C-Zelle Zellart in Schilddrüse, Nebenschilddrüsen und Thymus, die das Hormon ▸ *Kalzitonin* produziert

D

Daktyl Finger oder Zehen betreffend
Damm Region zwischen After und äußerem Genitale des Menschen
Dammnaht Syn.: Episiotomienaht (▶ Abb. 73); nach einem bei der Geburt erfolgten Dammschnitt oder Dammriss; zuerst eine Naht der Scheidenwunde, dann die der tiefen Dammschichten und zuletzt die der Haut
Dammriss Syn.: Scheidendammriss; häufigste mütterliche Geburtsverletzung, die durch Überdehnung des Damms entsteht. Unterteilung: Hauteinriss (Grad I), Riss der Dammmuskulatur (Grad II), Dammriss mit Verletzung des Schließmuskels (Grad III)
Dammschnitt Syn.: Episiotomie (▶ Abb. 74); bei der vaginalen Geburt durchgeführter Einschnitt in den Damm
Dammschutz Manuelle Entlastung des Damms im Rahmen einer Entbindung; kann Dammrissen vorbeugen (▶ Abb. 75)
Darmausgang, künstlicher ▶ *Enterostoma*

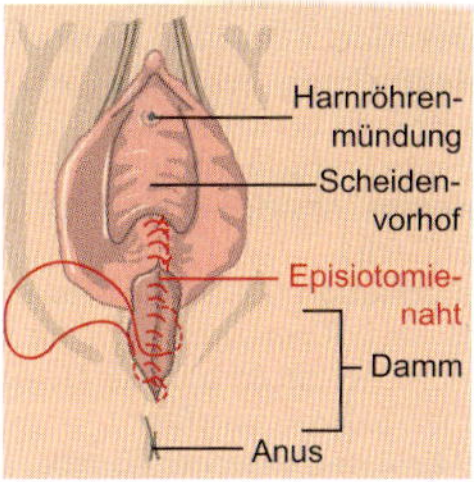

Abb. 73 Dammnaht [L138]

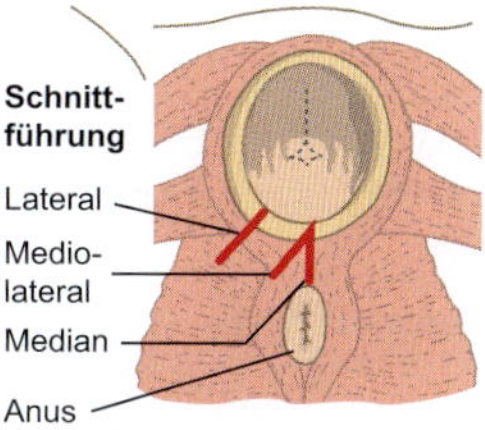

Abb. 74 Dammschnitt [L138]

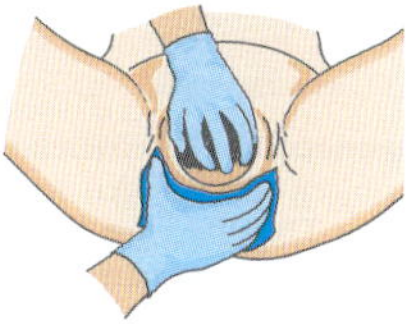

Abb. 75 Dammschutz [L157]

Darmbein Lat.: Os ilium; einer von drei Teilen des Hüftbeins (lat.: Os coxae)
Darmbeinkamm Lat.: Crista iliaca; Beckenkamm; eine im Lendenbereich sehr gut sicht- und tastbare Knochenstruktur der Hüftknochen
Darmgeräusch Abk.: DG; Borborygmus
Darmeinlauf Retrogrades Einbringen von Spüllösungen in den Darm zur darmreinigenden Stuhlentleerung
Darmerkrankung, chronisch-entzündliche Wiederkehrende oder kontinuierliche entzündliche Erkrankungen des Darms; häufigste Vertreter sind ▶ *Colitis ulcerosa* und ▶ *Morbus Crohn*
Darmspülung, orthograde Spülung zur gründlichen Darmreinigung vor Darmoperationen oder Endoskopien

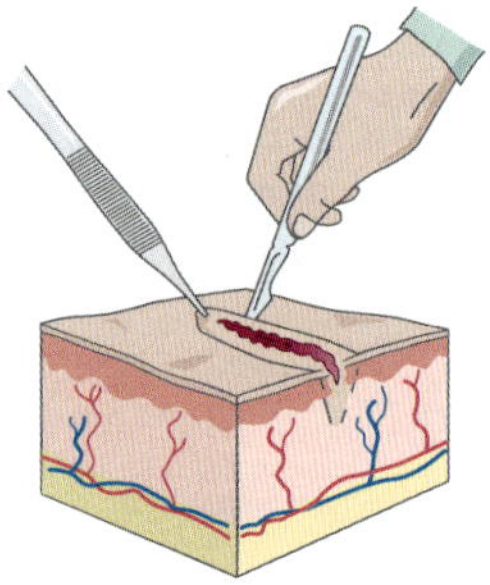

Abb. 76 Débridement [L157]

Darmverletzung Penetrierende Verletzungen oder iatrogen nach chirurgischen Eingriffen; durch stumpfe Gewalt (ggf. erst Tage nach dem Trauma); Perforation der Darmwand und Austritt von Darminhalt in die Bauchhöhle mit Folge einer ▶ *Peritonitis*/Kotperitonitis

Darmverschluss ▶ *Ileus*

Darmwandbruch ▶ *Inkarzeration, inkomplette*

Darmwandnervensystem Syn.: enterisches Nervensystem; Teil des vegetativen Nervensystems, steuert Vorgänge des Magen-Darm-Traktes

D-Arzt Abk. für: Durchgangsarzt; ein von der Berufsgenossenschaft zugelassener (Fach-)Arzt, erforderlich bei Arbeitsunfällen

Dashboard Injury Verletzungsmuster bei Anpralltrauma gegen Armaturenbrett; Verletzung von Knie, Oberschenkel, Hüfte und Wirbelsäule möglich

Dauerausscheider Person, die über einen längeren Zeitraum pathogene Keime ausscheidet, ohne selbst Symptome der Krankheit aufzuweisen

Dauererektion ▶ *Priapismus*

Dauerkatheter Abk.: DK; Syn.: Blasenverweilkatheter; Blasenkatheter mit aufblasbarem Ballon zum längeren Verbleib in der Blase bei Harnabflussstörungen; Geg.: Einmalkatheter

Daumenwurzelgelenk Gelenk zwischen dem großen Vieleckbein (Os trapezium) und dem Mittelhandknochen des Daumens (Os metacarpale I)

DD Abk. für: ▶ *Differenzialdiagnose*

D-Dimere Syn.: Fibrin(ogen)spaltprodukte; Abk.: FSP; Laborgröße bei ▶ *Venenthrombose* und ▶ *Lungenembolie*

Débridement Syn. Wunddébridement; Entfernung nekrotischen (abgestorbenen) Gewebes aus Wunden oder bei Organzerfall (▶ Abb. 76)

Decidua basalis Gebärmutterschleimhaut des schwangeren Uterus, die den mütterlichen Teil der Plazenta ausbildet

Decidua parietalis Gebärmutterschleimhaut des schwangeren Uterus, die keinen Kontakt zur Plazenta hat

Décollement Ablederung der Haut vom Unterhautgewebe, z. B. am Kopf als Skalpierungsverletzung

Deduktion Wissenschaftliche Methode der logischen Ableitung eines Besonderen und Einzelnen vom Allgemeinen; Geg.: Induktion

Defäkation ▶ *Stuhlentleerung*

Defektheilung Besondere Form der Heilung, bei der Schäden (z. B. eine Narbe) zurückbleiben

Deferens Absteigend, ableitend, hinabführend

Defibrillation Abk.: Defi; Behandlung von ▶ *Kammerflimmern* durch Stromstöße, um die normale Herzaktivität wiederherzustellen

Defibrillator, externer Kurzbezeichnung (ugs.) „Defi"; Gerät zur ▶ *Defibrillation*

Defibrillator, interner Abk.: AICD (engl.: **A**utomatic **I**mplantable **C**ardioverter **D**efibrillator); implantierter Defibrillator bei Hochrisikopatienten; Patchelektroden auf Herzmuskel oder zwei Elektroden über V. cephalica bzw. V. subclavia in Spitze des re. Ventrikels und im Bereich Vorhof-Cava-Grenze; bei Fehlfunktion deaktivierbar mit Magnet
Defizit Mangel
DEG Abk. für: ▸ *Drug-Eluting Stent*
Degeneration Einschränkung der charakteristischen Funktion
Dehiszenz Auseinanderklaffen
Dehydratation Syn.: Hypohydratation, Wassermangel; Volumenminderung des extrazellulären Körperwassers
Dehydratation, hypertone Verlust von Wasser; die Salze bleiben aber im Körper und sind deswegen relativ erhöht
Dehydratation, hypotone Situation eines Natriummangels im Blut bei gleichzeitigem Wassermangel
Dehydroepiandrosteron Wichtigstes ▸ *Androgen* des Menschen, das in den Zielzellen zu ▸ *Testosteron* und ▸ *Östrogen* umgewandelt wird
Déjà-vu Erinnerungstäuschung, bei der die Person glaubt, etwas Erlebtes schon früher einmal erlebt zu haben
Dekompensation Abk.: Dekomp.; mangelnde Fähigkeit des Organismus, eine Funktionsstörung auszugleichen; Geg.: Kompensation
Dekompression Entlastung, z. B. von Druck
Dekompressionskrankheit ▸ *Caisson-Krankheit*
Dekontamination Entgiftung; Geg.: Kontamination
Dekubitus Syn.: Druckgeschwür; durch anhaltenden Druck entstehende Schädigung der Haut und des darunterliegenden Gewebes; Einteilung

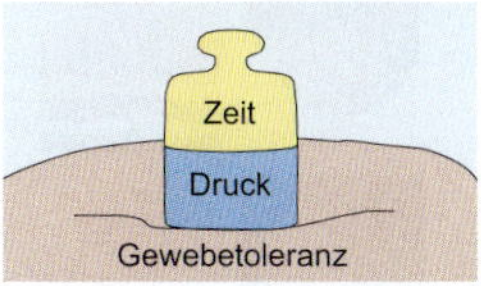

Abb. 77 Faktoren der Dekubitusentstehung: Zeit, Druck bzw. Scherkräfte und Gewebetoleranz [M291/V220]

in vier Schweregrade: I Rötung intakter Haut; II Flaches Geschwür der Epidermis und Dermis; III alle Teile der Haut und Unterhaut, teilweise nekrotisiert; IV Zerstörung aller Hautschichten bis in tiefe Muskel- und Knochenschichten reichend (▸ Abb. 77; ▸ Abb. 78)
Delir Plötzlich und unvermittelt auftretender Verwirrtheitszustand
Delirium tremens 2–3 Tage nach Alkoholentzug einsetzende Verwirrtheit, die mit Panikreaktionen, Fieber, Krampfanfällen, Inkontinenz und Herzrhythmusstörungen einhergehen kann
Dellwarzen Lat.: Mollusca contagiosa; Warzen, verursacht durch ein Virus der Pockengruppe, das über kleine Hautdefekte durch Kontakt- oder Schmierinfektion in die Haut gelangt
Demarkation Abgrenzung
Demenz Syn.: Demenzsyndrom; organisch bedingter, fortschreitender Verlust zuvor vorhandener geistiger Fähigkeiten; die Störungen, z. B. Gedächtnis- oder Orientierungsstörungen, gehen dabei über die Altersnorm hinaus und sind längerfristig, sie beeinträchtigen den beruflichen sowie sozialen Alltag des Betroffenen
Demenz, vaskuläre Sammelbezeichnung für Demenzerkrankungen, die auf Gefäßerkrankungen zurück-

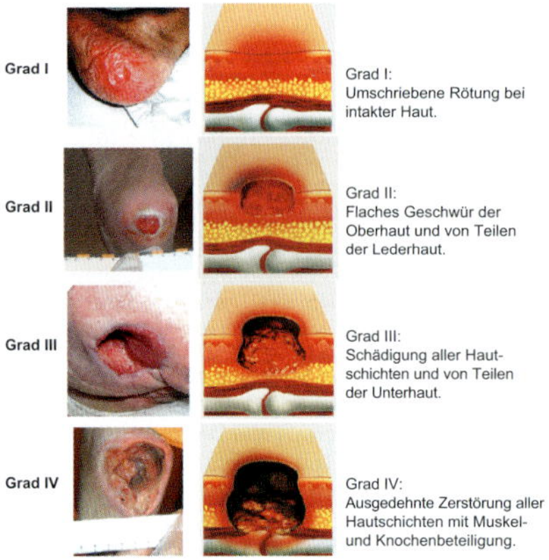

Abb. 78 Dekubitus, Einteilung der Schweregrade I bis IV [M921]

zuführen sind; Prognose abhängig von der Durchblutungssituation, kein zwangsläufiges Fortschreiten der Erkrankung

Demografie Bevölkerungswissenschaft und (statistische) Beschreibung der wirtschafts- und sozialpolitischen Bevölkerungsbewegung

Demyelinisierung Zerstörung der Isolationsschicht (Myelinschicht) von Nerven, z. B. bei ▶ *Multipler Sklerose*

Denaturierung Veränderung von Stoffen, sodass diese ihre ursprünglichen Strukturen und Eigenschaften verlieren

Dendrit Zellfortsatz des ▶ *Neurons* für die efferente (absteigende) Weiterleitung eines Signals, Ausstülpung des Zytoplasmas (▶ Abb. 79)

Dendritische Zellen Zellen des Immunsystems, welche sich in der Oberhaut befinden und eine Art „Frühwarnsystem" darstellen

Denkstörung Störung des Denkens; Unterteilung: Störungen des Gedankengangs (= formale Denkstörung) und Störungen des Gedankeninhalts (= inhaltliche Denkstörung)

Dens Zahn

Dens axis Zapfen am zweiten Halswirbel, der eine Verbindung zum ersten Halswirbel herstellt (▶ Abb. 80)

Dens-axis-Fraktur Genickbruch;

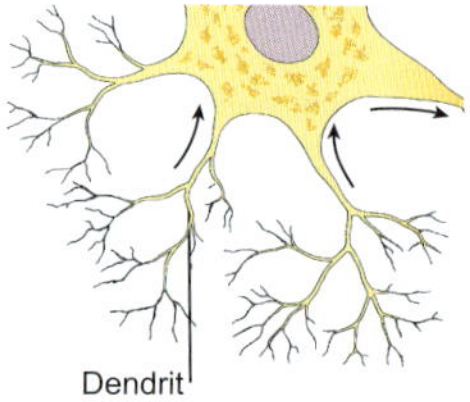

Abb. 79 Dendrit [L190]

Gefahr: Abbrechen des Zahns des 2. Wirbelkörpers und Eindringen des Dens in das verlängerte Rückenmark → sofortiger Tod

Dens caninus ▶ *Eckzahn*

Dental Die Zähne betreffend

Dentin ▶ *Zahnbein*

Depersonalisation Störung des Ich-Erlebens; die eigene Person kommt dem Kranken verändert, unwirklich oder fremd vor

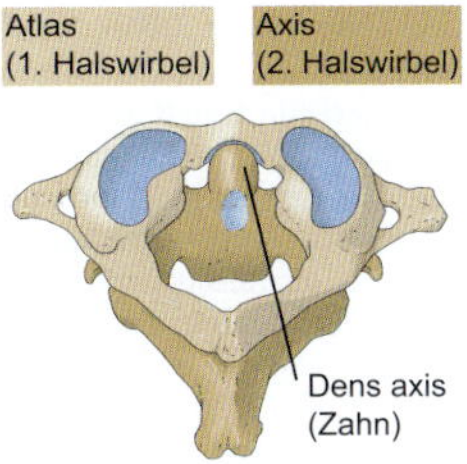

Abb. 80 Dens axis [L190]

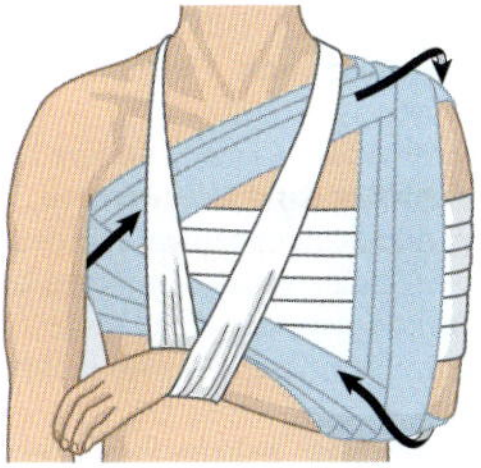

Abb. 81 Desault-Verband [L138]

Depolarisation Abnahme der elektrischen Spannung, die an der Membran einer Nerven- oder Muskelzelle zwischen innen und außen besteht; Endphase eines ▸ *Aktionspotenzials*
Depot Speicher
Depression Affektive Störung mit krankhaft niedergedrückter Stimmung des Kranken, die mit einer Vielzahl psychischer, psychosozialer und körperlicher Symptome einhergehen kann
Derivat Abkömmling
Dermal Die Haut betreffend
Dermatitis, atopische ▸ *Neurodermitis*
Dermatologie Lehre von den Hautkrankheiten; medizinisches Fachgebiet, das sich mit den Erkrankungen der Haut und ihrer Anhangsgebilde, der Unterhaut sowie der hautnahen Schleimhäute befasst
Dermatom Durch ein Rückenmarksegment innervierter Hautbezirk
Dermatomykose Lokale Pilzinfektionen der Haut, meist durch Dermatophyten und Hefen; eine der häufigsten infektiös bedingten Hauterkrankungen
Dermatophyten Fadenpilze, die die menschliche Haut und deren Anhangsgebilde befallen
Dermatose Hautkrankheit
Dermis ▸ *Lederhaut*
Desault-Verband Verband zur kurzzeitigen Ruhigstellung von Schulter und Ellenbogen (▸ Abb. 81), kann ggf. behelfsmäßig mit Dreiecktüchern hergestellt werden (Schulterverband mit Dreiecktuch und zwei Dreiecktuchkrawatten)
Descendens Absteigend; Geg.: ascendens
Descensus testis Hodenabstieg; meist in der Fetalphase stattfindende Wanderung der Hoden durch den Leistenkanal in den Hodensack; nach der Geburt nicht immer abgeschlossen
Descensus uteri Syn.: Gebärmuttersenkung (▸ Abb. 82); Tiefertreten der Gebärmutter und der Vaginal-

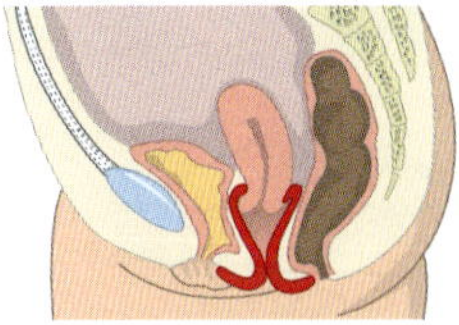

Abb. 82 Descensus uteri [L138]

wände aufgrund einer Schwäche des bindegewebigen Halteapparates
Desensibilisation Unempfindlich machen
Desinfektion Gezielte Keimreduktion von Gegenständen, Flächen, Haut und Schleimhäuten, Händen bzw. Wunden, sodass von ihnen keine Infektionsgefahr mehr ausgeht; Keimfreiheit (Asepsis) wird nicht erreicht
Desinsektion Bekämpfung oder Vernichtung von Körper- und Wohnungsungeziefer
Desmosomen Stellen mittels Filamenten (= stabile Polymere aus Proteinen) Haftkontakte zwischen Zellen her, um diese mechanisch zu stabilisieren
Desoxyribonukleinsäure Abk.: DNS, DNA (engl. acid = Säure); Trägerin der Erbinformation; enthält die Gene zum Bau von Proteinen, aufgebaut in einer spiralförmigen Helix (▶ Abb. 83)

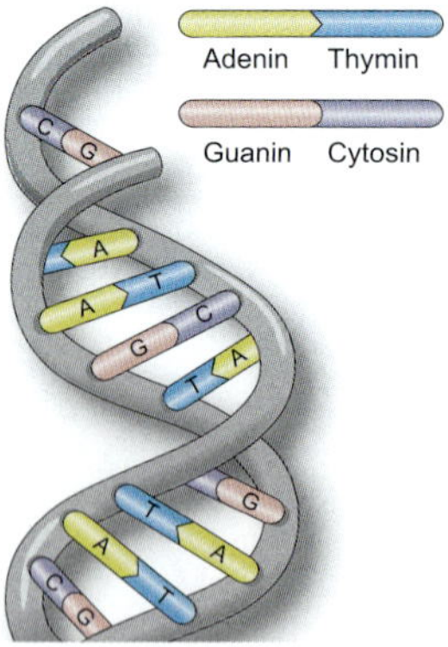

Abb. 83 DNA-Doppelstrang [L157]

Desoxyribose Desoxyribose ist ein Zucker, genauer eine Ribose, welche am zweiten C-Atom ihrer Kohlenstoff-Fünferkette anstatt einer Hydroxylgruppe ein Wasserstoffatom hat
Deszensus Senkung
Detoxikation, gastrointestinale Versuch, die Absorption eines Giftes im Verdauungstrakt zu begrenzen oder komplett auszuschalten; z. B. durch Aktivkohle, Magen- und Darmspülung; Anwendung nach Rücksprache mit Giftnotrufzentrale
Déviation conjuguée Herdblick
Deviation Abweichung, Krümmung
Dexamethason axidexa®, Dexa, Fortecortin®; Arzneimittel bei ▶ *Anaphylaxie*, pulmonaler Obstruktion
Dexter, dextra Rechts
Dezeleration 1. Verlangsamung, Geschwindigkeitsabnahme pro Zeiteinheit; 2. In der Geburtshilfe: Verlangsamung der kindlichen Herzfrequenz bei gleichzeitiger Veränderung des Typus der Wehen; Geg.: Akzeleration
Dezerebrationssyndrom Enthirnung; mit steigendem Hirndruck kommt es zur Beugehaltung der Arme und Überstreckung der Wirbelsäule
DFS Abk. für: ▶ *Diabetisches Fußsyndrom*
DHS Abk. für: **d**ynamische **H**üft**s**chraube (▶ Abb. 84)
Di- Vorsilbe oder Wortteil für: Zwei
Diabetes insipidus Syn.: Wasserharnruhr; angeborene oder erworbene Störung des Wasser- und Elektrolythaushaltes mit Ausscheidung großer Urinmengen durch eine verminderte Fähigkeit der Nieren zur Wasserrückresorption
Diabetes mellitus Syn.: Zuckerkrankheit; durch Insulinmangel oder verminderte Insulinempfindlichkeit

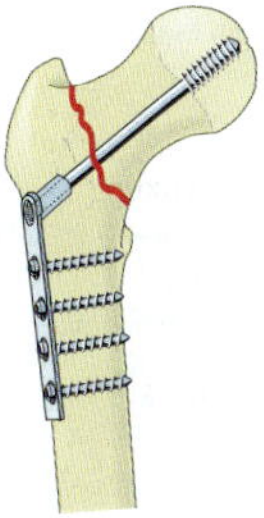

Abb. 84 Dynamische Hüftschraube (DHS) [L190]

bedingte, chronische Störung des Glukosestoffwechsels mit Erhöhung des Blutzuckerspiegels bei erniedrigter intrazellulärer Blutzuckerverfügbarkeit

Diabetes mellitus Typ 1 Absoluter Insulinmangel, d. h. die Bauchspeicheldrüse produziert zu wenig Insulin infolge autoimmun bedingter Zerstörung der ▶ *B-Zellen* des Pankreas

Diabetes mellitus Typ 2 Relativer Insulinmangel durch Insulinresistenz oder gestörte Insulinsekretion, d. h. Überernährung erhöht den Insulinbedarf; die zu stimulierenden Zellen werden allerdings langsam unempfindlich gegen den Insulinreiz; Auftreten in aller Regel im mittleren bis höheren Lebensalter

Diabetische Embryopathie ▶ *Embryopathie*

Diabetisches Fußsyndrom Abk.: DFS; Syn.: diabetischer Fuß; Entwicklung von ▶ *Ulzerationen* an den Füßen durch mangelhafte Blutversorgung und Empfindungsfähigkeit

Diabetisches Koma Syn.: Coma diabeticum; komatöser Zustand infolge einer Überzuckerung ab ca. 400 mg/dl; lebensbedrohliche Akutkomplikation des Diabetes mellitus; Unterteilung: ketoazidotisches und hyperosmolares Koma

Diabetisches Spätsyndrom Spätfolgen durch Schädigung von Gefäßen infolge dauerhaft bestehender Überzuckerung

Diabetologie Teilgebiet der Inneren Medizin, das sich mit Vorbeugung, Diagnostik und konservativer Behandlung von Erkrankungen des endokrinen Pankreas beschäftigt

Diät Syn.: Krankenkost; Ernährung, die an eine bestimmte Erkrankung angepasst ist, bei der bestimmte Nahrungsanteile vermindert oder weggelassen oder bei der bestimmte Nährstoffe vermehrt verzehrt werden

Diagnose Gr.: Unterscheidende Beurteilung; Zuordnung von Krankheitszeichen (Symptomen) zu einem Krankheitsbild

Dialyse ▶ *Hämodialyse*

Diapedese Durchtritt von Blutkörperchen durch die nicht-verletzte Gefäßwand

Diaphragma 1. ▶ *Zwerchfell*; 2. Scheidewand zwischen einzelnen Organen oder Körperteilen

Diaphyse Schaft (länglicher Teil) eines Röhrenknochens (▶ Abb. 85)

Diarrhö Syn.: Durchfall; bei Erwachsenen mehr als drei ungeformte bis dünnflüssige Stuhlentleerungen täglich, bei Kindern deutlich mehr und deutlich dünnere Stühle als gewöhnlich; nach zeitlichem Verlauf Unterscheidung in akute und chronische (länger als einen Monat anhaltender) Diarrhö

Diarthrose Echtes Gelenk, gut beweglich mit einem Gelenkspalt zwischen den gelenkbildenden Knochen

Diastole Erschlaffungsphase des Herzens; Geg.: Systole

Diastolikum Herzgeräusch, das während der ▶ *Diastole* auftritt

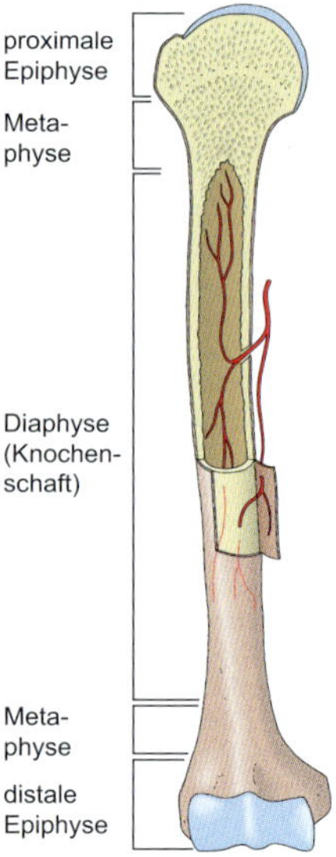

Abb. 85 Diaphyse [L190]

Diathese Neigung, Veranlagung
Diathese, hämorrhagische ▶ *Hämorrhagische Diathese*
Diazepam Valium®, Diazepam® lipuro; Arzneimittel zur Sedierung; krampfbrechend im Status epilepticus
Dichotomie Teilung, Trennung in zwei gleiche Teile
Dickdarmdivertikulose Zahlreich entwickelte Divertikel im Dickdarm
Dickdarmpolyp Benigner Tumor der Darmschleimhaut, überwiegend ▶ *Adenome;* pilzförmige Geschwülste in der Darmschleimhaut (▶ Abb. 86); kann maligne entarten
Diencephalon ▶ *Zwischenhirn*

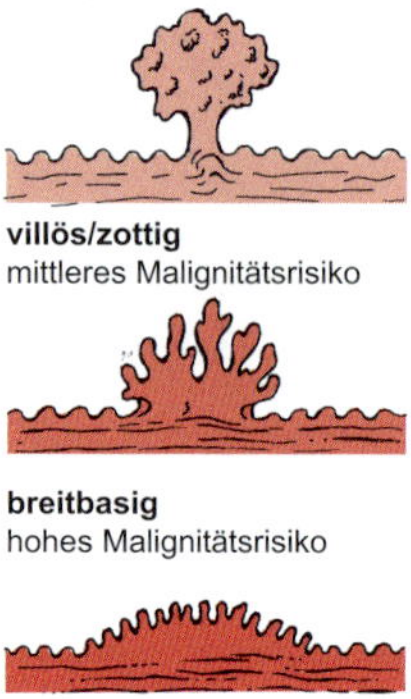

Abb. 86 Dickdarmpolyp [L190]

Differenzialblutbild ▶ *Blutbild, großes*
Differenzialdiagnose Abk.: DD; Ausschluss von anderen, ähnlichen Erkrankungen, die von der (vermuteten) Diagnose bzw. Erkrankung abgegrenzt werden müssen
Differenzierung Spezialisierung der Zellen aus einer Stammzelle im Hinblick auf ihre zukünftige Funktion
Diffundieren Wandern, ausbreiten
Diffus Zerstreut, unscharf sein
Diffusion Ausgleich einer Teilchenkonzentration in einem Flüssigkeitsraum durch „Wanderung" der gelösten Teilchen zum Ort niedrigerer Konzentration (▶ Abb. 87)
Digestion Verdauung
Dilatation Erweiterung, Dehnung; z. B. bei Pupille, Blutgefäß
Diltatationstracheotomie ▶ *Tracheotomie*, die nicht-operativ, sondern durch Aufdehnen angelegt wird; oftmals auf Intensivstationen durch-

geführt; kann bei ▶ *Dislokation* der Kanüle zu Atemwegsverlegung führen

Dimenhydrinat Vomex A®; Arzneimittel bei Übelkeit und Erbrechen

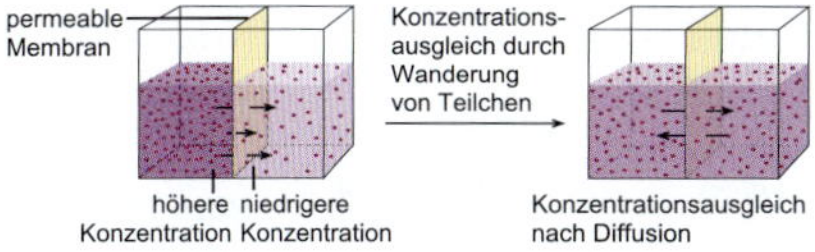

Abb. 87 Diffusion [L190]

Dimetindenmaleat Fenistil®; Arzneimittel bei allergischen Reaktionen

Dioptrie Abk.: dpt; Maß für die Brechkraft optischer Linsen

Dipeptid Verbindung, welche aus zwei Aminosäureresten gebildet wird, die durch eine ▶ *Peptidbindung* miteinander verbunden sind

Diphtherie Lebensbedrohliche Infektionskrankheit der oberen Atemwege, verursacht durch das grampositive Bakterium Cornybacterium diphtheriae; in Deutschland durch Schutzimpfung sehr selten

Dipidolor® Piritramid; synthetisches ▶ *Opioid*; Analgetikum

Diploid Mit doppeltem ▶ *Chromosomensatz;* Geg.: haploid

Dis- Vorsilbe oder Wortteil für: auseinander, zwischen, hinweg

Disaccharid Zweifachzucker, gebildet aus dem Zusammenschluss zweier Monosaccharide unter Abspaltung eines Wasserstoffmoleküls

Discus intervertebralis Bandscheibe

Diskus Scheibe aus Faserknorpel, die sich im Gelenk zwischen den Gelenkflächen befindet

Diskusprolaps ▶ *Bandscheibenvorfall*

Dislokation Lageveränderung, Verschiebung

Disoprivan® Propofol; Allgemeinanästhetikum; Narkoseeinleitung

Disposition Veranlagung (zu einer Krankheit)

Dispositionsprophylaxe Vorbeugung von Infektionen durch Verringerung der Empfänglichkeit eines Individuums für eine Infektion

Disseminiert Verbreitet, verstreut

Dissoziation 1. Trennung, Zerfall, Geg.: Assoziation; 2. Auflösung von Salzen innerhalb eines Lösungsmittels; dabei „schieben" sich die Wassermoleküle aufgrund ihres Dipolcharakters zwischen die Anionen und Kationen und lösen so die elektrostatischen Anziehungskräfte im Ionengitter auf

Dissoziative Störung Syn.: Konversionsstörung, -syndrom, Hysterie; psychische Erkrankung mit Verlust der normalen Kontrolle über Erinnerungen, Identitätsbewusstsein, Empfindungen und Körperbewegungen

Distal Von der Körpermitte bzw. Rumpfmitte entfernt liegend; Geg.: proximal

-distorsion Nachsilbe oder Wortteil für: Verdrehung

Disstress Schädlicher, überfordernder, krank machender Stress; Geg.: Eustress

Distraktion Verfahren zur Reposition von ▶ *Frakturen* durch auseinanderziehen von Körperstrukturen; Geg.: Kontraktur

Distribution Verteilung eines Medikaments im Körper; Teil der ▶ *Pharmakokinetik*

Diurese Harnausscheidung

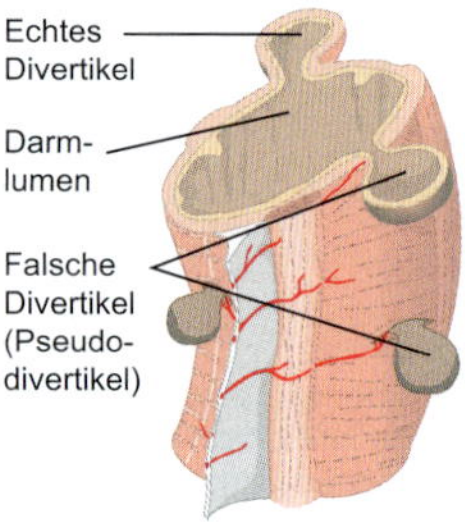

Abb. 88 Divertikel [L190]

Diuretika Arzneimittel, die eine vermehrte Harnausscheidung bewirken

Divergenz Auseinandergehen, Auseinanderstreben

Divertikel Ausstülpungen der Wand eines Hohlorgans (▶ Abb. 88); Unterscheidung: echte Divertikel mit Ausstülpung der gesamten Darmwand; falsche Divertikel (= Pseudodivertikel), die als erworbene Schleimhauthernien durch Lücken der Muskulatur dringen

Divertikulitis Entzündung der Wand und meist auch der Umgebung eines Divertikels

Divertikulose Syn.: Dickdarmdivertikulose; zahlreiche, meist falsche Divertikel vor allem in ▶ *Colon descendens* und ▶ *Sigma*

DK Abk. für: ▶ *Dauerkatheter*

DMS-Kontrolle Überprüfung von **D**urchblutung, **M**otorik und **S**ensibilität distal einer ▶ *Fraktur*

DNA, DNS Abk. für: ▶ *Desoxyribonukleinsäure*

DNR-Verfügung Abk. für: Do Not Resuscitate; ▶ *Patientenverfügung*

Dobutamin Sympathomimetikum; synthetisches ▶ *Katecholamin* zur Steigerung des Herzminutenvolumens oder diagnostisch zur Stressechokardiografie

Dolor ▶ *Schmerz*

Dominant Übergeordnet; Geg.: rezessiv

Don-Juan-Fraktur Typisches Verletzungsmuster bei Sturz aus großen Höhen; Erwachsene versuchen, auf den Füßen zu landen → Fersenbeinfrakturen, dann Nachbewegung nach hinten mit Beckenverletzungen und Flexionsverletzungen der Wirbelsäule

Dopamin Erregender Transmitter; steuert emotionale und geistige Reaktionen sowie Bewegungsentwürfe

DOPES Merkschema für Zwischenfälle bei beatmeten Patienten; **D** = Dislokation, **O** = Obstruktion, **P** = Pneumothorax, **E** = Equipment, **S** = Stomach

Doppelbindung Chemische Bindung zwischen zwei benachbarten Atomen mittels zweier Elektronenpaarbindungen (beispielsweise C=C oder C=O)

Doppler-Echokardiografie Ultraschalluntersuchung des Herzens, bei der man zusätzlich den Blutstrom sehen kann

Doppler-Sonografie Syn.: Duplex-Sonografie (▶ Abb. 89); Aussendung von kontinuierlichen Ultraschallwellen, die beim Auftreffen auf sich bewegende Grenzflächen, z. B. Membran eines Blutkörperchens, zu Frequenzänderung führen; Möglichkeit zur Darstellung von Strömungsgeschwindigkeiten als Ton oder Fläche

Dornfortsatz Lat.: Processus spinosus; in Rückenrichtung nach unten verlaufende Fortsätze der Wirbel, welche den Aktionsradius der Wirbelsäule einschränken

Dorsal Rückenwärts, zum Hand-/Fußrücken hin, zum Rücken gehörend; Geg.: ventral

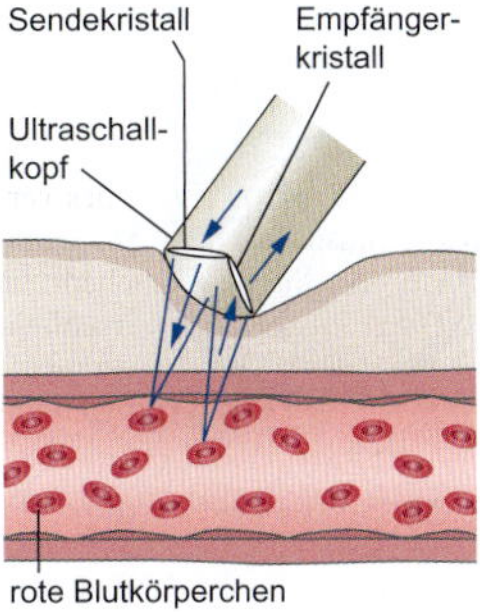

Abb. 89 Doppler-Sonografie [L157]

Dorsum Rücken
Dosis Entsprechende, zugemessene (Arzneimittel-)Menge
Dosis, letale LD50; Dosis eines Stoffs oder einer Strahlung, bei der bei 50 % einer Population der Tod eintritt
Dottersack Ernährungsorgan des Embryos
Douglas-Raum Raum zwischen ▶ *Rektum* und Gebärmutter
Down-Syndrom Syn.: Trisomie 21, Morbus Langdon-Down; Krankheit mit dreifachem Vorhandensein des Chromosoms 21
Dpt Abk. für: ▶ *Dioptrie*
Dragee Abk.: Drg.; Syn.: Lacktablette; Arzneimittelform; Tablette mit dickerem Überzug, meist Zuckerüberzug, nicht teilbar
Drainage Ableitung von Flüssigkeiten (Wundabsonderungen) aus Körperhöhlen nach außen (▶ Abb. 90)
Drehbeschleunigung Geschwindigkeitsänderung innerhalb einer Drehbewegung
Dreiecksbein Lat.: Os triquetum; Handwurzelknochen

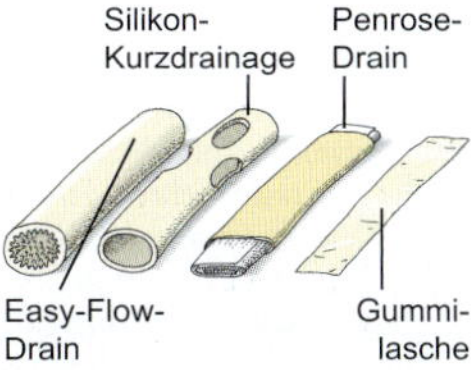

Abb. 90 Wunddrainagen ohne Sog [L190]

Dreifachbindung Chemische Bindung zwischen zwei benachbarten Atomen mittels dreier Elektronenpaarbindungen (beispielsweise C≡C oder C≡O)
Dreimonatskolik Blähungen mit umstrittener Ursache; Säuglinge schreien über einen längeren Zeitraum, haben einen geblähten Bauch, zeigen keine Nahrungsverweigerung oder weitere Krankheitszeichen; Beruhigung durch Tragen des Kindes
Dreitagefieber Syn.: Exanthema subitum; akute, harmlose Viruserkrankung des Kleinkindalters durch das Humane-Herpes-Virus Typ 6
Dreiwegehahn Teil des Infusionssystems; ermöglicht die Verabreichung zweier Infusionen über einen venösen Zugang (▶ Abb. 91); mehre-

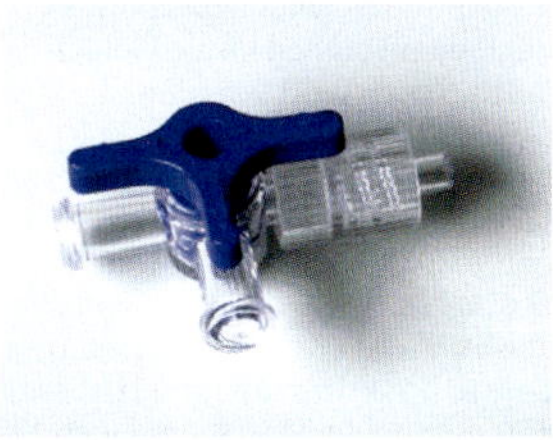

Abb. 91 Dreiwegehahn [K183]

D

re Dreiwegehähne können hintereinander geschaltet sein

Drg. Abk. für: ▸ *Dragee*

Drogenintoxikation ▸ *Intoxikation* mit Substanzen, die im lebenden Organismus eine oder mehrere Funktionen zu verändern vermag (▸ *WHO*); je nach Substanz teils sofortige psychische und physische Abhängigkeit; Notfallsituationen häufiger durch versehentliche Überdosierung, selten als Suizidversuch

D

Druck, mittlerer arterieller Durchschnittlicher Druck in einer Arterie für die Zeitfolge eines Herzschlags: MAD = Diastolischer Druck + (⅓ ▸ *Pulsdruck*)

Dromotrop Auf die Beschleunigung der Erregungsleitung am Herzen einwirkend

Druckdiurese Bei einem Blutdruck über 180 mmHg; zu viel ▸ *Primärharn* wird unzureichend rückresorbiert und zu viel unkonzentrierter Urin ausgeschieden

Druckgeschwür ▸ *Dekubitus*

Druckpuls Hirndruckzeichen; kräftig tastbarer Puls, hohe Blutdruckamplitude bei deutlicher Bradykardie und Frequenzabfall bis 20 Schläge pro Minute

Druckschmerz Abk.: DS; Auslösen oder Verstärken von Bauchschmerzen durch Eindrücken der Bauchdecke

Druckverband Verbandstechnik, bei der mittels eines Druckpolsters unter dem Verband lokale Blutstillung herbeigeführt werden soll (▸ Abb. 92)

Drüse Organ, welches eine Substanz bildet und diese entweder als exokrine Drüse in Sekretform oder als endokrine Drüse direkt in die Blutbahn abgibt

Drüse, apokrine Apokrine Drüsen schnüren an der Oberfläche einen Teil der Zelle ab, in der sich eine Blase aus Sekret befindet; dabei verlieren sie Zytoplasma

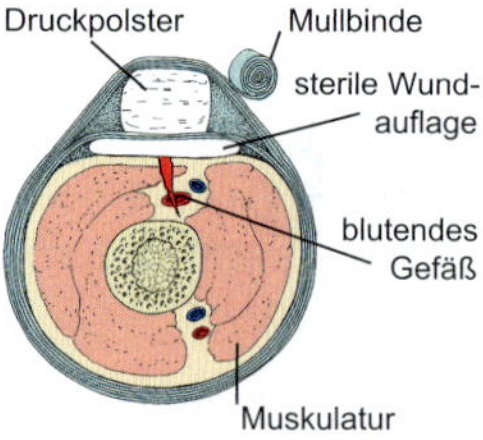

Abb. 92 Druckverband [L190]

Drüse, endokrine Drüse, deren Hormone ins Interstitium ausgeschüttet und z. T. über die Blutbahn abtransportiert werden

Drüse, exokrine Sondert ihr Sekret an die Oberfläche der Haut oder einer Schleimhaut ab

Drüse, muköse Sondert eher schleimiges Sekret ab

Drüse, seröse Sondert eher wässriges Sekret ab

Drüsenhormone Hormone, welche von speziellen endokrinen Drüsen gebildet werden

Drug-eluting Stent Abk.: DEG; medikamentenbeschichteter Stent

DSA Abk. für: **d**igitale **S**ubtraktions**a**ngiografie; Übereinanderlegen von Röntgenbildern vor und nach der Darstellung der Gefäße mit Kontrastmittel

Ductus Gang, Kanal, Ausführungsgang

Ductus alveolaris Alveolargang

Ductus arteriosus Botalli Gefäßkurzschluss zwischen Aorta und Truncus pulmonalis beim Fetus (▸ Abb. 93); schließt sich in den ersten Lebenstagen

Ductus choledochus Hauptgallengang (▸ Abb. 94)

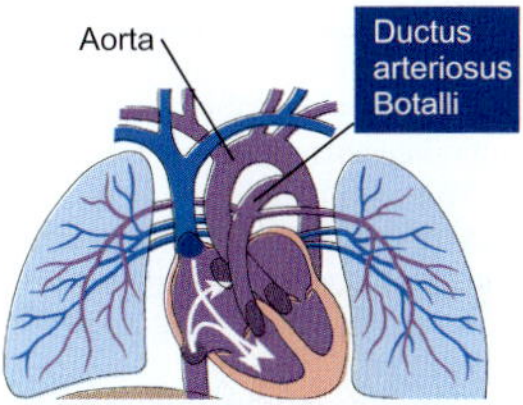

Abb. 93 Ductus arteriosus Botalli [L190]

Ductus cysticus Gallenblasengang (▶ Abb. 94)
Ductus hepaticus Gallengang, der an der Leberpforte die Leber verlässt (▶ Abb. 94)
Ductus lymphaticus dexter Rechter Hauptlymphgang; transportiert die Lymphe der rechten oberen Körperseite in den rechten Venenwinkel
Ductus pancreaticus Bauchspeichelgang; transportiert Enzyme aus Pankreas ins Duodenum (▶ Abb. 94)
Ductus thoracicus Teil des lymphatischen Systems; Lymphgefäß im Brustraum, welches die Lymphe aus Bauchraum, Becken und Beinen sammelt
Ductus venosus Kurzschlussverbindung zwischen V. portae und V. cava inferior
Ductus venosus Arantii Gefäß des fetalen Blutkreislaufs, welches Nabelvene und untere Hohlvene verbindet

Dünndarm 3–5 m langer, gewundener Teil des Darms
Dünndarmatresie Verschluss des Dünndarms beim Neugeborenen
Duftdrüse Hautanhangsgebilde; Organ, welches Duftstoffe produziert; in den Achselhöhlen, der Schamregion und im Bereich der Brustwarzen gelegen
Duodenal Den Zwölffingerdarm betreffend
Duodenum Zwölffingerdarm (▶ Abb. 95); folgt auf den Magen, Form eines C, nur 25 cm lang, unbeweglich
Duplex-Sonografie ▶ *Doppler-Sonografie*
Duplikation Verdoppelung eines ▶ *Chromosomenabschnitts*
Dura mater Äußere Hirnhaut
Duraseptum Von der Dura gebildete Trennwand, welche die großen

D

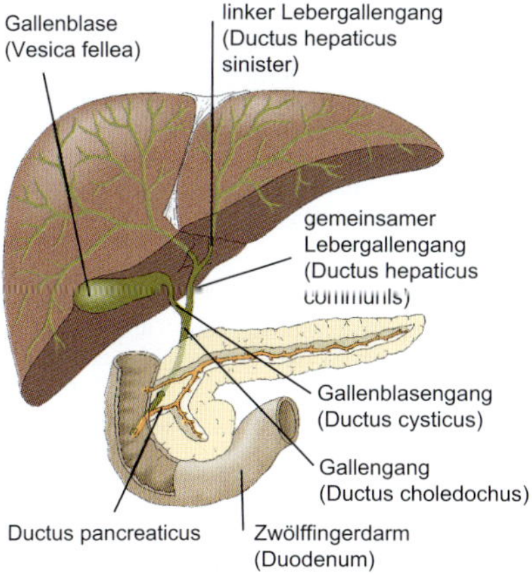

Abb. 94 Die Gallenwege: Ductus choledochus/cysticus/hepaticus [L190]

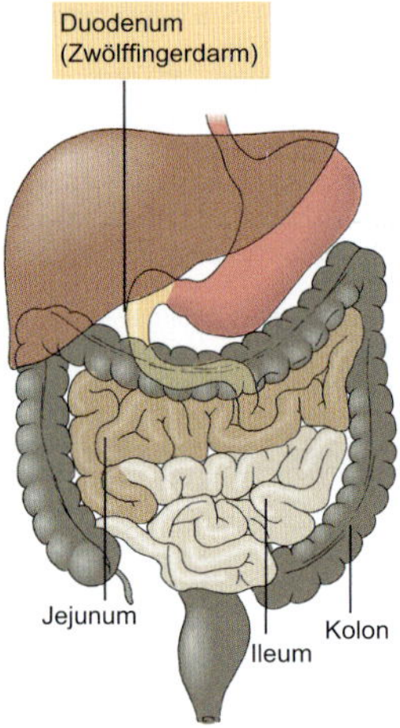

Abb. 95 Duodenum [L190]

Hirnabschnitte trennt und deren Position bei Bewegungen stabilisiert
Durchblutungsregulation, lokale Anpassung der Durchblutung in einzelnen Teilen oder Gefäßen des Körpers entsprechend dem lokalen Blutbedarf (z. B. durch Weitung oder Verengung der Gefäße)
Durchfall ▶ *Diarrhö*
Durchwanderungsperitonitis Bauchfellentzündung infolge von Bakterien, die durch die stark geschädigte Darmwand wandern
Durstfieber Hitzekollaps beim Säugling oder Kind; durch Flüssigkeitsmangel kann das Kind nicht mehr schwitzen → Körpertemperaturanstieg
Dynamisch Von Kräften erzeugte Bewegung; Geg.: statisch
Dys- Vorsilbe oder Wortteil für: fehl-, miss-, schlecht, krankhafte Störung eines Zustandes oder einer Funktion
Dysästhesie Sensibilitätsstörung mit unangenehm veränderter sensibler Wahrnehmung
Dysarthrie Zentralnervös bedingte Sprechstörung mit Schädigung der zum Sprechen notwendigen nervalen Strukturen
Dyskinesie Spontan auftretende, unwillkürliche Bewegungen
Dyslexie Lesestörung
Dysmelie Extremitätenfehlbildung
Dysmenorrhö Starke, krampfartige Schmerzen im Unterleib unmittelbar vor und während der ▶ *Menstruation*, häufig verbunden mit allgemeinem Krankheitsgefühl
Dysmetrie Zielunsicherheit bei Bewegungen
Dysmorphiesyndrom Syn.: Fehlbildungssyndrom; typische Kombination mehrerer Fehlbildungen beim Neugeborenen
Dyspepsie Zusammenfassende Bezeichnung für Oberbauchbeschwerden unterschiedlicher ▶ *Genese*
Dyspepsie, funktionelle Reizmagen; subjektive, lange andauernde oder wiederkehrende Oberbauchbeschwerden ohne nachweisbaren organischen Befund
Dysphagie Syn.: Schluckbeschwerden; Schluckstörung, deren Ursache in Mundhöhle, Rachen, Speiseröhre und Mageneingang liegt oder die von neurologischen sowie psychischen Problemen verursacht werden kann
Dysplasie 1. Störung im Gewebeaufbau; 2. Fehlentwicklung von Organen oder Geweben beim Neugeborenen mit unzureichender Funktion
Dysplasie, präneoplastische Vorstufe zum Karzinom; Störung im Aufbau von Gewebe, welche sich zu einem Tumor entwickeln kann

Dyspnoe ▶ *Atemnot*; erschwerte Atmung (▶ Tab. 2)
Dysregulation, orthostatische ▶ *Orthostatische Dysregulation*
Dyssomnie ▶ *Schlafstörung*
Dystokie Gestörter Geburtsverlauf
Dystrophie, -dystrophie Syn.: Geweberückbildung; durch Mangel- oder Fehlernährung bedingte Störungen des gesamten Organismus, einzelner Organe oder Gewebe
Dysurie Syn.: Strangurie; erschwertes Wasserlassen, meist verbunden mit Schmerzen oder Brennen
D-Zelle Zelltyp in den ▶ *Langerhans-Inseln* (ca. 5–15 % der Inselzellen), welcher ▶ *Somatostatin* produziert

E

E. coli Campylobakter-Bakterien, gramnegative Stäbchen; zur normalen Bakterienflora im Darm gehörend, fakultativ pathogene Krankheitserreger; verursachen häufig infektiöse Durchfallerkrankungen mit hohem Fieber und schweren Allgemeinerscheinungen; Hauptinfektionsquellen: Geflügel, Rohmilch, Rohmilchprodukte, Haustiere mit Durchfall
EAA Abk. für: **e**xogen-**a**llergische **A**lveolitis; Syn.: allergische Hypersensitivitätspneumonie; chronische, entzündliche Lungenerkrankung durch die Inhalation von organischen Stäuben
EBM Abk. für: **E**vidence-**B**ased **M**edicin, Evidenzbasierte Medizin; Medizin auf Basis der besten zur Verfügung stehenden wissenschaftlichen Beweise unter Einbeziehung theoretischen Wissens und klinischer Erfahrungen sowie den Vorstellungen des Patienten
Ebolafieber Durch das Ebolavirus ausgelöste Infektionskrankheit; unspezifische Symptome wie Fieber, Kopf- und Muskelschmerzen, Übelkeit, Erbrechen, Durchfall und ▶ *Konjunktivitis*; ▶ *Letalität* je nach Virusspezies zwischen 30 und 90 %
Echinokokkose Erkrankung des Menschen durch den meldepflichtigen Hundebandwurm mit Zystenbildung in inneren Organen
Echokardiografie Abk.: Echo; ▶ *Ultraschalluntersuchung* des Herzens
Eckzahn Lat.: Dens caninus; kegelförmiger Zahn im Gebiss der Säugetiere (einschließlich des Menschen) hinter den Schneidezähnen und vor den Vorbackenzähnen
ECMO Abk. für: Extrakorporale Membranoxygenierung; Verfahren zur Behandlung von Oxygenierungsstörungen, bei dem das Blut außerhalb des Körpers mit Sauerstoff angereichert wird (▶ Abb. 96)
Ecstasy ▶ *Amphetaminderivat*, führend Methyldioxymethamphetamin (MDMA); steigert die zentrale Erregbarkeit und den Sympathikotonus; ▶ *Mydriasis*, ▶ *Tachykardie*, ▶ *Hypertonie*, euphorische, angstlose Gemütslagen, ggf. mit Halluzinationen (▶ Abb. 97)
Edelgase Helium, Neon, Argon, Krypton, Xenon und Radon (im Periodensystem in der 8. Hauptgruppe); weisen besondere Reaktionsträgheit auf, da ihre äußere Schale voll mit Elektronen besetzt ist
Edelgaskonfiguration Stabilste Atomform mit acht Elektronen in der äußersten Elektronenschale
EEG Abk. für: ▶ *Elektroenzephalogramm*
EF Abk. für: ▶ *Ejektionsfraktion*
Effekt Auswirkung, Wirkung, Erfolg
Effektivität Wirksamkeit
Efferent Absteigend, wegführend; Geg.: afferent
Efferenzen Vom ZNS zu den Organen leitende Nervenfasern
Effizienz Leistungsfähigkeit
Effloreszenzen Syn.: Hautblüten; Einzelelemente von krankhaften Hautveränderungen; Unterteilung: primäre Effloreszenzen (direkt von Hauterkrankungen verursacht), sekundäre Effloreszenzen (entstehen auf dem Boden von Primäreffloreszenzen)
Effluvium Haarausfall
Ego- Vorsilbe oder Wortteil für: selbst-, ich-
EHEC Abk. für: enterohämorrhagische ▶ *E. coli*; v. a. bei Kindern und Älteren auftretende hämorrhagische Dickdarmentzündung; Komplikation: hämolytische ▶ *Anämie* und Nierenversagen

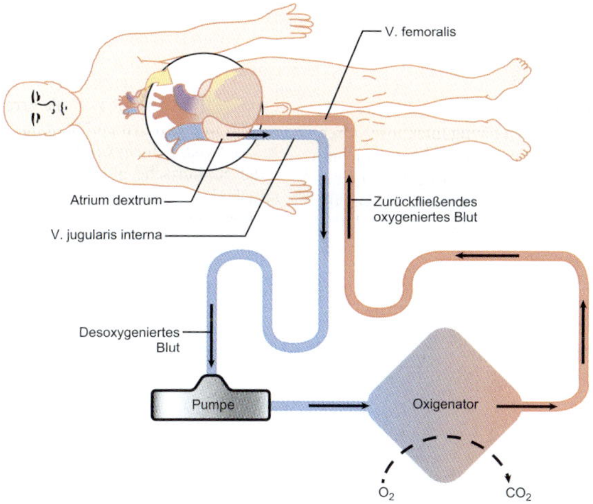

Abb. 96 Prinzip der venovenösen ECMO: Das Blut wird einer großen Vene entnommen und nach der Oxygenierung in eine große Vene zurückgeführt. Bei der venoarteriellen ECMO erfolgt die Rückführung des mit Sauerstoff angereicherten Blutes in eine Arterie [E1006]

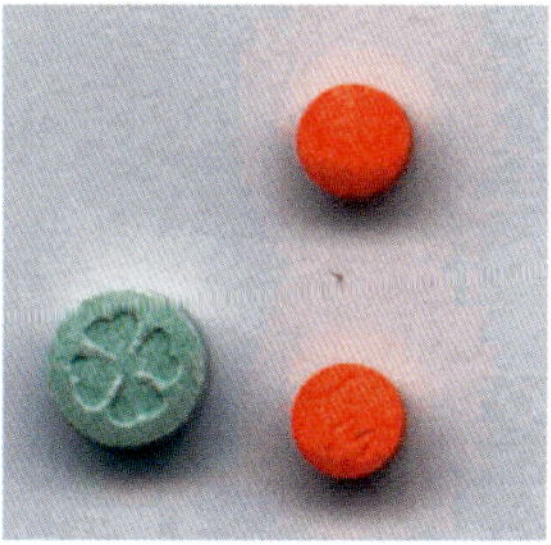

Abb. 97 Ecstasytabletten mit typischen, gut erkennbaren Einprägungen [W960]

EIEC Abk. für: **e**ntero**i**nvasive **E. c**oli; verursachen den ▶ *Shigellendurchfällen* ähnelnde Erkrankungen

Eichel Lat.: Glans penis; Verdickung am vorderen Ende des Penis

Eierstock Lat.: Ovar; inneres weibliches Geschlechtsorgan; produziert Sexualhormone und Eizellen (▶ Abb. 98)

Eierstockschwangerschaft ▶ *Ovarialgravidität*

Eigelenk Lat.: Articulatio ellipsoidea; ▶ *konkave* und ▶ *konvexe* Gelenkflächen, haben die Form einer Ellipse, erlauben Bewegungen um zwei Achsen (zwei Freiheitsgrade), also Beugen/Strecken sowie seitwärts; z. B. proximales Handgelenk (▶ Abb. 99)

Eigenanamnese Vermittelt den Eindruck darüber, wie Patient selbst die Beschwerden empfindet; neben

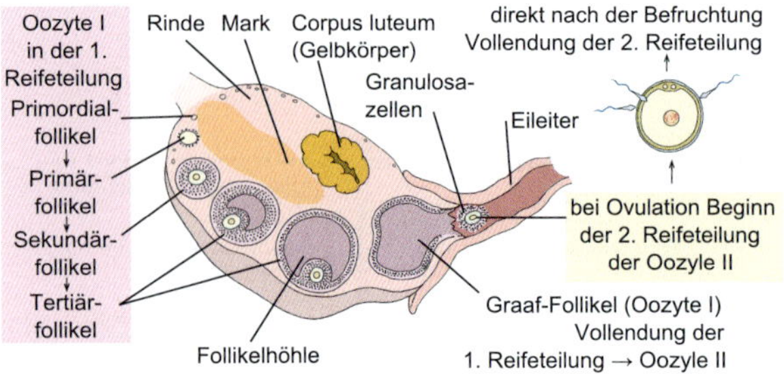

Abb. 98 Schnitt durch Eierstock mit Follikel- und ▶ *Meiosestadien* der Eizelle [L190]

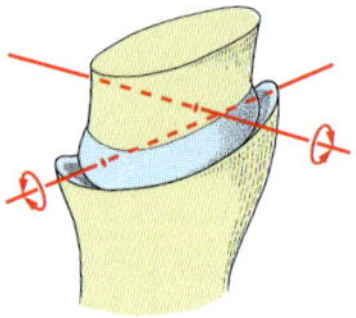

Abb. 99 Eigelenk [L190]

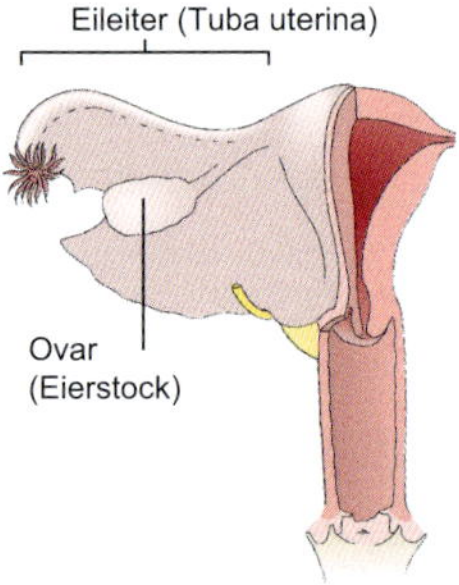

Abb. 100 Eileiter [L190]

den Qualitäten des Bewusstseins (Person, Ort und Zeit) sollten die Hauptbeschwerden, Vorerkrankungen, Allergien, letzte Mahlzeit, Ereignisse vor Eintritt der Beschwerden und ggf. die Provokation beschrieben werden, die das Ereignis auslöste, z. B. falsche Medikamenteneinnahme

Eigenbluttransfusion Transfusion von zuvor entnommenem Eigenblut; Alternative bei planbaren Operationen, vermeidet Unverträglichkeitsreaktionen durch Bluttransfusionen

Eigenreflex Monosynaptischer Reflex; ▶ *Reflex*, der von demselben Organ beantwortet wird, von dem er ausgegangen ist (z. B. Patellarsehnenreflex); das Signal wird im Rückenmark von der Hinterwurzel unmittelbar auf die motorische Vorderhornzelle umgeschaltet

Eihäute Hüllen, die den Fetus bzw. Embryo in seinem Fruchtwasser im Uterus umgeben; sie bilden die ▶ *Fruchtblase*

Eileiter Syn.: Tuba uterina; Teil der inneren weiblichen Geschlechtsorgane, Verbindung vom Eierstock zur Gebärmutter (▶ Abb. 100)

Eileiterentzündung ▶ *Salpingitis*
Eileiterschwangerschaft Form der ▶ *Extrauteringravidität*, bei der sich die befruchtete Eizelle im Eileiter einnistet
Eingeweideschmerz Viszeraler Schmerz; dumpf, diffus; Lokalisation des Schmerzes schwierig
Einfuhr Dem Körper oral, parenteral oder per Magensonde zugeführte Flüssigkeiten
Einmalkatheter Blasenkatheter zur einmaligen Harngewinnung
Einnistung Syn.: Nidation, Implantation; Einnistung der ▶ *Blastozyste* in die Uterusschleimhaut ab dem 6. Tag nach der Befruchtung
Eintrittswunde Schusswunde; Projektil drückt die Haut auf die darunter liegenden Gewebestrukturen; Projektil dreht zeitgleich um die Längsachse → kleine Hautabschürfung; bei aufgesetztem Schuss Schmauchspuren und ▶ *Krepitation* durch Gaseinschlüsse
Eisenmangelanämie Blutarmut aufgrund von Eisenmangel
Eisprung Vorgang, bei dem die ▶ *Oozyte* II. Ordnung den ▶ *Graaf-Follikel* verlässt, um in den Eileiter zu wandern
Eiter Gelblich bis grünliches ▶ *Exsudat*, welches bei der Entzündungsreaktion entsteht; enthält abgestorbene Leukozyten und abgestorbenes Gewebe
Eiweiß Syn.: Protein; Hauptnährstoff neben Fetten und Kohlenhydraten; besteht aus ▶ *Aminosäuren*
Eizellbildung Syn.: Oogenese; Prozess der Entstehung von weiblichen Keimzellen mit mehreren Phasen
Eizelle Weibliche ▶ *Keimzelle* nach Abschluss der zweiten Reifeteilung
Ejakulation Samenerguss mit stoßweisem Herausspritzen des Spermas
Ejektionsfraktion Syn.: Auswurffraktion; Abk.: EF; Prozentsatz des Blutvolumens, der während einer Herzaktion ausgeworfen wird
EK Abk. für: ▶ *Erythrozytenkonzentrat*
Ekchymose Bläulicher oder rötlicher unregelmäßiger Bluterguss unter der Haut
EKG Abk. für: ▶ *Elektrokardiogramm*
Eklampsie Schwerste Verlaufsform der schwangerschaftsinduzierten ▶ *Hypertonie* mit tonisch-klonischen Krämpfen und Bewusstlosigkeit; Notfall für Mutter und Kind
Ekto- Vorsilbe oder Wortteil für: außen
Ektoderm Äußeres ▶ *Keimblatt*; aus ihm entstehen in der Embryonalphase Nervensystem, Sinnesorgane und Haut (▶ Abb. 110)
-ektomie Nachsilbe oder Wortteil für: operative Totalentfernung eines Gewebes oder Organs
Ektopie Lageveränderung eines Organs
Ektotoxin Von lebenden Bakterien ausgeschiedene Gifte,; z. B. Diphterie, Tetanus (vgl. ▶ *Endotoxin*)
Ekzem Syn.: Juckflechte; Sammelbegriff für verschiedene entzündliche, in der Regel juckende Hauterkrankungen
Elastische Fasern ▶ *Fasern, elastische*
Elastischer Knorpel ▶ *Knorpel, elastischer*
Elektiv Gewählt, ausgewählt
Elektroenzephalogramm Abk.: EEG; Syn.: Hirnstrombild; kontinuierliche Registrierung und Aufzeichnung der durch die Nervenzellaktivität im Bereich der Hirnrinde auftretenden elektrischen Spannungen
Elektrokardiogramm Abk.: EKG (▶ Abb. 101); Messung der elektrischen Erregung des Herzens, kann an

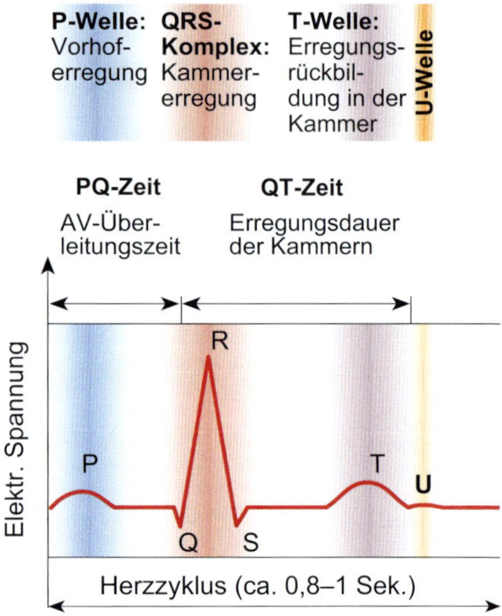

Abb. 101 Elektrokardiogramm [L190]

der Körperoberfläche abgeleitet werden; Unterscheidung: Ruhe-EKG, Belastungs-EKG und Langzeit-EKG (▸ *6-Kanal-Ableitung*, ▸ *12-Kanal-Ableitung*)

Elektrokardioversion EKG-getriggerter Gleichstromstoß in Kurznarkose; Anwendung bei tachykarden Herzrhythmusstörungen zur Rhythmisierung

Elektrolyte Im Körperwasser gelöste Mineralstoffe wie Natrium, Kalium, Kalzium, Magnesium, Chlorid, Phosphat

Elektrolytlösung Ein in Wasser gelöster Stoff (z. B. Kochsalz), dessen Ionen wandern können und der somit den elektrischen Strom leitet

Elektromechanische Koppelung Abhängigkeit der Muskelzellen von Kalzium; nur bei einer ausreichenden Kalziumkonzentration können die Muskeln kontrahieren

Elektromyografie Abk.: EMG; Ableitung und Registrierung der elektrischen ▸ *Aktionspotenziale* eines Muskels

Elektron Elektrisch negativ geladenes Teilchen der Elektronenhülle

Elektronegativität Anziehungskraft eines Atoms auf die Elektronen anderer Atome

Elektronenempfänger Teilnehmer einer ▸ *Oxidation*; wird auch als Oxidationsmittel bezeichnet und nimmt bei einer Oxidation Elektronen auf, dabei wird er selbst reduziert

Elektronenhülle Äußerer Raum eines Atoms, in dem sich Elektronen aufhalten

Elektronenschale Schicht der Elektronenhülle, welche den Atomkern umgibt

Elektronenspender Teilnehmer einer ▸ *Oxidation*; wird auch als Reduktionsmittel bezeichnet und gibt bei einer Oxidation Elektronen an einen anderen Stoff ab, dabei wird er selbst oxidiert. Ein für den Menschen

wichtiges Reduktionsmittel ist die Ascorbinsäure (Vitamin C)
Elektronenübergang Übergang eines Valenzelektrons auf ein anderes Atom mit höherer ▶ *Elektronegativität*
Elektroneurografie Abk.: ENG; Ableitung und Registrierung der elektrischen Aktionspotenziale eines Nerven
Elektrophorese ▶ *Eiweißelektrophorese*
Elektrostimulation Übertragung von elektrischen Impulsen über Elektroden auf die Muskulatur; Auslösen von Kontraktionen als passives Training der Muskulatur; unterstützende Technik, z. B. bei ▶ *Inkontinenz*
Elektrotherapie Einsatz von Strom zu therapeutischen Zwecken; Ziel: Durchblutungsförderung und Schmerzlinderung; spezielle Schmerzbehandlung: ▶ *TENS*
Elephantiasis Schwerste Form des ▶ *Lymphödems* mit unförmiger Schwellung der gestauten Körperregion (▶ Abb. 102)

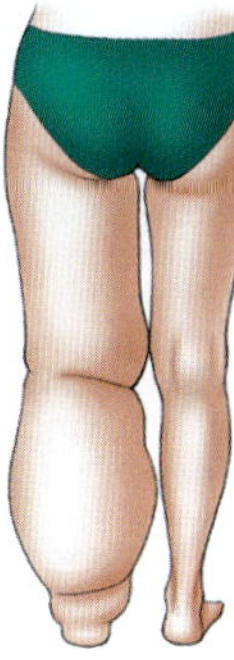

Abb. 102 Elephantiasis [E494]

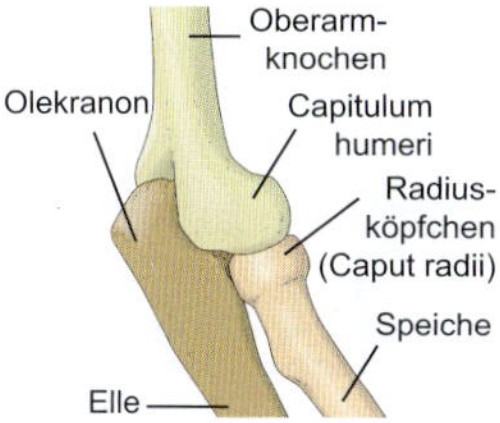

Abb. 103 Ellenbogengelenk von der Seite [L190]

Elevation Anhebung, Hebung (des gestreckten Armes über die Horizontale hinaus, ▶ Abb. 45)
Elimination Ausscheidung; in der klinischen Therapie meist beschleunigte Ausscheidung von Gift über die natürlichen Ausscheidungswege (Darm/Blase); Beschleunigung z. B. forcierte ▶ *Diurese* oder 100 % Sauerstoffbeatmung bei CO-Vergiftung
Elle Lat.: Ulna; Röhrenknochen des Unterarms, länger als die Speiche (▶ *Radius*)
Ellenbogengelenk Gelenk der oberen Extremität (▶ Abb. 103) zwischen Ober- und Unterarm (Dreh-Scharnier-Gelenk)
Ellenbogengrube Lat.: Fossa olecrani; Grube am unteren Ende des Oberarmknochens (▶ *Humerus*), in welche der Hakenfortsatz der Elle bei vollkommen ausgestrecktem Arm eingreift; stellt eine Aktionsradiusbegrenzung dar (mechanische Gelenkbremse)
Ellenköpfchen Lat.: Capitulum ulnae; unteres Ende der Elle (Ulna), welches mit seiner Gelenkfläche in Verbindung mit dem unteren Ende der Speiche (▶ *Radius*) steht und das untere ▶ *Radioulnargelenk* bildet
Embolektomie Entfernung eines ▶ *Embolus* zur Wiedereröffnung des

E

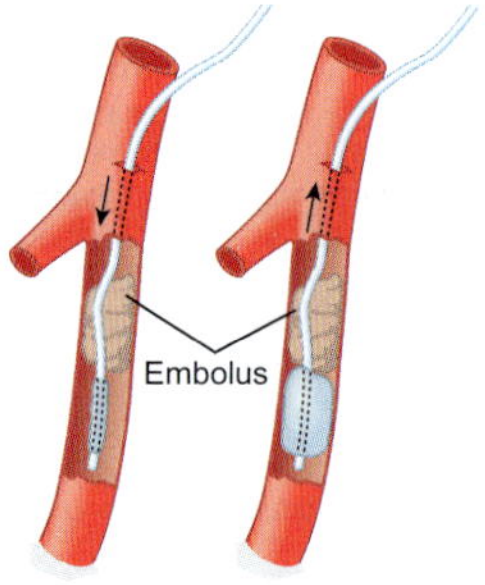

Abb. 104 Embolektomie [L138]

Gefäßes (▸ Abb. 104); meist indirekte Entfernung des Embolus über einen Ballonkatheter in ▸ *Lokalanästhesie* ohne direkte Eröffnung des Gefäßes
Embolie Gefäßverschluss durch einen ▸ *Embolus*, d. h. in die Blutbahn verschleppte Substanzen, die sich nicht im Blut lösen; z. B. Blutgerinnsel, Luft, Fremdkörper, Bakterien
Embolus Material, das – über den Blutweg verschleppt– zum Verschluss eines Gefäßes führt; z. B. Thrombusteile, Luft, Fett
Embryo Ungeborenes in den ersten drei Schwangerschaftsmonaten
Embryoblast Fruchtanlage, Teil der ▸ *Blastozyste*
Embryologie Entwicklungslehre
Embryonalstadium Phase der Schwangerschaft bis zur 10. ▸ *SSW*
Embryopathie Schädigung der Frucht bis zum 3. Schwangerschaftsmonat; führt meist zu Organfehlbildungen des ▸ *Fötus*, ausgelöst beispielsweise durch Diabetes, Alkohol, Nikotin
Emesis ▸ *Erbrechen*
Emesis gravidarum Typische morgendliche Übelkeit mit Erbrechen in der Frühschwangerschaft, endet spätestens in der 16. ▸ *SSW*; betrifft ca. 30 % aller Schwangeren
Emetikum Plural: Emetika; Arzneimittel, das Erbrechen bewirkt; Geg.: Antiemetikum
Emission Absonderung, Entleerung, Aussendung
Emmetropie Normalsichtigkeit
Emotionalität ▸ *Affektivität*
Empathie Syn.: Einfühlungsvermögen; Versuch, die Situation des Patienten aus dessen Sicht zu sehen und zu verstehen; Merkmal der patientenzentrierten Gesprächsführung nach Carl R. Rogers
Empfindungsstörung ▸ *Sensibilitätsstörung*
Emphysem ▸ *Lungenemphysem*
Empirisch Erlangen von Beweisen oder objektiven Daten
Empyem, -empyem ▸ *Eiter* in vorgebildetem Hohlraum (▸ *Pleura*, Gallenblase etc.)
Emulsion Arzneimittelform; Mischung zweier nicht ineinander löslicher Flüssigkeiten, v. a. Öl-in-Wasser- und Wasser-in-Öl-Emulsionen
Enamelum ▸ *Zahnschmelz*
Enanthem Großflächiger oder generalisierter Ausschlag auf der Schleimhaut
Enantiomere Spiegelbildliche chemische Strukturen; eingeteilt nach Drehungsrichtung (R)-Enantiomer und (S)-Enantiomer
Encephalon ▸ *Gehirn*
Endemie Örtlich begrenztes Auftreten einer Infektionskrankheit
Endglied Lat.: Phalanx distalis; letzter Knochen eines Fingers nach dem Mittelhandknochen
Endogen Im Körper selbst entstehend, von innen kommend; Geg.: exogen
Endogenes System Weg zur Aktivierung des Gerinnungssystems; au-

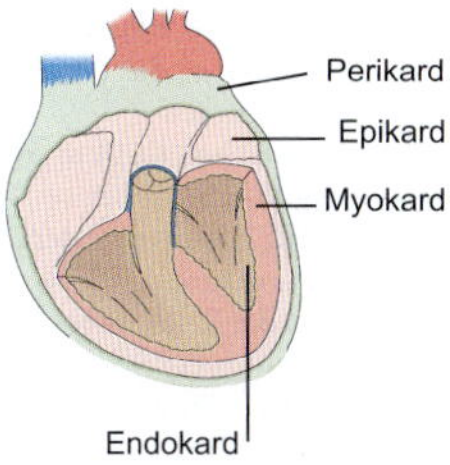

Abb. 105 Endokard [L190]

ßerhalb der Blutgefäße; zerstörte Gewebezellen setzen Faktor III frei, der die ▶ *Gerinnungskaskade* aktiviert

Endokard Herzinnenhaut; sehr dünne und glatte Epithelschicht, die alle Innenräume inklusive der Klappen überzieht (▶ Abb. 105)

Endokarditis Entzündung der Herzinnenhaut (= Endokard) mit drohender Zerstörung der Herzklappen; Letalität ca. 20 %, Folgeschäden möglich

Endokrin Sekretion nach innen (in Blut oder Lymphe); Geg.: exokrin

Endokrine Drüse ▶ *Drüse, endokrine*

Endokrines Gewebe Jede Art von Gewebe, welches ▶ *Hormone* produziert; endokrin = nach innen abgebend

Endokrinologie Teilgebiet der Inneren Medizin, das sich mit Vorbeugung, Diagnostik und konservativer Behandlung von Erkrankungen der hormonbildenden Drüsen beschäftigt; Teilbereich: ▶ *Diabetologie*

Endolymphe Flüssigkeit im Innenohr; Zusammensetzung ähnlich der Intrazellularflüssigkeit (▶ Abb. 359)

Endometriose Vorkommen von gebärmutterschleimhautähnlichen Zellen außerhalb der Gebärmutterhöhle (▶ Abb. 106); Lokalisation sowohl im Bereich der inneren und äußeren Geschlechtsorgane (z. B. Myometrium, Eierstöcke, Eileiter) als auch in entfernten Organen (Harnblase, Darm, Nabel, Lunge) oder ▶ *Laparotomienarben*

Endometritis Entzündung der Gebärmutterschleimhaut

Endometrium Gebärmutterschleimhaut, in der sich die Frucht einnistet

Endometriumkarzinom ▶ *Korpuskarzinom*

Endomyometritis Entzündung der ▶ *Uterusmuskulatur* mit gleichzeitiger Entzündung der Uterusschleimhaut; meist gute Prognose; Gefahr eines Aufsteigens der Entzündung in die Eileiter

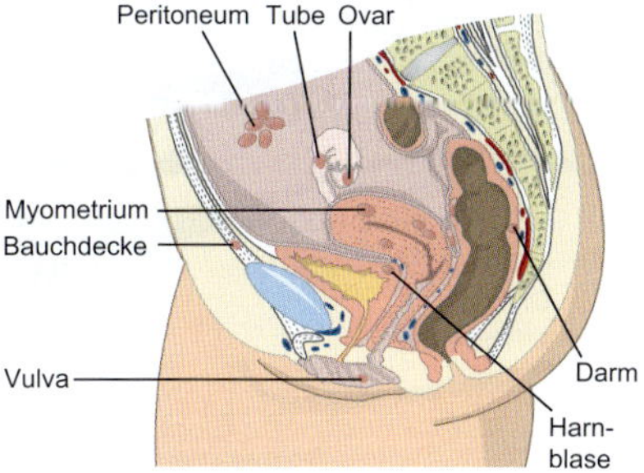

Abb. 106 Mögliche Endometrioselokalisationen [L138]

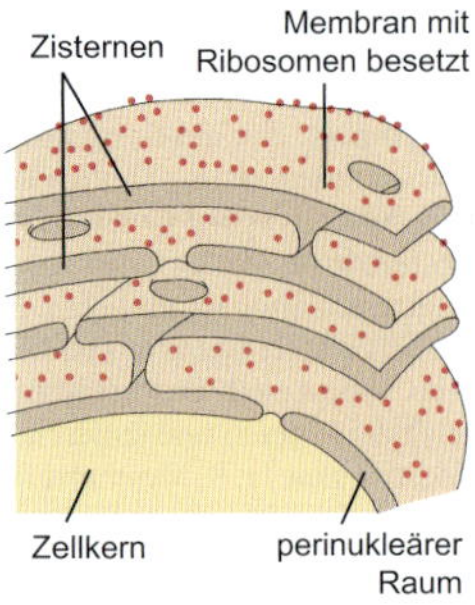

Abb. 107 Zellausschnitt mit rauem endoplasmatischem Retikulum [L190]

Endomysium Umhüllung aus feinem Bindegewebe jeder einzelnen Muskelfaser

Endoneurium Zarte Bindegewebshülle, die jede einzelne Nervenfaser umgibt

Endoplasmatisches Retikulum Abk.: ER; System aus Schläuchen oder Zisternen im ▸ *Zytoplasma*; spielt eine wesentliche Rolle bei der Proteinbiosynthese

Endoplasmatisches Retikulum, glattes Nicht von ▸ *Ribosomen* besetztes ER; dient u. a. der Produktion von Steroidhormonen

Endoplasmatisches Retikulum, raues Von ▸ *Ribosomen* besetztes ER (▸ Abb. 107); dient u. a. der Produktion von Proteinen, welche per Sekretion aus der Zelle ausgeschieden werden

Endoprothese „Künstliches" Gelenk; Abk.: TEP (Totalendoprothese), z. B. Knie-TEP, Hüft-TEP, Schulter-TEP

Endorphin Körpereigenes ▸ *Opioid*, welches u. a. Empfindungen wie Schmerz und Hunger reguliert

Endoskop Schlauchförmiges Instrument zur Ausleuchtung von Hohlorganen und Hohlräumen im Körper (▸ Abb. 108)

Endoskopie Ausleuchtung von Hohlorganen oder Hohlräumen im Körper mit einem schlauchförmigen Instrument (Endoskop)

Endosonografie Kombination von ▸ *Sonografie* und Endoskopie; Einführen eines an einem Endoskop befestigten Schallkopfes in Körperöffnungen des Patienten

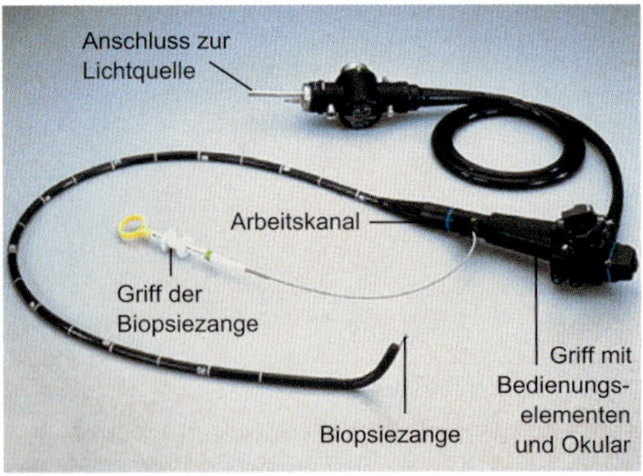

Abb. 108 Endoskop [V218]

Endothel Oberflächenepithel der Gefäß- und Herzinnenräume

Endotoxin Toxine, die beim Zerfall des Bakteriums frei werden; z. B. bei Cholera, Typhus (vgl. ▸ *Ektotoxin*)

Endozytose Aufnahme von Stoffen in die Zelle

Endplatte, motorische ▶ *Synapse*, an der die Übertragung der Erregung zwischen Nervenfaser und Muskel stattfindet

Endverzweigungen Am Ende eines Axons kommt es zu Aufzweigungen, die an mehrere Zielzellen ansetzen können (▶ Abb. 35)

Energiebedarf Benötigte Menge des Körpers an Energie und energieliefernden Substanzen (Nahrungsmittel)

Energiegehalt Menge an Energie, die ein Nahrungsmittel dem Körper beim Verzehr zur Verfügung stellen kann

Energieumsatz Verbrauchte Energie; für kurze Zeiträume in Watt, für längere in kcal angegeben

Engramm Im ZNS verbleibende Spur geistiger Eindrücke, Gedächtnisinhalt, Gedächtnisspur

Enkopresis Einkoten bei Kindern, die bereits als sauber galten

Enophthalmus Zurücktreten des Augapfels in die Augenhöhle; Geg.: ▶ *Exophthalmus*

Enteral Den Darm betreffend

Enteritis Entzündung der Dünndarmwand

Entero- Vorsilbe oder Wortteil für: den Darm betreffend

Enterobakterien Lat.: Enterobacteriaceae; zur normalen Bakterienflora des Darms gehörende Bakterien, meistens fakultativ pathogene Krankheitserreger (z. B. ▶ *E. coli*, Enterobacter, Klebsiellen, Proteus)

Enterokokken Früher: Streptokokken der Gruppe D; physiologische Darmbakterien, verursachen durch Schmierinfektion im Urogenitaltrakt Harnwegsinfekte oder Eileiterentzündungen

Enterokolitis, nekrotisierende Abk.: NEC; lebensbedrohliche Darmentzündung beim Frühgeborenen durch Minderdurchblutung und Infektion bei oraler Ernährung

Enteropathie, glutensensitive Durch ▶ *Glutenunverträglichkeit* bedingte Schädigung der Dünndarmzotten mit Resorptionsstörungen und ▶ *Malabsorptionssydrom*; auch als Zöliakie bezeichnet

Enterostoma Syn.: Anus praeter, künstlicher Darmausgang; operativ angelegtes ▶ *Stoma* im Magen-Darm-Trakt (▶ Abb. 109)

Enterothorax Verlagerung von Bauchorganen in den Thorax; Vorkommen als Fehlbildung im Neugeborenenalter bei Zwerchfellhernien

Entlastungssonde ▶ *Ablaufsonde*

Entoderm Inneres Keimblatt (▶ Abb. 110); aus ihm entstehen in der Embryonalphase die Epithelien der Atmungs- und Verdauungsorgane, Thymus, ableitende Harnwege, Schilddrüse, Leber und Pankreas

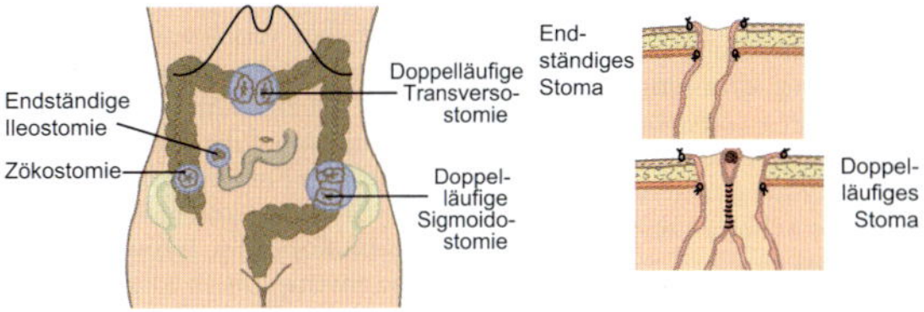

Abb. 109 Verschiedene Enterostomaarten [L138/L190]

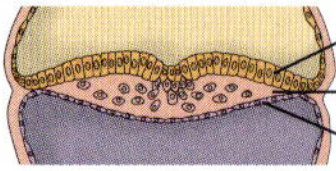

Abb. 110 Dreischichtige Keimscheibe mit Entoderm [L190]

Entlastungspunktion Entlastung des ▸ *Spannungspneumothorax* durch Punktion des 2. oder 3. ▸ *ICR* in der Medioklavikularlinie mit einer Venenverweilkanüle

Entschäumer Arzneimittel, welche die Schaumbläschen im Magen-Darm-Trakt zerstören und Blähungen beseitigen, z. B. Sab Simplex®

E

Entspannungsphase (Herzkreislauf) Das Kammermyokard erschlafft, die Kammerdrücke sinken, die Klappen schließen

Entwicklung Bezogen auf den Menschen: stetige körperliche und psychische Veränderungen; abhängig von den genetischen Vorgaben und zahlreichen äußeren Einflussfaktoren

Entwicklungsverzögerung Syn.: Retardierung; Verzögerung der Entwicklung eines Kindes im Vergleich zu Gleichaltrigen

Entzündung Reaktion des Organismus auf Zell- und Gewebsschäden

Entzündung, eitrige Entzündung, bei der ▸ *Eiter* entsteht und austritt

Entzündung, exsudative Entzündung, bei der v. a. Flüssigkeit und Zellen aus den Blutgefäßen austreten

Entzündung, granulomatöse Entzündung mit ▸ *Granulomentstehung*

Entzündung, nekrotisierende Entzündung, in deren Verlauf größere Gewebeteile absterben (nekrotisieren)

Entzündung, proliferative Entzündung mit starkem Aufbau von Granulationsgewebe

Entzündung, seröse Entzündung mit eiweißreichem und schleimigem ▸ *Exsudat*

Entzündungsschmerz Kontinuierlich zunehmender Schmerz, der durch Entzündungs- und Schmerzmediatoren weiter gefördert wird; ▸ *Nozizeptoren* nehmen Schmerz auf

Entzündungszeichen, klassische Syn.: Kardinalsymptome der Entzündung; Rötung (rubor), Schwellung (tumor), Schmerz (dolor), Überwärmung (calor), Bewegungseinschränkung (functio laesa)

Enukleation Chirurgische Entfernung eines abgegrenzten/abgekapselten Gewebebereichs

Enuresis Syn.: Einnässen; unbeabsichtigte Blasenentleerung nach dem 5. Geburtstag, und zwar regelmäßig, länger andauernd und ohne Nachweis organischer Störungen

Enuresis nocturna Nächtliches Einnässen

Enzephalitis Syn.: Gehirnentzündung; ZNS-Infektion mit überwiegendem Befall des Gehirns; Verlauf von Begleitenzephalitiden bei viralen Allgemeininfektionen oft milde; Sterblichkeit bei Herpes-Enzephalitis bis zu 25 % mit häufigen Dauerschäden bei Überlebenden

Enzephalon Gehirn

Enzephalopathie Nichtinfektiöse Erkrankung/Schädigung des Gehirns

Enzephalopathie, hepatische Syn.: portosystemische Enzephalopathie; verschiedene neurologische und psychische Auffälligkeiten, die v. a. auf einen Anstieg von Eiweißabbauprodukten im Blut durch die gestörte Entgiftungsfunktion der Leber zurückzuführen sind

Enzephalopathie, hypoxisch-ischämische Durch Sauerstoffmangel und Minderdurchblutung bedingte Gehirnschäden

Enzyme Für den Stoffwechsel aller Organismen unentbehrliche Eiweißkörper; Biokatalysator aus Eiweißen zur Beschleunigung von chemischen Reaktionen
Enzym-Substrat-Komplex Wirkungsform bei enzymatischen Prozessen; Enzym setzt Aktivierungsenergie für die chemische Umwandlung des Substrates herab, wird selbst aber nicht verändert
Eosinophilie Anstieg der eosinophilen ▶ *Granulozyten* (mehr als 0,2–0,4/nl) im Blut; z. B. bei allergischen und parasitären Erkrankungen
Ependymzellen Kleiden Hohlräume in Gehirn und Rückenmark (Liquorräume) aus
EPH-Gestose Syn.: ▶ *Schwangerschaftsinduzierte Hypertonie*
Epi- Vorsilbe oder Wortteil für: oberhalb, auf
Epicondylus Knochenvorsprung, der sich neben (-epi) einem Gelenkkopf (Condylus) befindet
Epicondylitis Erworbener Reizzustand am Muskelansatz des Oberarms; Tennisellbogen (Epikondylitis radialis humeri) und Golferellbogen (Epikondylitis humeri medialis)
Epidemie Infektionskrankheit, die sich zeitlich und räumlich definiert in unerwartet hoher Zahl in einer Population ausbreitet
Epidemiologie Wissenschaftliche Disziplin zur Untersuchung der Bevölkerungsgesundheit; untersucht die Infektionskrankheiten in der Bevölkerung und deren Variablen
Epidermis ▶ *Oberhaut* (▶ Abb. 111)
Epididymis ▶ *Nebenhoden*
Epididymitis Nebenhodenentzündung, um 25. bis 50. Lj.; aufsteigende bakterielle Infektion aus den Harnwegen, mit massiven Schmerzen im ▶ *Skrotum* und febrilen Temperaturen; Anheben des Hodens

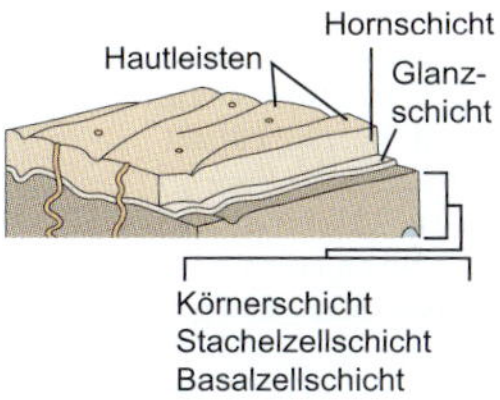

Abb. 111 Epidermis [L190]

führt zur Schmerzlinderung (Prehn-Zeichen)
Epiduralblutung Blutung in den Epiduralraum (▶ Abb. 112); meist Folge des Zerreißens einer Hirnhautarterie bei Schädelfraktur; nur bei schneller Operation gute Prognose
Epiduralraum Lat.: Spatium epidurale; Raum zwischen der Wand des Wirbelkanals und der ▶ *Dura mater* im Bereich des Rückenmarks
Epiglottis ▶ *Kehldeckel*

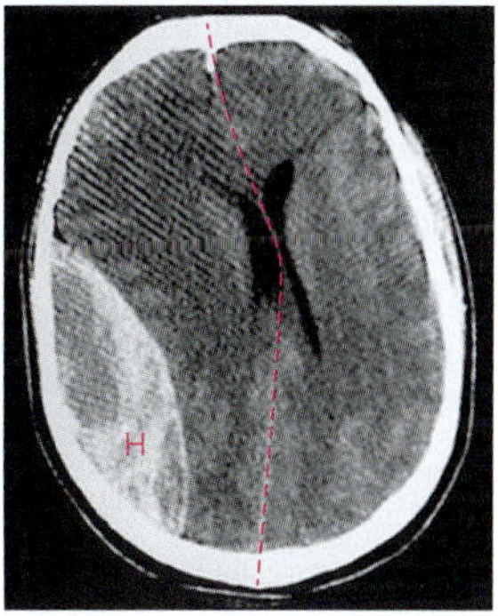

Abb. 112 Epiduralblutung im Schädel-CT (H = Hämatom, gestrichelte Linie = Mittellinienverschiebung) [G069]

E

Epiglottitis Entzündung des Kehldeckels; meist bei Kindern; hauptsächlich verursacht durch das Bakterium Haemophilus influenzae Typ b
Epikard Herzaußenhaut (▶ Abb. 105)
Epikrise Abschlussbericht eines Arztes/Therapeuten
Epilepsie Erkrankung mit epileptischen Anfällen (durch überschießende Entladungen der Nervenzellen im Gehirn ausgelöste Krampfanfälle)
Epimysium Schicht aus lockerem Bindegewebe, die den Skelettmuskel umgibt
Epineurium Hülle aus Bindegewebe, die die Nervenfaserbündel umgibt und zum Nervenstamm zusammenfasst
Epipharynx Syn.: ▶ *Nasopharynx*, Nasenrachenraum
Epiphyse 1. Zirbeldrüse; Teil des ▶ *Epithalamus* im Zwischenhirn; 2. Endstück eines Röhrenknochens (▶ Abb. 85); von dünner Schicht hyalinen Knorpels überzogen, um in Gelenken die Reibung zu minimieren
Epiphysenfuge Knorpelschicht in der Epiphyse, die ein Längenwachstum des Knochens bis zum Ende der Pubertät ermöglicht (▶ Abb. 113)
Epiphysenfugenverletzung Mitverletzung der bei Kindern und Jugendlichen noch offenen Epiphysenfuge bei gelenknahen Frakturen; Gefahr: Wachstumsstörung des Knochens

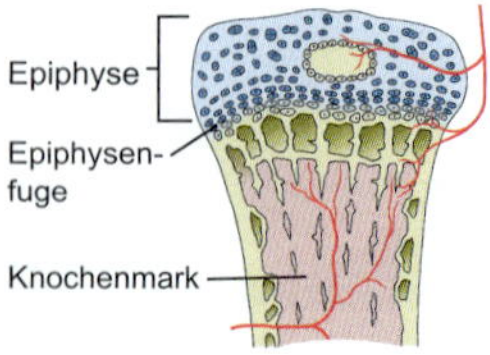

Abb. 113 Epiphysenfuge [L190]

Epiphysenlinie Verdichtungszone, die beim Erwachsenen nach Epiphysenschluss anstelle der ▶ *Epiphysenfuge* verbleibt
Episiotomie ▶ *Dammschnitt*
Episiotomienaht ▶ *Dammnaht*
Epispadie Syn.: obere Harnröhrenspalte; angeborene Verschlussstörung der Harnröhre mit Mündung der Harnröhre an der Penisoberseite
Epistaxis Nasenbluten
Epithalamus Teil des ▶ *Zwischenhirns*
Epithel, einschichtiges Alle Epithelzellen haben Kontakt zur Basalmembran
Epithel, hochprismatisches Hohe, schmale Epithelzellen (Zylinderzellen); für Resorption und Sekretion
Epithel, isoprismatisches Die Epithelzellen sind etwa so hoch wie breit
Epithel, mehrreihiges Nicht jede Epithelzelle hat Kontakt zur Basalmembran
Epithel, mehrschichtiges Nur die unterste Epithelzellschicht hat Kontakt zur Basalmembran
Epithelgewebe Eine der vier Hauptgewebearten des menschlichen Körpers mit den unterschiedlichsten Funktionen (▶ Abb. 114)
Epitheloidzellen Zellen der Immunabwehr; typischerweise bei ▶ *Tuberkulose* und ▶ *Sarkoidose*
Epstein-Barr-Virus Erreger des ▶ *Pfeiffer-Drüsenfiebers*
ERA Abk. für: **e**lektrische **R**eaktions**a**udiometrie; vom Patienten unabhängige Hörprüfung
Eradikationstherapie (Helicobacter) Therapie bei Magenulzerationen zur Beseitigung des gramnegativen Bakteriums Helicobacter pylori (Abk.: Hp); einwöchige Gabe eines

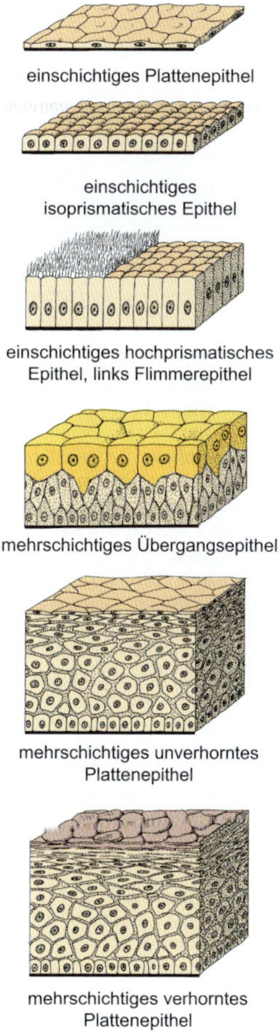

Abb. 114 Epithelarten [L190]

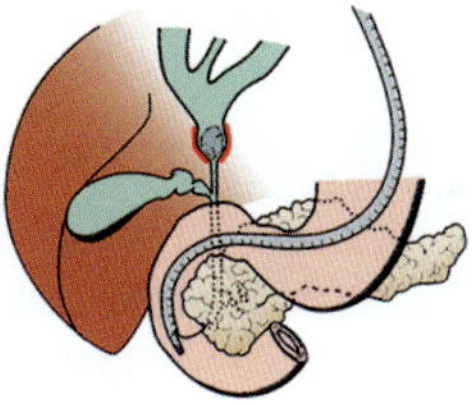

Abb. 115 ERCP mit Entfernung eines Gallensteins aus dem Ductus hepaticus [L106]

Protonenpumpenhemmers und zweier Antibiotika

Erbkrankheit Krankheit, deren Ursache in einem Gendefekt liegt, welcher von einem oder beiden Elternteilen vererbt wurde, z. B. ▸ *Hämophilie*

Erbrechen Syn.: Emesis, Vomitus; ein Schutzreflex; rückläufige Entleerung von Magen- oder Darminhalt

Erbsenbein Lat.: Os pisiforme; Handwurzelknochen

ERCP Abk. für: **E**ndoskopisch-**r**etrograde **C**holangio-**P**ankreatikografie; Kombination aus Endoskopie und Kontrastmittelröntgen von Gallen- und Pankreasgang (▸ Abb. 115)

Erdalkalimetalle Die Elemente der 2. Hauptgruppe: Beryllium, Magnesium, Calcium, Strontium, Barium und Radium. Magnesium und Calcium sind für das Leben unverzichtbar

Erektion Lat. für „Aufrichtung"; durch Blutstauung erwirkte Aufrichtung von Organen mit Schwellkörpern (Penis, Klitoris, Brustwarzen)

Erektionsstörungen Lat.: Impotentia coeundi; Syn.: Impotenz, erektile Dysfunktion; fehlende oder für den Geschlechtsverkehr unzureichende Versteifung des Penis auf sexuelle Stimulation

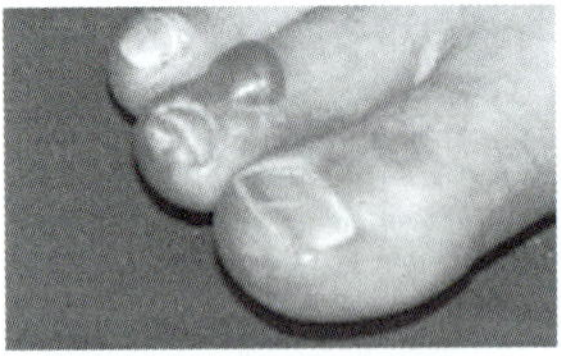

Abb. 116 Erfrierungen der Zehen [E909]

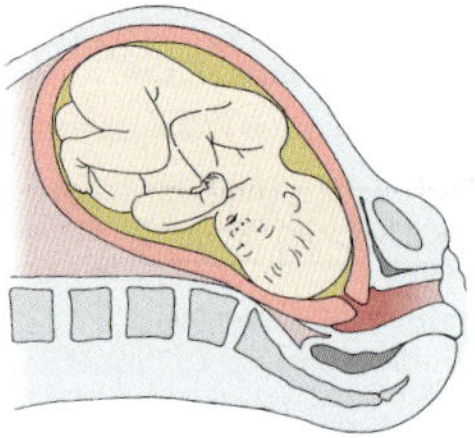

Abb. 117 Eröffnungsphase (Geburt) [L190]

Erfrierung Schädigung von Gewebe durch Kälte; betrifft meist Finger, Zehen, Ohren oder die Nasenspitze (▶ Abb. 116)
Ergometrie ▶ *Belastungs-EKG*
Ergotherapie Gr.: Ergon = Tätigkeit, Aufgabe, Werk; Beschäftigungs- und Arbeitstherapie
Erguss Flüssigkeitsansammlung in einer vorgebildeten Körperhöhle, z. B. im ▶ *Pleuraspalt* oder in einem Gelenkspalt
Erigiert Versteift
Erinnerungspflege Syn.: Erinnerungsarbeit; Biografiearbeit
Ermüdungsfraktur Bruch aufgrund einer unphysiologischen Dauerbelastung, z. B. Marschfraktur des zweiten und dritten Mittelfußknochens nach langen Fußmärschen
Ernährungspyramide Bildliche Darstellung der Empfehlung für eine ausgewogene Ernährung: die Basis der Pyramide bilden die Kohlenhydrate als größter Ernährungsanteil (55–65 %); die Fette liegen mit 25–30 % in der Mitte; die Pyramidenspitze bilden die Eiweiße mit 10–15 %
Ernährungssonde Dünner Schlauch, der zur Ernährung in Magen oder Dünndarm eingeführt wird
Ernährungszustand Abk.: EZ; Ernährungssituation eines Menschen nach den Beobachtungskriterien Körpergröße, Körpergewicht und Gewichtsverlauf, Erscheinungsbild und klinische Symptome sowie Ernährungsverhalten
Eröffnungsphase Zeitpunkt des Geburtsvorganges, ab dem regelmäßige Wehen einsetzen; der Muttermund öffnet sich dabei, bis er schließlich eine Öffnung von 10 cm erreicht hat (▶ Abb. 117)
Eröffnungswehen Regelmäßige, stärker und schmerzhafter werdende Wehen, die den Beginn der Geburt markieren und der Eröffnung des Muttermundes dienen
Erogene Zonen Bereiche des Körpers, deren Stimulierung erotische Empfindungen auslöst
Erosion Allmähliches Abtragen/Zerstören einer Oberfläche; auf die ▶ *Epidermis* beschränkter Substanzdefekt
Erregbarkeit Muskel-, Sinnes- und Nervenzellen sind durch spezifische Reize erregbar
Erregung Erste Phase des sexuellen Reaktionszyklus, in der der Körper auf den bevorstehenden Geschlechtsakt vorbereitet wird, z. B. durch Versteifung des Penis (Erektion) und Anfeuchten der Scheide mit Sekreten (Lubrikation)

Erregungsausbreitung Beginn im ▶ *Sinusknoten*, zunächst Erregungsausbreitung im re., dann im li. Vorhof; Weiterleitung über Erregungsleitungssystem bis in die ▶ *Purkinjefasern* und erst dann an das ▶ *Myokard* → Kontraktionsreihenfolge: Vorhöfe, Septum, Kammern

Erregungsausbreitung, gestörte Führt zu Zell-zu-Zell-Erregungsausbreitung, die länger dauert und verantwortlich für das typische Blockbild-EKG ist; z. B. Rechtsschenkel- Linksschenkel-, bifaszikulärer- oder Hemiblock

Erregungsbildung Der ▶ *Sinusknoten* löst die Erregung der Herzmuskelzellen aus

Erregungsleitung Die vom Sinusknoten erzeugte Erregung des Herzmuskels wird über ▶ *AV-Knoten*, ▶ *His-Bündel*, ▶ *Kammerschenkel* und ▶ *Purkinje-Fasern* weitergeleitet

Erregungsleitung, kontinuierliche Weiterleitung eines ▶ *Aktionspotenzials* in marklosen Nervenfasern, wobei es über die gesamte Axonmembran weitergeleitet wird (▶ Abb. 118)

Erregungsleitung, saltatorische Die Nervenimpulse „springen" zwischen den ▶ *Ranvier-Schnürringen* und ermöglichen so eine schnelle Erregungsweiterleitung

Erregungszentrum, nachgelagertes Wenn der ▶ *Sinusknoten* im Herzen ausfällt, läuft die Herzerregung zunächst über den ▶ *AV-Knoten*, wenn dieser ausfällt, über das ▶ *His-Bündel*; dabei sinkt jedoch die Herzfrequenz

Erste Hilfe Handlung, die im Notfall dazu dient, den Zustand des Betroffenen zu stabilisieren oder zu verbessern, bevor ein Arzt kommt

Ersthelfer Person, welche Erste Hilfe durchführt

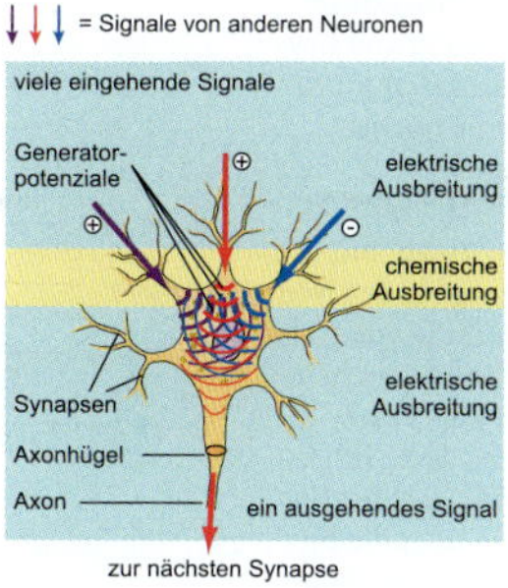

Abb. 118 Erregungsleitung durch Nerven [L190]

Ersteindruck Kurze Einschätzung des Patientenzustandes vor Beginn des ▶ *xABCDE-Schemas;* Dauer: 10–15 Sekunden

Erstickungsgifte u. a. Kohlenmonoxid (CO) und Zyanid (CN, Blausäure)

Eruption Ausbruch

Erwachsenenalter Zweiter Lebensabschnitt, Mitte des Lebens; oft geprägt durch Berufstätigkeit, Partnerschaft und Elternschaft

Erwachsenengebiss Bleibende Zähne (▶ Abb. 119)

Erysipel Syn.: Wundrose; flächenhafte Entzündung der Haut und Unterhaut, am häufigsten durch Streptokokken; meist Eindringen der Erreger über kleine Wunden in die Haut; gute Prognose; ▶ *Rezidivneigung* mit Gefahr eines ▶ *Lymphödems*

Erythema Röte, Rötung

Erythro- Vorsilbe oder Wortteil für: rot

Erythroblast Vorstufe der ▶ *Erythrozyten*; entstehen aus Proerythroblasten; können schon ▶ *Hämoglobin* synthetisieren

Erythroblastose Übermäßiger Abbau von Erythrozyten

E

Erythropoese Bildung von Erythrozyten im roten Knochenmark

Erythropoesestörung Störung bei der Neubildung von roten Blutkörperchen

Erythropoetin Abk.: EPO; Hormon der Nieren; regt die Bildung roter Blutkörperchen im Knochenmark (Erythropoese) an

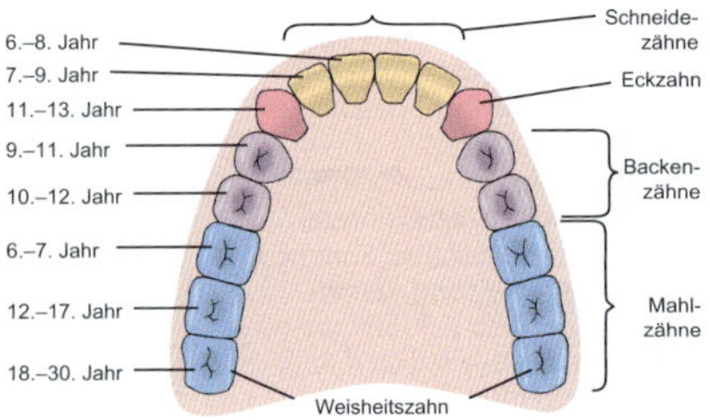

Abb. 119 Erwachsenengebiss [L190]

Erythrozyt Rotes Blutkörperchen (▶ Abb. 120)

Erythrozytenkonzentrat Abk.: EK; aus roten Blutkörperchen bestehendes Blutprodukt; gewonnen aus Vollblut, das in seine Einzelteile aufgetrennt und weiterverarbeitet wird; für Routinetransfusion bei Blutverlust

Erythrozytenzahl Abk.: Erys; Anzahl der Erythrozyten pro Mikroliter (µl) Blut; Änderungen häufig analog zur ▶ *Hämoglobinkonzentration*

Erythrozyturie Ausscheidung von roten Blutkörperchen im Harn

ESBL Abk. für: **E**xtended-**S**pectrum-**B**eta-**L**aktamase produzierende gramnegative Erreger; multiresistenter Krankenhauskeim

Eschar Nekrotisches Gewebe, Wundschorf

Escharotomie Zickzackförmiges Einschneiden der Haut von Brandverletzen, als Entlastungsverfahren; beugt ▶ *Kompartmentsyndromen* bzw. Atembehinderungen vor

Esketamin Ketanest-S®; Analgesie, Intubationsnarkose; S-Enantiomer des ▶ *Ketamins*

Esmarch-Handgriff Griff zum Öffnen der Atemwege; beide Hände fassen das Kinn des Patienten und schieben den Unterkiefer nach vorne, sodass die untere Zahnreihe vor die obere kommt (▶ Abb. 121)

Essenziell Wesentlich, hauptsächlich, lebensnotwendig, selbstständig

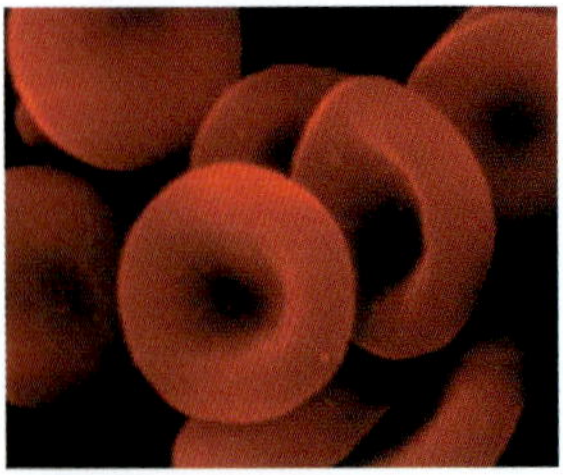

Abb. 120 Erythrozyten [E366]

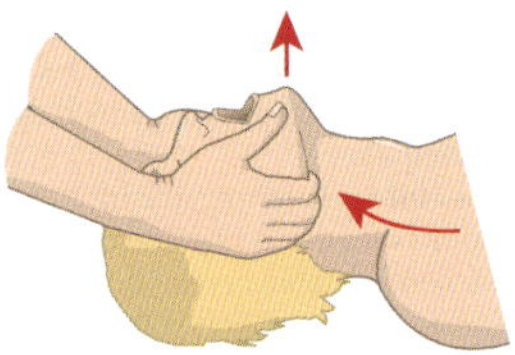

Abb. 121 Esmarch-Handgriff [L138]

E

Essstörung Unterscheidung: ▶ *Magersucht*, ▶ *Bulimie*, ▶ *Adipositas*

ETEC Abk. für: enterotoxische ▶ *E. coli*; verursachen Reisediarrhö

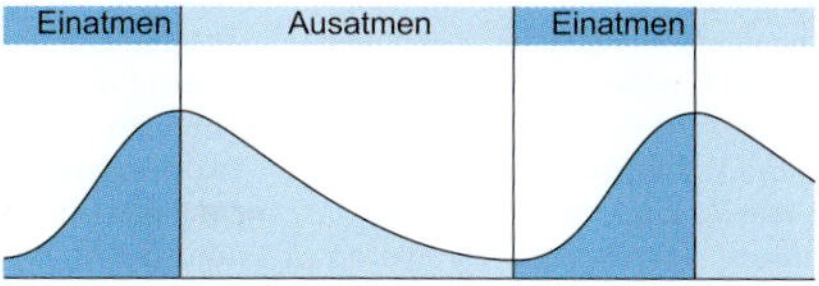

Abb. 122 Eupnoe [L190]

Ethische Wertvorstellungen Wertvorstellungen, welche im menschlichen Zusammenleben den Umgang miteinander regeln sollen; z. B. Gerechtigkeit, gegenseitiger Respekt, Toleranz

Etomidat Etomidat®-lipuro, Hypnomidate®; Hypnotikum, verwendet v. a. zur Einleitung einer ▶ *Allgemeinanästhesie*

Eu- Vorsilbe oder Wortteil für: normal, physiologisch, gut

EUG Abk. für: ▶ *Extrauteringravidität*

Euhydration Normaler Körperwassergehalt

Euler-Liljestrand-Mechanismus Physiologischer Reflex der Lungenstrombahn; Lungenabschnitte, die nicht belüftet sind, werden auch nicht durchblutet; Vermeidung eines ▶ *Rechts-Links-Shunts*

Eukapnie Normaler Kohlendioxidgehalt im Blut

Eumenorrhö Normale Menstruationsblutung

Euphorie Gesteigertes Wohlbefinden; affektive Störung

Eupnoe Gesunde, normale Atmung; Kennzeichen: regelmäßig, gleichmäßig tief, geräuscharm, geruchlos, erfolgt unbewusst (▶ Abb. 122)

Euvolämie Normales zirkulierendes Blutvolumen

Eustress „Guter" Stress; tritt auf, wenn Herausforderungen erfolgreich bewältigt werden; langfristig positive gesundheitliche Auswirkungen; Geg.: Disstress

Euthyreose Normale Schilddrüsenfunktion

Evaluation Auswertung, Bewertung, Beurteilung

Evolution 1. Entwicklung eines Organs aus vorgebildeten Anlagen; Geg.: Involution; 2. Lehre von der Entwicklung der Spezies aufgrund von Mutationen des Erbguts und der damit verbundenen natürlichen ▶ *Selektion*

Evolutionsbiologie Basiert auf den Faktoren ▶ *Mutation*, Isolation und ▶ *Selektion*. Demzufolge hat sich der Mensch vom primitiven Wirbeltier zum hoch entwickelten Säugetier in der Gruppe der Primaten entwickelt

Evozierte Potenziale Abk.: EP; ▶ *EEG*-gestützte Untersuchung; misst die elektrische Aktivität des ZNS als Antwort auf definierte Sinnesreize

Ex(o)- Vorsilbe oder Wortteil für: außen, aus … heraus

Exanthem Großflächiger oder generalisierter Hautausschlag

Exanthema subitum ▶ *Dreitagefieber*

Exazerbation Neuerliche Verschlimmerung einer Krankheit

Exitus (letalis) Tod

Exogen Außerhalb des Körpers entstehend, von außen kommend; Geg.: endogen

Exogen-allergische Alveolitis Abk.: ▶ *EAA*

E

Exogenes System Weg zur Aktivierung des Gerinnungssystems außerhalb der Gefäße; tritt Blut ins Gewebe über, werden die Gerinnungsfaktoren III und VII aktiviert, um eine blutende Wunde rasch zu verschließen
Exokrin Sekretion nach außen, an innere oder äußere Oberflächen; Geg.: endokrin
Exokrine Drüse ▶ *Drüse, exokrine*
Exophthalmus Hervortreten des Augapfels
Exotoxine Giftstoffe (Toxine), die von lebenden Bakterien abgesondert werden
Exozytose Ausschleusen von Substanzen aus der Zelle mittels Bläschen, die mit der Zellmembran verschmelzen und den Bläscheninhalt aus der Zelle befördern
Expektoration ▶ *Sputum*
Expertise Gutachten; Spezial-/Fachwissen
Explantation Entnahme (von Organen)
Explosionswunde Durch Explosionsdruck verursachte große Hautläsion, ggf. tieferliegende Gewebsschichten durch Splitter mitbetroffen; weitere Auswirkung auf luftgefüllte Strukturen (Lungenriss) oder Trommelfellverletzung (▶ Abb. 123)
Expositionsereignis Zustand des Ausgesetztseins oder Kontakt zu externen Ereignissen, wie Bakterien, Viren, Stress
Expositionsprophylaxe Vorbeugung von Infektionen durch Vermeidung des Kontakts mit den Erregern (z. B. durch Händewaschen oder Desinfektion)
Expressivität Ausprägungsgrad eines ▶ *phänotypischen* Merkmals
Exsikkationsekzem Syn.: Austrocknungsekzem; entzündliche Hautreaktion durch zu geringen Fettgehalt und Austrocknung der Haut
Exsikkose Austrocknung
Exspiration Ausatmung; Geg.: Inspiration
Exspirationskerne Teile des Atemzentrums in der ▶ *Medulla oblongata*, die die Ausatmung regulieren
Exspiratorisches Reservevolumen ▶ *Reservevolumen, exspiratorisches*
Exsudat Bei einer Entzündung aus dem Gewebe austretende Flüssigkeit mit hohem Eiweißgehalt; Geg.: Transsudat
Exsudation Austreten von Blutplasma und ▶ *Leukozyten* ins Gewebe aufgrund einer Entzündung
Exsudative Entzündung ▶ *Entzündung, exsudative*
Extension Streckung
Extensionsbehandlung Syn.: Streckbehandlung; konservative Versorgungsform von ▶ *Frakturen*, bei denen das Risiko einer Fragmentverschiebung durch

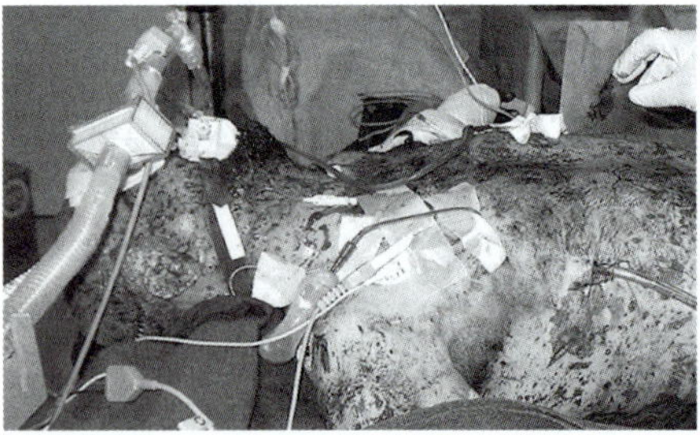

Abb. 123 Explosionsverletzung [F767–001]

Muskelzug besteht und die sich nicht durch einen Gips fixieren lassen

Extern Außerhalb, äußerlich; Geg.: intern

Extra- Vorsilbe für: außerhalb von

Extraglomeruläre Mesangiumzellen ▶ *Mesangiumzellen, extraglomeruläre*

Extraperitoneal Organ im Bauchraum ohne Kontakt zum ▶ *Peritoneum*

Extrapyramidales System Kortikale und subkortikale Kerngebiete mit dazugehörigen Bahnen, die nicht zur ▶ *Pyramidenbahn* gehören; beeinflussen unwillkürliche und gezielte Bewegungen, regeln den Muskeltonus

Extrasystole Herzschlag außerhalb des regulären Grundrhythmus; Unterscheidung nach dem Ursprungsort der Erregung in supraventrikulär und ventrikulär

Extrasystole, supraventrikuläre Abk.: SVES; schlanker QRS-Komplex; Impuls stammt aus dem Vorhof des Herzens und wird zur Kammer übergeleitet

Extrasystole, ventrikuläre Abk.: VE; Impuls stammt aus einem ektopischen Herd der Kammer; breitkomplexig; gleiches Aussehen: immer derselbe ektopische Herd (monomorph), Geg.: Polymorph; unterschiedliche ektope Herde

Extrauteringravidität Einnisten der befruchteten Eizelle in Strukturen außerhalb der Gebärmutter (z. B. im Eileiter oder in der Bauchhöhle) (▶ Abb. 124)

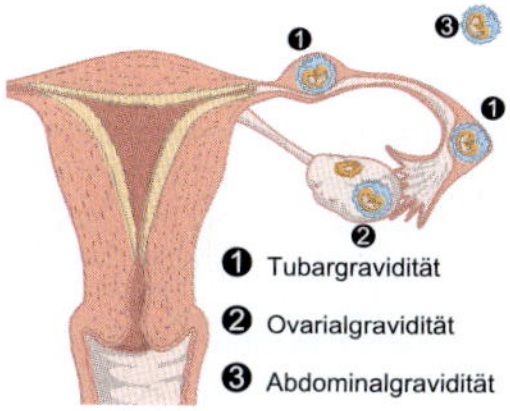

Abb. 124 Mögliche Lokalisationen einer Extrauteringravidität [L138]

Extrazelluläre Flüssigkeit Flüssigkeit, die sich außerhalb der Zelle befindet

Extrazellularraum Raum außerhalb der Zellen

Extremitäten, obere Arme

Extremitäten, untere Beine

Extrinsic-Asthma Syn.: Exogen-allergisches ▶ *Asthma*; Asthmaanfälle, verursacht durch eine allergische Typ-I-Reaktion z. B. gegen Hausstaubmilben, Blütenpollen oder Tierhaare

Extrinsisch Außen, außerhalb gelegen, aufgrund äußerer Antriebe; Geg.: intrinsisch

Extubation Entfernung des ▶ *Tubus* aus den Atemwegen eines Patienten, kann geplant oder akzidentiell erfolgen

Exzitatorisch Erregend

EZ Abk. für: ▶ *Ernährungszustand*

F

Faces Pain Scale Skala zur Selbsteinschätzung der Schmerzstärke, dargestellt durch lachende bzw. traurige Gesichter; geeignet für Kinder ab ca. vier Jahren; Erwachsene: VAS (Visuelle Analogskala)
Face-to-Face-Intubation Eispickelmethode; Ultima ratio-Intubation bei Eingeklemmten oder Verschütteten, wenn keine andere Position des Intubateurs möglich ist
Fadenpilze Dermatophyten und Schimmelpilze; wachsen als vielkernige verzweigte Fäden
Faeces, Fäzes ▶ *Stuhl*
Fäulnis Abbau von stickstoffhaltigen Substanzen durch Enzyme von Bakterien; sicheres Todeszeichen, mit dem nichtärztliches Personal den Tod feststellen kann
Fahrlässigkeit Unvorsichtigkeit; auch fahrlässiges Verhalten, das zu einem Schaden führt, kann bestraft werden
Faktor XIII Fibrinstabilisierender Faktor XIII; Enzym, welches den ▶ *Thrombus* vor vorzeitiger Auflösung schützt
Fakultativ Wahlweise, dem eigenen Ermessen überlassen; Geg.: obligat
Fallhand Bei Schädigung des N. radialis am Oberarm kann der Patient die Hand nicht mehr gegen die Schwerkraft strecken (▶ Abb. 125)
Fallot-Tetralogie Abk.: TOF; angeborener Herzfehler mit ▶ *Pulmonalisstenose*, ▶ *Vorhofseptumdefekt* und Rechtsherzhypertrophie
Falx Sichelförmige Bindegewebsplatte
Fango Schlamm für Massagezwecke
FAS Abk. für: **f**etales **A**lkohol**s**yndrom; Syn.: ▶ *Alkoholembryopathie*
Fascia lata Oberschenkelbinde; Bindegewebshülle, die alle Muskeln

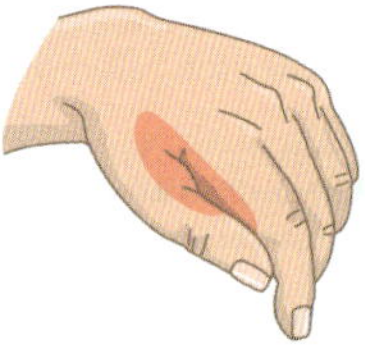

Abb. 125 Fallhand mit Markierung der sensorischen Störung bei Nervus-radialis-Schädigung [L138]

umschließt, die am Oberschenkel entlang ziehen
Fasciculus Strang
Faserknorpel Von dicht gepackten Kollagenfasern durchzogen, besonders widerstandsfähig; bildet Bandscheiben sowie Knorpelscheiben des Kniegelenks (Menisken), verbindet Schambeine (Symphyse)
Fasern Fasern sind Polymere (Molekülketten) aus Proteinen, die je nach Aufbau unterschiedliche physikalische Eigenschaften besitzen
Fasern, elastische Sehr dehnbare Fasern, welche z. B. den Arterien Elastizität verleihen sowie Haut und Lunge dehnbar machen (▶ Abb. 126)
Fasern, retikuläre Bilden ein verformbares, elastisches Netz; kommen im roten Knochenmark, in den Rachenmandeln, Lymphknoten und der Milz vor und stützen viele andere Organe; wichtiger Teil der Basalmembranen
Faserschicht des Periosts Lat.: Stratum fibrosum; Teil der Knochenhaut; setzt sich aus Kollagen und elastischen Fasern zusammen
Faserstoffe, lösliche Zählen zu den Ballaststoffen; Verdauungsenzyme können sie nicht spalten, Bakterien des Dickdarms verarbeiten sie aber zu kurzkettigen Fettsäuren

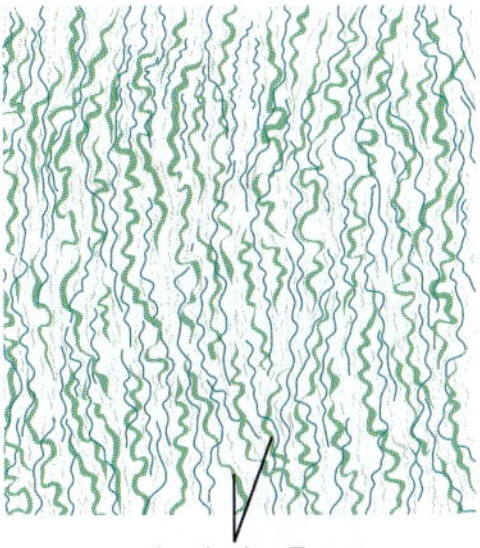

Abb. 126 Elastische Fasern [L190]

Faserstoffe, unlösliche Zählen zu den Ballaststoffen (Ballaststoffe im engeren Sinn): Können nicht abgebaut werden, binden aber Wasser und erhöhen damit das Volumen des Speisebreis

Fassthorax Symptom/Untersuchungsbefund bei ▸ *Lungenemphysem* mit fast horizontalem Stehen der Rippen, d. h. der Brustkorb des Patienten verharrt ständig in Einatmungsstellung

Faszie Hülle, Binde, Muskelhaut

Fasziensack Lat.: Fascia renalis; Schicht der Hülle der Nieren aus dünnem Bindegewebe

Faszikel Bündel

Faszikulationen Unwillkürliche Kontraktionen kleiner Muskelfasergruppen

Fatigue, krebsassoziierte Abk.: CRF; Syn.: Fatigue-Syndrom, Cancer-Related Fatigue; Beschwerdebild bei Krebspatienten mit Müdigkeit, Schwäche, Leistungsabfall

Fazialisparese Schlaffe Lähmung der vom N. facialis (VII. Hirnnerv) versorgten Muskeln einer Gesichtshälfte; Unterscheidung: idiopathische periphere (= ursächlich ungeklärte), entzündliche, otogen bedingte (= als Begleiterscheinung z. B. einer Mittelohrentzündung auftretende) oder traumatische (= bei Schädelfrakturen) Fazialisparese (▸ Abb. 127)

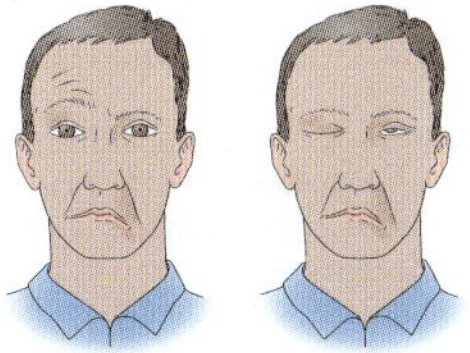

Abb. 127 Linksseitige Fazialisparese bei Stirnrunzeln (links) und Lidschluss (rechts) [L190]

FBU Abk. für: ▸ *Fetalblutuntersuchung*

Fehlbildungen Pränatal entstandene Fehlgestaltungen von Organen

Fehlgeburt ▸ *Abort*

Fehllage, Geburt Pathologische Lage des Kindes bei der Geburt; z. B. Querlage und Längslage in verkehrter Richtung (reine Steiß-, Steiß-Fuß-, vollkommene und unvollkommene Fußlage); wichtige Informationsquelle: Mutterpass

Feigwarzen Lat.: Condylomata acuminata; Syn.: Spitze Kondylome; durch humane ▸ *Papilloma-Viren* hervorgerufene und durch Geschlechtsverkehr übertragene Warzen im Genital- und Analbereich

Feiung, stille/stumme Immunität durch eine ohne Symptome verlaufende Infektion

Felderhaut durch feine Furchen in Felder eingeteilter Hauttyp, der den gesamten menschlichen Körper bedeckt mit Ausnahme der Handinnenflächen und Fußsohlen

F

Feminin Weibliche Merkmale aufweisend; Geg.: maskulin, viril
Femoral Den Oberschenkel betreffend
Femur ▶ *Oberschenkelknochen*
Femurfraktur Bruch des Oberschenkelknochens (Femur); kann in verschiedenen Abschnitten des Knochens auftreten, z. B. am Oberschenkelhals (▶ *Schenkelhalsfraktur*), in der Trochanterregion (pertrochantäre Fraktur), am Femurschaft (Femurschaftfraktur) oder am distalen Femur (kniegelenksnahe Fraktur) (▶ Abb. 355)
Fensterung Gipsöffnung zur Wundkontrolle oder Drainagenentfernung
Fentanyl BtM; hochpotentes ▶ *Analgetikum*, Anwendungsbereiche Allgemeinanästhesie und Intensivmedizin
Fernakkomodation Veränderung der Brechkraft der Linse im Auge, sodass Gegenstände in der Ferne scharf gesehen werden (▶ Abb. 9)
Ferritin Protein, welches zur physiologischen Speicherung von Eisen im Körper dient
Fersenbein Lat.: Calcaneus; größter ▶ *Fußwurzelknochen*, Ansatz für die Achillessehne des M. triceps surae
Fersenhöcker Höcker am Fersenbein (Tuber calcanei); dort setzt die Achillessehne an und ihm liegt das Sprungbein (Talus) auf (▶ Abb. 128)
Fertilität Fruchtbarkeit
Fertilisation ▶ *Befruchtung*
Fetalblutuntersuchung Blutentnahme unter der Geburt aus der Kopfhaut des Kindes zur ▶ *Blutgasanalyse* und ▶ *pH-Wert-Bestimmung*
Fetalperiode Zeitraum der Schwangerschaft ab der 11. Schwangerschaftswoche bis zur Geburt
Fetogenese Schubweise Weiterentwicklung der Leibesfrucht, nach Anlage der Organe; folgt der Embryogenese; Ausdifferenzierung der Gewebe

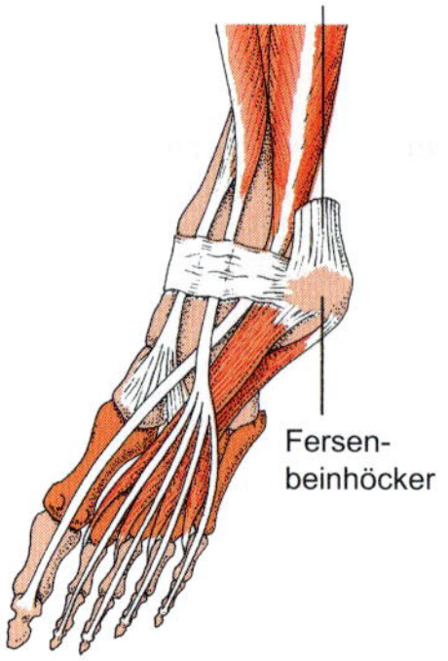

Abb. 128 Fersen(bein)höcker [L190]

Fetopathie Entwicklungsstörung ab dem 3. Schwangerschaftsmonat durch exogene Einflüsse im ersten Schwangerschaftsdrittel; es wird vor allem die Ausreifung des Fetus gestört → funktionelle Defekte bei Neugeborenen
Fett Sammelbegriff für tendenziell lipophile Moleküle, die aufgrund ihrer Apolarität schlecht wasserlöslich sind. Fette nehmen im Körper wichtige Aufgaben wahr, z. B. Energiespeicherung, Wärmeisolation, Isolation von Nervengewebe u. v. m. Unterschieden in pflanzliches und tierisches Fett
Fettgewebe Sonderform des Bindegewebes, in dessen Zellen ▶ *Triglyzeride* lagern
Fettgewebe, braunes Nur beim Neugeborenen vorhandenes Energiedepot; wird vor allem in Wärme umgesetzt
Fettgewebe, subkutanes Fettgewebe in der Unterhaut

Fettgewebe, weißes Die Fettzellen des weißen Fettgewebes enthalten typischerweise einen großen Fetttropfen

Fettläppchen Von retikulären Fasern zusammengeflochtene Fettzellen

Fettleber Einlagerung von Fetttröpfchen in mindestens einem Drittel der Leberzellen, verursacht durch hyperkalorische Ernährung und/oder Alkoholmissbrauch

Fettleibigkeit ▸ *Adipositas*

Fettmark Gelbes, fetthaltiges Knochenmark, welches sich beim Erwachsenen in den Knochen befindet, die kein rotes Knochenmark mehr enthalten

Fettsäure, einfach ungesättigte Eine Fettsäure, die in ihrer Kohlenwasserstoffkette eine Doppelbindung besitzt

Fettsäure, essenzielle Linolsäure und Linolensäure sind die beiden für den Menschen essenziellen Fettsäuren; sie werden nicht vom Organismus gebildet und müssen daher über die Nahrung zugeführt werden

Fettsäure, gesättigte Fettsäure, deren Kohlenwasserstoffkette nur aus Einfachbindungen besteht

Fettsäure, mehrfach ungesättigte Fettsäure, die in ihrer Kohlenwasserstoffkette mehr als eine Doppelbindung besitzt

Fettsäuremolekül Fettsäuremolekül, das aus einer Kohlenwasserstoffkette mit einer Carboxylgruppe (-COOH) besteht

Fettstoffwechselstörung ▸ *Hyperlipoproteinämie*

Fettstuhl Syn.: Steatorrhö; lehmartige, klebrige, glänzende, scharf riechende Stühle; Volumen: > 300 g, Fettgehalt > 7 g täglich

Fettverteilungstyp Einteilung des menschlichen Körpers hinsichtlich der Frage, an welchen Körperstellen der Großteil des Körperfetts vorhanden ist; Unterscheidung androider (männlicher) Fettverteilungstyp mit Hauptfett am Körperstamm, „Apfelform", höheres Gesundheitsrisiko als beim gynäkoiden (weiblichen) Fettverteilungstyp mit Hauptfett an Hüfte und Oberschenkel, „Birnenform" (▸ Abb. 129)

Fettzelle Zelle des Fettgewebes, in das Triglyzeride in Form von Tröpfchen eingelagert sind

Fetus Syn.: Fötus; Bezeichnung des Embryos ab der 11. ▸ *SSW*

Feuermal Lat.: Naevus flammeus; Syn.: Weinmal; angeborener, hellroter, rotweinfarbener oder blauroter Fleck durch Kapillarerweiterungen

FFP Abk. für: ▸ *Fresh Frozen Plasma*

FFP-Masken Abk. für: Filtering Face Piece; Partikelfilter mit verschiedenen Schutzstufen: FFP1–FFP3

Fibrillen Kettenförmige Bestandteile von ▸ *Kollagen*, dem zentralen Baustoff des Körpers

Fibrin Protein der Blutgerinnung, vernetzt und verfestigt einen ▸ *Thrombus*

Fibrinös Das Fibrin betreffend, durch Fibrinbeimischung gerinnend

Fibrinogen Faktor I der Blutgerinnung, wird aktiviert zu ▸ *Fibrin*

Fibrinolyse System zur Auflösung von Thromben; Gegenspieler der Blutgerinnung

Fibrinolytikum Plural: Fibrinolytika; Medikament zur Auflösung eines ▸ *Thrombus* in einem Gefäß

Fibroblasten Ortsständige, aktive Bindegewebszellen

Fibrom Gutartiger Bindegewebetumor

Fibrom, hartes Syn.: Dermatofibrom; gutartiger Tumor des Bindegewebes mit Fribroblasten- und Kollagenvermehrung

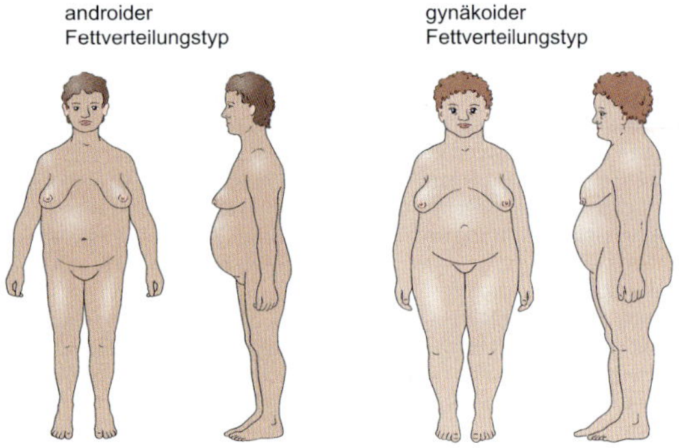

Abb. 129 Fettverteilungstypen [L190]

Fibrom, weiches Meist gestielte, weiche ▸ *Papel*

Fibromyalgie-Syndrom Abk.: FMS; weichteilrheumatische Erkrankung mit länger dauernden Schmerzen v. a. in Muskeln, Sehnen und Gelenken, meist verbunden mit vegetativen und funktionellen Beschwerden; 1–2 % der Bevölkerung betroffen

Fibrosarkom Bösartiger Bindegewebetumor

Fibrose Syn.: Gewebeverhärtung; Vermehrung des Bindegewebes, meist innerhalb eines Organs

Fibrose, zystische ▸ *Mukoviszidose*

Fibrozyten Ein Fibrozyt ist eine inaktivierte mesenchymale Zelle, also die ruhende Form der ▸ *Fibroblasten* im Bindegewebe

Fibula Wadenbein (▸ Abb. 130)

Fibular Zum Wadenbein hin

Ficksches Diffusionsgesetz Komponenten, die notwendig sind, um Sauerstoff zur Körperzelle zu bringen: 1. Sauerstoffbeladung der ▸ *Erythrozyten*; 2. Ankunft der Erythrozyten an der Zelle; 3. Entladung des Sauerstoffs an der Zelle

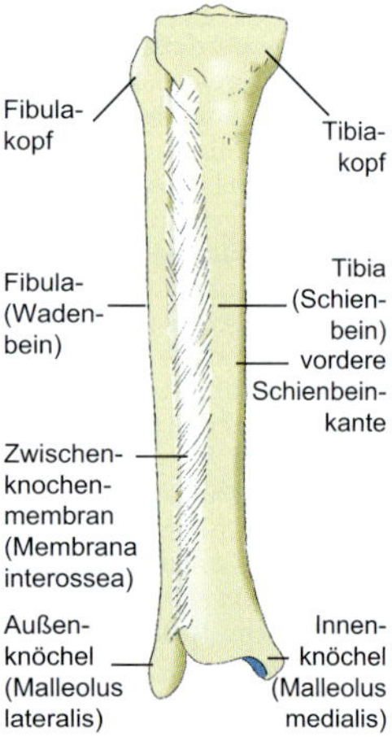

Abb. 130 Fibula und Tibia [L190]

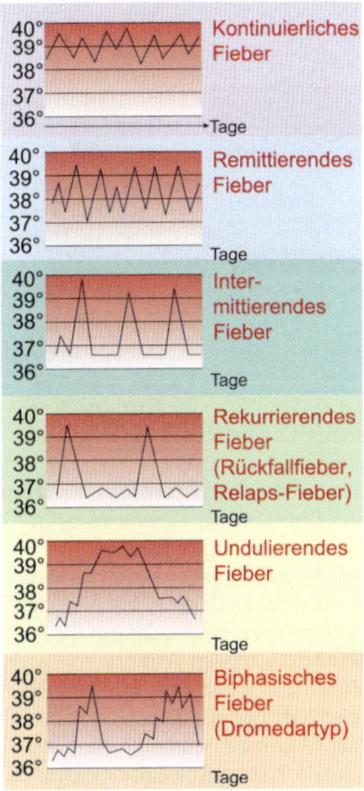

Abb. 131 Fiebertypen [L190]

Fieber Anstieg der Körpertemperatur aufgrund einer krankhaften Verschiebung des Sollwerts im thermoregulatorischen Zentrum im ZNS (▸ Abb. 131)

Fieber, aseptisches ▸ *Resorptionsfieber*

Fieber, infektiöses/septisches Syn.: septisches Fieber; Temperaturanstieg, verursacht durch Mikroorganismen oder deren Toxine bei Infektionskrankheiten

Fieber, intermittierendes Im Tagesverlauf Wechsel zwischen hohen Temperaturen und fieberfreien Intervallen; Schwankungen > 1,5 °C; Vorkommen: ▸ *Sepsis*, ▸ *Pleuritis*

Fieber, (akutes) rheumatisches Heute seltene Streptokokken-Zweiterkrankung, durch ▸ *Antigen-Antikörper-Reaktionen;* v. a. bei Endokarditis: gegen Streptokokken gebildete Antikörper richten sich gegen strukturähnliche Anteile des ▸ *Endokards*

Fieber, toxisches Fieber als Reaktion auf körperfremdes oder artfremdes Eiweiß, z. B. bei Impfungen, Bluttransfusionen, malignen Tumoren

Fieber, zentrales Fieber bei Störung des Temperaturzentrums infolge von Schädel-Hirn-Verletzungen, Schädeloperationen, Gehirnentzündungen; meist über 40 °C; Anwendung von fiebersenkenden Maßnahmen ist erfolglos

Fieberkrampf Häufigster Gelegenheitsanfall, der im Rahmen fieberhafter Infekte bei ansonsten gesunden Säuglingen oder Kleinkindern auftritt; Vorkommen bei ca.5 % aller Kinder, Altersgipfel 1–4 Jahre, Prognose meist gut

Filamente Bilden das Stützgerüst der Zelle; es werden Aktin- und Intermediärfilamente unterschieden (▸ Abb. 132)

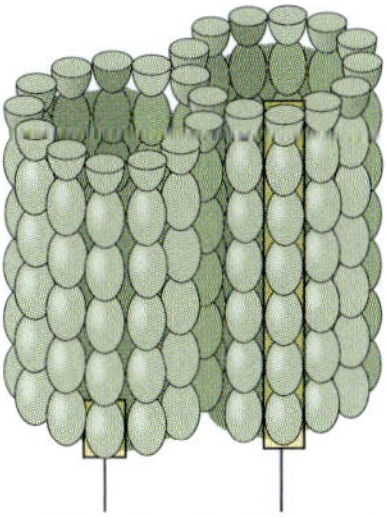

Abb. 132 Längsgerichtete Filamente setzten die Wände von zwei ▸ *Mikrotubuli* zusammen [L190]

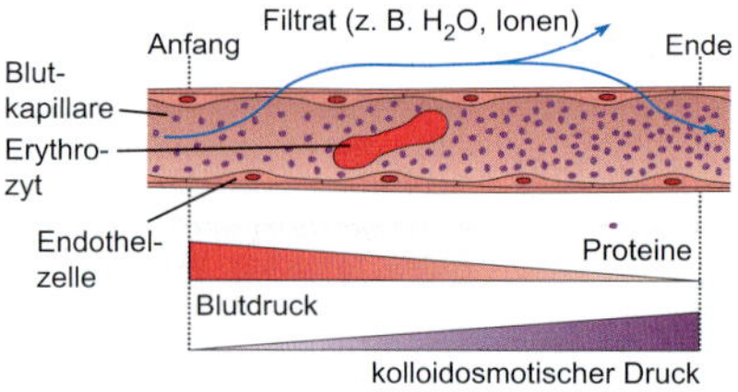

Abb. 133 Flüssigkeitsverschiebungen bei Filtration [L190]

Filmtablette Arzneimittelform; Tablette mit dünnem Überzug
Filtrat Filtrat ist das Lösungsmittelmedium mit niedrigerer Teilchenkonzentration, in das bei der Filtration die Teilchen aus dem Flüssigkeitsraum mit der höheren Teilchenkonzentration durch eine Membran diffundieren
Filtration Eigentlich Abtrennung fester Stoffe aus Flüssigkeiten und Gasen; bezüglich Blutkreislauf: im arteriellen Kapillarschenkel überwiegt die Abgabe von Flüssigkeit an das umgebende Gewebe (▶ Abb. 133)
Fingerbeuger Muskeln, die sich vor allem an der Unterseite des Unterarms, aber auch in der Handfläche befinden und die Finger beugen
Fingerendgelenk Lat.: Articulatio interphalangealis distalis; Gelenk zwischen Mittelglied und Endglied
Fingerglied Röhrenknochen des Fingers, nach den Mittelhandknochen
Fingergrundgelenk Lat.: Articulatio metacarpo phalangealis; Gelenk zwischen Mittelhandknochen und Grundglied
Fingerknochen Röhrenknochen von Daumen und Fingern
Fingermittelgelenk Lat.: Articulatio interphalangealis proximalis; Gelenk zwischen Grundglied und Mittelglied
Fingermuskeln, lange Die Venter (Muskelbäuche) der langen Fingermuskeln sitzen im Unterarm, sie ziehen mit ihren Sehnen über das Handgelenk und setzen an den Fingern an; sie beugen und strecken die Finger und die Hand
Fingerstrecker Muskeln, die sich an der Oberseite des Unterarms befinden und die Finger strecken
First-pass-Effekt Abbau von Medikamenten durch die Leber nach oraler Gabe, erst dann gelangen die Wirkstoffe an den Wirkort
Fissur(a) Spalte, Furche; 1. besonders tiefe Furche in der Oberfläche des Gehirns; 2. schmerzhafter Hauteinriss, z. B. an Anus, Brustwarze, Mund; 3. Einfurchungen an Zähnen
Fistel Nicht natürliche, direkte Verbindung zwischen einem Hohlorgan und der Haut oder anderen Organen
Fixateur externe Syn.: äußerer Spanner, äußerer Festhalter; Anwendung zur äußeren Stabilisierung v. a. bei infizierten Frakturen, Frakturen mit umgebenden Weichteilverletzungen, Trümmerfrakturen oder zur temporären Stabilisierung einer Fraktur (▶ Abb. 134)
Fixateur interne Von Weichteilen bedeckte und von außen nicht sichtbare Stabilisierung; Wirkprinzip wie Fixateur externe
Fixierung Befestigung, Feststellung
fl Femtoliter (10^{-15} Liter)
Flatulenz ▶ *Blähungen*

F

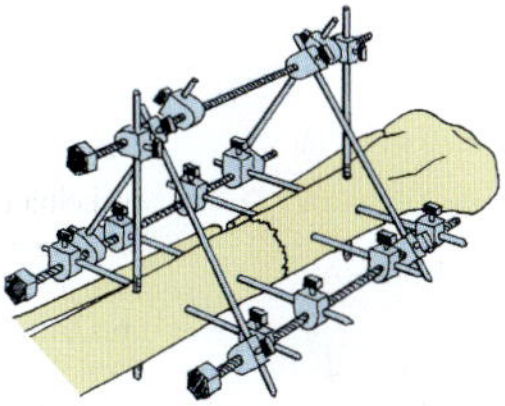

Abb. 134 Fixateur externe [L190]

Flaumhaare Kaum sichtbare Härchen; bei Männern kaum vorhanden, bei Frauen und Kindern aber fast am ganzen Körper
Fleckfieber Durch Rickettsien verursachte Erkrankung, gekennzeichnet durch Fieber mit Schüttelfrost, Kopf- und Gliederschmerzen und fleckförmigen Hautausschlag; v. a. in warmen Ländern
Flavonoide Sekundäre Pflanzenstoffe, die als Antioxidantien vor ▶ *Arteriosklerose* schützen
Fleck, blinder ▶ *blinder Fleck*
Fleck, gelber ▶ *gelber Fleck*
Flexion Beugung (▶ Abb. 135)

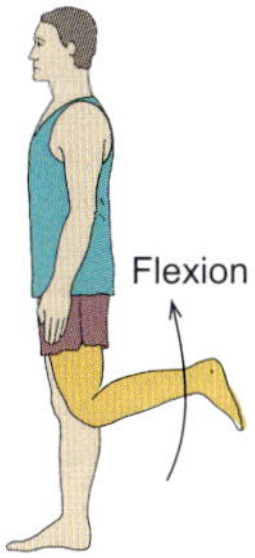

Abb. 135 Flexion [L190]

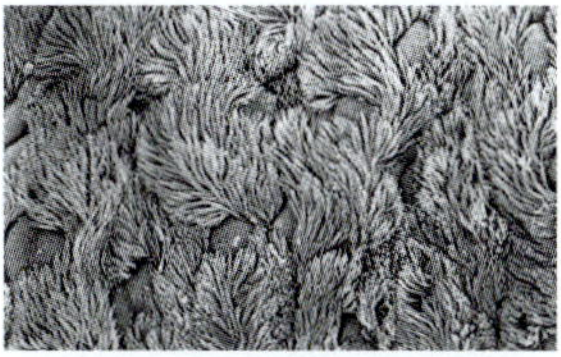

Abb. 136 Flimmerepithel [M375]

Flexorengruppe, oberflächliche Die oberflächlichen Beuger des Fußes befinden sich am Unterschenkel, es sind die Köpfe des Musculus triceps surae (dreiköpfiger Wadenmuskel); Funktion: Beugung des Fußes in Richtung Fußsohle (Plantarflexion) sowie Supination des Fußes
Flexorengruppe, tiefe Die tiefe Beugemuskulatur befindet sich unter der oberflächlichen Flexorengruppe am Oberschenkel; sie ist vor allem ein Beuger der Zehen
Flimmerepithel Gebündelte Flimmerhaare (▶ *Kinozilien*), welche beispielsweise in den Atemwegen Schmutz abfangen und hinausbefördern (▶ Abb. 136)
Florid Blühend, stark wachsend
Flüssigkeit, extrazelluläre ▶ *Extrazelluläre Flüssigkeit*
Flüssigkeit, interstitielle ▶ *Interstitielle Flüssigkeit*
Flüssigkeit, intrazelluläre ▶ *Intrazelluläre Flüssigkeit*
Flüssigkeit, transzelluläre ▶ *Transzelluläre Flüssigkeit*
Flüssigkeitsbilanzierung Erfassen der Flüssigkeiten, die in einem festgesetzten Zeitraum dem Körper zugeführt (Einfuhr) und vom Körper ausgeschieden (Ausfuhr) wurden; Unterteilung: positive Bilanz (Einfuhr übersteigt Ausfuhr), ausgeglichene Bilanz (Einfuhr entspricht Ausfuhr) und negative Bilanz (Ausfuhr übersteigt Einfuhr)

Fluid lung „Überwässerung" mit ▶ *Lungenödem* infolge von fehlender Kochsalz- und Wasserausscheidung; Symptom des akuten Nierenversagens

Flumazenil Anexate®; Antidot bei Benzodiazepinintoxikation

Fluktuation Schneller Wechsel oder wellenförmige Bewegung

Fluktuieren Sich ändern, schwanken, wechseln

Fluor ▶ *Ausfluss*

Flush Anfallsartige Hautrötung mit Hitzegefühl

Flush-Syndrom Rötliche Verfärbung v. a. von Gesicht und Hals bei ▶ *Karzinoiden*

Foetor Übler Geruch

Foetor ex ore Syn.: Halitosis; übler Atemgeruch

Foetor hepaticus Geruch nach frischer Leber; Auftreten bei Leberversagen

Foetor uraemicus Urinöser Geruch; Auftreten im Endstadium des Nierenversagens

Fötus ▶ *Fetus*

Fogarty-Katheter Ballonkatheter zur ▶ *Embolektomie*; nach Inzision Einführen des Katheters in die Arterie, Vorschieben des Katheters mit entblocktem Ballon durch den ▶ *Embolus*, nach Blockung des Ballons Herausziehen des Katheters mit Embolus (▶ Abb. 137)

Fokale Anfälle Anfälle durch lokale Veränderung des Gehirns ohne begleitende Bewusstseinsstörung, z. B. Zuckungen, Parästhesien („Pelzigsein")

Folgenahrung Industrielle Folgemilch zur Ernährung des Kindes ab dem fünften Monat; hoher Gehalt an Proteinen und Mineralstoffen, meist mehrere ▶ *Kohlenhydrate*

Follikel Kleines Bläschen, z. B. innerhalb der Schilddrüsen

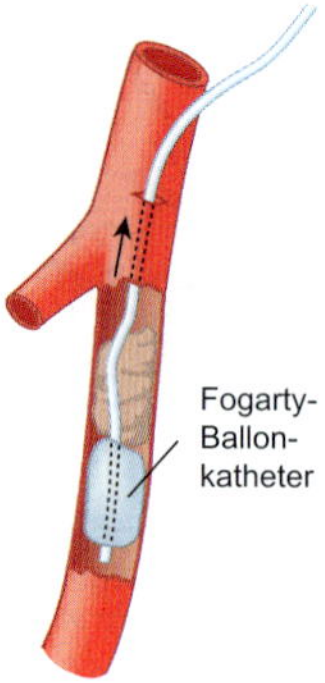

Abb. 137 Fogarty-Katheter [L138]

Follikelepithel Gewebe, das die ▶ *Oozyte* I. Ordnung umgibt und mit ihr zusammen den ▶ *Primärfollikel* bildet

Follikel-stimulierendes Hormon Abk.: FSH; Hormon, welches in der ▶ *Adenohypophyse* gebildet wird und u. a. Eizell- bzw. Spermabildung bei Frau bzw. Mann anregt

Follikulitis Oberflächliche Entzündung des Haarbalges, meist durch Staphylococcus aureus; gelbliche Pustel um ein Haar herum

Follikulogenese Follikelreifung

Folsäure Beteiligt an der Synthese von DNS-Bausteinen, wird mit der Nahrung aufgenommen und von Darmbakterien produziert; Mangelerscheinungen: ▶ *Anämie*

Fontanelle Knochenfreie Areale, an denen beim Säugling mehrere Schädelknochen aneinandergrenzen; verschließen sich im 2. Lebensjahr (▶ Abb. 138)

Foramen Loch; Öffnung im Knochen, durch welche Blutgefäße, Nerven oder Bänder hindurchziehen

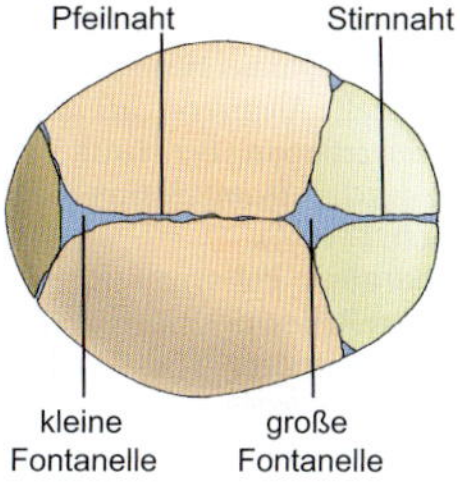

Abb. 138 Fontanellen (Schädelansicht von oben) [L190]

Foramen intervertebrale Zwischenwirbelloch
Foramen magnum Großes Hinterhauptloch am Hinterhauptbein, größte Öffnung der Schädelbasis, Übergang vom Gehirn zum Rückenmark
Foramen ovale Öffnung in der Herzscheidewand beim Fetus
Foramen vertebrale Wirbelloch
Foregger Spatel nach Miller/Foregger; gerader, nicht gebogener Laryngoskopspatel, der besonders bei Kindern und schwierigen anatomischen Verhältnissen hilfreich ist
Forensisch Gerichtlich, gerichtsmedizinisch
Formatio reticularis Weitläufiges, nicht klar abgegrenztes Netzwerk aus Neuronen im Hirnstamm
Fornix Gewölbe
Fortecortin® Dexamethason; ▸ *Glucocordicoid*; Entzündungshemmer und Immunsuppressivum
Fortpflanzungssystem Organsysteme bei Mann und Frau, welche der Erzeugung von Nachkommen dienen (Mann: Hoden, Nebenhoden, Prostata, Samenbläschen und Penis; Frau: Eierstöcke, Eileiter, Gebärmutter und Scheide)

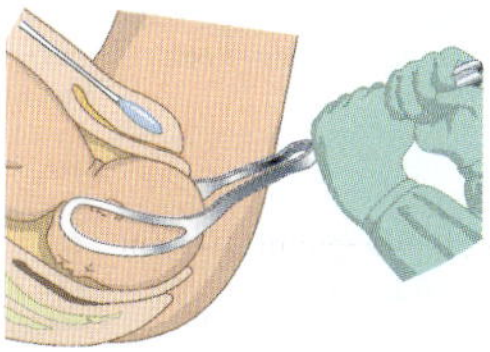

Abb. 139 Forzeps-Entbindung [L190]

Forzeps-Entbindung Syn.: Zangenentbindung (▸ Abb. 139); vaginal-operative Entbindung mit Geburtszange; Hauptindikationen: Geburtsstillstand, kindlicher Sauerstoffmangel während der Austreibungsperiode
Fossa Grube: Freiraum im Knochen
Fourchette-Stellung Dislokation zur Streckseite bei ▸ *Radiusfraktur*
Fourniersche Gangrän Nekrotisierende Fasciitis der Perigenitalregion; oft am Skrotum durch aerobe und anaerobe Keime durch Infektion aus dem Harntrakt, der Haut oder dem Enddarm
Fragment Bruchstück
Fraktur Syn.: Knochenbruch; Kontinuitätsunterbrechung eines Knochens, mindestens zwei Fragmente sind durch einen Bruchspalt voneinander getrennt (▸ Abb. 140)
Frakturheilung, primäre Idealfall der Frakturheilung, bei der durch ▸ *Osteosynthese* die Bruchstücke so genau in Verbindung gebracht wurden, dass der Knochen ohne die Bildung eines ▸ *Kallus* zusammenwächst
Frakturheilung, sekundäre Konnten die Bruchstücke des Knochens nicht in Idealposition gebracht werden, so wachsen diese nach Bluterguss und Entzündungsreaktion mit anschließender ▸ *Kallusbildung*, der

F

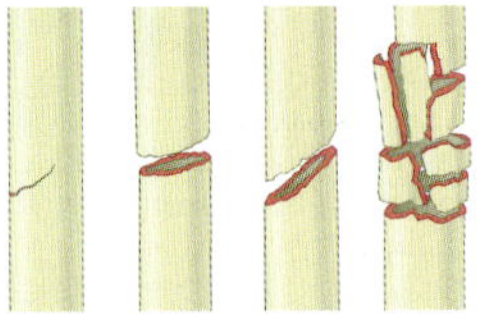

Abb. 140 Verschiedene Frakturformen [L190]

sich nach und nach in Knochen umwandelt, (wie bei chondraler ▶ *Ossifikation*) wieder zusammen

Frakturspalt Lücke im Knochengewebe, die bei einem Bruch entsteht

Frakturzeichen, sichere Abnorme Lage, herausragende Knochenfragmente aus Wunden und Fehlstellung, ggf. ▶ *Krepitation*

Frakturzeichen, unsichere Schmerz, Schwellung, Rötung, Sensibilitätsverlust und abnorme Beweglichkeit

Frank-Starling-Mechanismus Mechanismus, der es dem Herzen ermöglicht, zu einem gewissen Grad sein Schlagvolumen selbst zu steuern und mit unterschiedlichen Volumenangeboten umgehen zu können

Freie Nervenendigung ▶ *Nervenendigung, freie*

Freiheitsgrad Beschreibt die Bewegungsmöglichkeiten eines Gelenks; die Anzahl der Bewegungsachsen entspricht der Anzahl der Freiheitsgrade

Fremdeln Syn.: Acht-Monats-Angst; Erkennen von fremden Personen im Säuglingsalter, Reaktion mit Abweisung oder Weinen

Fremdanamnese Information zum Patienten durch Dritte (Angehörige, Zeugen, Hausarzt, Pflegepersonal)

Fremdkörperaspiration Verlegung der Atemwege durch einen Fremdkörper; Symptome: Hustenreiz, krampfhafte Atemversuche, Zyanose (= Blauverfärbung der Haut); Erste Hilfe durch ▶ *Heimlich-Handgriff* (▶ Abb. 174)

Fremdreflex Polysynaptischer ▶ *Reflex*; Reflex, der nicht von dem Organ beantwortet wird, von dem er ausgegangen ist

Frenulum Bändchen

Frequenz Häufigkeit, Anzahl sich wiederholender Vorgänge pro Minute

Fresh Frozen Plasma Abk.: FFP; Blutprodukt; schockgefrorenes, zellarmes Plasma, eingesetzt bei Gerinnungsstörungen

Frigide Sexuell ohne Empfindung

Fritsch, Lagerung nach Lagerung bei vaginalen Blutungen mit ausgestreckten Beinen und übereinandergeschlagenen Unterschenkeln unter Verwendung einer saugstarken Vorlage vor der Vulva

Frontal Stirnwärts

Fruchtblase Hülle um den Embryo, mit Fruchtwasser gefüllt (▶ Abb. 141)

Fruchtwasser Syn.: Amnionflüssigkeit; klare, wässrige Flüssigkeit, die von der Fruchtblase gebildet wird und diese ausfüllt; verhindert in der Embryonalphase die Verwachsung der Frucht mit den Eihäuten

Fruchtwasserpunktion ▶ *Amniozentese*

Fruchtwasserspiegelung ▶ *Amnioskopie*

Frühabort Abort bis zur 12. ▶ *SSW*

Frühchen Säugling mit Geburtsgewicht < 1500 g

Frühdumpingsyndrom Folgezustand nach Magenoperationen durch zu raschen Nahrungsübertritt ins Jejunum; Symptome: Völlegefühl, Übelkeit, Blutdruckabfall 10–20 Min. nach Beginn der Mahlzeit

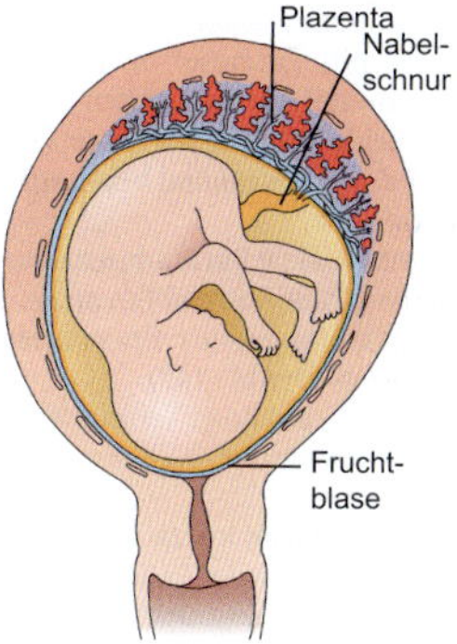

Abb. 141 Fruchtblase [L190]

Frühgeborenes Kind, welches vor Vollendung der 37. ▶ *SSW* auf die Welt kommt; ca. 6 % aller Neugeborenen

Frühgeborenenretinopathie Schädigung der Netzhaut des Neugeborenen, verursacht durch Sauerstoffüberschuss bei längerfristiger Beatmung

Frühgestose Ursächlich durch die Schwangerschaft bedingte Erkrankung der Schwangeren in der Frühschwangerschaft; Hauptvertreter: ▶ *Hyperemesis gravidarum*

Frühsommer-Meningoenzephalitis Abk.: FSME; durch Zeckenbiss übertragener FSME-Virus führt zur Infektion des ▶ *ZNS*

Fruktose Fruchtzucker, ein Monosaccharid

FSH ▶ *Follikel-stimulierendes Hormon*

FSME Abk. für: ▶ *Frühsommer-Meningoenzephalitis*

FSP Abk. für: **F**ibrin(ogen)**s**palt**p**rodukte; Syn.: ▶ *D-Dimere*

Füllungsphase (Herzkreislauf) Der Kammerdruck sinkt unter den Vorhofdruck, die Segelklappen öffnen sich und Blut strömt passiv in die Kammern; die Phase endet mit Schließung der Segelklappen. Die nächste Systole folgt

Fulminanter Verlauf Schnell fortschreitende Erkrankung, rasante Verschlimmerung

Functio laesa Syn.: gestörte Funktion; eines der Kardinalsymptome einer Entzündung: das entzündete Gewebe kann seine Aufgaben nicht oder nur eingeschränkt erfüllen

Fundus Boden, tiefste Stelle

Fundus gastricus Magengrund; im Stehen die obere Wölbung, hier sammelt sich geschluckte Luft, die im Röntgenbild auch als Magenblase sichtbar wird (▶ Abb. 248)

Fundus uteri Gebärmuttergrund

Funduskopie, Fundoskopie ▶ *Augenhintergrund, Spiegelung*

Fundusstand (des Uterus) Höhe des oberen Gebärmutterrandes (▶ Abb. 142)

Funiculus Kleiner Gewebestrang

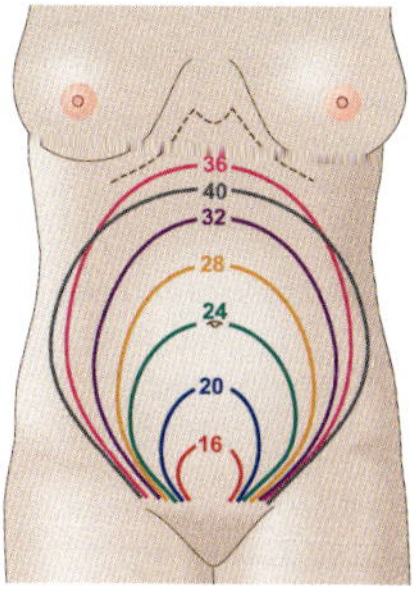

Abb. 142 Fundusstände des Uterus in den Schwangerschaftswochen [L190]

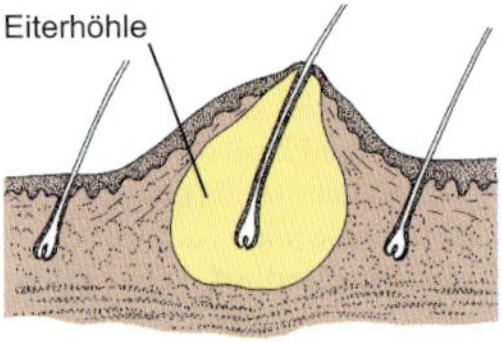

Abb. 143 Furunkel [L190]

Funikulolyse Operative Freilegung und Verlagerung des Hodens in den Hodensack
Funktionelle Residualkapazität ▶ *Residualkapazität, funktionelle*
Funktioneller Totraum ▶ *Totraum, funktioneller*
Funktionsbereich Teilbereiche des medizinischen Versorgungssystems mit verschiedenen Aufgaben
Furche Vertiefung in der Oberflächenstruktur des Großhirns
Furosemid Furorese® injekt; Lasix®; Arzneimittel zur vermehrten Harnausscheidung bei Linksherzversagen mit ▶ *Lungenödem* und bei ▶ *Asthma cardiale*
Furunkel Tiefe Entzündung eines Haarbalgs mit Abszessbildung; schmerzhafte, gerötete Knoten mit Eiterpfropf (▶ Abb. 143)
Fusion Verbindung, Verschmelzung
Fuß, diabetischer ▶ *Diabetisches Fußsyndrom*
Fußmuskulatur, kurze Befindet sich vor allem in der Fußsohle; Funktion: Unterstützung des Fußlängsgewölbes und Bewegung der Zehen
Fußrücken Lat.: Dorsum pedis; Oberseite des Fußes
Fußwurzel Teil des Fußes aus sieben kompakten, würfelförmigen Knochen
Fußwurzelknochen Lat.: Ossa tarsi (▶ Abb. 144); die Knochen der Fußwurzel sehen aus wie vielseitige Würfel, der größte davon ist das Fersenbein (Calcaneus)

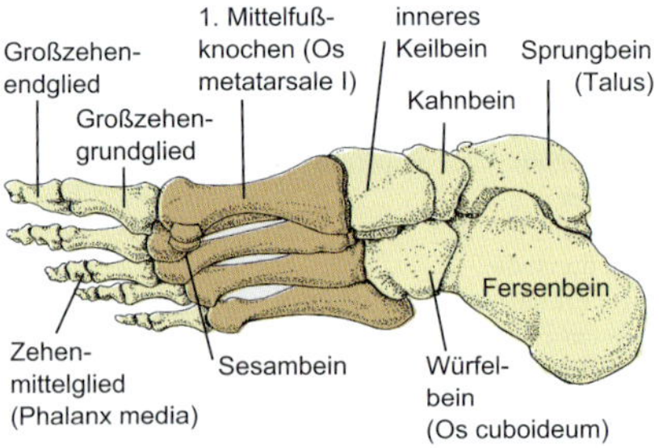

Abb. 144 Fußwurzelknochen [L190]

G

G Abk. für: **G**auge; Maßeinheit für den Außendurchmesser (eines Katheters oder einer Kanüle)

GABA Abk. für: ▶ *Gamma-Aminobuttersäure*

GADA Abk. für: **G**lu**a**tminsäure-**D**ecarboxylase-**A**ntikörper; ▶ *Autoantikörper* bei ▶ *Diabetes mellitus Typ 1*

Galakt(o)- Vorsilbe oder Wortteil für: Milch-

Galaktografie Sonderform der Mammografie; Röntgenkontrastdarstellung der Milchgänge

Galaktosämie Angeborene Stoffwechselstörung mit einer durch verschiedene Enzymdefekte verursachten Abbaustörung der Galaktose

Galaktose Schleimzucker, ein ▶ *Monosaccharid*

Galenik Lehre von der Herstellung von Arzneimitteln aus Wirk- und Hilfsstoffen

Gallenblase Lat.: Vesica biliaris; wird gerade keine Galle benötigt, wird diese in der Gallenblase gespeichert und dort eingedickt (▶ Abb. 145)

Gallenblasenempyem Eiteransammlung in der Gallenblase infolge einer bakteriellen Besiedelung eines ▶ *Gallenblasenhydrops*

Gallenblasengang Lat.: Ductus cysticus; transportiert Gallenflüssigkeit aus der Leber zur Gallenblase (▶ Abb. 145)

Gallenblasenhydrops Stauung von Schleim und Gallenflüssigkeit in der Gallenblase durch einen Verschluss des Ductus cysticus (= Gallenblasengang)

Gallengang Weg innerhalb (lat.: Ductus hepaticus) und außerhalb der Leber (lat.: Ductus choledochus); dient dem Galletransport

Gallengangsatresie Verschluss der intra- oder extrahepatischen Gallenwege beim Neugeborenen

Gallenkolik Plötzlich, oft nachts einsetzende krampfartige Schmerzen im rechten Oberbauch infolge eines Gallestaus, da sich ein Gallenstein in

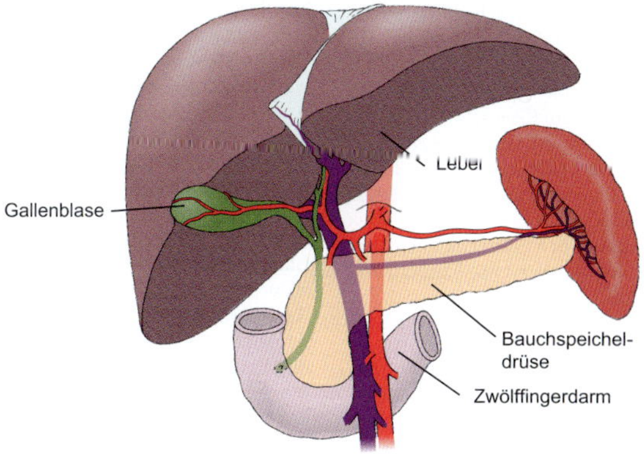

Abb. 145 Lage der Gallenblase [L190]

den Gallenwegen verklemmt hat; dadurch kommt es zur Dehnung und/oder Verkrampfung der Gallenblase und ihrer Gänge. Die Gallenblase versucht durch heftige Kontraktionen, den Stein zu lösen

Gallensäure Z. B. Cholsäure und Chemodesoxycholsäure; zur Verdauung und Resorption von Fett von großer Bedeutung

Gallensteine Konkremente; angereicherte Salze und Cholesterin können in der Gallenblase kristallisieren; ▶ *Cholelithiasis*

Gallensteinileus Verschluss des Darmlumens durch einen Gallenstein

Gallenwege Galle wird in der Gallenblase konzentriert gespeichert und über die Gallenwege in den Zwölffingerdarm abgegeben

Gamma-Aminobuttersäure Abk.: GABA; hemmender ▶ *Neurotransmitter*, der von zahlreichen ▶ *Synapsen* im ZNS eingesetzt wird

Gamet Keim- oder Geschlechtszelle; Unterschied zu Körperzellen: haploider ▶ *Chromosomensatz*

Gametopathien Schädigungen der Frucht vor und während der Befruchtung

GAMS-Regel Verhaltensregel in der Präklinik zum Eigenschutz bei Gefahrgutunfällen: **G**efahr erkennen, **A**bsperren, **M**enschenrettung, falls keine Eigengefährdung, **S**pezialkräfte anfordern

Ganglion Syn.: Nervenknoten; Anhäufung von Nervenzellkörpern außerhalb des ZNS

Ganglion, prävertebrales Teil des vegetativen Nervensystems (▶ *Sympathikus*), welches die Eingeweide des Bauches und des Beckens versorgt

Gangrän Gewebeuntergang (Nekrose) infolge Blutmangelversorgung (▶ Abb. 146)

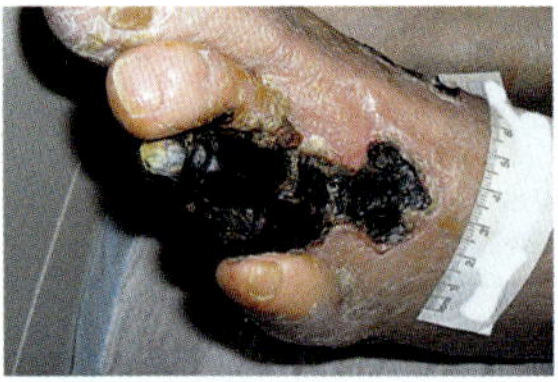

Abb. 146 Gangrän der Zehen III und IV [M291]

Gangstörung Sammelbegriff für Veränderungen des Gangbilds; Ursache: Erkrankung oder Verletzung des Gehirns, der Wirbelsäule, der peripheren Nerven (Polyneuropathie), der Gefäßversorgung, des Bewegungsapparates oder des Gleichgewichtsorgans

Gasaustausch Wichtigste Lungentätigkeit; Aufnahme von Sauerstoff ins Blut, Abgabe von Kohlendioxid an die Atemluft

Gasbrand Syn.: Gasödem; Eindringen von Clostridien in tiefe Wunden bei unsachgemäßer Behandlung

Gasembolie, arterielle Abk.: AGE; Komplikation des Lungenbarotraumas durch unkontrolliertes Auftauchen oder Alveolareinriss

Gaskin-Manöver Geburtshilfliches Manöver zur Behandlung einer Schulterdystokie; Mutter wird in Vierfüßlerstand positioniert

Gaster Syn.: Ventriculus; Magen

Gastr(o)-, gastrisch Vorsilbe oder Wortteil für: den Magen betreffend, zum Magen gehörend

Gastransport Bewegen von Gasmolekülen

Gastrektomie Entfernung des gesamten Magens bei Magenkarzinom, meist mit Bildung eines Ersatzmagens aus Darmanteilen

Gastric Banding Laparoskopische Implantation eines Bandes zur Verkleinerung des Magens; operative

Maßnahme zur Gewichtsreduktion bei extremer ▶ *Adipositas*

Gastrin Peptidhormon des Magen-Darm-Trakts, das u. a. den stärksten Reiz für die Produktion von Magensäure ausübt

Gastrinom Gastrinbildender Tumor; Leitsymptom des ▶ *Zollinger-Ellison-Syndroms* mit rezidivierenden Magen-Darm-Ulzera

Gastritis Magenschleimhautentzündung, kann akut und chronisch auftreten

Gastroduodenal Zum Magen und Zwölffingerdarm gehörend

Gastroenteritis, infektiöse Ansteckende (Brech-)Durchfallerkrankung durch eine Vielzahl von Erregern mit jahreszeitlichem Gipfel in den Sommermonaten; häufig bei Reisen in warme Länder

Gastroenterologie Teilbereich der Inneren Medizin, der sich mit den Erkrankungen des Magen-Darm-Trakts beschäftigt

Gastro-entero-pankreatisches System Abk.: GEP; zusammenfassender Begriff für endokrine Zellen des Magen-Darm-Trakts und des Pankreas

Gastroenterostomie Abk.: GE; operativ angelegte Seit-zu-Seit-Verbindung (= Anastomose) einer ▶ *Jejunumschlinge* mit der Magenwand; Anwendung bei inoperablem ▶ *Antrumkarzinom* zur Sicherung der Magen-Darm-Passage

Gastrointestinal Den Verdauungstrakt betreffend

Gastrointestinalblutung Abk.: GIB; Blutung im Magen-Darm-Trakt

Gastrointestinalblutung, obere Blutungsquelle in Ösophagus (Speiseröhre), Magen oder Duodenum, v. a. ▶ *Ulkus* ventriculi/duodeni, erosive ▶ *Gastritis*, ▶ *Ösophagusvarizen*; Leitsymptome: Bluterbrechen, „kaffeesatzartiges" (braun-schwarzes) Erbrechen; Teerstuhl (▶ *Meläna*)

Gastrointestinalblutung, untere Blutungsquelle in tieferen Darmabschnitten, v. a. ▶ *Divertikel*, ▶ *Hämorrhoiden*, Darmentzündungen; Leitsymptom: Blutstuhl (= dunkel- oder hellrote Blutbeimischungen im Stuhl oder Blutauflagerungen)

Gastrointestinaltrakt Syn.: Magen-Darm-Trakt; Hauptteil des Verdauungssystems

Gastrojejunostomie Palliative OP bei fortgeschrittenem ▶ *Pankreaskarzinom*; Verhinderung einer Magenentleerungsstörung durch Umgehung der tumorbedingten Stenose (▶ Abb. 147)

Gastroösophagiale Hernie ▶ *Hernie, gastroösophagiale*

Gastropexie, vordere Bei paraösophagealer ▶ *Hernie* Rückverlagerung des Magens in den Bauchraum, Einengung des Hiatus oesophageus (▶ Abb. 293) und Anheftung der Magenvorderwand an der Bauchdecke

Gastroschisis Herausquellen des Abdominalinhalts durch einen Bauchwanddefekt beim Neugeborenen

Gastroskopie Magenspiegelung

Gastrostomie, perkutan-endoskopische Abk.: ▶ *PEG*

Gaumen Bildet das Dach der Mundhöhle und den Boden der Nasenhöhle

Gaumen, harter Lat.: Palatum durum; entwächst aus den Oberkieferknochen, deren Fortsätze sich in der Mittellinie vereinen

Gaumen, weicher Sehnen-Muskel-Platte, die zum einen in das Gaumensegel einstrahlt und zum anderen zum Zungengrund läuft

Gaumenbein Lat.: Os palatinum; Teil des Gesichtsschädels, bildet den

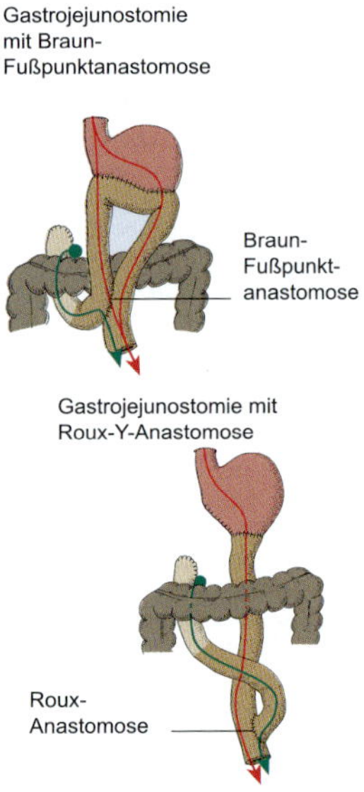

Abb. 147 Gastrojejunostomie [L190]

hinteren Teil des knöchernen Gaumens

Gaumenmandel Lat.: Tonsilla palatina; Teil des lymphatischen Rachenrings; dient der Immunabwehr

Gaze Mull, Verbandsmaterial

GCS Abk. für: ▶ *Glasgow Coma Scale*

Gebärmutter Lat.: Uterus (▶ Abb. 148); Teil der inneren weiblichen Geschlechtsorgane; nimmt die befruchtete Eizelle auf und gibt dem Embryo Platz zur Entwicklung

Gebärmutterenge Lat.: Isthmus uteri (▶ Abb. 148); Übergang zum unteren Teil der Gebärmutter

Gebärmutterhals Lat.: Cervix uteri (▶ Abb. 148); unterer Teil der Gebärmutter, abgeschlossen durch den Muttermund

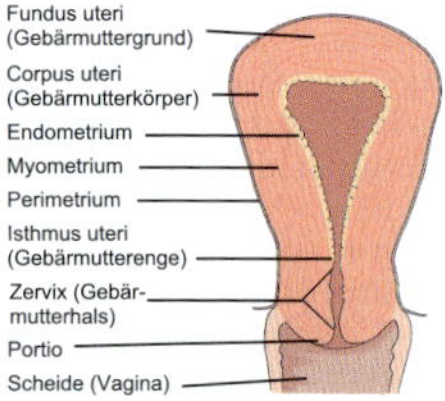

Abb. 148 Gebärmutter (Uterus) im Längsschnitt [L190]

Gebärmutterhöhle Lat.: Cava uteri; Innenseite der Gebärmutter, unterteilbar in Gebärmutterkörper, -hals und -enge. Ist mit Gebärmutterschleimhaut (Endometrium) ausgekleidet

Gebärmutterkörper Lat.: Corpus uteri; besteht aus kräftiger glatter Muskulatur; dient während der Schwangerschaft als „Fruchthalter" und hilft, die ▶ *Plazenta* aufzubauen

Gebärmuttersenkung ▶ *Descensus uteri*

Gebiss ▶ *Erwachsenengebiss*, ▶ *Milchzähne*

Geburt, physiologische Spontane Entbindung der Schwangeren von einem reifen, normalgewichtigen Kind aus vorderer ▶ *Hinterhauptslage* nach einer Schwangerschaftsdauer von 38–42 Wochen; bei ca. 60 % aller Geburten

Geburtsgeschwulst ▶ *Caput succedaneum*

Geburtskomplikationen Kindliche Fehllagen, Nabelschnurvorfall, in der Nachgeburtsphase: ▶ *Uterusatonie*

Geburtsstillstand Stillstand des Geburtsvorgangs für mind. zwei Stunden während der Eröffnungsphase

Gedächtnis, deklaratives Speichert Faktenwissen (Jahreszahlen, Namen usw.), das wir durch unsere Sprache wiedergeben können (deklarativ)
Gedächtnis, nicht-deklaratives Speichert u. a. die Informationen, wie wir bestimmte Dinge ausführen, z. B. Schreiben oder Fahrradfahren (prozeduales Gedächtnis)
Gedächtnis, sensorisches Ultra-Kurzzeitgedächtnis, welches neue Sinneseindrücke ca. eine Sekunde lang speichert und prüft, ob die aufgenommene Information wichtig ist und weitergeleitet werden soll
Gedächtnisstörung Beeinträchtigung der Fähigkeit, sich Wahrnehmungen und Empfindungen zu merken und sich später daran zu erinnern
Gedeihstörung Mangelhafte gesamtkörperliche Entwicklung, d. h. Beeinträchtigung von Gewichtszunahme und Längenwachstum
Gefäßendothel Zum Gefäßlumen hin gerichtete Zellen der innersten Wandschicht von Gefäßen
Gefäßlumen Hohlraum der Arterien
Gefäßpol Bereich am Nierenkörperchen, an dem die zu- und abführenden Blutgefäße verlaufen
Gefäßreaktion Bestandteil der Blutstillung; das verletzte Gefäß mindert den Blutverlust durch ▶ *Vasokonstriktion*
Gefäßsystem System aus Arterien, Venen und Kapillargefäßen; Aufgabe: Bluttransport; Funktion: Stoffaustausch
Gefäßverschluss, arteriell ▶ *Embolie* einer Extremitätenarterie; zu 90 % aus verschlepptem Material der linken Herzhälfte, oder lokaler ▶ *Thrombus* aus dem Bereich einer arteriosklerotischen ▶ *Plaque*; ▶ *Ischämietoleranz* bei komplettem Verschluss etwa 6–8 Std.
Gefäßverschluss-Symptome 6-P-Regel: **P**ain (Schmerz), **P**allor (Blässe), **P**aralysis (Bewegungsunfähigkeit), **P**ulselessness (Pulslosigkeit), **P**aresthesia (Taubheit), **P**rostration (schweres Krankheitsgefühl)
Gefäßverschluss, venös Venenthrombosen (Phlebothrombosen) in den Gefäßen der oberen Extremitäten und in den tiefen Bein- und Beckenvenen (häufiger); Entstehung nach der ▶ *Virchow-Trias*; hohes Risiko für ▶ *Lungenembolie*
Geflechtknochen Grobfaseriger Knochen des Neugeborenen sowie bei Knochenbruchheilung
Geflechtschicht Lat.: Stratum reticulare; untere Schicht der ▶ *Lederhaut* aus kollagenem Bindegewebe
Gegengift ▶ *Antidot*
Gegenstromprinzip Der Austausch von Stoffen in Flüssigkeiten zwischen zwei permeablen (durchlässigen) Röhren ist bei gegensätzlicher Fließrichtung erleichtert
Gehirn Lat.: Encephalon (▶ Abb. 149); größerer Teil des zentralen Nervensystems, innerhalb des Schädels gelegen; übergeordnetes Steuerzentrum für somatische und vegetative Funktionen und Sitz der menschlichen Persönlichkeit
Gehirnerschütterung ▶ *Commotio cerebri*
Gehirnschlag ▶ *Schlaganfall*
Gehirntod ▶ *Hirntod*
Gehirntumor Syn.: intrakranieller Tumor; Unterteilung: primärer Hirntumor (= vom Gehirngewebe oder seinen Hüllen ausgehend), sekundärer Hirntumor (= Metastasen von primären Tumoren außerhalb des Gehirns)

G

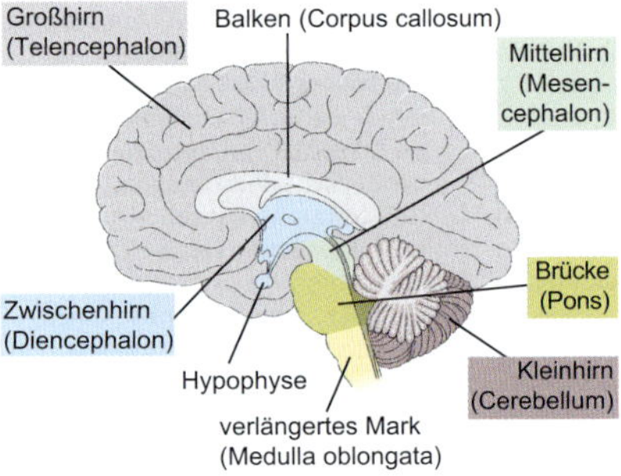

Abb. 149 Gehirn [L190]

Gehör Begriff für eine Sinnesmodalität und zugleich für ein Sinnesorgan, welches akustische Reize aufnimmt und verarbeitet

Gehörgang, äußerer Lat.: Meatus acusticus externus; Abschnitt des Ohrs vom Ohreneingang bis zum Trommelfell

Gehörknöchelchen Lat: Ossicula auditiva; drei kleine Knochen (Hammer, Amboss, Steigbügel), welche die Schallschwingungen vom Trommelfell auf das ovale Fenster zum Innenohr übertragen (▶ Abb. 150)

Gelber Fleck Lat.: Macula lutea; Stelle der Netzhaut, welche die größte Konzentration von Zapfen aufweist; Ort des schärfsten Sehens

Gelbkörper Lat.: Corpus luteum; der mit dem Eisprung entleerte ▶ *Graaf-Follikel* bildet sich zum Gelbkörper um (▶ Abb. 160), der bis zur Menstruation bzw. zum 3. Schwangerschaftsmonat das Hormon ▶ *Progesteron* produziert

Gelbsucht ▶ *Ikterus*

Gelegenheitsanfall Epileptischer, meist generalisierter tonisch-klonischer Anfall, der nur im Zusammenhang mit außergewöhnlichen Belastungen des Gehirns auftritt; Häufigkeit: ca. 5–10 % der Bevölkerung

Gelenk Verbindung zwischen Knochen (▶ Abb. 151)

Gelenkempyem Syn.: Pyarthros; Eiteransammlung in der Gelenkhöhle

Gelenkerguss Krankhafte Flüssigkeitsansammlung im Gelenkinneren,

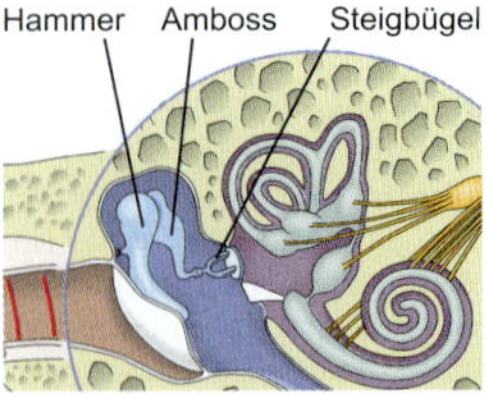

Abb. 150 Gehörknöchelchen [L190]

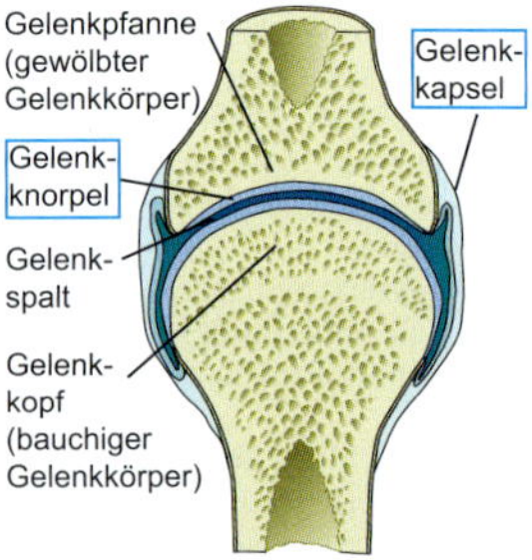

Abb. 151 Gelenk [L190]

z. B. durch Entzündung der ▶ *Synovia* oder Verletzung mit Blutung ins Gelenk

Gelenkfläche Hyaliner Knorpel, der die ▶ *Epiphyse* eines gelenkbildenden Knochens überzieht

Gelenkfortsätze Lat.: Processus articulares; Wirbel besitzen jeweils zwei nach oben gerichtete und zwei nach unten gerichtete Fortsätze mit Gelenkflächen; die nach unten gerichteten Fortsätze eines Wirbels bilden mit den nach oben gerichteten Fortsätzen des benachbarten Wirbels echte Gelenke

Gelenkhöhle Lat.: Cavitas articularis; innerer Raum eines Gelenks, welcher luftdicht abgeschlossen und mit Gelenkflüssigkeit gefüllt ist

Gelenkkapsel Lat.: Capsula articularis; umschließt das Gelenk und besteht aus zwei Schichten: außen die Membrana fibrosa aus festen kollagenen Fasern, schützt vor Verrenkungen; innen die Membrana synovialis (Synovialmembran) aus elastischen Fasern, enthält Gefäße und Nerven (▶ Abb. 151)

Gelenkknorpel Lat.: Cartilago articularis; hyaliner Knorpel, bildet die Gelenkfläche (▶ Abb. 151)

Gemelli, Gemini Zwillinge

Gen Abschnitt der ▶ *Desoxyribonukleinsäure* (DNA) innerhalb eines Chromosoms, aus welchem durch ▶ *Transkription* eine ▶ *Ribonukleinsäure* (RNA) erstellt werden kann, mit der wiederum an einem ▶ *Ribosom* beispielsweise ein Enzym erstellt werden kann

Generalisiert Nicht örtlich begrenzt, über den ganzen Körper verbreitet; Geg.: lokal

Generallamelle Lamellenschicht im Außenbereich zur Bedeckung der Knochenoberfläche, darüber befindet sich ▶ *Periost*

Generation Einzelne Glieder einer Geschlechterfolge, alle innerhalb eines Zeitraums Geborenen

Generatorpotenzial Zustand der Nervenzelle während des Prozesses der ▶ *Depolarisation* bis zum Überschreiten des Schwellenpotenzials und dem Zeitpunkt der Auslösung eines ▶ *Aktionspotenzials*

Generikum Plural: Generika; Arzneimittel, das eine wirkstoffgleiche Kopie eines bereits auf dem Markt befindlichen Medikaments ist; trägt als Handelsname die Kurzbezeichnung der chemischen Verbindung (= Generic Name)

Genese Ursprung, Entstehung

Genetik Lehre der Vererbung

Genetisch bedingte Krankheit ▶ *Erbkrankheit*

Genexpression Biosynthese von ▶ *RNA* und Proteinen aus der ▶ *DNA*

Genital Zu den Geschlechtsorganen gehörend

Genkoppelung Gene liegen auf ▶ *Chromosomen*; falls zwei unterschiedliche Gene auf demselben Chromosom liegen, ist die Wahrscheinlichkeit der gemeinsamen Vererbung größer, als lägen diese auf unterschiedlichen Chromosomen

Genmutation Spontane oder künstlich erzeugte Veränderung von Genen in einzelnen Zellen aufgrund einer Veränderung der ▶ *Basensequenzen*

Genom Gesamtes Erbmaterial einer Zelle

Genotyp Gesamtheit aller genetischen Informationen; bestimmt maßgeblich das Aussehen; wird durch Umweltfaktoren individuell ausgeprägt; vgl.: ▶ *Phänotyp*

Genu Knie

Genu varum O-Bein-Stellung; Winkel zwischen Ober- und Unterschenkelknochen (Femorotibialwinkel) ist deutlich größer als 174°

Genu valgum X-Bein-Stellung; Winkel zwischen Ober- und Unterschenkelknochen (Femorotibialwinkel) ist deutlich kleiner als 174°

Geriatrie Syn.: Altersheilkunde; Lehre über die Krankheiten des Alterns

Gerinnungsfaktor Plasmaprotein, welches die chemischen Reaktionen der Blutgerinnung beschleunigt

Gerinnungskaskade Reaktionsfolge der verschiedenen Gerinnungsfaktoren

Gerinnungssystem Gesamtheit aller Vorgänge, welche zur Gerinnung des Blutes führen

Gerontogene Genabschnitte auf der ▸ *Desoxyribonukleinsäure* (DNA), welche für das Altern zuständig sind

Gerontologie Alternsforschung; Wissenschaft von den körperlichen, sozialen und psychischen Altersveränderungen

Gerstenkorn Syn.: Hordeolum; meist staphylokokkenbedingte, akute, eitrige Infektion der Liddrüsen (▸ Abb. 152)

Geruchssinn Sinn zur Wahrnehmung von Gerüchen (olfaktorischer Sinn)

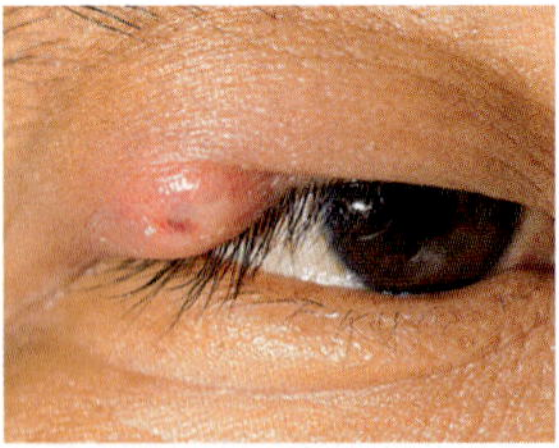

Abb. 152 Gerstenkorn [J787]

Geschlechtschromosomen Gonosomen; ▸ *Chromosomen*, die das Geschlecht des Individuums definieren; eine Frau hat zwei X-Chromosomen, ein Mann hat ein X- und ein Y-Chromosom

Geschlechtsdrüse Geschlechtsorgane, die Sekrete produzieren (z. B. Prostata beim Mann)

Geschlechtskrankheit Infektionskrankheiten des Genitals, durch Sexualkontakt übertragen; klassische Geschlechtskrankheiten: ▸ *Gonorrhö*, ▸ *Syphilis*, ▸ *Ulcus molle*, ▸ *Lymphogranuloma venereum*

Geschlechtsmerkmale, primäre Bei der Geburt vorhandene Geschlechtsmerkmale, die unmittelbar der Fortpflanzung dienen

Geschlechtsmerkmale, sekundäre Geschlechtsmerkmale, die erst während der Pubertät unter dem Einfluss der Geschlechtshormone vollständig ausgebildet werden

Geschlechtsmerkmale, tertiäre Geschlechtsspezifische Verhaltensweisen, die gesellschaftlich und kulturell geprägt sind

Geschlechtsorgane, äußere Geschlechtsorgane bei Mann und Frau, welche von außen sichtbar sind (▸ Abb. 153)

Geschlechtsorgane, innere Organe mit Aufgaben der Reproduktion, produzieren die Keimzellen, synthetisieren Sexualhormone und bilden Sekrete (▸ Abb. 153)

Geschlechtstrieb Syn.: Libido; hormonell bedingter Antrieb zur Ausübung sexueller Aktivität

Geschlechtsverkehr Syn.: Beischlaf, Koitus; geschlechtliche Vereinigung

Geschlossene Fraktur Knochenbruch ohne äußerlich sichtbare Wunde

Geschmacksknospen Zwiebelförmige Struktur in der Mundschleim-

haut, enthalten Geschmackssinneszellen
Geschmacksporus Öffnung in der Mundschleimhaut, durch welche die Geschmacksstiftchen (Mikrovilli) an die Oberfläche treten
Geschmackssinn Wahrnehmung von Geschmacksstoffen
Geschmacksstiftchen Mikrovilli; Teil der Geschmackszelle in der Geschmacksknospe, welcher die Geschmacksreize aufnimmt
Geschmackszelle Zelle innerhalb der Geschmacksknospe, welche über ein Geschmacksstiftchen (Mikrovillus) Reize aufnimmt, verarbeitet und weiterleitet
Geschwür ▶ *Ulkus*
Gesichtsfeldausfall Syn.: Skotom; Einschränkung des Wahrnehmungsfeldes des Auges bei unbewegtem Auge, z. B. durch Erkrankungen des Sehnervs, der Netzhaut oder des Gehirns
Gesichtslage Schädellage des Kindes bei der Geburt mit Haltungsanomalie durch Ausbleiben der Beugung des Kopfes beim Eintritt in das kleine Becken; gestreckter Kopf mit Gesicht als vorangehendem Körperteil vergrößert den Kopfumfang und verzögert den Geburtsverlauf (▶ Abb. 154); vgl. ▶ *Hinterhauptslage*
Gesichtsnerv N. facialis; VII. Gehirnnerv; vgl. ▶ *Fazialisparese*

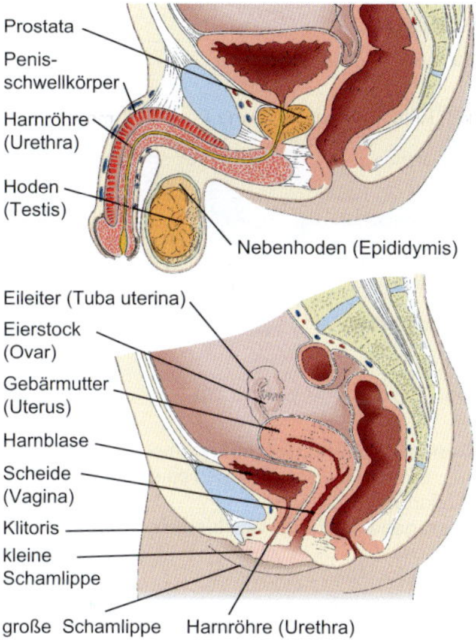

Abb. 153 Geschlechtsorgane des Mannes (oben) und der Frau (unten) [L190]

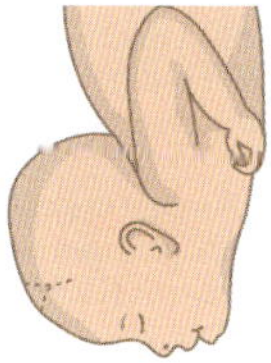

Abb. 154 Gesichtslage [L190]

Gesichtsschädel Lat.: Viscerocranium; Knochengruppe aus zwölf einzelnen Knochen, die sich im Bereich des Gesichts befinden (▶ Abb. 155)

G

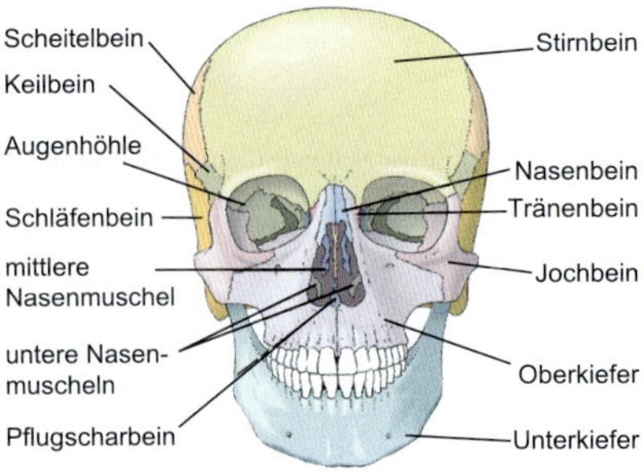

Abb. 155 Gesichtsschädel [L190]

Gesichtsskoliose Gesichtsasymmetrie, z. B. bei längerem Bestehen eines muskulären Schiefhalses

Gestagene Weibliche Geschlechtshormone

Gestation Syn.: ▶ *Gravidität*, Schwangerschaft

Gestationsalter Kalendarisches Alter des Fetus oder des Neugeborenen ab erfolgter Befruchtung

Gestationsdiabetes ▶ *Schwangerschaftsdiabetes*

Gestose Erkrankung der Schwangeren, die ursächlich durch die Schwangerschaft bedingt ist; Unterteilung: ▶ *Frühgestose* und ▶ *Spätgestose*

Gesundheit Zustand des vollständigen körperlichen, geistigen und sozialen Wohlbefindens (Definition der ▶ *WHO*)

Gesundheitsförderung Maßnahmen, Gesundheit zu erhalten und zu fördern; auf der Makroebene (z. B. durch Schaffung politischer Rahmenbedingungen), der Mesoebene (z. B. in der Arbeitswelt) oder der Mikroebene (z. B. Förderung der körperlichen Fitness des Einzelnen) möglich

Gesundheitspsychologie Unterdisziplin der Psychologie; beschäftigt sich mit den psychologischen Prozessen im Rahmen der Förderung und Erhaltung von Gesundheit, Vermeidung von Krankheit und in der Gesundheitsversorgung und Rehabilitation

Gewebe Zellen ähnlichen Baus mit einer gemeinsamen Funktion, die einen Zellverband bilden

Gewebshormone Hormone, die nicht von endokrinen Drüsen produziert werden, sondern im Gewebe, z. B. Magen-Darmwand

Gewürzstoffe Beinhalten Duft- und Aromastoffe, die anregend auf die Sekretion von Verdauungssäften wirken

GFP Abk. für: **g**efrorenes **F**risch**p**lasma; Syn.: ▶ *Fresh Frozen Plasma*

GFR Abk. für: ▶ *Glomeruläre Filtrationsrate*

GGT; γ-GT Abk. für: **G**amma-**G**lutamyl-**T**ransferase; Laborgröße bei Lebererkrankungen

GH Abk. für: **G**rowth **H**ormone; ▶ *Wachstumshormon*

GH-IH Abk. für. **G**rowth-**H**ormone-**I**nhibiting**h**ormon; ▶ *Somatostatin*

Ghrelin Hormon, das Hungergefühl auslöst

GH-RH Abk. für: **G**rowth-**H**ormone-**R**eleasing**h**ormon; Hormon des ▶ *Hypothalamus*, das in der ▶ *Hypophyse* die Ausschüttung von ▶ *Wachstumshormon* bewirkt

Gicht Syn.: Urikopathie; klinische Manifestationsform der Hyperurikämie (= Harnsäureerhöhung im Se-

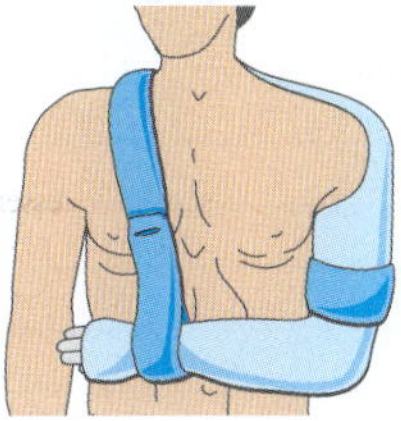

Abb. 156 Gilchrist-Verband [L106]

rum), insbesondere Gichtanfälle der Gelenke

Gichtanfall, akuter Plötzliches Auftreten von starker Schwellung, Rötung und Druckschmerz am Gelenk; am häufigsten betroffen: Großzehengrundgelenk (= ▸ *Podagra*)

Gichtnephropathie Syn.: Gichtniere; Erkrankung der Niere bis zur Niereninsuffizienz durch Harnsäureablagerungen; selten

Giemen Trockenes Atemgeräusch, v. a. während der Ausatmung, infolge verengter Bronchien oder durch das Schwingen von Schleimfäden in den Luftwegen

Gilchrist-Verband Verband bei Verletzungen des Schultergelenks oder bei Oberarmkopffrakturen älterer Menschen (▸ Abb. 156)

Gingiva Zahnfleisch

Gingivitis Zahnfleischentzündung

Gipsbehandlung Bekanntestes Verfahren der konservativen Retention (Fixation), d. h. der Ruhigstellung der Fraktur bis zur Verheilung

Gipsverband Fester Stützverband, hergestellt aus dem Pulver des Gipsminerals und Wasser; Indikation: Ruhigstellung von Körperteilen (meist der Extremitäten) bei Frakturen, Entzündungen oder nach Operationen

GKV Abk. für: **G**esetzliche **K**ranken**v**ersicherung

Glandotropes Hormon Hormon des ▸ *Hypophysenvorderlappens*, das auf andere, untergeordnete Hormondrüsen einwirkt; z. B. ▸ *Follikel-stimulierendes Hormon*, das die Geschlechtszellen stimuliert

Glandula Drüse

Glandula mammaria ▸ *Brustdrüse*

Glandula parathyroidea ▸ *Nebenschilddrüse*

Glandula parotidea ▸ *Ohrspeicheldrüse*

Glandula suprarenalis ▸ *Nebenniere*

Glandula thyroidea ▸ *Schilddrüse*

Glans penis ▸ *Eichel*

Glanzschicht Vierte Schicht der Oberhaut (von innen); mehrere Reihen flacher, durchsichtiger Zellen zum Schutz vor mechanischer Belastung; nur an der ▸ *Leistenhaut* vorhanden (▸ Abb. 111)

Glasgow Coma Scale, Glasgow-Koma-Skala Abk.: GCS; Instrument zur standardisierten Einschätzung des Schweregrades einer Bewusstseinsstörung; Erfassung von sprachlicher und motorischer Reaktion sowie des Öffnens der Augen des Patienten (▸ Tab. 7)

Glaskörper Lat.: Corpus vitreum; mit durchsichtiger, gallertiger Masse gefüllter Innenraum des Augapfels

Glatte Muskulatur Muskelart aus länglichen ▸ *Myozyten*, kontrahiert langsam und unwillkürlich

Glattes endoplasmatisches Retikulum ▸ *Endoplasmatisches Retikulum*

Glaukom Syn: Grüner Star; Erhöhung des Augeninnendrucks mit Gefahr der Schädigung des Sehnervs (▸ Abb. 157)

Glaukom, angeborenes/kongenitales ▸ *Hydrophthalmus*

Tab. 7 Glasgow Coma Scale [F643]		
Neurologische Funktion	**(Beste) Reaktion des Patienten**	**Bewertung [Punkte]**
Augen öffnen	Spontan	4
	Auf Ansprechen	3
	Auf Schmerzreiz	2
	Kein Öffnen	1
Verbale Reaktion (auf Ansprache)	Orientiert	5
	Verwirrt, desorientiert	4
	Unzusammenhängende Worte	3
	Unverständliche Laute	2
	Keine verbale Reaktion	1
Motorische Reaktion Motorische Reaktion auf Schmerzreize	Befolgen von Aufforderungen	6
	Gezielte Schmerzabwehr	5
	Ungezielte Schmerzabwehr (sog. Massenbewegungen)	4
	Beugesynergien (Beugehaltung)	3
	Strecksynergien (Streckhaltung)	2
	Keine motorische Reaktion	1

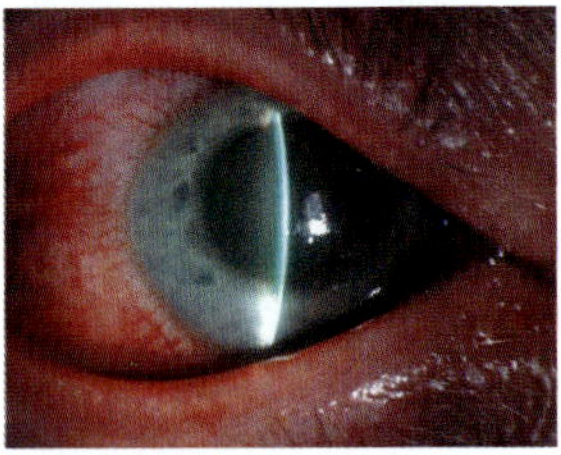

Abb. 157 Glaukomanfall (Spaltlampenaufnahme) [E652]

GLDH Abk. für: **Gl**utamat-**Deh**ydrogenase; Laborgröße für schwere Lebererkrankungen mit Zelluntergang

Gleichgewichtsorgan Syn.: Vestibularapparat; Organ zur Feststellung von Lage und Bewegung des Körpers im Raum; besteht aus Vorhof (Vestibulum) und drei Bogengängen (▸ Abb. 359)

Gleichgewichtssinn Sinn für Lage und Bewegung des Körpers im Raum

Gleithernie Teilweise von ▸ *Peritoneum* überzogene Eingeweide gleiten auf lockerem Bindegewebe durch die Bruchpforte (▸ Abb. 158)

Gliazelle Stützzellen des Nervengewebes mit Ernährungs-, Stütz- und immunologischer Schutzfunktion

Glioblastom Aus ▸ *Gliazellen* hervorgehender bösartiger ZNS-Tumor

Gliom Aus ▸ *Gliazellen* hervorgehender ZNS-Tumor unterschiedlicher biologischer Wertigkeit

Globalinsuffizienz Herzinsuffizienz (= Herzmuskelschwäche), bei

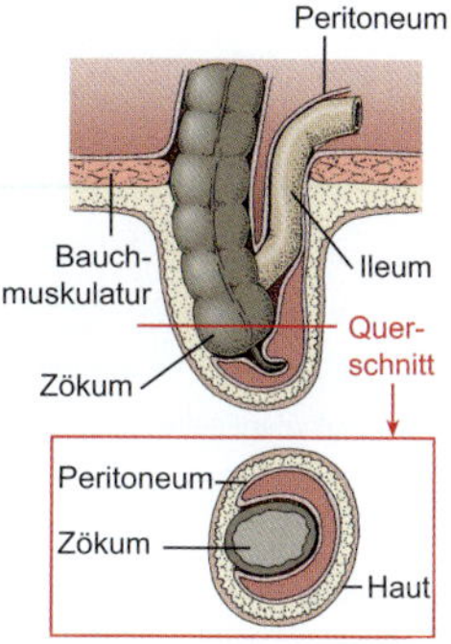

Abb. 158 Gleithernie [L190]

der beide Herzkammern betroffen sind

Globus pallidus Kerngebiet des Zwischenhirns und Teil der ▶ *Basalganglien*

Glomerulär Auf den ▶ *Glomerulus* bezogen

Glomeruläre Filtrationsrate Abk.: GFR; Menge an Glomerulusfiltrat (▶ *Primärharn*), das die Nieren innerhalb eines bestimmten Zeitraums erzeugen

Glomerulärer Filtrationsdruck Druck von ca. 10 mmHg, mit dem das Glomerulusfiltrat in den Kapselraum der ▶ *Bowman-Kapsel* abgepresst wird

Glomerulonephritis Abk.: GN; abakterielle (= nicht durch Bakterien bedingte) Entzündung der Nierenkörperchen (= Glomeruli); entsteht primär oder sekundär im Verlauf verschiedenster Systemerkrankungen

Glomerulonephritis, postinfektiöse akute Durch eine fehlgeleitete Immunreaktion bedingt, oft 1–4 Wochen nach einer Infektion; gute Prognose

Glomerulonephritis, rasch progrediente Abk.: RPGN; engl.: Rapid Progressive Glomerulonephritis; seltene GN mit rascher Verschlechterung der Nierenfunktion bis zum Nierenversagen, oft im Rahmen von ▶ *Autoimmunerkrankungen;* Prognose abhängig von Grunderkrankung und Therapiebeginn

Glomerulus Knäuelartiges Kapillarschlingengeflecht, das die Nierenkörperchen umgibt

Glomerulusfiltrat ▶ *Primärharn*

Glomus caroticum Parasympathisches Paraganglion auf Höhe der ▶ *Karotisgabel*; misst den O_2- und CO_2-Partialdruck und den ▶ *pH-Wert* des Blutes

Glossa Zunge

Glukagon In den ▶ *A-Zellen* der Langerhans-Inseln gebildetes Hormon; regelt den Abbau und die Neubildung von ▶ *Glykogen* und ist der Gegenspieler des ▶ *Insulins* (erhöht den Blutzuckerspiegel)

Glukokortikoide Gruppe der ▶ *Steroidhormone* mit immunsuppressiver und antientzündlicher Wirkung

Glukoneogenese Findet vor allem in der Leber und auch in der Nierenrinde statt; Glukose wird aus Molekülen, die keine Kohlenhydrate sind (z. B. Aminosäuren und Lactat), synthetisiert

Glukose Traubenzucker, ein Monosaccharid; wichtigster Energielieferant für den menschlichen Organismus

Glukosetoleranztest Zuckerbelastungstest; dient dem Nachweis einer gestörten Zuckeraufnahme aus dem Blut in den Körper

Glukosurie Glukoseausscheidung mit dem Harn

Glutamat Erregender ▶ *Neurotransmitter*, an Lern- und Gedächtnisfunktionen beteiligt

G

Gluteal, glutäal Zum Gesäßmuskel gehörend
Gluten Kleber-Eiweiß, das in vielen Getreidesorten vorkommt
Glykogen Speicherform der Glukose in Leber und Skelettmuskulatur; ein Polysaccharid
Glykokalix Durch Kohlenhydratreste gebildet, welche über Glykolipide oder Glykoproteine an die Außenfläche der Zellmembran gebunden sind. Sie ist u. a. wichtig für Zellerkennungsreaktionen (Blutgruppeneigenschaften) und stellt einen Schutz vor chemischen und mechanischen Belastungen der Zelle dar
Glykolipide Lipide, die Kohlenhydratanteile enthalten; wichtiger Bestandteil der Zellmembran
Glykolyse Schrittweise Umwandlung eines Moleküls Glukose zu zwei Molekülen Pyruvat, dabei werden zwei Moleküle ▸ *ATP* gewonnen
Glyx Abk. für: **gly**kämischer Inde**x;** Maßstab für den Blutzuckeranstieg nach der Nahrungsaufnahme
Gn-RH Abk. für: ▸ *Gonadotropin-Releasing-Hormon*
Goldstandard Verfahren, das die bewährteste und beste Lösung bietet, um ein bestimmtes (Behandlungs-)Ziel zu erreichen
Golgi-Apparat ▸ *Zellorganell*, in dem Proteine transportiert und modifiziert werden (▸ Abb. 159)
Golgi-Sehnenorgan Rezeptor der Tiefensensibilität; liegt am Übergang zwischen Muskel und Sehne und misst die Muskelspannung; verhindert eine zu starke Muskelanspannung und ermöglicht feine Bewegungen
Gonaden Geschlechtsdrüsen
Gonadotropine Proteohormone der ▸ *Hypophyse* zur Stimulierung der Keimdrüsen
Gonadotropin-Releasing-Hormon Abk.: Gn-RH; Hormon des ▸ *Hypothalamus*, welches in der Hypophyse die Ausschüttung von ▸ *FSH* und ▸ *LH* bewirkt

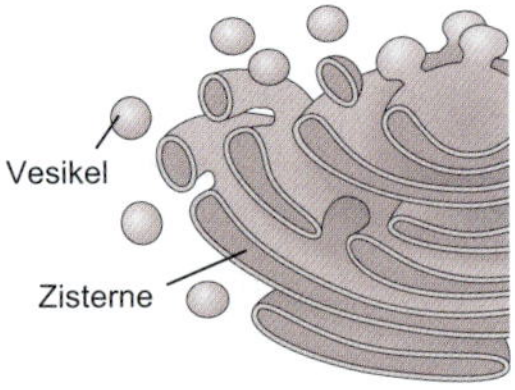

Abb. 159 Golgi-Apparat [L190]

Gonarthrose Syn.: Kniegelenkarthrose; degenerative Erkrankung des Kniegelenks
Gonokokken Lat.: *Neisseria gonorhoeae;* gramnegative Kokken mit kurzer Überlebenszeit außerhalb des Körpers; Verursacher u. a. der ▸ *Gonorrhö*
Gonorrhö Syn.: Tripper; bakterielle, durch Gonokokken verursachte Geschlechtskrankheit mit Ausfluss aus der Harnröhre und Schmerzen beim Wasserlassen; meist deutliche Beschwerden beim Mann und symptomarmer Verlauf bei der Frau; fast immer Übertragung durch Sexualkontakt
Gonosom Geschlechtschromosom (▸ Abb. 68)
Gonosomaler Erbgang ▸ *Vererbung, gonosomale*
GOT Abk. für: **G**lutamat-**O**xalacetat-**T**ransaminase; Syn.: ▸ *AST*
GPT Abk. für: **G**lutamat-**P**yruvat-**T**ransaminase; Syn.: ▸ *ALT*
Graaf-Follikel Entwicklungsstadium der weiblichen Keimzelle kurz vor dem Eisprung (▸ Abb. 160)
Graft-versus-Host-Krankheit Abk.: GvHD; akute oder chro-

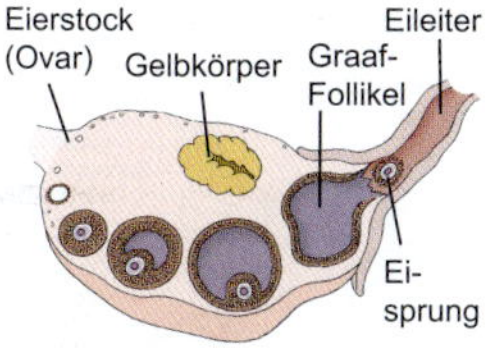

Abb. 160 Graaf-Follikel [L190]

nische ▶ *Abstoßungsreaktion* des Transplantats gegen den Empfänger
Grand-mal-Anfall Generalisierte, tonisch-klonische Anfallsform, u. a. gekennzeichnet durch Bewusstseinsverlust und starke Muskelzuckungen; Symptom der ▶ *Epilepsie*
Granulär, granulös Körnig, gekörnt, sandartig
Granulat Arzneimittelform; grobkörnig zerkleinerte, feste Substanzen; Dosierung oft ungenau
Granulationsgewebe Gefäßreiches Bindegewebe, das bei der Wundheilung und bei chronischen Entzündungen gebildet wird; wandelt sich später in Narbengewebe
Granulomatöse Entzündung ▶ *Entzündung, granulomatöse*
Granulome Knötchenförmige Ansammlung von Entzündungszellen und Bindegewebe
Granulozyt Zu den weißen Blutkörperchen gehörende Abwehrzellen; weitere Unterteilung nach Aussehen des Zellkerns in stabkernig und segmentkernig sowie nach Anfärbbarkeit in neutrophil, eosinophil und basophil (▶ Abb. 161)
Granulozyt, basophiler Kleiner als neutrophile Granulozyten; haben einen großen, nicht gelappten Kern und fungieren als Entzündungsmediatoren
Granulozyt, eosinophiler Größer als neutrophile Granulozyten, haben einen zweigelappten Kern und sind für die Parasitenbekämpfung verantwortlich
Granulozyt, neutrophiler Zellart der Leukozyten, die schädliche Mikroorganismen tötet
Granulozyt, segmentkerniger Granulozyt, dessen Kern in mehrere Segmente unterteilt ist
Granulozyt, stabkerniger Granulozyt, dessen Kern die Form eines Stabes hat
Granulozyt, übersegmentierter Überalterter Granulozyt
Granulum Körnchen
Granzym B Enzym der zytotoxischen ▶ *T-Lymphozytenzelle*, welches in Zusammenarbeit mit Perforin den programmierten Zelltod (Apoptose) einleitet
-graphie, -grafie Nachsilbe und Wortteil für: Messung, Beschreibung, Aufzeichnung
Gratifikationskrise Berufliche Krise bei hoher Verausgabung, mit ausbleibender oder mangelhafter Belohnung, über längeren Zeitraum
Graue Substanz Lat.: Substantia grisea; Gebiete des ZNS, die aus den Zellkörpern der Neuronen bestehen (▶ Abb. 162)
Grauer Star Syn.: Katarakt; Trübung der Augenlinse
Gravidität Syn.: Schwangerschaft, Gestation; Phase von der Befruchtung einer Eizelle bis zur Geburt
Grawitz-Tumor ▶ *Hypernephrom*
Greifreflex Reflex des Neugeborenen; bei Berührung der Handinnenflächen des Kindes schließt es diese zu einer Faust
Grenzstrang Teil des ▶ *Sympathikus*, Ketten von Ganglien nahe den Wirbelkörpern

G

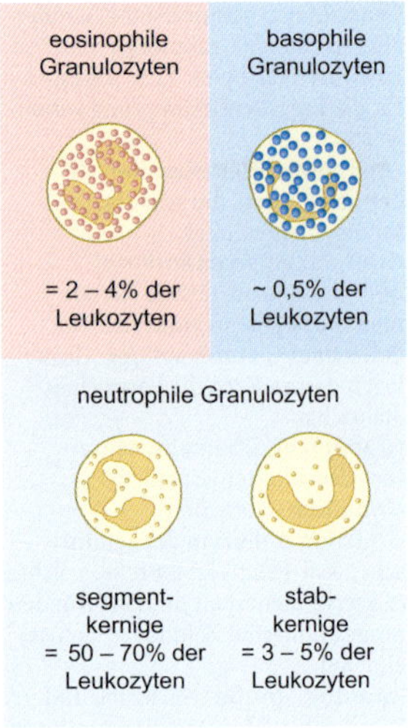

Abb. 161 Granulozytenverteilung von Leukozyten gesamt [L190]

Grey-Turner-Zeichen Zyanotische bis bräunliche Verfärbung im Flankenbereich bei ▶ *Pankreatitis*
Grippe Durch Grippeviren ausgelöste Infektion
Großhirn Lat.: Cerebrum; gr.: Telencephalon; Teil des ZNS und größter der fünf Hirnabschnitte (▶ Abb. 163)
Großhirnfurche, seitliche Furche im Großhirn, welche Scheitellappen und Schläfenlappen trennt
Großhirnhemisphäre Eine Hälfte des Großhirns, welche durch die Längsfurche von der anderen Hälfte getrennt ist
Großhirnlappen Lat.: Lobus cerebri; Unterteilungen der Großhirnhemisphären (▶ Abb. 163)
Großhirnrinde Lat.: Cortex cerebri; äußere Schicht des Großhirns; beherbergt den Großteil der Neuronen des Großhirns

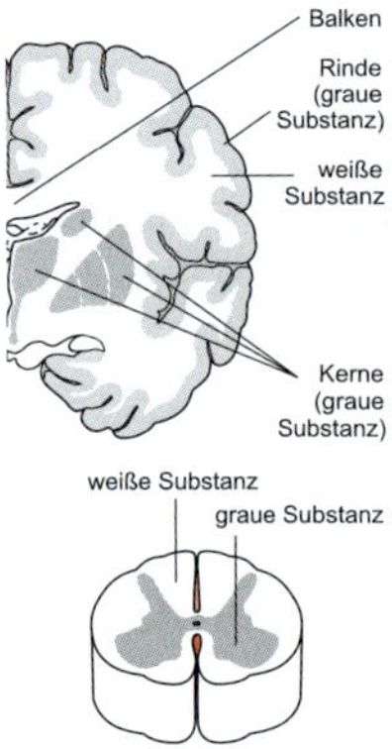

Abb. 162 Graue Substanz in Gehirn und Rückenmark [L143]

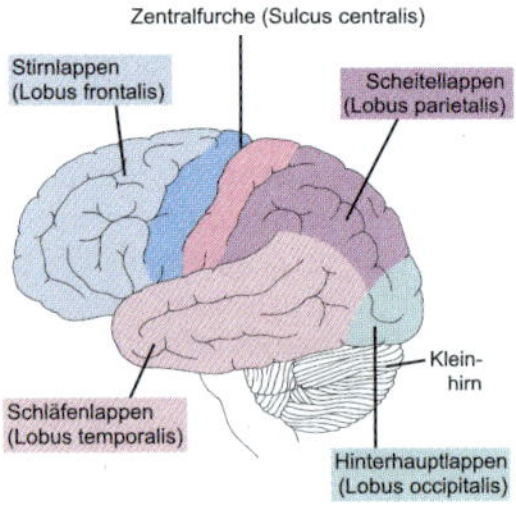

Abb. 163 Großhirn und Kleinhirn; das primär motorische (hellblau) und das primär sensorische ▶ *Rindenfeld* (rosa) liegen vor bzw. hinter der Zentralfurche [L190]

Großhirnsichel Lat.: Falx cerebri; Duraseptum, trennt die beiden ▶ *Großhirnhemisphären*
Großzehe Erste Zehe
Großzehenfach Großzehenloge; enthält die Muskeln, die auf die

Großzehe wirken: M. abductor hallucis (Großzehenspreizer) und M. flexor hallucis brevis (kurzer Großzehenbeuger)

Grüner Star ▶ *Glaukom*

Grünholzfraktur Knochenbruch eines Röhrenknochens bei Kindern, bei dem der ▶ *Periostschlauch* erhalten geblieben ist

Grundglied Lat.: Phalanx proximalis; erster Knochen eines Fingers nach dem Mittelhandknochen

Grundsubstanz Interzellularsubstanz; Bestandteil des Binde- und Stützgewebes aus Wasser, Glykoproteinen und Proteoglykanen; kittartige Masse

Grundumsatz Energieumsatz eines Menschen zur Aufrechterhaltung der Körperfunktion unter folgenden Bedingungen: Nüchternheit seit mind. 12 Stunden, entspannter und ruhiger Zustand und Indifferenztemperatur der Umgebung (Außentemperatur, bei der der Körper keine Energie zur Temperaturregulierung verbraucht)

Guanin Base und Grundbaustein der ▶ *DNA* und ▶ *RNA*, komplementär zu ▶ *Cytosin*, gebunden an ▶ *Desoxyribose*

Guedel-Tubus Kunststoffschlauch, der an der Zunge vorbei in den Rachenraum geschoben wird, um die Atemwege frei zu halten (▶ Abb. 164)

Gürtelrose ▶ *Herpes zoster*

Guillain-Barré-Syndrom ▶ *AIDP*

Gustatorisch Zum Geschmack, zum Schmecken oder zu den Geschmacksorganen gehörend

Gutartiger Tumor ▶ *Tumor, benigner*

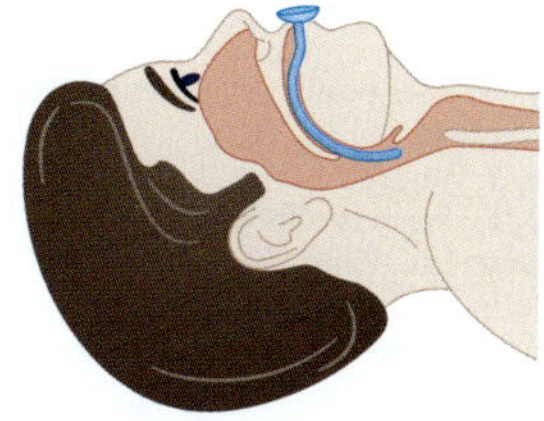

Abb. 164 Lage des Guedel-Tubus [L231]

Guttae Abk.: gtt.; Tropfen

Guttural Zum Rachen oder zum Kehlkopf und zur Stimme gehörend

GvHD Abk. für: ▶ *Graft-versus-Host-Krankheit*; Abstoßungsreaktion

Gyn- Vorsilbe oder Wortteil für: Frau-

Gynäkoider Fettverteilungstyp ▶ *Fettverteilungstyp, gynäkoider*

Gynäkologie Syn.: Frauenheilkunde; medizinisches Fachgebiet, das sich mit Prophylaxe, Diagnostik, konservativer und operativer Behandlung von Erkrankungen der weiblichen Geschlechtsorgane und der weiblichen Brust sowie weiteren frauenspezifischen Gesundheitsfragen/-problemen befasst

Gyrus Windung, Furche

Gyrus cerebri Hirnwindung

G-Zellen Produzieren das Hormon ▶ *Gastrin*, das Haupt- und Belegzellen zur Sekretion stimuliert; Vorkommen: in Schleimhaut von ▶ *Antrum* und ▶ *Pylorus*

G

H

H^+ Proton; positiv geladenes Ion des Wasserstoffs
H_2O Wasser
H_2O_2 Wasserstoffperoxid
Haar Lat.: Pilus; Hautanhangsgebilde; besteht aus Horn (▶ Abb. 165)
Haarfollikel Umhüllung der Haarwurzel
Haarfollikelsensoren Syn.: Haarfollikelrezeptoren; afferente Nervenfasern um den Haarfollikel; dienen der Wahrnehmung von Berührungen
Haarpapille Struktur innerhalb der Haarzwiebel, deren Blutgefäße das Haar versorgen
Haarschaft Sichtbarer Teil des Haares
Haarwurzel Unsichtbarer Teil des Haares, liegt unter der Haut
Haarzelle Nervenzelle des Gehörs
Haarzwiebel Haarbulbus innerhalb des Follikels; produziert in der Matrix neue Haarzellen
Häm Eisenhaltiges Molekül, das Sauerstoff bindet und wieder abgeben kann
Häm(o)- Vorsilbe oder Wortteil für: Blut-, das Blut betreffend

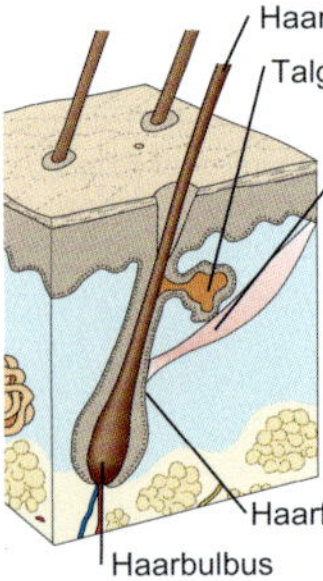

Abb. 165 Haar [L190]

Hämangiom Syn.: Blutschwamm; schwammartiger, gutartiger Blutgefäßtumor
Hämarthros Gelenkblutungen
Hämatemesis Bluterbrechen infolge oberer ▶ *Gastrointestinalblutung* mit Blutungsquelle in ▶ *Ösophagus*, Magen oder ▶ *Duodenum*; „kaffeesatzartige" (braun-schwarze) Färbung des Erbrochenen bei Kontakt des Blutes mit Salzsäure des Magens; hellrote Färbung bei starker Blutung im Ösophagus
Hämatochezie Syn.: rote Darmblutung, Blutstuhl; peranaler Abgang von rotem Blut im oder auf dem Stuhl; Leitsymptom der unteren ▶ *Gastrointestinalblutung*
Hämatogen Auf dem Blutweg, „durch das Blut verursacht", auch „Blut bildend"
Hämatogene Metastasierung ▶ *Metastasierung, hämatogene*
Hämatokrit Abk.: Hk, Hkt; Anteil der Blutkörperchen am gesamten Blutvolumen; Maß dafür, wie zähflüssig das Blut ist
Hämatologie Lehre von Physiologie und Erkrankungen des Blutes und der blutbildenden Organe sowie der Bluteiweiße, der Blutgerinnung und des Lymphsystems
Hämatom Syn.: Bluterguss; Einblutung ins Gewebe
Hämatom, subkapsuläres Verletzung eines Organs bei intakter Organkapsel, führt zu einer Blutung innerhalb der Kapsel; Gefahr der späteren Kapselruptur mit lebensbedrohlicher Blutung; v. a. bei Leber und Milz nach stumpfem Bauchtrauma
Hämatometra Ansammlung von (Menstrual-)Blut in der Uterushöhle bei Verschluss des Gebärmutterhalses
Hämatopoese Bildung der roten Blutkörperchen

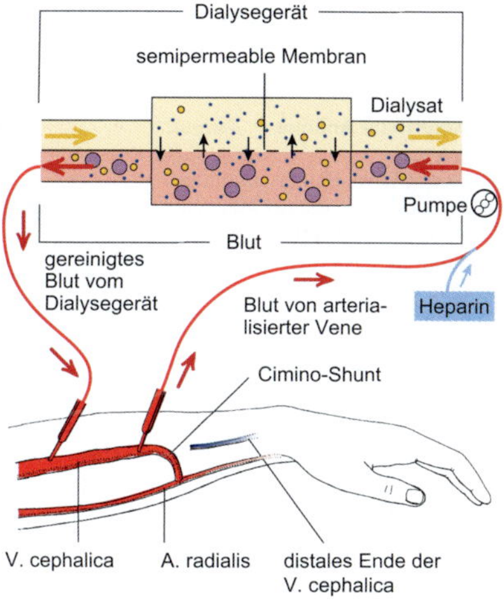

Abb. 166 Prinzip der Hämodialyse [L190]

Hämatothorax Sonderform des ▶ *Pleuraergusses*, bei der Blut in den ▶ *Pleuraspalt* gelangt

Hämatopneumothorax Neben Blut gelangt auch Luft in den Pleuraspalt; Mischbild aus Hämato- und ▶ *Pneumothorax*

Hämatoopoetin Syn.: Erythropoetin; Hormon der Niere, das die Erythropoese (Wachstum der Blutzellen) im Knochenmark anregt

Hämaturie Krankhafte Ausscheidung von roten Blutkörperchen mit dem Urin; Unterteilung in Mikro- (nur im Labor zu ermitteln) und Makrohämaturie (mit bloßem Auge sichtbar)

Hämobilie Hauptkomplikation von Leberverletzungen mit Übertritt von Blut in die Gallenwege und nachfolgend in das Duodenum

Hämochromatose Vererbte Eisenstoffwechselstörung, bei der es zu pathologischen Eisenablagerungen und in der Folge zu Leberschäden, Diabetes mellitus und bronzefarbener Haut kommt

Hämodialyse Syn.: Dialyse; Verfahren zur Reinigung des Blutes außerhalb des Körpers als Ersatz der Ausscheidungsfunktionen der Nieren mithilfe eines Dialysegeräts (▶ Abb. 166)

Hämodilution, isovolämische Blutverdünnung zur Verbesserung der Fließeigenschaften des Blutes bei gleichbleibendem Volumen

Hämofiltration Verfahren zur Reinigung des Blutes außerhalb des Körpers als Ersatz der Ausscheidungsfunktionen der Nieren; Ultrafiltrationsverfahren: Abpressen eines Ultrafiltrats über eine Membran mittels Druckdifferenz

Hämoglobin Abk.: Hb; roter Blutfarbstoff; Eiweißmolekül innerhalb der ▶ *Erythrozyten*, welches dem Blut die typisch rote Farbe verleiht

Hämoglobinkonzentration Abk.: Hb; Menge des Hämoglobins in Gramm pro Liter Blut

Hämoglobin, mittleres korpuskuläres Abk.: ▶ *MCH*

Hämolyse Auflösen der ▶ *Erythrozyten*; physiologische Hämolyse nach 120 Tagen, aber auch pathophysiologisch bei Tumorerkrankungen mit Ausbildung einer Hämolyseanämie

Hämolytisch-urämisches Syndrom Abk.: HUS; bezeichnet eine Kombination aus hämolytischer Anämie, Thrombozytopenie und akutem Nierenversagen; Hauptursache: Magen-Darm-Infektionen, v. a. ▶ *EHEC-Infektion;* häufig bei Kindern von 1–5 Jahren

Hämolytische Anämie ▶ *Anämie, hämolytische*

Hämoperikard Blutansammlung im Perikardraum, die zur ▶ *Perikardtamponade* führen kann

Hämophilie Bluterkrankheit; angeborene, X-chromosomal-rezessiv vererbte ▶ *Koagulopathie*, bei der einzelne Gerinnungsfaktoren nicht oder nicht ausreichend gebildet werden können

Haemophilus ducreyi Gramnegatives Stäbchenbakterium, durch Geschlechtsverkehr übertragen; Verursacher von ▶ *Ulcus molle*

Haemophilus influenzae Typ b Abk.: Hib; gramnegatives Stäbchenbakterium, durch Tröpfcheninfektion übertragen; verursacht bei Säuglingen und Kleinkindern lebensbedrohliche ▶ *Meningitis* und ▶ *Epiglottitis*; eine Impfung ist möglich und wird von der ▶ *STIKO* empfohlen

H

Hämoptoe Syn.: Bluthusten; Aushusten größerer Blutmengen

Hämoptyse Syn.: Bluthusten; Aushusten von blutigem Sputum oder geringen Blutmengen

Hämorrhagie Blutung, Verlust größerer Blutmengen

Hämorrhagische Diathese Erhöhte Blutungsneigung; Unterteilung in drei Gruppen: ▶ *Koagulopathien*, ▶ *Thrombozytopenien*/-pathien, ▶ *Vasopathien*

Hämorrhoidalzone Bereich im unteren Mastdarm auf Höhe der Schließmuskeln, in dem hauptsächlich ▶ *Hämorrhoiden* entstehen (▶ Abb. 167)

Hämorrhoiden Krampfaderähnliche, knotige Erweiterungen des arteriovenösen Schwellkörpers im Analkanal; sehr häufig, gutartig

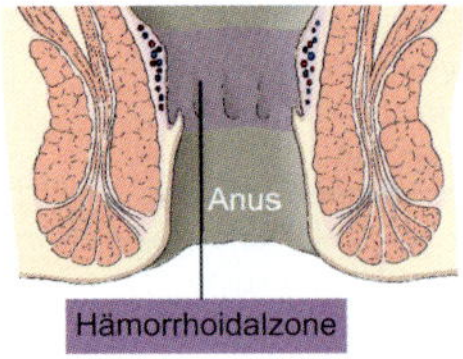

Abb. 167 Hämorrhoidalzone [L190]

Hämosiderin Komplex aus Eisen und verschiedenen ▶ *Proteinen*, welche Eisen binden

Hämostase Blutstillung durch Gerinnungsprozess

HAES Abk. für: ▶ *Hydroxyäthylstärke*

Haftkontakte Ermöglichen mechanisch stabile Verbindungen von Zellen zu Gewebe

Haftstiel Verbindung zwischen ▶ *Embryoblast* und ▶ *Synzytiotrophoblast*

Hagelkorn Syn.: Chalazion; chronische Entzündung infolge eines Sekretstaus in den Meibom-Talgdrüsen im Ober- und Unterlid

Hakenbein Lat.: Os hamatum; Handwurzelknochen

Hakenfortsatz Lat.: Olecranon; Hakenfortsatz, der am oberen Ende der Elle sitzt

Halbseitenlähmung Hemiparese; unvollständige oder vollständige Lähmung der Muskulatur einer Körperhälfte (▶ Abb. 168)

Halbwertszeit, biologische Zeitraum, innerhalb dessen der Körper einen Stoff zur Hälfte abgebaut hat

Halitosis ▶ *Foetor ex ore*

Haloperidol Haldol®-Janssen; Neuroleptikum; Gabe bei akuten Psychose-Symptomen, wirkt auch bei Opiatübelkeit

Hallux Großer Zeh

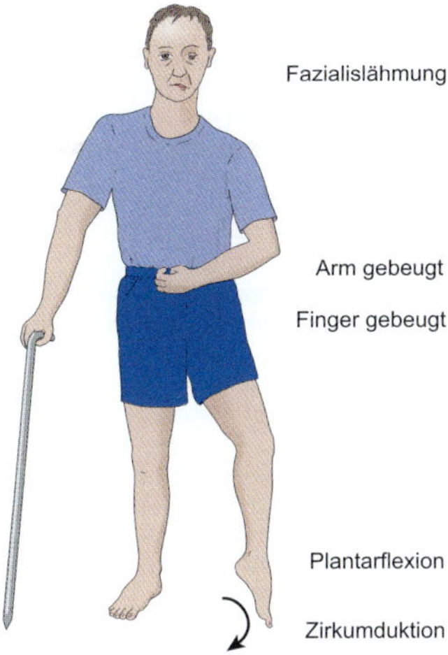

Abb. 168 Halbseitenlähmung [L126]

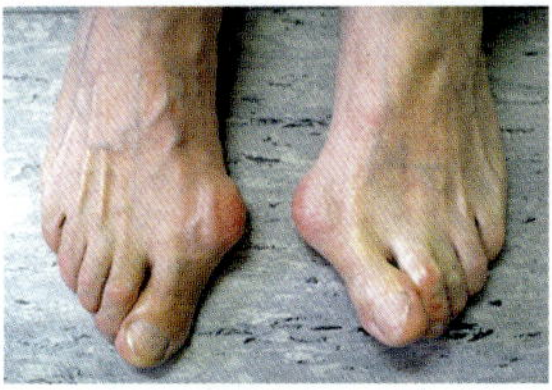

Abb. 169 Hallux valgus [M158]

Hallux rigidus Arthrose des Großzehengrundgelenks
Hallux valgus Sehr häufige, meist durch enges Schuhwerk erworbene Zehendeformität mit Abweichung des Großzehengrundgelenks zur Fußaußenseite (Hammerzehe) (▶ Abb. 169)
Halluzination Syn.: Trugwahrnehmung; Wahrnehmungserlebnis ohne reales Objekt und ohne Reizquelle in der Außenwelt, das der Kranke aber für einen wirklichen Sinneseindruck hält
Halogene Fluor, Chlor, Brom und Iod; in der 7. Gruppe des Periodensystems der Elemente; Gemeinsamkeit: sehr hohe chemische Reaktivität, bedingt durch ihre hohe ▶ *Elektronegativität* – also ihre Eigenschaft, Elektronen an sich zu binden
Hals Lat.: Collum; Verbindung zwischen Kopf und Rumpf; enthält Muskeln zur Bewegung des Kopfes, Leitungs- und Nervenbahnen vom und zum Kopf sowie Luft- und Speiseröhre u. v. m.
Halslordose Krümmung der Wirbelsäule nach vorne im Halsbereich
Halsmuskeln, tiefe Vor den Halswirbeln liegende Muskelgruppe sowie die Skalenusmuskelgruppe
Halssegment Syn.: Zervikalsegment; acht Rückenmarksegmente (C1–C8), welche die Atemmuskulatur und die obere Extremität versorgen
Halswirbel Knochen des kranialen Teils der Wirbelsäule (▶ Abb. 170)
Halswirbelsäule Besteht bei allen Wirbeltieren aus sieben Halswirbeln (▶ Abb. 429)
Haltemuskulatur Muskulatur, welche eine aufrechte Körperhaltung ermöglicht; dazu zählen die autochthone Rückenmuskulatur, die Bauchmuskulatur und die Gesäßmuskeln
Hammer Lat.: Malleus; ▶ *Gehörknöchelchen* in der Paukenhöhle des Mittelohrs, welches mit Ambos und Steigbügel verbunden ist (▶ Abb. 150); zusammen verstärken diese Knochen

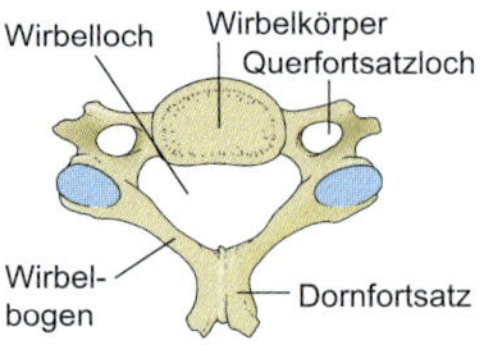

Abb. 170 Halswirbel [L190]

die Schwingungen des Trommelfells und übertragen sie auf das ovale Fenster
Handflächenregel Möglichkeit zur Abschätzung der verbrannten Körperoberfläche (KOF); auch bei Kindern anwendbar: Handfläche des Patienten entspricht 1 % der Körperoberfläche; ▶ *Neunerregel nach Wallace*
Handgelenk, distales Lat.: Articulatio mediocarpalis; proximale und distale Reihe der Mittelhandknochen bilden ein Gelenk
Handgelenk, proximales Lat.: Articulatio radiocarpalis; Eigelenk zwischen unterem Ende der Speiche (Radius) und der Handwurzel (Carpus)
Handmuskulatur, kurze Muskeln zur Feinsteuerung der Finger; es sind Muskeln in der Hohlhand, im Thenar (Daumenballen) und im Hypothenar (Kleinfingerhandballen)
Hand- und Fingerbeuger Muskeln, welche eine Palmarflexion vollziehen, also die Hand in Richtung Handfläche ziehen und die Finger schließen
Hand- und Fingerstrecker Muskeln, die eine Dorsalextension vollziehen, also die Hand in Richtung Handrücken ziehen und die Finger öffnen
Handwurzelknochen Lat.: Ossa carpi; acht gelenkig miteinander verbundene Knochen (▶ Abb. 171)
Hangover Syn.: Überhang; Nachwirkungen der Einnahme von Arzneimitteln, Alkohol, Drogen durch lange Halbwertszeit
Hantavirus ▶ *Zoonose*; seltenes Auftreten, aber in Deutschland endemisch; verläuft meistens asymptomatisch, Verlauf als hämorrhagisches Fieber jedoch möglich
Haploid Mit einfachem ▶ *Chromosomensatz*; Geg.: diploid
Haptisch ▶ *Taktil*
Harnableitung, transurethrale ▶ *Blasenkatheterisierung, transurethrale*
Harnausscheidung Ausscheidung des Urins zur Ausscheidung von Abfallstoffen
Harnblase Lat.: Vesica urinaria; Hohlorgan im Harntrakt, das den Urin zwischenspeichert
Harnblasenfistel ▶ *Blasenfistel*
Harnflussmessung ▶ *Uroflowmetrie*
Harnflut Hohe Ausscheidung (bis zu 4 l pro Tag) und starkes Schwitzen der Wöchnerin 4–72 Std. nach der Geburt; dient der Gewichtsabnahme
Harninkontinenz Syn.: Blaseninkontinenz; unwillkürlicher Urinabgang zu ungeeigneter Zeit an einem ungeeigneten Ort
Harnleiter Teil des Harntraktes zwischen Nierenbecken und Harnblase
Harnleiterstein ▶ *Urolithiasis*
Harnleiterverletzung Trauma bei stumpfer oder penetrierender Gewalt auf das Abdomen; Quetschung der Harnleiter bei Überrolltrauma oder bei Flexionstrauma Abriss des Harnleiters; ▶ *iatrogene* Verletzung bei Operationen im Bauchraum
Harnleiterfistel ▶ *Blasenfistel*
Harnpflichtige Substanzen Stoffe, die stets über die Nieren ausgeschieden werden müssen und sich bei einer Niereninsuffizienz im Blut anreichern
Harnpol Abgang der Nierentubuli aus den Nierenkörperchen (▶ Abb. 285)

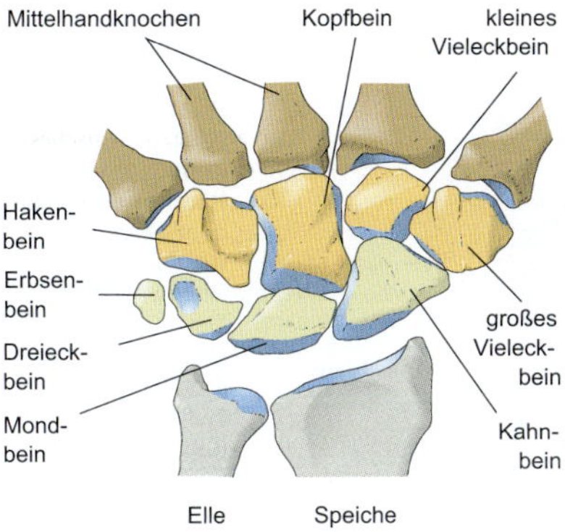

Abb. 171 Handwurzelknochen [L190]

Harnproduktion Herstellung des Ausscheidungsproduktes Urin (= Harn) in der Niere
Harnretention ▶ *Harnverhalt*
Harnretention, chronische Syn.: Restharnbildung; unvollständige Blasenentleerung mit und ohne unfreiwilligen Urinverlust, ursächlich bedingt durch Abflusshindernis oder Schädigung des Rückenmarks
Harnröhre Verbindung zwischen Harnblase und Körperoberfläche, physiologisch kollabiert, öffnet nur bei Durchfluss von Flüssigkeiten
Harnröhrenschließmuskel, äußerer Quergestreifte Muskelfasern des Beckenbodens zum Verschluss der Harnröhre
Harnröhrenschließmuskel, innerer Verdickte Muskelfasern der Harnblase zum Verschluss der Harnröhre
Harnröhrenschwellkörper Lat.: Corpus spongiosum urethrae; Schwellkörper an der Unterseite des Penis, in dem die Harnsamenröhre verläuft
Harnsamenröhre Gemeinsamer Ausführungsgang für Urin und Sperma
Harnstoff Endprodukt des Proteinstoffwechsels; wird in der Leber gebildet
Harntrakt Organsystem, welches Urin produziert und ausscheidet (Nieren, Harnleiter, Harnblase, Harnröhre) (▶ Abb. 172)
Harnvergiftung ▶ *Urämie*
Harnverhalt Ischurie; Unvermögen, trotz praller und meist schmerzhaft gefüllter Harnblase Wasser zu lassen; Ursache meist Blasenstein vor Blasenausgang oder ▶ *Prostatahypertrophie*
Harnwegsinfektion Syn.: Harnwegsinfekt; Abk.: HWI; meist bakteriell, selten viral oder parasitär verursachte Entzündung der ableitenden Harnwege, die sich durch schmerzhaftes und häufiges Wasserlassen, evtl. Fieber, allgemeines Unwohlsein und Nierenlagerklopfschmerz zeigt
Harter Schanker ▶ *Syphilis*
Haschischintoxikation ▶ *Cannabisintoxikation*
HAUBT-Format Zweckmäßige Gliederung eines präklinischen Einsatzprotokolls: Hauptbeschwerde, Anamnese, Untersuchung, Behandlung, Transport
Hauptbronchus Lat.: Bronchus principalis; Aufteilung der Luftröhre in linken und rechten Hauptbronchus, die jeweils einen Lungenflügel

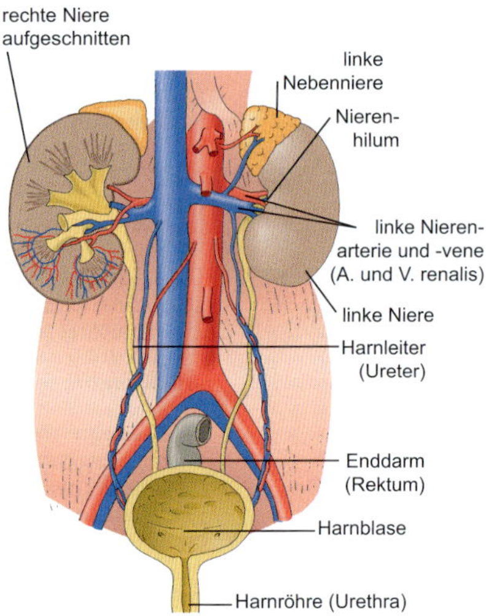

Abb. 172 Harntrakt [L190]

belüften und sich weiter teilen in Lappenbronchien

Hauptgruppe Gruppe von chemischen Elementen, welche in der äußersten Elektronenschale die gleiche Anzahl an Elektronen haben

Hauptlymphgang, rechter Teil des lymphatischen Systems; großes Lymphgefäß, welches an den Achsel- bzw. Halslymphknoten beginnt und in den rechten ▶ *Venenwinkel* mündet

Hauptzellen Produzieren Pepsinogen, die Vorstufe des Verdauungsenzyms Pepsin, zur Eiweißspaltung sowie das fettspaltende Enzym saure Lipase

Haut Lat.: Kutis; Größtes Organ des Organismus mit vielfältigen Funktionen (Schutz des Organismus, Regulation der Körpertemperatur etc.); umfasst Haut und Hautanhangsgebilde wie Haare, Nägel, Schweiß- und Duftdrüsen (▶ Abb. 173)

Hautanhangsgebilde Gebilde in der Haut, welche die Oberhaut durchstoßen und auf der Hautoberfläche münden (Haare, Nägel und Hautdrüsen)

Hautemphysem Komplikation nach Lungenoperation; Fistelbildung mit Eindringen von Luft in das Subkutangewebe; Schwellung, die sich unter typischem „Schneeballknirschen" wegdrücken lässt

Hautrezeptor Rezeptoren der Haut zur Aufnahme des Oberflächensinns; man unterscheidet Mechanorezeptoren, Thermorezeptoren und Schmerzrezeptoren

Hautturgor ▶ *Turgor*

Havers-Kanal Knochenfreier Kanal im Knochen, durch den Blutgefäße und ein Nerv ziehen

Hb Abk. für: ▶ *Hämoglobin*

HbA_{1c} Laborgröße bei ▶ *Diabetes mellitus* zur Blutzuckerkontrolle über die letzten Wochen; physiologisch < 6 % (42 mmol/mol)

HCG Abk. für: **H**umanes **C**horion**g**onadotropin; Schwangerschaftshormon

HCl Abk. für: ▶ *Salzsäure*

HCT Abk. für: humanes ▶ *Kalzitonin*

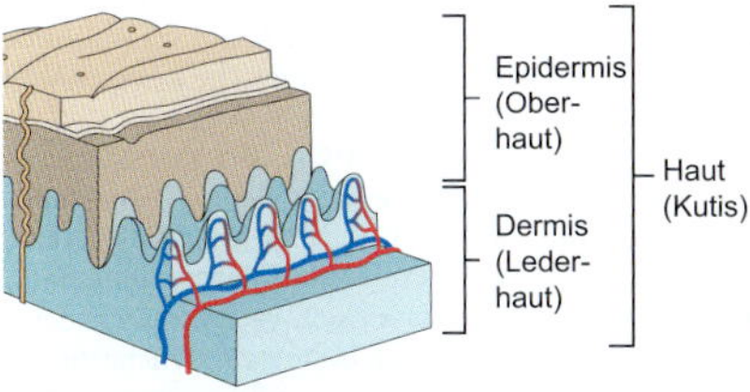

Abb. 173 Haut [L190]

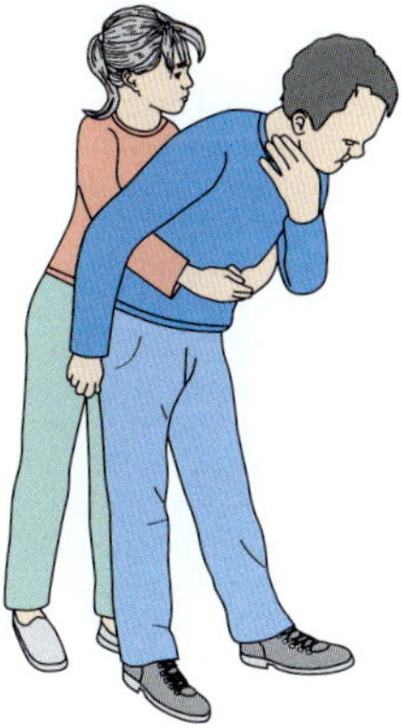

Abb. 174 Heimlich-Handgriff [K143]

HDL-Cholesterin HDL = High Density Lipoprotein; dient dem Lipid-Transport; schützt vor ▸ *Arteriosklerose*

Head-Zonen Schmerzausstrahlung durch nervenbedingte Projektion der Schmerzen eines Organs auf bestimmte ▸ *Dermatomregionen*

Hebb-Synapse Diese ▸ *Synapse* kann über ihre eigene Aktivität ihre Übertragungsstärke verändern

Hefepilze, Hefen Sprosspilze, die v. a. Infektionen der Haut und Schleimhäute verursachen, Organbefall bis zur Pilzsepsis bei Abwehrschwäche möglich; wachsen als ovale oder kugelige Einzeller, die sich durch Sprossung und Teilung vermehren; Hauptvertreter: ▸ *Candida albicans*

Heilung Vollständige Wiederherstellung des inneren Gleichgewichts und vollständige Regeneration des erkrankten Gewebes

Heimlich-Handgriff Erste-Hilfe-Maßnahme bei Erstickungsgefahr durch einen Fremdkörper; Helfer schlingt von hinten die Arme um die Taille des Patienten, platziert seine Faust im epigastrischen Winkel des Patienten und umfasst diese mit der anderen Hand, dann kräftiges Drücken der Faust in die Bauchdecke in Richtung ▸ *Zwerchfell* (▸ Abb. 174)

Helfer-Syndrom Beschreibung einer naiven, von unbewussten Vorstellungen geprägten Motivation für helfende Berufe; ▸ *Burnout*-Gefahr, da die Realität der Arbeit zwangsläufig zur Überforderung führt

Helicobacter-pylori-Infektion Besiedelung des Magens mit dem gramnegativen Bakterium *Helicobacter pylori;* Vorkommen bei 75 % der Menschen mit Magengeschwür

Helix Gewundene, spiralförmige Struktur

HELLP-Syndrom Sonderform der schwangerschaftsinduzierten Hypertonie mit **H**ämolyse, **e**rhöhten **L**eberwerten und Thrombozytopenie (engl.: **L**ow **P**latelets)

Hemi- Vorsilbe oder Wortteil für: Halb-

Hemikolektomie Operative Entfernung einer Hälfte des Dickdarms, v. a. bei Kolonkarzinom

Hemiparese Syn.: Halbseitenlähmung; unvollständige Lähmung einer Körperhälfte

Hemiplegie Syn.: Halbseitenlähmung; vollständige Lähmung einer Körperhälfte

Hemizellulose Unlöslicher Faserstoff (Ballaststoff)

Hemmsystem, absteigendes Mechanismus zur Hemmung von Schmerzreizen; dabei schüttet das ZNS Substanzen aus, welche die Reizleitung des aufsteigenden Aktivierungssystems hemmen oder unterdrücken

Henle-Schleife Gestreckte, haarnadelförmige Nierentubulusabschnitte; verantwortlich für die Harnkonzentrierung durch Natriumrückresorptionsrate (▶ Abb. 280)

HEP Abk. für: **H**emi**e**ndo**p**rothese; Gelenk wird nur teilweise (hemi = halb) durch eine Endotprothese ersetzt; vgl. ▶ *Totalendoprothese*

Hepar ▶ *Leber*

Heparin 1. Heparin 5.000 IE/25.000 IE zur Therapie venöser und arterieller Thromboembolien; 2. körpereigene, gerinnungshemmende Substanz, die in verschiedenen Geweben vorkommt

Heparinisierung ▶ *High-Dose-Heparinisierung*; ▶ *Low-Dose-Heparinisierung*

Hepatisch, Hepato- Die Leber betreffend

Hepatitis Viral bedingte Leberentzündung mit Leberzellnekrosen und einem meist intrahepatischen ▶ *Ikterus*; Unterteilung nach ursächlichem Virus in die Typen A–E; chronische Hepatitis bei länger als sechs Monate bestehender Entzündung

Hepatitis A Leberentzündung durch Hepatitis-A-Virus; fäkal-orale Übertragung; typische Reiseerkrankung

Hepatits B/C Leberentzündung durch Hepatitis-B-Virus bzw. Hepatitis-C-Virus; Übertragung durch Körpersekrete (Blut/Blutprodukte, Samenflüssigkeit, Vaginalsekret, Speichel); Impfung für Hepatitis B ist möglich und wird von der ▶ *STIKO* empfohlen

Hepatitis, akute infektiöse Leberentzündung durch andere Viren (z. B. Epstein-Barr-Virus), Bakterien, Protozoen

Herbstzeitlose Pflanzenart, die das Alkaloid ▶ *Kolchizin* enthält; Blätter werden gelegentlich mit denen des Bärlauchs verwechselt

Hernie Syn.: Eingeweide- oder Weichteilbruch (▶ Abb. 175); Austritt von Eingeweiden aus der Bauchhöhle durch eine angeborene oder erworbene Öffnung; bestehend aus Bruchsack (Ausstülpung des Bauchfells), Bruchpforte (Bauchwandlücke) und Bruchinhalt (Hervortreten von Eingeweiden oder Organteilen)

Hernie, axiale ▶ *Gleithernie*

Hernie, gastroösophagiale ▶ *Gleithernie*

Hernie, paraösophageale ▶ *Hiatushernie*

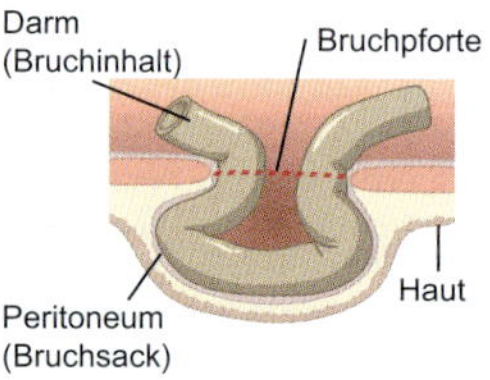

Abb. 175 Hernie [L138]

Hernie, parastomale Vorwölbung der Bauchdecke in der Stomaumgebung mit tastbarer Bruchpforte; Komplikation des ▶ *Enterostomas*
Heroinintoxikation Aus Morphin umgewandelte Droge, die nach „Kick" zu zunehmender Bewusstlosigkeit und zentraler Atemlähmung führt; Überdosierung meist akzidentiell (unbeabsichtigt), wenn zu reine Stoffzubereitungen im Umlauf sind; Kardinalsymptom: maximalste ▶ *Miosis*
Herpes genitalis Ansteckende Infektion durch Herpesviren mit typischem, wiederkehrendem Bläschenausschlag in der Genitalregion
Herpes labialis/simplex Ansteckende Infektion durch Herpesviren mit typischem, wiederkehrendem Bläschenausschlag in der Mundregion
Herpes zoster Syn.: Zoster, Gürtelrose; Zweiterkrankung durch das ▶ *Varizella-Zoster-Virus* (= Windpockenvirus) mit meist nur geringen Allgemeinerscheinungen und einem typischen Hautauschlag aus vielen kleinen Bläschen
Hertz SI-Einheit; Schwingen pro Sekunde
Herz Lat.: Cor (▶ Abb. 176); muskuläres Hohlorgan, das mit rhythmischen Kontraktionen das Blut durch den Körper pumpt und so die Durchblutung aller Organe sichert
Herzarbeit Lässt sich berechnen aus dem Druck, mit dem das Herz das Blut in den Kreislauf pumpt, und dem Blutvolumen, welches pro Herzschlag in den Kreislauf gepumpt wird
Herzbettlage Oberkörperhoch- und Beintieflagerung mit Abstützung

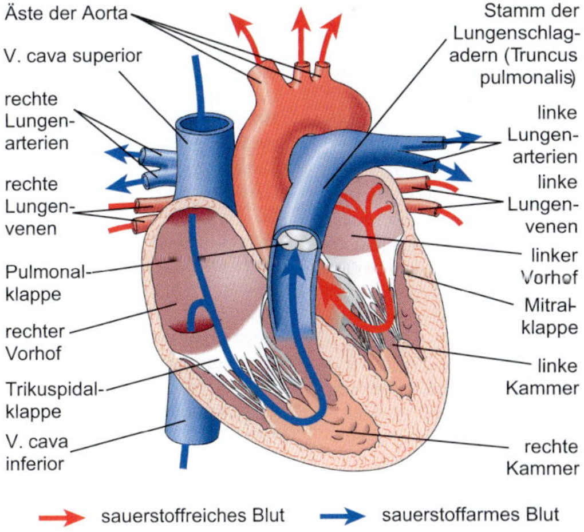

Abb. 176 Herz [L190]

der Arme zur Erleichterung der Atmung und Entlastung des Herzens

Herzbeutel Lat.: Perikard; Haut, die das Herz umschließt; ist mit ▶ *Pleura* und ▶ *Zwerchfell* verwachsen

Herzbeuteltamponade Wegen mangelnder Elastizität des ▶ *Perikards* drückt ein Perikarderguss auf die Herzhöhlen und vermindert den Blutauswurf

Herzdruckmassage Kernelement der ▶ *kardiopulmonalen* ▶ *Reanimation* mit Kompression des Herzens durch Druckausübung auf das Sternum

Herzerschütterung ▶ *Contusio cordis*

Herzfrequenz Anzahl der Herzkontraktionen (Herzschläge) pro Minute

Herzgeräusch Pathologisches in oder am Herzen entstehendes Geräusch, das von außen am Brustkorb mit einem Stethoskop zu hören ist

Herzglykoside Arzneimittel mit positiv inotroper (die Schlagkraft steigernder) Wirkung auf das Herz

Herzinfarkt Syn.: Myokardinfarkt; Tod von Herzmuskelgewebe infolge von Sauerstoffmangel oder Mangeldurchblutung; Schweregrad des Zelluntergangs abhängig vom Nicht- oder Vorhandensein von ▶ *Kollateralgefäßen*

Herzinsuffizienz Herzmuskelschwäche; Unvermögen des Herzens, das zur Versorgung des Körpers erforderliche Blutvolumen zu fördern; körperliche Belastbarkeit sinkt; mit Abstand häufigste Todesursache in Deutschland; häufigster Auslöser ist die koronare Herzkrankheit (▶ *KHK*)

Herzinsuffizienz, dekompensierte Herzinsuffizienz mit unzureichendem ▶ *Herzzeitvolumen* und entsprechenden Beschwerden

Herzinsuffizienz, kompensierte Herzinsuffizienz mit durch Gegenregulation noch ausreichendem Herzzeitvolumen

Herzkammer Lat.: Ventriculus dexter/sinister; Innenraum des Herzens, aus welchem das Blut weitergepumpt (ausgetrieben) wird

Herzklappen Klappen zwischen Vorhöfen und Kammern sowie Kammern und Gefäßen, die wie ein Rückschlagventil arbeiten (▶ *Trikuspidalklappe*, ▶ *Pulmonalklappe*, ▶ *Mitralklappe* und ▶ *Aortenklappe*); ▶ Abb. 176

Herzklappenfehler Dysfunktion durch Stenose oder Insuffizienz; meist Mitralklappe betroffen; ▶ *Mitralklappenstenose*, -insuffizienz und ▶ *Aortenklappenstenose*

Herz-Kreislauf-Stillstand Zusammenbruch der Kreislauftätigkeit und Unterbrechung des Blutflusses durch den Körper

Herz-Kreislauf-Stillstand, reversible H **H**ypovolämie; **H**ypoxie: **H**-Ionen = Azidose; **H**ypo-, Hyperkaliämie und **H**ypo-/Hyperthermie

Herz-Kreislauf-Stillstand, reversible T **T**abletten; **T**amponade; **T**ension (Pneumothorax); **T**hrombose (koronar) und **T**hrombose (pulmonal)

Herz-Kreislauf-Stillstand, Formen im EKG Pulslose ventrikuläre Tachykardie (pVT); Kammerflimmern; Asystolie; pulslose elektrische Aktivität (pEA)

Herz-Kreislauf-System Gesamtheit aller Organe zum Transport des Blutes durch den Körper (Blut, Herz, Blutgefäße)

Herz-Kreislauf-Zentrum Steuerungszentrum für Herz-Kreislauf-Vorgänge im verlängerten Mark (▶ *Medulla oblongata*)

Herzkatheteruntersuchung ▶ *Linksherzkatheteruntersuchung*; ▶ *Rechtsherzkatheteruntersuchung*

Herzkranzgefäße ▶ *Koronararterien*

Herzkranzgefäßstenose ▶ *KHK*
Herzleistung Herzarbeit in Abhängigkeit von der Zeit (Leistung = Arbeit × Zeit)
Herzmassage Beim Herzstillstand wird durch rhythmische Druckimpulse von außen auf das Herz versucht, den Herzschlag zu „ersetzen"
Herzminutenvolumen ▶ *Herzzeitvolumen*
Herzmuskelhypertrophie Vergrößerung des Herzmuskels durch Verstärkung und Verlängerung der Herzmuskelfasern
Herzmuskulatur Kommt ausschließlich im Herzmuskel (▶ *Myokard*) vor; Myokard ähnelt der Skelettmuskulatur, weist jedoch Eigenschaften der glatten Muskulatur auf, wie z. B. nahezu ermüdungsfrei zu sein
Herzohren Gut sichtbare, zipfelförmige Ausbuchtungen der Vorhöfe
Herzrhythmusstörungen Störung der Herzfrequenz und/oder der Regelmäßigkeit des Herzschlags aufgrund von Reizleitungs- und/oder Reizbildungsstörungen
Herzscheidewand Lat.: Septum cordis; Trennwand zwischen den beiden Herzhälften (▶ Abb. 176)
Herzschrittmacher Gerät zur künstlichen Erzeugung von Erregungsimpulsen für das Herz (▶ Abb. 177)
Herzskelett Gerüst aus Bindegewebe, an dem die 4 Herzklappen aufgehängt sind
Herzspitze Spitz zulaufende Verjüngung des Herzens
Herzspitzenstoß Auf der Haut tastbarer Herzschlag, dort wo die Herzspitze sehr nahe an der linken Brustwand liegt
Herztamponade, extraperikardiale Druck auf das Herz durch ▶ *Mediastinalemphysem*

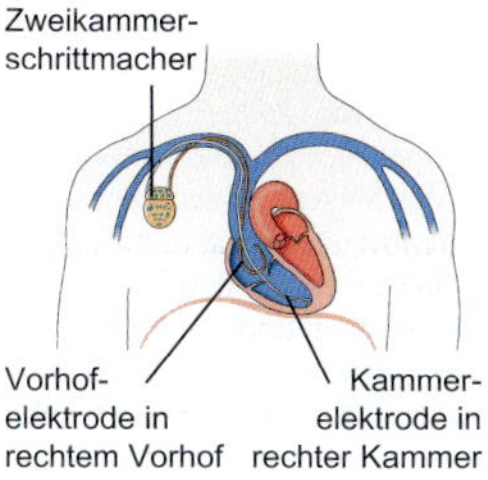

Abb. 177 Lage eines Herzschrittmachers [L190]

Herzton, erster Anspannungston des Myokards zu Beginn der ▶ *Systole*
Herzton, zweiter Verschluss der Taschenklappen am Ende der ▶ *Systole*
Herzzeitvolumen Abk.: HZV; engl.: Cardiac Output (CO); Blutvolumen, welches das Herz pro Minute in den Körper pumpt, durchschnittlich 5 l/Min. beim gesunden Erwachsenen in Ruhe; Berechnung: Schlagfrequenz × Schlagvolumen
Herzzyklus In beiden Herzhälften stattfindende, wiederkehrende Abläufe von der Anspannung bis zur Erschlaffung der Muskulatur
Heterogen Ungleichartig, aus verschiedenen Bestandteilen zusammengesetzt; Geg.: homogen
Heterogenie Das gleiche Merkmal (also der gleiche ▶ *Phänotyp*) wird von unterschiedlichen Genen hervorgerufen
Heterosexualität Sexuelle Empfindung für Personen des anderen Geschlechts; Geg.: Homosexualität
Heterozygot Mischerbig
Heuschnupfen Syn.: Allergische Rhinitis; Saisonaler allergischer Schnupfen, ausgelöst durch Pollen

HHV Abk. für: **H**umanes **H**erpes-**V**irus

Hiatus Öffnung, Spalt

Hiatushernie Zwerchfellbruch mit teilweiser oder kompletter Verlagerung des Magens in den Thorax ohne Einstülpung der Speiseröhre; Ursache: meist Erweiterung des Hiatus oesophageus (▸ Abb. 178)

High-dose-Heparinisierung Hochdosierte therapeutische Gabe von ▸ *Heparin* bei bereits vorhandener Venenthrombose, Lungenembolie, Herzinfarkt sowie arteriellen Gefäßverschlüssen

Hilum Organabschnitt, an dem Blutgefäße und Nerven ein- bzw. austreten

Hinken, intermittierendes ▸ *Claudicatio intermittens*

Hinterhauptbein Lat.: Os occipitale; Teil des Hirnschädels, hinterer Abschluss der Schädelhöhle

Hinterhauptfontanelle Lat.: Fonticulus posterior; beim Säugling vorhandene Stelle, die nicht von Knochen bedeckt ist; liegt zwischen den Scheitelbeinen und dem Hinterhauptbein

Hinterhauptlappen Lat.: Lobus occipitalis; hinterer Teil des ▸ *Großhirns;* hier befindet sich das Sehzentrum

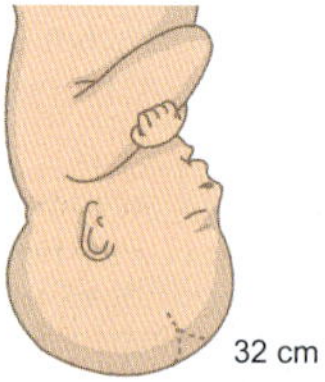

Abb. 179 Hinterhauptlage [L190]

Hinterhauptslage Abk.: HHL; regelrechte Schädellage des Kindes bei der Geburt mit Beugung des Kopfes beim Eintritt in das kleine Becken (▸ Abb. 179)

Hinterhorn Lat.: Cornu posterius; hinterer schlanker Flügel der grauen Substanz im Rückenmark (▸ Abb. 365)

Hinterstrang Nach hinten gerichteter Teil der weißen Substanz des Rückenmarks

Hinterwandinfarkt Herzinfarkt durch Verschluss der rechten ▸ *Koronararterie* oder des Ramus circumflexus der linken Koronararterie

Hinterwurzel Lat.: Radix posterior; Bündel aus sensiblen Nervenfasern, welche zum Hinterhorn des Rückenmarks führen

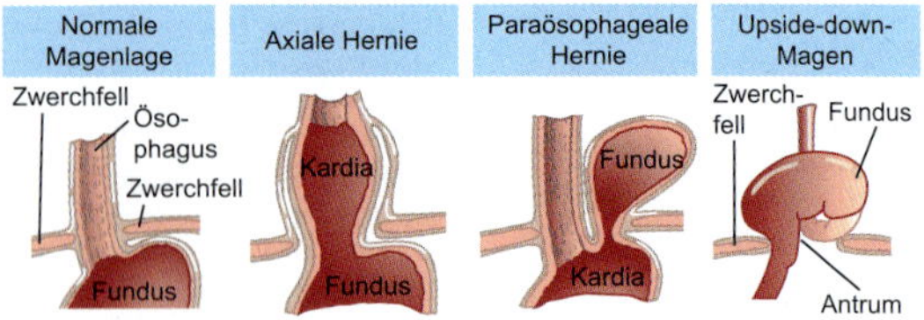

Abb. 178 Normalbefund und verschiedene Formen der Hiatushernie [L138]

H

Hippocampus Teil des limbischen Systems; befindet sich im Temporallappen (Schläfenlappen)
Hirnatrophie Abbau von Gehirnmasse; Gehirnschwund
Hirnbasis Unterseite des Gehirns
Hirnhaut, harte Dura mater
Hirnhäute, weiche Bezeichnung für die beiden inneren Hirnhäute (▶ *Arachnoidea* und ▶ *Pia mater*)
Hirnhautentzündung Häufig lebensbedrohliche Infektion des ZNS mit (vorwiegendem) Befall der Hirnhäute
Hirninfarkt Untergang von Hirngewebe durch die verminderte Blutversorgung des Gehirns beim ▶ *Schlaganfall*
Hirnnerven Zwölf Nerven, welche das ZNS oberhalb des Rückenmarks verlassen; dienen vor allem der Innervation des Kopfes
Hirnorganische Krampfanfälle ▶ *Epilepsie*
Hirnorganisches Psychosyndrom ▶ *HOPS*
Hirnprellung ▶ *Contusio cerebri*
Hirnschädel Lat.: Neurocranium; schützende Knochenschale um das Gehirn, beim Menschen bestehend aus acht Knochen (▶ *Schädel*)
Hirnschenkel Lat.: Crus cerebri; vorderer Teil des Mittelhirns
Hirnsinus Starrwandige Kanäle zwischen den Blättern der ▶ *Dura mater* im Schädel, die venöses Blut führen
Hirnstamm Lat.: Truncus encephali; Bereich unterhalb des Zwischenhirns (ohne Cerebellum); besteht aus Brücke (Pons), verlängertem Rückenmark (Medulla oblongata) und ▶ *Mittelhirn* (Mesencephalon); regelt lebensnotwendige Funktionen wie Atmung und Herzschlag (▶ Abb. 180)
Hirnstiel Pedunculus cerebri; Teil des ▶ *Mittelhirns*

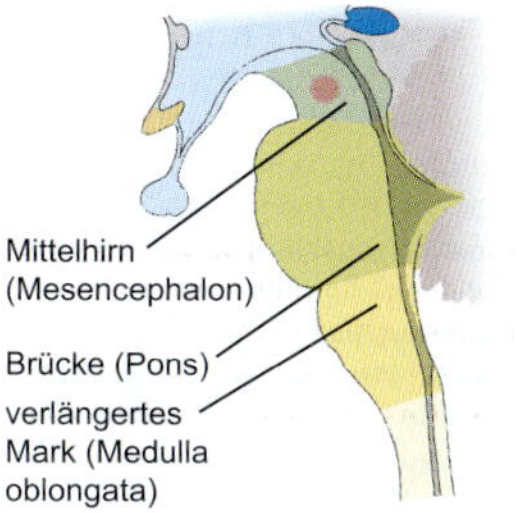

Abb. 180 Hirnstamm [L190]

Hirntod Syn.: Individualtod; Irreversibler Verlust aller Gehirnfunktionen
Hirntoddiagnostik Feststellung des ▶ *Hirntods* durch zwei unabhängige Ärzte, einer davon mir neurologischem Hintergrund; Symptome: lichtstarre Pupillen, Ausfall der Atmung beim Apnoe-Test (Trennung vom Beatmungsgerät); fehlende Hirnstammreflexe, z. B. Hustenreflex; Apparativ: 0-Linien-EEG, Nachweis fehlender Hirnperfusion durch ▶ *Doppler-Sonografie* oder ▶ *Angiografie*
Hirntumor ▶ *Gehirntumor*
Hirnvene, äußere Dünnwandige Vene ohne Klappen, die Blut von der Oberfläche des Gehirns ableitet
Hirnvene, innere Dünnwandige Vene ohne Klappen, die Blut aus den zentralen Teilen des Gehirns ableitet
Hirnventrikel Hirnkammern, welche mit Liquor (Gehirnflüssigkeit) gefüllt sind
Hirsutismus Verstärkte, dem männlichen Behaarungstyp entsprechende Behaarung bei Frauen (und Kindern)
His-Bündel Teil des Erregungsleitungssystems, tertiärer Taktgeber, 20–30 Erregungen pro Minute

Histamin In Mastzellen gespeicherte Substanz, die z. B. bei allergischen Reaktionen freigesetzt wird; Wirkung: Kontraktion von Bronchial- und Darmmuskulatur, Verengung großer und Erweiterung kleiner Blutgefäße, Steigerung der Kapillardurchlässigkeit, Schmerz, Juckreiz

Histiozytom Syn.: ▶ *Fibrom, hartes*

Histo- Vorsilbe oder Wortteil für: Gewebe-

Histologie Mikroskopische Anatomie und mikroskopische Krankheitslehre (also auf Gewebe- und Zellebene)

HITS Akronym zur Erinnerung der reversiblen Ursachen eines ▶ *Herz-Kreislaufstillstands;* **H** = Herzbeuteltamponade, **I** = Intoxikation, **T** = Thrombembolie, **S** = Spannungspneumothorax

Hitzekollaps Syn.: Hitzeerschöpfung; Entstehung durch einen Flüssigkeits- und/oder Mineralienverlust; Blutdruckabfall und Pulsanstieg infolge von ▶ *Vasodilatation,* die durch erhöhte Körpertemperatur ausgelöst wird

Hitzschlag Entstehung bei fehlender Fähigkeit des Körpers, Wärme abzugeben, z. B. bei Flüssigkeitsmangel, schweißundurchlässiger Kleidung, hoher Umgebungswärme

HIV Abk. für: **H**umanes **I**mmundefizienz-**V**irus; verursacht ▶ *AIDS;* Übertragung durch Körpersekrete (alle Körpersekrete potenziell infektiös, Blut und Sperma besonders virushaltig); Zerstörung der Abwehrzellen des Körpers

Hk, HKT Abk. für: ▶ *Hämatokrit*

HLA Abk. für: **H**uman **L**eukocyte **A**ntigen; Syn.: menschliches Leukozyten-Antigen; kommt auf den Zellen fast aller menschlichen Gewebe vor; entspricht dem MHC-Molekül

HLA-Typisierung Bestimmung der HLA-Antigene, z. B. vor Transplantationen

HLHS Abk. für: **h**ypoplastisches **L**inks**h**erz**s**yndrom; angeborener Herzfehler

HLM Abk. für: **H**erz-**L**ungen-**M**aschine

HNO Abk. für: **H**als-**N**asen-**O**hren

Hochbetagte Dritte Unterteilungsstufe des Begriffs „Alter" nach WHO-Einteilung: über 90 Jahre

Hochdrucksystem Teil des Blutkreislaufs, der die Aufgabe hat, Blut hohen Drucks zur Durchströmung der Organe bereitzustellen (d. h. Aorta und große Arterien)

Hochspannungsunfall Stromunfall mit einer Stromspannung von über 1.000 Volt (Bahnoberleitungen 15.000 Volt Wechselstrom; Überlandleitungen und Umspannwerke 380.000 Volt Wechselstrom)

Hoden Lat.: Testis; paarig angelegtes, inneres männliches Geschlechtsorgan; erzeugt die Keimzellen

Hodenhochstand Syn.: Hodenretention, Hodendystopie, Kryptorchismus; Ausbleiben des physiologischen Hodenabstiegs vom Bauchraum über den Leistenkanal in den Hodensack

Hodenkanälchen Teil der Hoden, in dem die Spermien gebildet werden

Hodenläppchen Lat.: Lobulus testis; Abschnitte der Hoden

Hodennetz Lat.: Rete testis; Leitungsbahnen innerhalb des Hodens, die die Samenkanälchen mit den Leitungsbahnen zum Nebenhoden verbinden

Hodenretention ▶ *Hodenhochstand*

Hodensack Lat.: Scrotum; äußere Umhüllung der beiden Hoden

Hodentorsion Syn.: Samenstrangtorsion (▶ Abb. 181); Drehung von Hoden und Samenstrang um die Längsachse; zwei Formen: extravaginal (Verdrehung außerhalb der Hodenhülle, meist bei Neugeborenen,

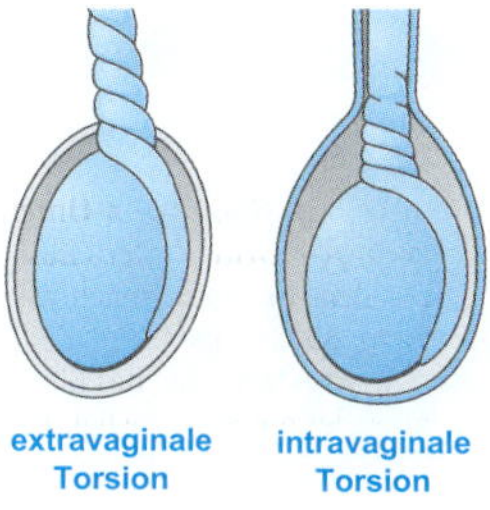

Abb. 181 Hodentorsion [L157]

Säuglingen und Kleinkindern) und intravaginal (Verdrehung innerhalb der Hodenhülle, betrifft meist Jugendliche; häufigste Form); wegen Abschnürung der Blutversorgung hochakutes Krankheitsbild, Ischämiekarrenz 6 Std. Urologischer Notfall; Therapiegrundsatz „If in doubt, check it out" (im Zweifel OP-Indikation)

Hodentumor, bösartiger Syn.: Hodenkrebs; ursächlich unklarer, bösartiger Tumor des Hodens; häufigster bösartiger Tumor bei jungen Männern; Altersgipfel 20.–40. Lebensjahr; 5-Jahres-Überlebensrate: über 90 %

Hodgkin-Lymphom Syn.: Morbus Hodgkin, Lymphogranulomatose; von den Lymphknoten ausgehende bösartige Erkrankung; 5-Jahres-Überlebensrate: über 90 %

Höhenkrankheit Syndrom, dass etwa ab einer Aufstiegshöhe von 2.500 m auftreten kann; zeichnet sich u. a. durch Kopfschmerzen, Übelkeit, Tachykardie, Schwindel, Hörstörungen aus; kann in lebensbedrohliches Lungen- oder Hirnödem übergehen

Hörorgan Gesamtheit aus äußerem Ohr, Mittelohr und Innenohr (▶ Abb. 182)

Hörschwelle Schallintensität, bei der ein Mensch gerade noch Geräusche und Töne einer bestimmten Frequenz wahrnimmt

Hörsturz Plötzliche Schallempfindungs-Schwerhörigkeit bis Taubheit, häufig begleitet von ▶ *Tinnitus*; vermutlich bedingt durch Durchblutungsstörungen im Innenohr

Hörzentrum Bereich im Schläfenlappen des Großhirns, welcher auditive Reize verarbeitet

Hörzentrum, primäres Teil des Hörzentrums im Schläfenlappen, in welchen die Hörbahn mündet; hier kommen auditive Reize im Hörzentrum an

Hörzentrum, sekundäres Teil des Hörzentrums im Schläfenlappen, welches das Gehörte verarbeitet

Hoffascher Fettkörper ▶ *Kniegelenksfettkörper*

Hohlfuß Gegenteil des Plattfußes mit überhöhtem Längsgewölbe; Vorfuß und Ferse sind stark belastet

Hohlräume des Warzenfortsatzes Mit Schleimhaut ausgekleideter Hohlraum in dem Teil des Schädelknochens, der sich unmittelbar hinter der Ohrmuschel befindet

Hohlvene, obere Lat.: V. cava superior; Sammelt venöses Blut aus Kopf, Hals, Armen und Brust (▶ Abb. 411)

Hohlvene, untere Lat.: V. cava inferior; Sammelt venöses Blut aus Beinen, Bauchraum, Bauchdecke und Beckenorganen (▶ Abb. 411)

Holozytose Sekretabgabe durch Zelluntergang

Holzlunge, Holzarbeiterlunge Form der exogen-allergischen Alveolitis; chronische, entzündliche Lungenerkrankung

Homo- Vorsilbe/Wortteil für: Mensch-

Homo sapiens Wissenschaftliche Bezeichnung für den zurzeit auf der Erde lebenden Menschen

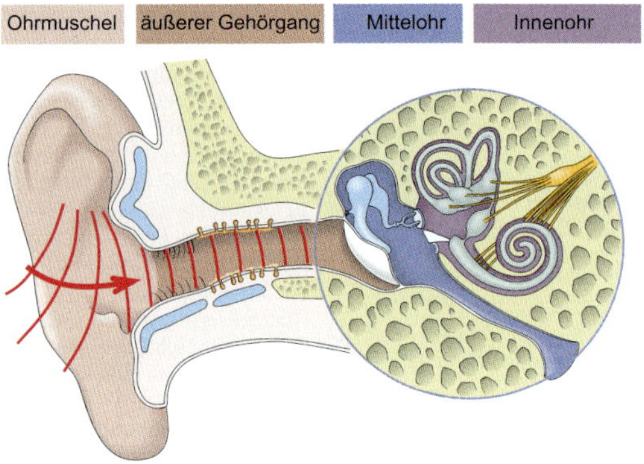

Abb. 182 Hörorgan [L190]

Homöopathie Alternativmedizinisches Behandlungsverfahren, dessen Wirkung auf dem Placeboeffekt zu beruhen scheint

Homöostase Konstanz des inneren Milieus (▶ Abb. 183)

Homogen Gleichartig, von einheitlicher Beschaffenheit; Geg.: heterogen

Homolog Übereinstimmend, gleich liegend

Homosexualität Sexuelle Empfindung für Personen des eigenen Geschlechts; Geg.: Heterosexualität

Homozygot Reinerbig

HOPS Abk. für: **Hirnorganisches Psychosyndrom**; Veränderung von Psyche und Persönlichkeit durch organische Ursache, z. B. ▶ *Alzheimer-Demenz*

Horizontalachse Gedachte Achse zur räumlichen Orientierung am menschlichen Körper, verläuft waagerecht durch den aufrecht stehenden Menschen; ▶ *Transversalebene*

Horizontalzelle Nervenzelle in der zweiten Schicht der ▶ *Netzhaut*, welche (ähnlich den amakrinen Zellen) Signale innerhalb der Netzhaut moduliert und zum Sehnerv weiterleitet

Hormon Signal- und Botenstoff für die Kommunikation zwischen Organen und Zellen

Hormon, peripheres Hormon einer Hormondrüse, dessen Produktion von ▶ *Hypothalamus* und ▶ *Hypophyse* reguliert wird

Hormonabbau Aufspaltung und Deaktivierung von Hormonen in der Leber

Hormondrüse Hormondrüsen benötigen keinen Ausführungsgang; die produzierten Hormone werden entweder lokal eingesetzt oder sie diffundieren in die Blutbahn und erreichen über den Kreislauf die Zielzellen

Hormonrezeptor, intrazellulärer Innerhalb einer Zelle gelegene Andockstelle eines fettlöslichen Hormons (kann die Zellmembran durchdringen)

H

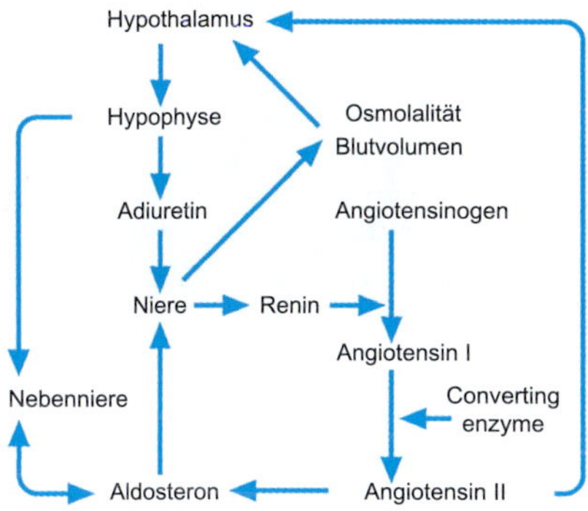

Abb. 183 Regulation von Blutdruck und Wasser-Elektrolythaushalt zum Erhalt der **Homöostase** durch das Renin-Angiotensin-Aldosteron-System [L108]

Hormonrezeptor, spezifischer Andockstelle, an die nur ein bestimmtes Hormon binden kann und so seine Wirkung entfaltet

Hormonsystem Gesamtheit aller Organe und Zellen, welche Hormone produzieren und deren Produktion regeln

Hormontherapie Therapeutische Verwendung von Hormonen oder antihormonell wirksamen Substanzen; z. B. Gabe von Schilddrüsenhormonen bei Schilddrüsenunterfunktion, Hormonrezeptorenblockern bei Brust- oder Prostatatumoren

Hornhaut Syn.: Kornea; durchsichtiger Teil der äußeren Augenhaut vor der vorderen Augenkammer

Hornschicht Lat.: Stratum corneum; fünfte Schicht der Oberhaut (von innen; ▶ Abb. 111); 25–30 Reihen verhornter Keratinozyten mit fetthaltiger Dichtsubstanz zwischen den Zellen; eigentliche Trennschicht zur Außenwelt; verhornte Keratinozyten werden als Hornlamellen abgestoßen

Hospitalismus Negative körperliche und/oder seelische Folgen für den Patienten eines längeren Krankenhaus- oder Heimaufenthalts

Hospizbewegung Abgleitet vom lat. hospitium, „Herberge"; Ziel ist der würdevolle Umgang mit dem menschlichen Sterben; zentral sind die individuellen Bedürfnisse der Sterbenden und ihrer Angehörigen, eine gute interdisziplinäre Zusammenarbeit (Ärzte, Pfleger, Therapeuten, Psychologen, Geistliche, etc.) sowie eine gezielte ▶ *Palliativmedizin*, v. a. Schmerztherapie

HPV Abk. für: **h**umane **P**apilloma-**V**iren

HTX Abk. für: Herztransplantation

Hüftbein Lat.: Os coxae; paarig angelegter Knochen, jeweils aus drei verwachsenen Teilen

Hüftdysplasie Angeborene Verknöcherungsstörung und Deformierung der Hüftpfanne, evtl. mit (Teil-)Verrenkung des Hüftkopfes

Hüftgelenk Lat.: Articulatio coxae; verbindet Rumpf und Oberschenkel; Kugelgelenk (▶ Abb. 184)

Hüftgelenkarthrose ▶ *Koxarthrose*

Hüftgelenkdysplasie Angeborene Fehlstellung vom Gelenkkopf des ▶ *Femurs* im Verhältnis zur Hüftgelenkpfanne

Hüftgelenkluxation Auskugelung des Hüftgelenks

H

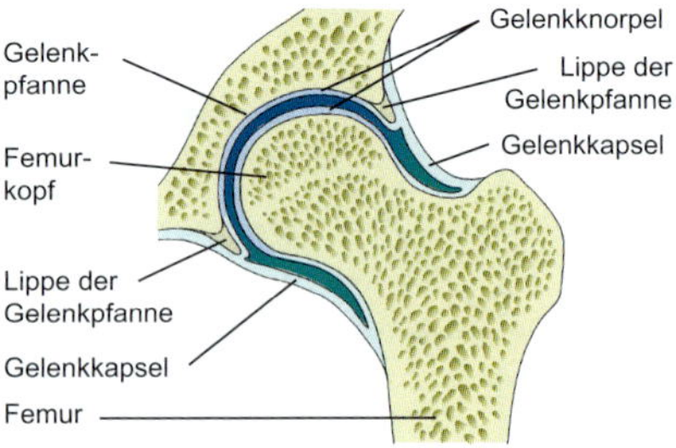

Abb. 184 Hüftgelenk [L190]

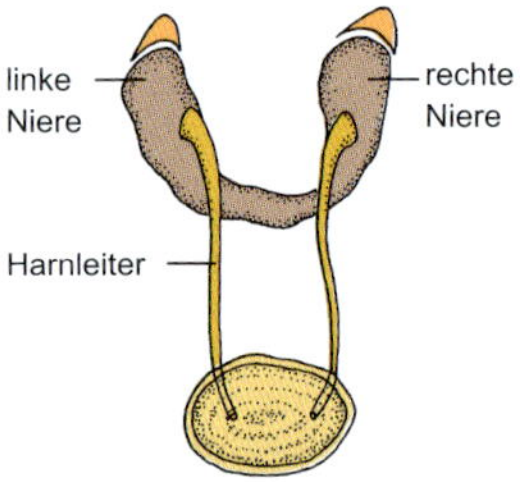

Abb. 185 Hufeisenniere [L157]

Hüftgelenkpfanne Lat.: Acetabulum; knöcherne „Schale", die den kugeligen Kopf des Oberschenkelknochens aufnimmt

Hüftkopfnekrose, idiopathische Ursächlich ungeklärte Nekrose des Hüftkopfs bei Erwachsenen; meist bei Männern im mittleren Lebensalter, in 50 % der Fälle beidseitig auftretend

Hüftloch Lat.: Foramen obturatum; ist durch die Membrana obturatoria verschlossen, lässt Nerven und Gefäße durchtreten und ist Ursprung für einige Muskeln

Hüftmuskulatur Skelettmuskulatur, die um das Hüftgelenk herum gruppiert ist und vor allem Stabilität beim aufrechten Gang bietet, aber auch Bewegungen wie Vorbeugen und Wiederaufrichten ermöglicht

Hüftschnupfen Syn.: Coxitis fugax; flüchtige Entzündung der Hüftgelenkkapsel, oft nach einem (viralen) Infekt; Altersgipfel: 4.–8. Lebensjahr

Hufeisenniere Angeborene Nierenfehlbildung mit einer Verschmelzung beider Nieren am unteren Pol (▶ Abb. 185)

Huffing Effektives Abhusten

Humanalbumin Blutprodukt; Lösung aus menschlichem Albumin; Einsatz bei massiven Eiweißverlusten, z. B. nach Verbrennungen

Humanes Immundefizienz-Virus Abk.: ▶ *HIV*

Humeroradialgelenk Lat.: Articulatio humeroradialis; Gelenk zwischen Oberarmknochen und Speiche; Teil des Ellenbogengelenks

Humeroulnargelenk Lat.: Articulatio humeroulnaris; Gelenk zwischen Oberarmknochen und Elle; Teil des Ellenbogengelenks

Humerus Röhrenknochen des Oberarmes (▶ Abb. 186)

Humeruskopf Oberarmknochenkopf, welcher mit der Schultergelenkpfanne des Schulterblattes das Schultergelenk (Articulatio humeri) bildet

Humerusschaft Länglicher, mittiger Teil des Oberarmknochens

Humoral Körperflüssigkeiten betreffend

Humorale Abwehr ▶ *Abwehr, humorale*

H

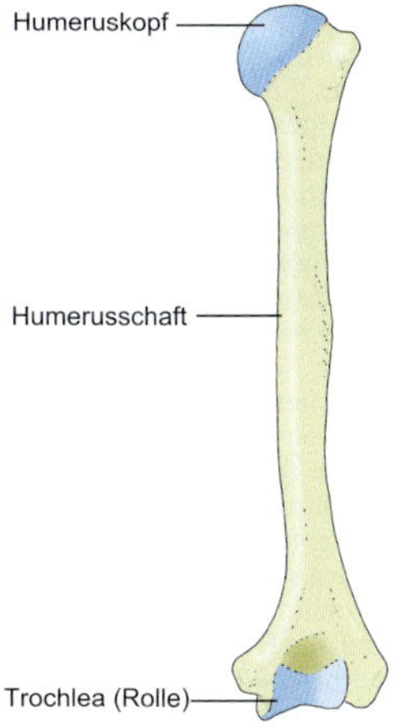

Abb. 186 Humerus [L190]

Hungerstuhl Geringe Stuhlmengen, schwarz-grünlich gefärbter Stuhl aus Schleim und Darmzellen; Auftreten bei Hungerzuständen

HUS Abk. für: ▶ *Hämolytisch-urämisches Syndrom*

Husten Heftige Ausatmung gegen die zunächst geschlossene, dann plötzlich geöffnete Stimmritze zum Freihalten der Atemwege; physiologisch oder pathologisches Auftreten

Husten, produktiver Befördert Sekret (Auswurf, Sputum) in die oberen Luftwege, das ausgespuckt oder verschluckt wird

Hustenreflex Natürlicher Schutzreflex, der den Hustenreiz auslöst, sobald ein Fremdkörper in die Lunge gelangt

Hustenzentrum Steuerungszentrum für den Hustenreflex im verlängerten Mark

HWS Abk. für: ▶ *Halswirbelsäule*

Hyalin Durchscheinend, klar

Hyaliner Knorpel ▶ *Knorpel, hyaliner*

Hybrid Kreuzung, Mischung, von zweierlei Herkunft

Hydramnion Überdurchschnittlich große ▶ *Fruchtwassermenge*

Hydro- Vorsilbe oder Wortteil für: Wasser-

Hydrogel Wundauflage mit 60–95 % gebundenem Wasser; schonende Wirkweise durch Abgabe von Feuchtigkeit; Einsatz zur Verflüssigung von Nekrosen und Belägen

Hydrokolloidverband Semiokklusive (= halbdurchlässige) Wundauflage mit granulationsfördernder Wirkung und zur Verflüssigung oberflächlicher Beläge; Einsatz bei schwach bis mäßig exsudierenden Wunden

Hydrophil Wasser anziehend; ein hydrophiler Stoff ist polar und kann somit in einem polaren Lösungsmittel wie Wasser gelöst werden

Hydrophob Wasser abweisend; ein hydrophober Stoff kann in einem polaren Lösungsmittel wie Wasser nicht gelöst werden

Hydrophthalmus Syn.: Kongenitales/angeborenes Glaukom, Buphthalmus; Verlegung des ▶ *Kammerwinkels* durch mesodermales Gewebe; führt zu Augeninnendrucksteigerung und einer Vergrößerung des kindlichen Auges

-hydrops Nachsilbe oder Wortteil für: Wasseransammlung in vorgebildetem Hohlraum

Hydrosalpinx Flüssigkeitsansammlung im Eileiter durch entzündliche Verklebung des Tubenendes

Hydrostatischer Druck Schweredruck von Flüssigkeiten

Hydrothorax Wässrige, klare Flüssigkeitsansammlung in der ▶ *Pleura-*

höhle (= Pleuraerguss) durch Transsudat; häufigste Ursache: ▶ *Herzinsuffizienz*

Hydroxocobalamin Cyanokit®; Antidot bei Zyanidvergiftung

Hydroxyäthylstärke Abk.: HAES; hochverzweigte Stärkemoleküle, Infusionslösung zum Volumenersatz oder zur Durchblutungsverbesserung bei Mikrozirkulationsstörungen

Hydrozele Angeborene oder erworbene Ansammlung von seröser Flüssigkeit zwischen den Hodenhüllen

Hydrozephalus Syn.: Wasserkopf; pathologische Erweiterung der Liquorräume; Ansammlung von Liquor in den Ventrikeln oder im Subarachnoidalraum, bei Kleinkindern mit Vergrößerung des Kopfes (▶ Abb. 187)

Hygiene Lehre von der Verhütung der Krankheiten und der Erhaltung und Festigung der Gesundheit

Hymen ▶ *Jungfernhäutchen*

Hypästhesie Sensibilitätsstörung mit herabgesetzter Berührungsempfindung

Hypalgesie Sensibilitätsstörung mit herabgesetzter Schmerzempfindung

Hyper- Wortteil oder Vorsilbe für: das normale Maß übersteigend, über, darüber

Hyperästhesie Sensibilitätsstörung mit gesteigerter Berührungsempfindung

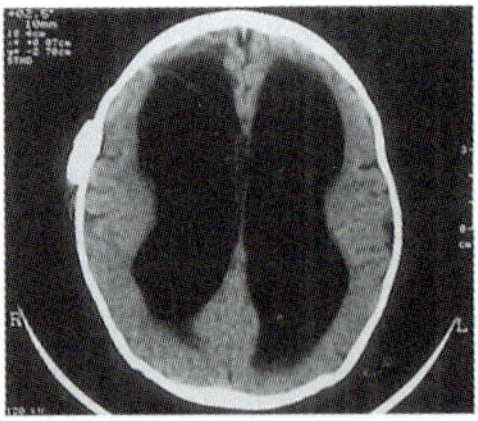

Abb. 187 Hydrozephalus im CT, die Ventrikel sind stark erweitert [F260]

Hyperaldosteronismus Syn.: Conn-Syndrom; Nebennierenrindenhormon-Überproduktion mit Erhöhung des ▶ *Aldosterons*

Hyperalgesie Sensibilitätsstörung mit gesteigerter Schmerzempfindung

Hyperarousal Zustand eines erhöhten psychischen Erregungsniveaus; typisch für Stresserkrankungen und Traumafolgestörungen

Hyperbilirubinämie des Neugeborenen ▶ *Neugeborenenikterus*

Hyperemesis gravidarum Übermäßiges Schwangerschaftserbrechen im ersten Trimenon (= 1.–3. Schwangerschaftsmonat) mit erhöhter Gefährdung von Mutter und Kind; Abgrenzung von der (leichten) morgendlichen Übelkeit mit Erbrechen in der Frühschwangerschaft

Hyperglykämie ▶ *Überzuckerung*

Hyperglykämisches Koma ▶ *Diabetisches Koma*

Hyperhidrosis Übermäßige Schweißabsonderung

Hyperhydratation Überwässerung

Hyperhydratation, hypertone Gleichzeitiger Natrium- und Wasserüberschuss

Hyperhydratation, hypotone Situation eines Natriummangels im Blut bei gleichzeitigem Wasserüberschuss

Hyperimmunserum Impfstoff zur Passivimmunisierung, welcher Antikörper in hoher Konzentration enthält

Hyperkaliämie Kaliumüberschuss im Blut

Hyperkalzämie Kalziumüberschuss im Blut

Hyperkapnie Erhöhter CO_2-Gehalt des Blutes

Hyperkeratose Syn.: Keratose; fest haftende Hornmassen; verstärkte Verhornung eines ▶ *Plattenepithels*, insbesondere der Haut

H

Hyperkinese Steigerung der Motorik mit z. T. unwillkürlich ablaufenden Bewegungen

Hyperlipoproteinämie Syn.: Hyperlipidämie; erhöhte Fettkonzentration im Blut

Hypermagnesiämie Magnesiumüberschuss im Blut

Hypermenorrhö Zu starke Regelblutung

Hypermetropie ▶ *Weitsichtigkeit*

Hypernatriämie Natriumüberschuss im Blut

Hypernephrom ▶ *Nierenzellkarzinom*

Hyperparathyreoidismus Nebenschilddrüsenüberfunktion

Hyperphosphatämie Phosphatüberschuss im Blut

Hyperplasie, -hyperplasie Vermehrung von Zellen in Gewebsverbänden oder Organen durch Zunahme der Zellteilung; Anpassungsreaktion auf erhöhte Beanspruchung (▶ Abb. 188)

Hyperpnoe Vertiefte Atmung

Hyperpolarisation Spannung an der Membran einer Nerven- oder Muskelzelle fällt unter den Wert des Ruhepotenzials von –70 mV (▶ Abb. 11)

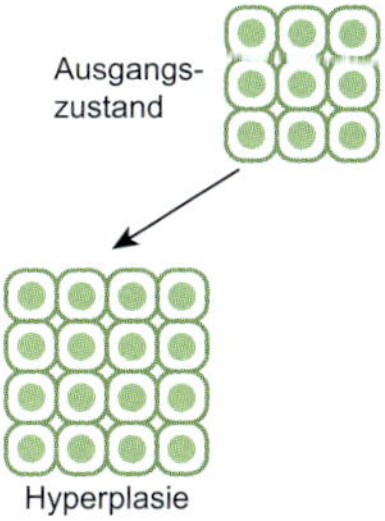

Abb. 188 Hyperplasie [L190]

Hypersensitivitätspneumonie, allergische Syn.: exogen-allergische Alveolitis; Abk.: EAA

Hypersomnie Sehr starkes Schlafbedürfnis

Hypersplenismus Syn.: Hyperspleniesyndrom; Überaktivität der Milz mit beschleunigtem Blutzellabbau und dadurch Mangel an Blutzellen im Blut

Hypertension, portale ▶ *Pfortaderhochdruck*

Hyperthermie Überhitzung, Überwärmung des Körpers; therapeutisch im Rahmen einer onkologischen Behandlung (künstliche Hyperthermie)

Hyperthermie, maligne Seltene lebensbedrohliche Komplikation einer Narkose; bei genetischer Veranlagung generalisierte Muskelkrämpfe mit enormer Wärmebildung, ausgelöst durch Inhalationsgase und Muskelrelaxanzien

Hyperthyreose Syn.: Schilddrüsenüberfunktion; Überproduktion von Schilddrüsenhormonen; Hauptursachen: Schilddrüsenautonomie, Morbus Basedow

Hypertone Infusionslösung ▶ *Osmolarität* der Infusionslösung (> 310 mosmol/l) übersteigt die Osmolarität des Blutplasmas (ca. 300 mosmol/l); führt zur Schädigung von Venenwänden und Schrumpfung von Erythrozyten; Verabreichung über ZVK ab 800 mosmol/l

Hypertonie, arterielle Dauerhafter Blutdruck über der Normwertgrenze von 140/90 mmHg; besteht oft lange ohne Beschwerden und Wissen der Betroffenen und hat Langzeitfolgen

Hypertonie, essentielle Bluthochdruck ohne zugrundeliegende Erkrankung; auch primäre Hypertonie genannt

Hypertonie, renale Bluthochdruck infolge einer Erkrankung des Nierenparenchyms (= renoparenchymatöse Hypertonie) oder einer Erkrankung der Nierengefäße (= renovaskuläre Hypertonie)

Hypertonie, schwangerschaftsinduzierte ▶ *Schwangerschaftsinduzierte Hypertonie*

Hypertrichose Verstärkte Körperbehaarung bei geschlechtstypischem Behaarungstyp

Hypertrophie Vergrößerung von Zellen in Gewebsverbänden oder Organen durch Zunahme der Zellgröße (▶ Abb. 189); Anpassungsreaktion auf erhöhte Beanspruchung; Geg.: Atrophie

Hyperurikämie Harnsäureerhöhung im Serum über 6–7 mg/dl

Hyperventilation Gesteigertes Atemminutenvolumen über die Stoffwechselbedürfnisse des Körpers hinaus

Hyperventilation, psychogene Psychisch bedingte Hyperventilation

Hypervigilanz Erhöhte Wachsamkeit/Wachheit; typisch für Stresserkrankungen und Traumafolgestörungen

Hypervolämie Erhöhung des Blutvolumens, das im Kreislauf zirkuliert

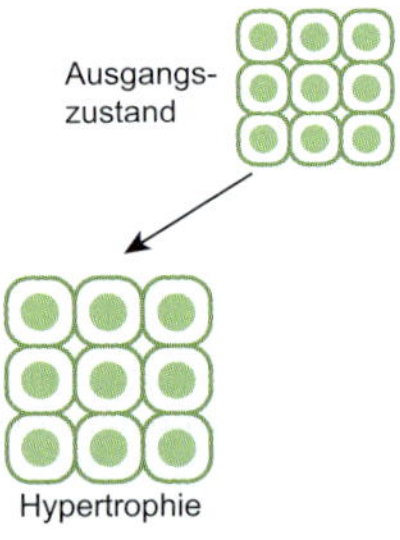

Abb. 189 Hypertrophie [L264]

Hypno- Vorsilbe oder Wortteil für: Schlaf-

Hypnotikum Plural: Hypnotika; Schlaf herbeiführende Arzneimittel

Hypo- Vorsilbe, Wortteil für: das normale Maß unterschreitend, unter, darunter

Hypoglykämie ▶ *Unterzuckerung*

Hypoglykämischer Schock ▶ *Schock, hypoglykämischer*

Hypohydratation ▶ *Dehydratation*

Hypokaliämie Kaliummangel im Blut

Hypokalzämie Kalziummangel im Blut

Hypokapnie Erniedrigung des Kohlendioxidpartialdrucks im arteriellen Blut unter 35 mmHg; Ursache: ▶ *Hyperventilation* oder metabolische ▶ *Azidose*

Hypokinese Bewegungsarmut, Verminderung der willkürlichen und der unwillkürlichen Bewegungen

Hypomagnesiämie Magnesiummangel im Blut

Hypomenorrhö Zu schwache Regelblutung

Hyponatriämie Natriummangel im Blut

Hypoparathyreoidismus Nebenschilddrüsenunterfunktion

Hypopharynx Syn.: Laryngopharynx; Kehlkopfrachen (▶ Abb. 315)

Hypophosphatämie Phosphatmangel im Blut

Hypophyse Hirnanhangsdrüse, schüttet selbst produzierte sowie von außen aufgenommene Hormone aus (▶ Abb. 190)

Hypophysenhinterlappen Kleinerer Teil der Hypophyse; ist mit dem ▶ *Hypothalamus* über Nervenaxone verbunden

Hypophysenhinterlappenhormon Bezeichnung für die Hormone ▶ *Oxytocin* und ADH (▶ *Antidiuretisches Hormon*), weil diese im Hypo-

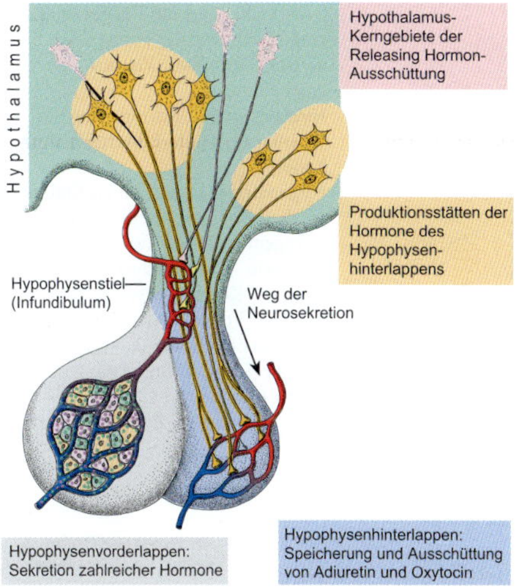

Abb. 190 Hypophyse mit Hypothalamus [L190]

thalamus gebildet und dann im Hypophysenhinterlappen gespeichert werden, bis der Körper sie benötigt

Hypophysenstiel Verbindung zwischen ▶ *Hypothalamus* und ▶ *Hypophyse*

Hypophysenvorderlappen Syn.: Adenohypophyse; größerer Teil der ▶ *Hypophyse* aus Drüsengewebe

Hypopituitarismus Syn.: Hypophysenvorderlappeninsuffizienz; Unterfunktion des ▶ *Hypophysenvorderlappens* mit Mangel von Hypophysenvorderlappenhormonen

Hypophyseotrope Zone Bereich im ▶ *Hypothalamus*, welcher ▶ *Releasing-Hormone* und ▶ *Inhibiting-Hormone* ausschüttet

Hypoproteinämie Eiweißmangel im Blut; Folge von Eiweißverlusten

Hyposensibilisierung Methode zur Allergiebehandlung; Wirkprinzip: Provokation der Bildung von ▶ *IgG* zur Verdrängung der symptomauslösenden IgE beim tatsächlichen Kontakt mit dem Antigen

Hyposomnie Leichte Schlaflosigkeit

Hypospadie Syn.: untere Harnröhrenspalte; angeborene Verschlussstörung der Harnröhre mit Mündung der Harnröhre an Penisunterseite oder Skrotum

Hypothalamus Abschnitt des Zwischenhirns; bildet diverse Hormone, Neuropeptide und Dopamin; regelt z. B. Hunger- und Sättigungsgefühl (▶ Abb. 191)

Hypothermie ▶ *Unterkühlung*

Hypothyreose Syn.: Schilddrüsenunterfunktion; Mangel an Schilddrüsenhormonen; gute Prognose bei Behandlung

Hypotone Infusionslösung ▶ *Osmolarität* der Infusionslösung (< 270 mosmol/l) liegt unterhalb der Osmolarität des Blutplasmas (300 mosmol/l); führt zur Schädigung von Erythrozyten (Platzen der Erythrozyten durch Aufsaugen von Wasser)

Hypotonie Dauerhaft niedriger Blutdruck unter 100/60 mmHg bei gleichzeitigen Beschwerden durch die Minderdurchblutung der peripheren Organe

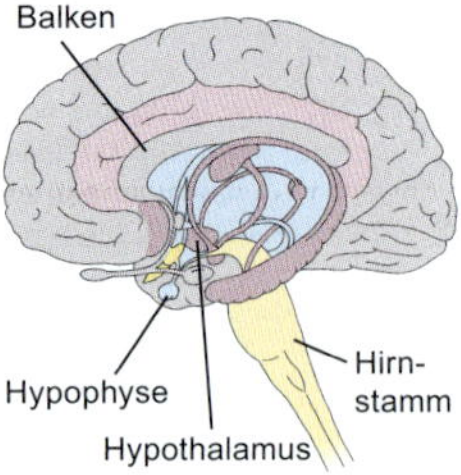

Abb. 191 Lage des Hypothalamus [L190]

Hypotonie, orthostatische ▸ *Orthostatische Dysregulation*
Hypoventilation Verminderte Atemtätigkeit; im Verhältnis zum Sauerstoffbedarf des Körpers zu geringe Belüftung der Lungenbläschen
Hypovitaminose Vitaminmangelerscheinung
Hypovolämie Verringerung der Blutmenge, die im Blutkreislauf zirkuliert
Hypoxämie O_2-Gehalt im Blut unter dem Normalwert; führt nicht zwingend zur Hypoxie
Hypoxie Tatsächliche Unterversorgung des Körpers mit Sauerstoff
Hyster- Vorsilbe oder Wortteil für: den Uterus betreffend
Hysterektomie Entfernung der Gebärmutter
HZV Abk. für: ▸ *Herzzeitvolumen*

I

IAA Abk. für: Insulinantikörper; Autoantikörper bei ▶ *Diabetes mellitus Typ 1*
-iasis Vorsilbe oder Wortteil für: -krankheit, krankhafter Zustand
Iatrogen Durch ärztliche Mitwirkung, durch ärztliches Handeln verursacht
i. c. Abk. für: intrakutan, **i**ntra**c**utan
ICB Abk. für: Intrazerebrale Blutung
ICD Abk. für: Implantierter Kardioverter-Defibrillator (▶ *Defibrillator, interner*)
ICD-Diagnoseklassifikation Abk. für: **I**nternational Statistical **C**lassification of **D**iseases and Related Health Problems; weltweit angewendete Diagnoseklassifikation der Weltgesundheitsorganisation (WHO)
ICF Abk. für: **I**nternational **C**lassification of **F**unctioning, Disability and Health; Ergänzung der ICD
Ich-Störung Betroffene erleben sich und ihre Umwelt als unwirklich und nicht immer trennscharf abgegrenzt
ICP Abk. für: **I**ntra**c**ranial **P**ressure; Syn. Intrakranieller Druck; Druck innerhalb der Schädelhöhle
ICR Abk. für: Interkostalraum; Syn.: ▶ *Zwischenrippenraum*
ICT Abk. für: intensivierte konventionelle Insulintherapie; ein bis zwei Mal tägliche Injektion von Langzeitinsulin; wird ergänzt durch kurzwirksame Insulininjektionen zu den Hauptmahlzeiten
Icterus neonatorum ▶ *Neugeborenenikterus*
Idio- Vorsilbe oder Wortteil für: eigen, selbst, besonders
Idiopathisch 1. Von sich aus entstanden; primäre Krankheit, nicht Folge einer anderen Erkrankung; 2. ohne erkennbare Ursache
IE Abk. für: **I**nternationale **E**inheit; Maßeinheit für das internationale Einheitssystem
Ig Abk. für: ▶ *Immunglobulin*
IgA Abk. für: **I**mmun**g**lobulin **A;** Doppelmolekül in Körperflüssigkeiten wie Speichel, Darmsekret und Bronchialschleim; unterstützt die lokale Abwehr in den Schleimhäuten; als Einzelmolekül (Monomer) zirkuliert es im Blut
IgD Abk. für: **I**mmun**g**lobulin **D;** Einzelmolekül auf der Oberfläche von ▶ *B-Lymphozyten* zur Antigenerkennung; andere Funktionen bislang nicht bekannt
IgE Abk. für: **I**mmun**g**lobulin **E;** eine der fünf Antikörperklassen; zur Abwehr von ▶ *Parasiten* und bei Allergien relevant
IgG Abk. für: **I**mmun**g**lobulin **G;** häufigster Antikörper; aktiviert ▶ *Komplementsystem* und markiert Fremdzellen; Gedächtnisantikörper (▶ Abb. 192)
IgM Abk. für: **I**mmun**g**lobulin **M;** großes Antikörper-Molekül aus fünf Y-förmigen Basismolekülen; Erhöhung deutet auf akute Erkrankung hin

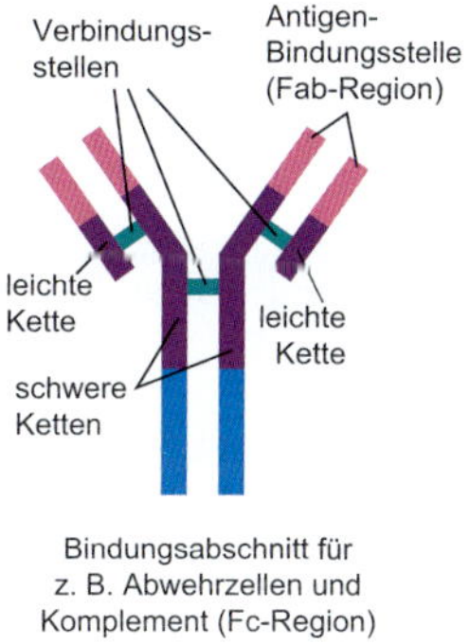

Abb. 192 Aufbau eines IgG-Antikörpers [L190]

IICP Abk. für: **I**ncreased **I**ntra**c**ranial **P**ressure; Syn.: ▶ *intrakranielle Druckerhöhung*

Ikterus Syn.: Gelbsucht; Gelbfärbung von Haut und Schleimhäuten durch Anstieg des ▶ *Bilirubins* im Blut mit nachfolgendem Bilirubinübertritt in die Gewebe

Ileoaszendostomie Verbindung von ▶ *Ileumrest* und ▶ *Colon ascendens* nach Ileozäkalresektion (= operative Entfernung von terminalem Ileum und Zäkum); operative Therapie bei ▶ *Morbus Crohn*

Ileostoma ▶ *Stomaanlage* am Dünndarm

Ileotransversostomie Operativ hergestellte Seit-zu-Seit-Verbindung von Ileum und Colon transversum (z. B. zur Umgehung einer tumorbedingten Stenose in der rechten Kolonhälfte) (▶ Abb. 193)

Ileozäkalklappe Am Übergang von Dünndarm zu Blinddarm; verhindert den Rückfluss von Dickdarminhalt in den Dünndarm

Ileozäkalresektion Operative Entfernung von terminalem ▶ *Ileum* und ▶ *Zäkum*

Ileum Krummdarm; Teil des Dünndarms; keine klare Grenze zum ▶ *Jejunum*, windet sich abwärts, Länge macht fast 60 % des Dünndarms aus, sehr beweglich

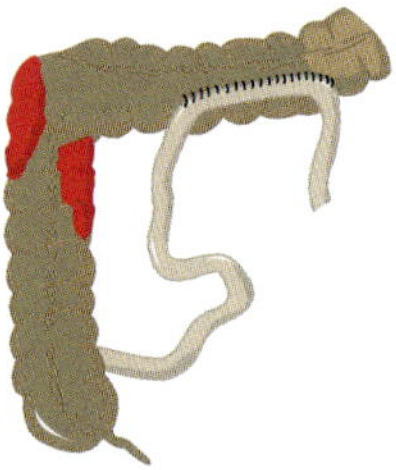

Abb. 193 Seit-zu-Seit-Ileotransversostomie [L138]

Ileus Syn.: Darmverschluss; lebensbedrohliches Krankheitsbild mit Unterbrechung der Dünn- und Dickdarmpassage (▶ Abb. 194)

Ileus, mechanischer Darmlichtung ist durch Fremdkörper, Tumor oder Kompression von außen verlegt: der Darm versucht durch heftige Kontraktionen, den Passagestopp zu überwinden

Ileus, paralytischer Lähmung der Darmmuskulatur, Fehlen der Darmperistaltik; Häufig Folge von abdominellen Operationen, entzündlichen Prozessen im Bauchraum oder ▶ *Mesenterialinfarkt*

Iliosakralgelenk Lat.: Articulatio sacroiliaca; Syn.: Sakroiliakalgelenk, Kreuzbein-Darmbein-Gelenk; zwischen Hüft- und Kreuzbein, durch straffe Bänder gesichert, nahezu unbeweglich

i. m. Abk. für: **i**ntra**m**uskulär

IMA-Bypass Abk. für: A. mammaria interna; Syn.: Mammaria-Bypass, Mammaria-koronarer Bypass, MCB; ▶ *Aorto-koronarer Venenbypass*

IMC Abk. für: ▶ *Intermediate Care*

Immobilisation, Wirbelsäule Ruhigstellung der Wirbelsäule, um Sekundärschäden durch Rettung und Transport des Patienten zu verhindern; Immobilisation HWS → Stifneck®; BWS/LWS → KED®-System, ganzer Körper achsengerecht → Vakuummatratze oder Spineboard® (eingeschränkt: Schaufeltrage); Vorsicht: „Life before limb“ (Sicherung der Vitalfunktionen hat Vorrang)

Immobilisation, Extremitäten Immobilisation von Extremitätenfrakturen durch Lagerung auf Vakuummatratze oder durch Anlage pneumatische Schiene; Ziel ist die Sicherstellung oder

I

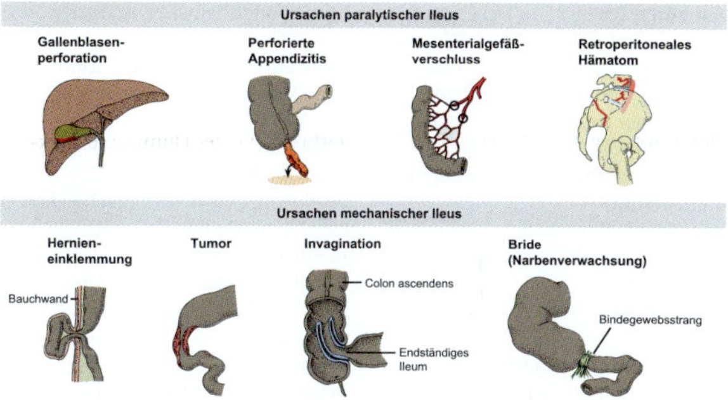

Abb. 194 Mögliche Ursachen für paralytischen und mechanischen **Ileus** [L190]

Wiederherstellung der Durchblutung; Ruhigstellung der Nachbargelenke bei Frakturen

Immobilität Bewegungsunfähigkeit

Immunantwort Reaktion des Körpers auf Kontakt mit einem ▶ *Antigen* (entweder Bildung von Antikörpern oder Immuntoleranz)

Immundefektsyndrom, erworbenes ▶ *AIDS*

Immunglobulin Abk.: Ig; Syn.: ▶ *Antikörper*

Immunisierung, aktive ▶ *Aktivimmunisierung*

Immunisierung, passive ▶ *Passivimmunisierung*

Immunität Angeborene oder erworbene Unempfindlichkeit gegenüber bestimmten Krankheitserregern, welche durch die Gedächtnisfunktion des Immunsystems ermöglicht wird

Immunogen Immunität bewirkend

Immunologie Lehre von den Abwehrmechanismen des Immunsystems und den damit verbundenen Erkrankungen

Immunsuppression Unterdrückung des Immunsystems; z. B. medikamentös herbeigeführt, um eine Abstoßung von Transplantaten zu verhindern

Immunsuppressivum Plural: Immunsuppressiva; Arzneimittel zur Unterdrückung des Immunsystems

Immunsystem Syn.: Abwehrsystem; komplexes System aus verschiedenen Organen und spezialisierten Zellen, welches körperfremde Substanzen (z. B. Bakterien, Viren, Eiweiße) sowie fehlerhafte, körpereigene Zellen identifiziert und wenn möglich vernichtet

Immuntherapie Bekämpfung von Tumoren durch Stärkung des Immunsystems (damit sich dieses gegen den Tumor wendet)

Immuntoleranz Immunologische Nichtreaktivität auf einen normalerweise immunogenen Reiz

Impermeabel Undurchlässig; Geg.: permeabel

Impetigo contagiosa Syn.: Impetigo vulgaris, Grindflechte; oberflächliche Infektion der Haut durch ▶ *Streptokokken* oder ▶ *Staphylokokken*

Impfprophylaxe Verhinderung einer Infektion durch die Verabreichung eines Impfstoffs; die Ständige Impfkommission des Robert Koch-Instituts (STIKO) veröffentlicht regelmäßig aktualisierte Impfempfehlungen unter: www.rki.de/DE/Content/Kommissionen/STIKO/Empfehlungen/Aktuelles/Impfkalender.html

Impfung Einbringen von abgeschwächten Antigenen (= aktive Impfung) oder von Antikörpern (= passive Impfung) zum Zweck der Immunisierung

Implantat Dauerhaft in Körperhöhlen oder Organe eingebrachte Fremdmaterialien

Implantation ▶ *Einnistung*; Einpflanzung

Impotentia generandi Syn.: Sterilität des Mannes, Zeugungsunfähigkeit; Unfähigkeit des Mannes, trotz normaler Erektion, ein Kind zu zeugen

Impotenz ▶ *Erektionsstörungen*

Inappetenz Fehlendes Verlangen, Appetitlosigkeit; Geg.: Appetenz

Incisura Einschnitt, Inzisur

Incus ▶ *Amboss*

Indifferenzstadium Zeitraum bis zur 7. Woche nach der Befruchtung, in der die äußere Erscheinung der Frucht keine geschlechtliche Unterscheidung zulässt

Indikation Heilanzeige; Kriterium, ein bestimmtes Medikament zu geben oder eine bestimmte Therapie durchzuführen; Geg.: Kontraindikation

Induktion Wissenschaftliche Methode der logischen Ableitung eines Allgemeinen aus dem besonderen Einzelfall; Geg.: Deduktion

Infantil Zum Säugling gehörend, in einer früheren Entwicklungsphase befindlich; Fehlen von Reife, Vernunft

Infaust Ungünstig, aussichtslos (in Bezug auf den Verlauf einer Krankheit)

Infektion Eindringen, Anhaften und ggf. Vermehren von Mikroorganismen oder Parasiten im menschlichen Körper

Infektion, inapparente Stumm, ohne Symptome verlaufende Infektion

Infektion, nosokomiale ▶ *Nosokomiale Infektion*

Infektion, opportunistische Keime führen nur bei Abwehrschwäche zu einer Erkrankung

Infektion, systemische Allgemeininfektion; Vordringen der Erreger bis ins Gefäßsystem, Beeinträchtigung des gesamten Organismus

Infektionskrankheit Vorhandensein von typischen Krankheitszeichen nach einer Infektion

Infektionsschutzgesetz Abk. IfSG; Schutzgesetz gegen gemeingefährliche und übertragbare Krankheiten

Inferior Nach unten, darunter; Geg.: superior

Infertilität Unvermögen einer Frau, die Schwangerschaft auszutragen, obwohl eine Konzeption prinzipiell möglich wäre

Infiltrat Eingedrungene feste oder flüssige Substanzen

Infiltrationsanästhesie Betäubung des gewünschten Areals durch intradermale, subkutane oder intramuskuläre Injektion eines ▶ *Lokalanästhetikums*

Inflammatorisches Mammakarzinom ▶ *Mammakarzinom*

Influenza Syn.: Virusgrippe, echte Grippe; akute Infektion der Atemwege, typischerweise mit hohem Fieber und starkem Krankheitsgefühl; bei Vorerkrankungen hohes Risiko für Komplikationen; eine Impfung ist möglich und wird von der ▶ *STIKO* empfohlen

Infraktion Spaltbildung im Knochen bei Fraktur

Infusion Verabreichung von Flüssigkeiten in den Körper

I

Infusionsbesteck Verbindungsstück zwischen Infusionsflasche und venösem Zugang des Patienten (▶ Abb. 195)
Ingestion Aufnahme eines Stoffs oder eines Mikroorganismus über den Mund in den Verdauungstrakt
Inguinal Zur Leiste gehörend
Inhalation Einatmen von Flüssigkeiten oder Gasen zur Prophylaxe oder Therapie von Atemwegserkrankungen oder als spezielle Form der Arzneimittelgabe
Inhalationstrauma Direkte Hitzeeinwirkung auf die oberen Atemwege durch Feuer, heiße Gase oder Wasserdampf; Ausbildung von Ödemen, die die Atmung behindern
Inhibiting-Hormon Hemmt die Produktion bestimmter ▶ *Hormone* durch den ▶ *Hypophysenvorderlappen*
Inhibitor Stoff, der die Wirksamkeit eines anderen Stoffs verhindert
Inhibitorisch Hemmend
Initiierungsphase Erste Phase der Tumorentstehung: durch ▶ *Mutation* verändert eine Zelle des Gewebes ihre Erbinformation (entartet) und bildet die Geschwulstanlage

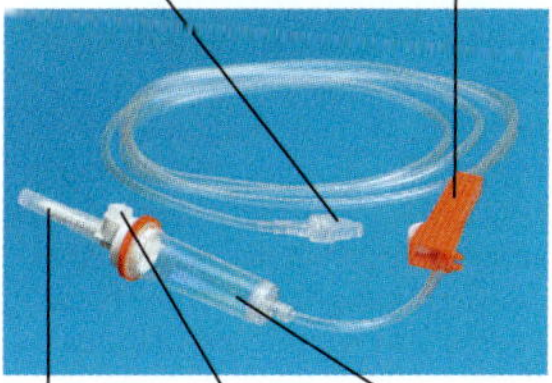

Abb. 195 Infusionsbesteck [K115]

Injektion Einspritzen von sterilen Medikamenten in den Körper mit einer Spritze und einer Hohlnadel
Injektion, intramuskuläre Abk.: i. m.-Injektion; Arzneimittelgabe in einen Skelettmuskel; schnellere Wirkweise als bei subkutaner, langsamere Wirkweise als bei intravenöser Arzneimittelgabe
Injektion, intravenöse Abk.: i. v.-Injektion; Arzneimittelgabe direkt in eine Vene; schnelle Wirkweise
Injektion, subkutane Abk.: s. c.-Injektion; Arzneimittelgabe in die Unterhaut (Subkutis); gut geeignet für Medikamente, die nur langsam resorbiert werden sollen (z. B. Insulin)
Injektion, ventrogluteale Intramuskuläre Arzneimittelgabe in den M. glutaeus medius (= mittlerer Gesäßmuskel)
Injizieren Einspritzen
Inkarzeration Syn.: Einklemmung; Komplikation eines Weichteilbruchs, bei der der Bruchinhalt in der Bruchpforte stranguliert wird (▶ Abb. 196)
Inkarzeration, inkomplette Syn.: Darmwandbruch, (Richter-)Littré-Hernie; Einklemmung eines Teils der Darmwand; Stuhlpassage bleibt erhalten; vielfach erst durch eine Peritonitis bemerkt
Inkarzeration, komplette Einklemmung des Darms mit Unterbre-

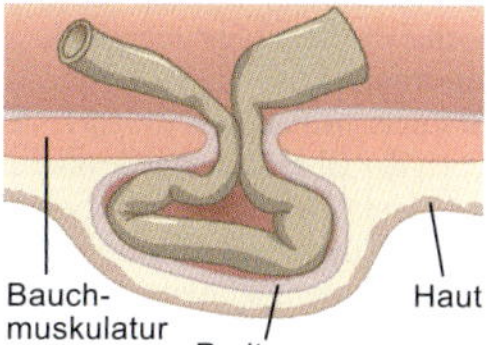

Abb. 196 Komplett inkarzerierte Hernie [L138]

I

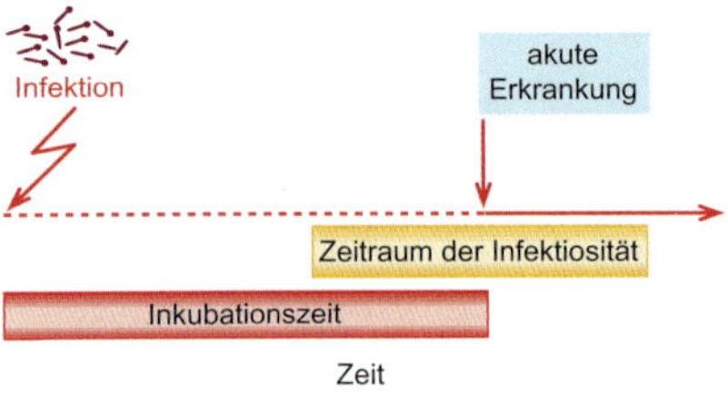

Abb. 197 Inkubationszeit [L157]

chung der Stuhlpassage, mechanischem Ileus und Ischämie der Darmwand mit lebensbedrohlichem Absterben von Darmgewebe

Inkompatibel Unverträglich; Geg.: kompatibel

Inkontinenz Kontrollverlust über die Ausscheidung; Unterteilung in Harn- und Stuhlinkontinenz

Inkubationszeit Zeit zwischen Infektion mit Krankheitserregern und Auftritt der ersten Krankheitssymptome (▶ Abb. 197)

Inkubator/Transportinkubator Brutkasten für Frühgeborene; in Baby-NAW auch zum Transport von Frühgeborenen als Transportinkubator

I

Innenknöchel Lat.: Malleolus medialis; gehört zum Schienbein (Tibia), ist gut tast- und sichtbar und bildet zusammen mit dem Außenknöchel das obere Sprunggelenk

Innenmeniskus Die Menisken (Knorpelscheiben) des Kniegelenks dienen der Oberflächenvergrößerung der Gelenkflächen sowie der besseren Lastverteilung im Femorotibialgelenk. Der Innenmeniskus ist ein flaches, C-förmiges Gebilde aus Faserknorpel zwischen dem ▶ *Condylus medialis tibiae* und dem ▶ *Condylus medialis femoris*

Innenohr Teil des Ohres im knöchernen Labyrinth des Felsenbeins mit Sinnesrezeptoren für Gehör und Gleichgewichtssinn (▶ Abb. 182)

Innenrotation Einwärtsdrehung

Innere Kapsel Capsula interna; Ort im Gehirn, an dem sich auf- und absteigende Nervenfasern ansammeln, welche mit der Großhirnrinde verbunden sind; hier verläuft auch die ▶ *Pyramidenbahn*

Innere Krankheitsursachen Faktoren innerhalb des Menschen, die Krankheiten verursachen, z. B. Disposition, Erbkrankheiten im engeren Sinn, Alterung

Innervation Nervenversorgung von Geweben/Organen, Reizleitung

Inoperabel Zustand, der von einem operativen Eingriff nicht positiv beeinflusst wird oder bei dem das Risiko größer ist als der Nutzen; Geg.: operabel

Inotropie Wirkung auf die Kontraktionskraft des Herzens

Inotropie, negative Herabsenkung der Schlagkraft des Herzens

Inotropie, positive Steigerung der Schlagkraft des Herzens

INR Abk. für: **I**nternational **N**ormalized **R**atio; Aussagekraft ähnlich Quick-Wert, international standardisiert; Laborparameter zur Diagnose der Gerinnungsfähigkeit des Blutes

In situ Am natürlichen/üblichen Platz

Inselzellautoantikörper Abk.: ICA

Insemination Einbringen von Spermien in die Gebärmutterhöhle

Insolation Syn.: Heliosis; Sonnenstich

Insomnie Schlaflosigkeit

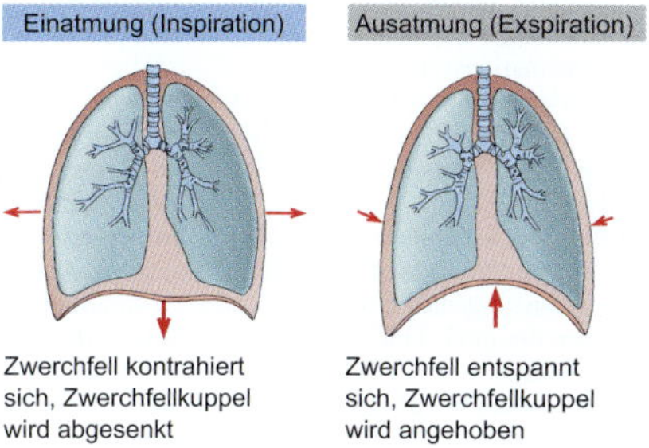

Abb. 198 Inspiration und Exspiration [L190]

Inspektion Untersuchung des Körpers durch Betrachten
Inspiration Einatmung; Geg.: Exspiration (▸ Abb. 198)
Inspirationskapazität Atemzugvolumen und ▸ *inspiratorisches Reservevolumen*
Inspirationskerne Teile des Atemzentrums in der ▸ *Medulla oblongata*, die die Einatmung regulieren
Inspiratorisches Reservevolumen ▸ *Reservevolumen, inspiratorisches*
Instinkt Angeborene Verhaltensweise/Reaktionsbereitschaft, sicheres Gefühl für etwas
Institution Einrichtung, die dem Wohl/Nutzen des Einzelnen oder der Gemeinschaft dient
Insuffizienz Schwäche, ungenügende Leistung
Insuffizienz, chronisch-venöse ▸ *Chronisch-venöse Insuffizienz*
Insulin ▸ *Hormon*, das die Wirkung von Leptin verstärkt; wichtigste Aufgabe ist die Blutzuckersenkung; Gegenspieler: ▸ *Glucagon*
Insulinantikörper Abk.: ▸ *IAA*
Insulintherapie, basal unterstützte orale Abk.: BOT; zur bereits eingeleiteten Diabetesmedikation (z. B. Metformin®) wird abends eine fixe Dosis Basalinsulin gespritzt, um die erhöhten Nüchternblutzuckerwerte am Morgen zu normalisieren
Insulintherapie, intensivierte konventionelle Abk.: ▸ *ICT*; überwiegend bei Typ-I-Diabetikern
Insulintherapie, supplementäre Abk.: SIT; bei noch vorhandener Insulinproduktion; Kombination aus schnell wirksamem Insulin und oralen Antidiabetika, bei denen auch Zwischenmahlzeiten ausgelassen werden können; Blutzuckerspitzen nach den Mahlzeiten werden verhindert
Insulinpumpe Gerät zur bedarfsgerechten Zufuhr von Insulin über einen Katheter direkt in das Gewebe; Blutzucker-Kontrollen durch Patient, bedarfsgerechte Insulinmenge wird eingestellt
Insult, hämorrhagischer Syn.: Schlaganfall; 15–20 % in Form von nichttraumatischer intrakranieller Blutung (ICB); meist hypertensiv oder durch ▸ *Antikoagulation* ausgelöst; Zunahme der klinischen Symptome in den folgenden Tagen → progredienter Insult
Insult, ischämischer Syn.: Schlaganfall; ca. 85 % aller Insulte im Rahmen zerebraler Minderversorgung mit Untergang von Hirngewebe
Integration Syn.: Eingliederung, Einbeziehung; Wiederherstellung eines Ganzen

Intelligenz, fluide Beschreibt die Geschwindigkeit und Genauigkeit der Informationsverarbeitung, z. B. beim Erlernen von Sprachen; bedarf keiner früheren Lernerfahrung; die biologische Dimension der intellektuellen Entwicklung
Intelligenz, kristalline Weisheitswissen, emotionale Intelligenz, berufliche Erfahrung; die kulturelle Dimension der intellektuellen Entwicklung
Intensivmedizin/-pflege Pflege, Überwachung und Behandlung bei lebensbedrohlichen oder potenziell lebensbedrohlichen Erkrankungen (z. B. Schock, Herzinfarkt)
Intention 1. Absicht, Vorhaben; 2. Verlauf der Wundheilung
Intentionstremor Muskelzittern bei Bewegungen in Zielnähe (▶ Abb. 199)
Inter- Vorsilbe oder Wortteil für: zwischen, dazwischen
Interaktion Wechselwirkung
Interferon Botenstoff des Immunsystems, gegen Viren gerichtet
Interkostalarterien Zwischenrippenarterien
Interkostalraum ▶ *Zwischenrippenraum*

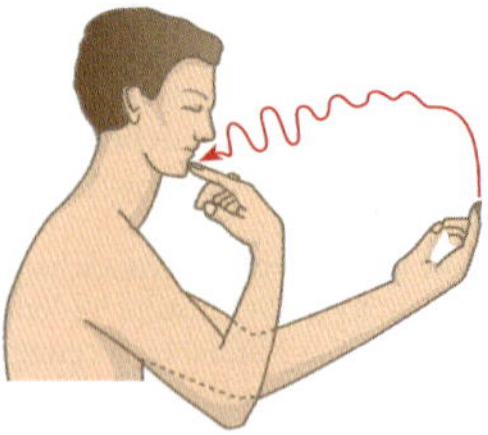

Abb. 199 Intentionstremor bei Finger-Nase-Versuch [L138]

Interleukin Gehört zu den Zytokinen (Botenstoff des Immunsystems); zahlreiche Unterarten mit unterschiedlicher Wirkung
Interlobulär Zwischen den Läppchen gelegen
Intermediär Dazwischenliegend
Intermediate Care Abk.: IMC; Bindeglied zwischen Intensivstation und Normalstation
Intermittierend Zeitweise, in bestimmten Abständen auftretend
Intern Innerhalb, innerlich; Geg.: extern
Interneuron Zwischennervenzelle
Interphase Zeitspanne zwischen zwei Zellteilungen (▶ Abb. 200)
Interrollenkonflikt Konflikt zwischen verschiedenen Rollen einer einzelnen Person, z. B. Konflikt zwischen Arbeitnehmerrolle und Vaterrolle

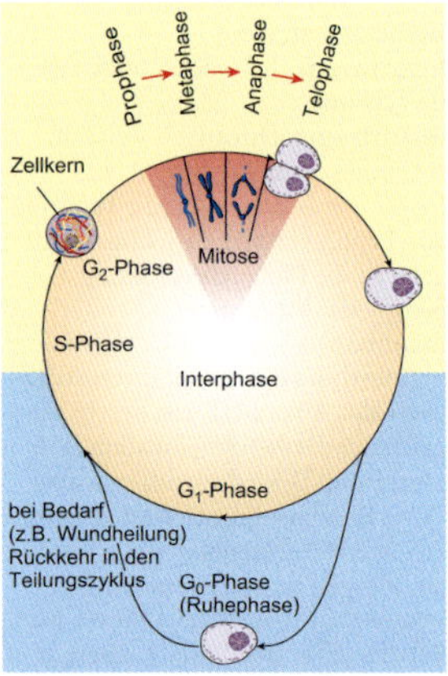

Abb. 200 Interphase; in der S-Phase (Synthesephase) erfolgt die DNA-Verdopplung [L190]

Interstitiell Zum Raum zwischen den Zellen oder zu einem Zwischenraum gehörend

Interstitielle Flüssigkeit Teil der Körperflüssigkeit, die sich zwischen den Zellen in den Gewebsspalten befindet

Interstitielle Pneumonie ▶ *Pneumonie*

Interstitium Raum außerhalb der Zellen und Gefäße

Intervall Zwischenraum, Zwischenzeit

Intervention Eingriff (zur Verhinderung des Ausbruchs oder des Fortschreitens einer Krankheit)

Interzellularraum Zwischenzellraum

Interzellularsubstanz Substanz, die den Raum zwischen den Zellen (Interstitium) füllt

Intertrigo Syn.: Wundsein, Wolf; Ekzem durch Vermehrung von Bakterien und Keimen in feuchtwarmen Hautfalten

Intestinal Zum Darmkanal gehörend

Intestinale Phase Verdauungsphase, die beginnt, wenn der vorverdaute Nahrungsbrei in den Zwölffingerdarm (Duodenum) entleert wird

Intima Gefäßinnenwand (▶ Abb. 7)

Intoleranz 1. Abneigung gegenüber einer bestimmten Gruppe; 2. Stoffwechselstörung bei unzureichender Verarbeitung zugeführter Stoffe

Intoxikation Vergiftung

Intra- Vorsilbe oder Wortteil für: in, hinein, innerhalb

Intrakranielle Druckerhöhung, akute Sich rasch entwickelnde Druckerhöhung im Schädelinnenraum; lebensgefährlicher Notfall; Prognose abhängig von Dauer und Ausprägung der Druckerhöhung, insgesamt ernst; Dauerschäden möglich

Intrakranielle Druckerhöhung, chronische Langsames Anwachsen des Drucks im Schädelinneren, oft über Monate; Prognose abhängig von Höhe und Dauer der Hirndrucksteigerung und ursächlicher Erkrankung

Intrakranieller Druck Druck innerhalb der Schädelhöhle; physiologisch beim Erwachsenen: 3–12 mmHg (intraventrikulär), 5–17 mmHg (epidural) mit kurzzeitigen Spitzen bis 60 mmHg; Normwerte für Kinder niedriger

Intrakutan Abk.: i. c.; in die Haut hinein, in der Haut gelegen

Intramural Innerhalb der Wand (eines Hohlorgans) gelegen

Intramuskulär Abk.: i. m.; in einen Muskel hinein, in einem Muskel gelegen

Intraossär, i. o. Innerhalb der Knochensubstanz (▶ Abb. 201)

Intraperitoneal Vollständig vom ▶ *Peritoneum* überzogenes Organ

Intrarollenkonflikt Innerer Konflikt durch unterschiedliche Erwartungen an eine einzelne Rolle einer einzelnen Person, z. B. Konflikt zwischen den Erwartungen eines Patienten und den Erwartungen des Arbeitskollegen an einen Notfallsanitäter

Intrauterinpessar Abk.: IUP; Syn.: Spirale; Verhütungsmittel

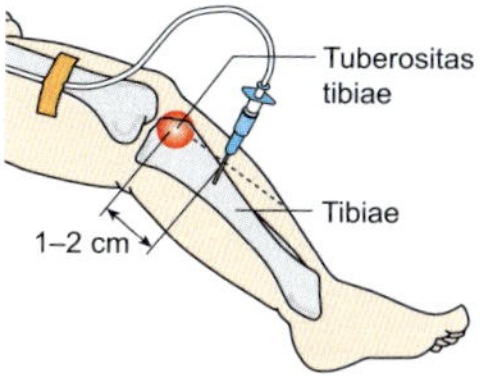

Abb. 201 Intraossärer Zugang [L143]

Intravenös Abk.: i. v.; in eine Vene hinein

Intraventrikulärer Block ▶ *Schenkelblock*

Intrazellulär Innerhalb der Zellen

Intrazelluläre Flüssigkeit Flüssigkeit, die sich innerhalb der Zelle befindet

Intrazelluläres Wasser Intrazelluläres Wasser, auch Zytosol genannt, sind die flüssigen Bestandteile innerhalb der Zellen aller Organismen; es besteht u. a. aus Wasser und darin gelösten Ionen sowie wasserlöslichen ▶ *Proteinen*

Intrazellularraum Raum innerhalb der Zelle

Intrinsic-Asthma Syn.: nicht-allergisches ▶ *Asthma bronchiale*; Asthma-Anfälle, verursacht durch Infekte, körperliche Anstrengungen, kalte Luft, psychische Faktoren oder Inhalation atemwegsreizender Substanzen

Intrinsic-Faktor Teil des Magensaftes, der zur Aufnahme von Vitamin B_{12} nötig ist

Intrinsisch Innen, innerhalb gelegen; aufgrund innerer Antriebe; Geg.: extrinsisch

Intubation Einführen eines Tubus über Mund oder Nase in die Trachea zur Sicherung der Atemwege; neben geblockter Trachealkanüle einzig wirksamer Aspirationsschutz (▶ Abb. 202)

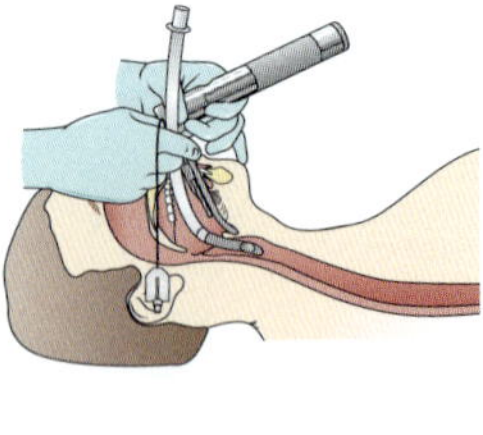

Abb. 202 Intubation [L141]

Intubation, Lagekontrolle Kontrolle der korrekten Tubuslage in der Trachea; Während der Intubation: Verschwinden der Tubusspitze zwischen den Stimmbändern; Nach der Intubation: Auskultation des Thorax (Atemgeräusche?) und der Magengegend, Kapnometrie (= Überwachung der CO_2-Konzentration in der Atemluft): CO_2 über mehrere Atemzüge kann nur aus der Lunge stammen, Kapnometrie daher ▶ *Goldstandard*, Tubuslage (Markierung Einführtiefe) an der oberen Zahnreihe

Intussuszeption Einstülpung eines Darmabschnitts in einen anderen

Invagination Teleskopische Einstülpung eines Darmabschnitts in einen anderen; am häufigsten: Einstülpung des distalen Ileums ins Kolon

Invasion Eindringen von Krankheitserregern in die Blutbahn

Invasiv Eindringend (ins Gefäß, Gewebe)

Invasives Karzinom Bösartiger Tumor mit epithelialem Ursprung, der in umliegendes Gewebe einwächst, sich in diesem ausbreitet und es verdrängt

In vitro Außerhalb des Körpers, z. B. in einem Reagenzglas im Labor stattfindend; Geg.: in vivo

In vivo Innerhalb des Körpers, am lebenden Organismus; Geg.: in vitro

Involution Rückbildung eines Organs (z. B. Gebärmutter nach Entbindung) bzw. des gesamten Organismus (Alterungsprozess); Geg.: Evolution

Inzidenz Anzahl der Neuerkrankungen an einer bestimmten Krankheit in einer definierten Bevölkerungsgruppe innerhalb eines bestimmten Zeitraums

Inzision Einschnitt

Ionen Elektrisch negativ oder positiv geladenes Atom

Ionenbindung Anziehungskraft zwischen zwei Teilchen aufgrund ihrer gegensätzlichen elektrischen Ladung

Ionenverbindung Durch elektrostatische Anziehungskräfte zwischen unterschiedlich geladenen Ionen werden Ionenbindungen ausgebildet; die so im festen Zustand entstandenen Verbindungen bezeichnet man als Salze

IPK Abk. für: **i**ntermittierende **p**neumatische **K**ompression; Syn.: Pneumomassage; Anwendung luftgefüllter Manschetten, die in regelmäßigen Abständen aufgepumpt werden und dadurch Druck ausüben

IPPAF-Schema Schema zur Kopf-bis-Fuß-Untersuchung: **I**nspektion, **P**alpation, **P**erkussion, **A**uskulation, **F**unktionskontrolle

IPPV Abk. für: **I**ntermittent **P**ositive **P**ressure **V**entilation; volumenkontrollierte Beatmung mit sich anpassenden Beatmungsdrücken, um konstantes Beatmungsvolumen zu erreichen; Syn.: VCV (**V**olume **C**ontrolled **V**entilation)

Ipsilateral Auf der gleichen Körperseite

Iris ▶ *Regenbogenhaut*

Irreparabel Nicht wiederherstellbar; Geg.: reparabel

Irreversibel Nicht rückgängig zu machen; Geg.: reversibel

Irrigation Ausspülen, Auswaschen, Einlauf

Ischämie Verminderung oder Unterbrechung der Durchblutung eines Organs

Ischämiephase Letzte Phase des Menstruationszyklus vor der Regelblutung; Minderdurchblutung und somit Absterben der Gebärmutterschleimhaut bei ausbleibender Befruchtung der Eizelle

Iso- Vorsilbe/Wortteil für: gleich-

Isokorie Seitengleiche Pupillen

Isolierung, Isolation Abtrennung, Absonderung; Verhinderung der Übertragung von Krankheitserregern durch räumliche Trennung; Umkehrisolierung (Syn.: protektive Isolierung): Immungeschwächte Patienten werden vor potenziellen Erregerquellen geschützt

ISO-Normen Abk. für: International Organisation for Standardization; Normen des Qualitätsmanagements

Isoton(isch) Lösungen mit gleichem osmotischem Druck

Isotone Infusionslösungen ▶ *Osmolarität* der Infusionslösung entspricht der Osmolarität des Blutplasmas (300 mosmol/l)

Isotop Ein Element, welches stets als Atom mit einer gleichen Anzahl von Protonen in der Natur erscheint, kann jedoch mit unterschiedlicher Anzahl von Neutronen auftreten; Isotope sind also Atome eines Elements, die in der ▶ *Ordnungszahl* übereinstimmen, sich aber in der ▶ *Massenzahl* unterscheiden

ISTA Abk. für: ▶ *Aortenisthmusstenose*

Isthmus Gewebebrücke zwischen zwei Lappen, schmale Verbindung, Passage (▶ Abb. 203)

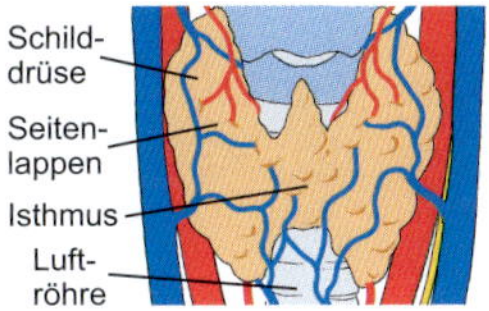

Abb. 203 Isthmus zwischen den Schilddrüsenlappen [L190]

I

Item Kleinstes Element eines Instruments; Fragen eines Assessmentinstruments
ITH Intensivtransporthubschrauber
-itis Nachsilbe oder Wortteil für: Entzündung
ITW Intensivtransportwagen
IUP Abk. für: ▸ *Intrauterinpessar*
i. v. Abk. für: ▸ *intravenös*
IVF Abk. für: In-vitro-Fertilisation; Syn.: Reagenzglasbefruchtung

J

Jackson-Position Spezielle Lagerung des Kopfes bei der Intubation (▶ Abb. 204); Durch Anhebung und Überstreckung des Kopfes nähern sich orale, laryngeale und pharyngeale Achse einander an → bessere Sicht auf Stimmritze

Jejunum Leerdarm; liegt in Schlingen; befindet sich zwischen Duodenum und Ileum; Länge macht ca. 40 % des Dünndarms aus, sehr beweglich (▶ Abb. 95)

Jet-Ventilation Spezielle Beatmungsform, bei der Beatmungsgas mit hohem Druck stoßweise über eine dünne Leitung in die Atemwege abgegeben wird

Jochbein Lat.: Os zygomaticum; Wangenknochen, paarig angelegt

Joule 1. SI-Einheit für Energie; 2. Maßeinheit für den Energiegehalt von Nahrungsmitteln, wobei i. d. R. mit Tausendereinheiten (Kilojoule, Abk.: kJ) gerechnet wird

Jugend Übergangszeit des Menschen zwischen Kindheit und Erwachsensein (13.–21. Lebensjahr)

Jugendgesundheitsuntersuchung Vorsorgeuntersuchung für Jugendliche zwischen dem 13. und 15. Lebensjahr

Jugulariskatheter ▶ *Zentraler Venenkatheter* über die V. jugularis (▶ Abb. 205)

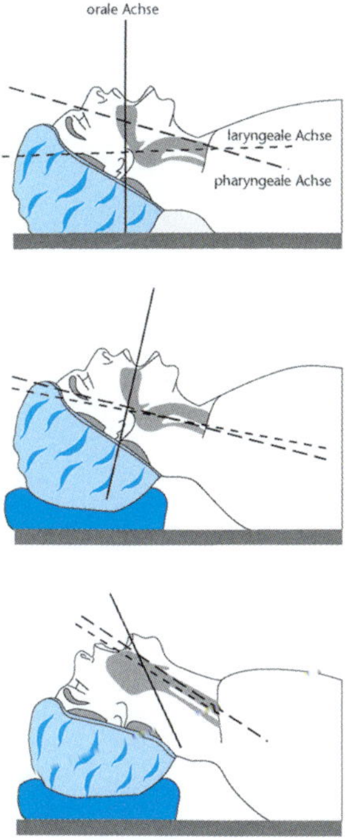

Abb. 204 Jackson-Position [L139]

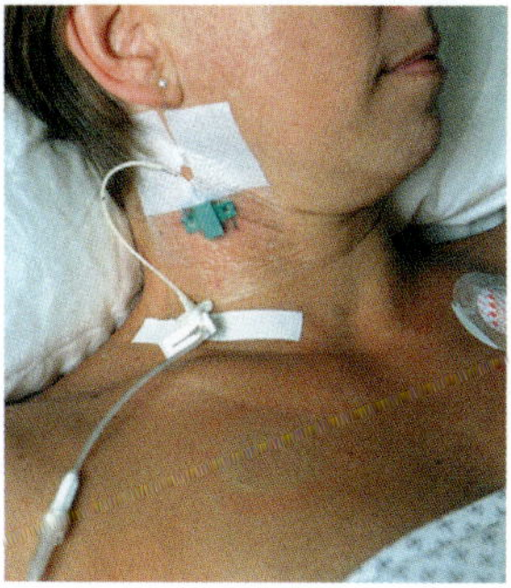

Abb. 205 Jugulariskatheter [K115]

J

Jungfernhäutchen Gr.: Hymen; Schleimhautfalte zur teilweisen Verdeckung des Scheideneinganges, welche meist beim ersten Geschlechtsakt mit leichter Blutung zerreißt

Juvenil Jugendlich; Geg.: adult

Juxtaglomerulärer Apparat Steuert Blutdruck und -volumen und damit den glomerulären Filtrationsdruck der Nieren durch Sekretion des Hormons ▶ *Renin*

J

K

Kachexie Schlechter Allgemeinzustand, Kräfteverfall, Auszehrung
Käseschmiere Syn.: Vernix caseosa; fette, blassgelbe Schmiere auf der Haut des Neugeborenen
Kaffeesatzerbrechen Braunschwarze Färbung des Erbrochenen bei Kontakt des Blutes mit Salzsäure des Magens; ▶ *Hämatemesis*
Kahnbein 1. Lat.: Os scaphoideum, ▶ *Handwurzelknochen*; 2. Lat.: Os naviculare; ▶ *Fußwurzelknochen*
Kaiserschnitt Lat.: Sectio caesarea; Syn.: Schnittentbindung; Geburt des Säuglings auf operativem Weg durch Eröffnung des Uterus mittels Bauchschnitt
Kaliber 1. Innendurchmesser des Laufs einer Schusswaffe bzw. Durchmesser der genau dazu passenden Munition; je größer das Kaliber, desto schwerwiegender die Schussverletzung; 2. Innendurchmesser von Blutgefäßen oder anderen röhrenartigen Gebilden im Organismus
Kalibrierung Vergleich des Messergebnisses mit einer vorgegebenen Referenz, Ermittlung der Abweichung
Kalium Abk.: K^+; ▶ *Elektrolyt*; Normwert 3,6–5,0 mmol/l. Häufigstes ▶ *Kation* in den Zellen. Wichtige Rolle bei der Entstehung des ▶ *Aktionspotenzials* und der Erregungsübertragung im Nervensystem und am Herzen, hilft beim Insulintransport in die Zelle
Kalk, ungelöschter Calciumoxid; weißes Pulver; Gefahrstoff, der z. B. in der Bauindustrie verwendet wird; Problem bei Augenverletzung; keinesfalls mit Wasser spülen, da ätzende Wirkung und Temperatur erhöht wird; Entfernen des Kalks mit Wattestab
Kallus Jugendliches Knochengewebe, das der Heilung eines Knochenbruchs dient
Kalorien Maßeinheit für den Energiegehalt von Nahrungsmitteln, wobei i. d. R. mit Tausendereinheiten (Kilokalorien, Abk.: kcal) gerechnet wird
Kaltrezeptor Kalt- und Warmrezeptoren befinden sich als freie Nervenendigungen in der Haut; sie registrieren Temperaturen zwischen 10 und 45 °C; außerhalb dieses Temperaturbereichs reagieren überwiegend Schmerzrezeptoren
Kalzitonin ▶ *Hormon*, das die Freisetzung von Kalzium aus dem Knochen hemmt und den Einbau in die ▶ *Knochenmatrix* fördert; Laborgröße bei Verdacht auf Schilddrüsenkarzinom
Kalzium Abk.: Ca^{2+}; ▶ *Elektrolyt*; Normwert 2,3–2,6 mmol/l, davon 50 % gebunden. Am Aufbau von Knochen und Zähnen beteiligt, entscheidende Rolle bei der neuromuskulären Erregungsübertragung und bei der Muskelkontraktion
Kalziumantagonist Arzneimittel zur Entlastung des Herzens; Wirkweise: Gefäßerweiterung durch eine Hemmung des Einstroms von Ca^{2+} in die Zellen
Kammer, linke Lat.: Ventriculus sinister; Innenraum der linken Herzhälfte, aus welchem das Blut weiter in den Körper gepumpt (ausgetrieben) wird
Kammer, rechte Lat.: Ventriculus dexter; Innenraum der rechten Herzhälfte, aus welchem das Blut in den Lungenkreislauf weitergepumpt (ausgetrieben) wird
Kammerdiastole Phase des ▶ *Kammerzyklus*, in dem das Kammermyokard erschlafft und Blut in die Kammern einströmt
Kammerflattern Vielzahl an Reizimpulsen durch einen einzigen ekto-

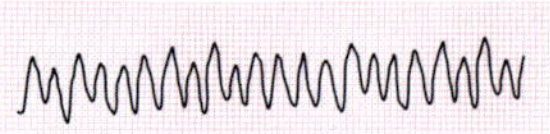

Abb. 206 Kammerflattern [L190]

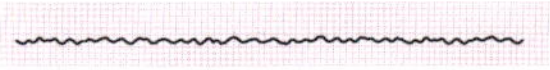

Abb. 207 Kammerflimmern [L190]

pischen Herd in der Kammer; zu schnelle und zu häufige, aber regelmäßige Kontraktionen des Kammermyokards (▸ Abb. 206); Frequenz 200–300/Min.; verminderte Kammerfüllung, daher verminderte Koronarversorgung; führt unbehandelt zu vielen ektopischen Herden und zum Kammerflimmern (▸ Abb. 207)

Kammerflimmern Viele ektopische Kammerherde sorgen für eine Vielzahl an Reizimpulsen, es kommt zu keiner geordneten Kontraktion des Kammermyokards; das Herz steht funktionell still → Reanimationssituation (▸ Abb. 207)

Kammerschenkel Syn.: Tawaraschenkel; Teil des Erregungsleitungssystems des Herzens; entspringen dem Stamm des ▸ *His-Bündels;* zwei linke, ein rechter Schenkel

Kammerseptum Lat.: Septum interventriculare; Teil der ▸ *Herzscheidewand* zwischen linker und rechter Kammer

Kammersystole Phase des Kammerzyklus, in dem das Kammermyokard kontrahiert und das Blut aus den Kammern in die Gefäße gepresst wird

Kammertachykardie Paroxysmal (anfallsartig) auftretend durch einen ektopischen Herd in einer der Kammern; Vorhöfe werden in eigenem Rhythmus depolarisiert; meist Hinweis auf Erkrankung der ▸ *Koronararterien*

Kammerwasser Klare Körperflüssigkeit der vorderen und hinteren ▸ *Augenkammer*

Kammerzyklus Genau abgestimmte Abfolge von Kontraktion und Erschlaffen des Kammermyokards in vier Phasen

Känguru-Methode Körperlicher Kontakt zur Gesundheitsförderung bei Frühgeborenen, indem diese auf die nackte Brust von Mutter oder Vater gelegt werden; Förderung der sozialen Beziehung

Kanner-Syndrom ▸ *Autismus, frühkindlicher*

Kanüle Röhrchen/Hohlnadel zum Zuführen von Arzneimitteln oder zum Abführen von Flüssigkeiten

Kanzerogene Einflüsse, welche die Entstehung von bösartigen Tumoren fördern und beschleunigen

Kapazitätsgefäße Bezeichnung für die Venen, da diese zwei Drittel des gesamten Blutes im Körper tragen

Kapillaren Feinste Blutgefäße, durch deren Wand sich der Austausch der Moleküle zwischen Blut und Gewebezellen vollzieht

Kaposi-Sarkom ▸ *HIV*-assoziiertes ▸ *Malignom*, verursacht durch das onkogene Herpes-Virus Typ 8; blaubraun-rote Flecken/Knoten auf Haut und Schleimhaut

Kapsel 1. Umhüllung einer Körperstruktur; 2. Arzneimittelform; feste oder flüssige Arzneisubstanz in verdaulicher Hülle; nicht teilbar

Kapselraum Raum zwischen innerem und äußerem Blatt der ▸ *Bowman-Kapsel*

Kapsid Proteinhülle von Virusgenomen

Karbunkel Flächenhafte, eitrige Entzündung durch Verschmelzen mehrerer ▸ *Furunkel* (▸ Abb. 208)

Kardia Mageneingang

Kardial Das Herz betreffend

Kardiaruptur Riss am Mageneingang

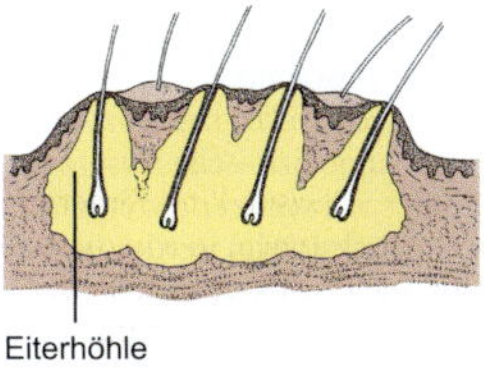

Abb. 208 Karbunkel [L190]

Kardinalsymptome Klassische Zeichen bzw. Leitsymptome einer Erkrankung
Kardiogen Vom Herzmuskel ausgehend
Kardiogener Schock ▶ *Schock, kardiogener*
Kardiologie Teilgebiet der Inneren Medizin, das sich mit den Erkrankungen des Herzens und der herznahen Gefäße befasst
Kardiomyopathie Abk.: CM; Herzmuskelerkrankung mit Funktionsstörung des Herzmuskels, die nicht Reaktion auf eine andere Herz- oder Gefäßerkrankung ist
Kardiomyozyten Herzmuskelzellen
Kardiopulmonale Reanimation Herz-Lungen-Wiederbelebung; im ▶ *BLS* Priorität der Thoraxkompression, Beatmungen und *Früh* ▶ *defibrillation*; als Laienreanimation ggf. unterstützt durch Leitstellenpersonal (Telefonreanimation); ▶ *ALS* mit erweiterten Möglichkeiten der Elektrotherapie, Zugängen zum Gefäßsystem, Medikamenten und Beatmung
Kardiotokografie Abk.: CTG; kontinuierliche Aufzeichnung von kindlichen Herztönen und Wehentätigkeit; Einsatz zur Überwachung des kindlichen Befindens in der Spätschwangerschaft, unter der Geburt sowie zur Objektivierung der Wehentätigkeit (▶ Abb. 209)
Kardiovaskulär Das Herz-Kreislauf-System betreffend
Kardioversion Wiederherstellung des normalen Herzrhythmus; als ▶ *Elektrokardioversion* oder medikamentös möglich
Karies Zahnfäule; Zerstörung der Zahnhartsubstanzen, drückt sich in bräunlicher Verfärbung aus
Karotiden Halsschlagadern, ziehen seitlich kopfwärts (▶ Abb. 1)
Karotisgabelung Hier teilt sich die Halsschlagader in äußere und innere Halsschlagadern auf
Karotissinus-Syndrom Syn.: Hyperreagibilität des Pressorezeptorenreflexes; reflektorische ▶ *Bradykardie* und ▶ *Hypotonie* durch die Druckrezeptoren in der A. carotis
Karpaltunnel Lat.: Canalis carpi; im Karpaltunnel verlaufen die Sehnen der langen Fingerbeuger und der N. medianus
Karpaltunnelsyndrom Syn.: Medianuskompressionssyndrom; durch Kompression des N. medianus im

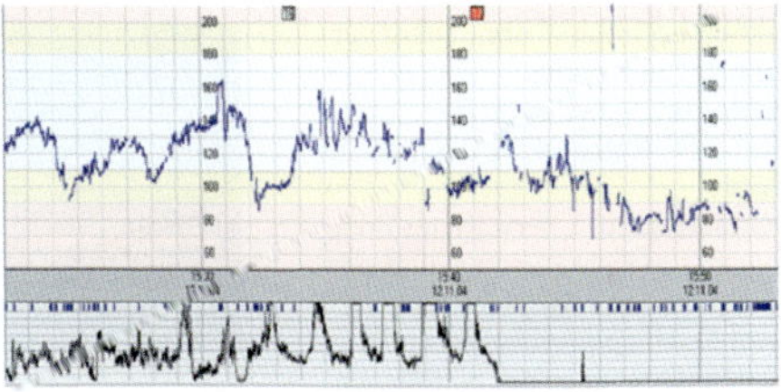

Abb. 209 Kardiotokografie (CTG): Normalbefund. Obere Kurve: fetale Herzfrequenz, untere Kurve: Wehentätigkeit [M437]

Karpaltunnel hervorgerufene sensible und motorische Störung im Versorgungsgebiet des Nerven im Handbereich; Ursache unklar

Karyogramm Geordnete Darstellung der einzelnen durch ein Mikroskop fotografierten ▶ *Chromosomen* einer Zelle

Karyoplasma Kernplasma; Bestandteil des Zellkerns innerhalb der Kernhülle

Karzinoid Serotonin- oder histaminbildender Tumor, v. a. in Magen-Darm-Trakt, Bauchspeicheldrüse oder Lunge lokalisiert

Karzinom Bösartiger Tumor, ausgehend vom ▶ *Epithelgewebe*

KASPERLE-Schema Merkschema zum Umgang mit Kindern in Notfällen; **K** = Kontakt vorsichtig aufnehmen, **A** = Ablenken, **S** = Situation kindgerecht erklären, **P** = Personen aus dem Umfeld des Kindes einbeziehen, **E** = Entscheidungsfreiheit lassen, **R** = Ruhe bewahren, **L** = Lieblingsstofftier holen, **E** = Kind ernst nehmen

Katabole Reaktion Syn.: Abbau; Zerlegung größerer Strukturen in Moleküle, Ionen oder Atome

Katabolismus, Katabolie Abbaustoffwechsel, erzeugt die zum Leben benötigte Energie; Geg.: Anabolismus

Katalysator Substanz, die die Geschwindigkeit einer chemischen Reaktion beeinflusst, ohne selbst verbraucht zu werden

Katarakt ▶ *Grauer Star*

Katarrh Entzündung der Schleimhäute

Katastrophe Unerwartetes Ereignis, das so viele Personen und/oder Sachschäden verursacht, dass die vorhandenen personellen und logistischen Ressourcen des betroffenen Gebiets überfordert sind; ist ohne Hilfe von außen nicht zu bewältigen

Katastrophenmedizin Ziel: bestmögliche Hilfe für eine größtmögliche Anzahl Betroffener zur rechten Zeit am rechten Ort bereit zu stellen; Individualmedizinische Ansprüche einzelner Schwerstverletzter können nicht berücksichtigt werden, um eine größtmögliche Anzahl Überlebender sicher zu stellen

Katatonie, perniziöse Komplikation bei ▶ *Schizophrenie* mit hochgradiger Erregung, Fieber, Kreislaufstörungen und Herzrasen

Katecholamine Sammelbezeichnung für ▶ *Dopamin*, ▶ *Adrenalin* und ▶ *Noradrenalin*, die im Nebennierenmark gebildet werden

Katharsis Reinigung, Befreiung, Freisetzung

Katheter Hohles Röhrchen zum Einführen in einen Hohlraum, um Flüssigkeit ab- oder zuzuleiten, Körperfunktionen zu überwachen oder den Hohlraum zu untersuchen (▶ Abb. 210)

Katheterismus Einführen eines Harnblasenkatheters

Kation Positiv geladenes Ion, das weniger Elektronen in der Hülle als Protonen im Kern aufweist; Geg.: Anion

Katode Negativ geladene Elektrode; Geg.: Anode

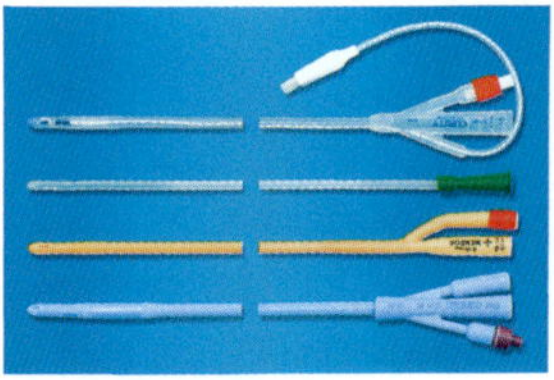

Abb. 210 Verschiedene Katheterarten zur transurethralen Harnableitung [K115]

K

Katzenschrei-Syndrom Erbliche, strukturelle ▶ *Chromosomenaberration* (betroffen ist Chromosom 5), die u. a. mit einer Fehlentwicklung des Kehlkopfes einhergeht; Betroffene geben im frühen Kindesalter schrille Lautäußerungen von sich
Kaudal In Richtung Steiß
Kaudasyndrom Symptomkomplex mit Blasen-, Mastdarm- und Potenzstörungen (bei Männern), Sensibilitätsstörungen in der Analregion und schlaffer Lähmung der unteren Extremität infolge einer Kompression des Rückenmarks im Lumbalbereich
Kaumuskulatur Muskeln, welche den Unterkiefer bewegen und somit Kaubewegungen zur Zerkleinerung der Nahrung erzeugen
Kausalität Zusammenhang zwischen Ereignissen/Zuständen als Ursache-Wirkungs-Beziehung
Kavitation Permanente oder temporäre Verlagerung von Körpergewebe mit Höhlenbildung durch Eintritt von Projektilen oder Explosionssplittern
KED®-System Abk für.: Kendrick Extraction Device; Rettungskorsett; dient dem wirbelsäulenschonenden Retten von Menschen aus beengten Einsatzstellen
Kehldeckel Lat.: Epiglottis; Verschluss am Eingang des Kehlkopfes, schützt die Luftröhre vor Speiseresten (▶ Abb. 211)
Kehlkopf Lat.: Larynx; Teil des Atmungssystems, Übergang vom Rachen zur Luftröhre, Sitz der Stimmbänder (▶ Abb. 211)
Kehlkopfmaske ▶ *Larynxmaske*
Kehlkopftasche Lat.: Ventriculus laryngis; zwischen ▶ *Stimm-* und ▶ *Taschenfalten* liegende Ausstülpung
Kehr-Zeichen Linksseitiger Flanken- und Schulterschmerz bei ▶ *Milzruptur*

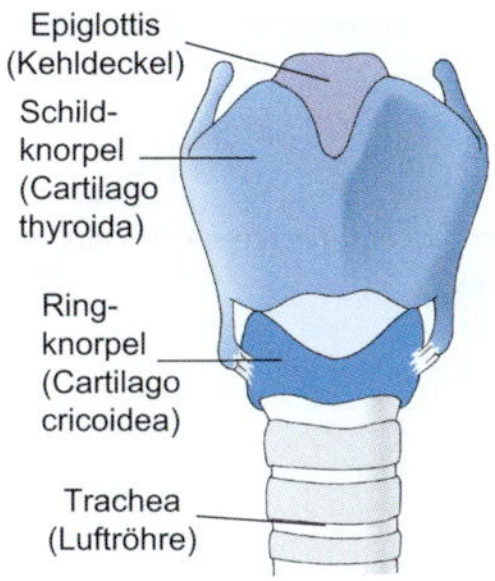

Abb. 211 Kehlkopf [L190]

Keilbein 1. Lat.: Os sphenoidale; Teil des Hirnschädels, welcher den hinteren Teil der Augenhöhle sowie Teile der vorderen und mittleren Schädelgrube bildet. 2. Lat.: Os cuneiforme; in der Fußwurzel gibt es drei Keilbeine (inneres, mittleres und äußeres), an welche sich die ersten drei Mittelfußknochen anschließen (▶ Abb. 144)
Keilbeinhöhle Lat.: Sinus sphenoidalis; Nasennebenhöhle nahe des Keilbeins (▶ Abb. 213)
-kele, -cele, -zele Nachsilbe oder Wortteil für: Bruch, Geschwulst
Keimblatt Teil der Keimscheibe (▶ *Ektoderm*, ▶ *Mesoderm* und ▶ *Entoderm*)
Keimepithel Gewebe in den Hodenkanälchen, in dem die Samenzellen gebildet werden
Keimphase Phase von Befruchtung der Eizelle bis zur Entstehung der drei Keimblätter (▶ *Ektoderm*, ▶ *Mesoderm* und ▶ *Entoderm*)
Keimscheibe Struktur, bestehend aus den drei Keimblättern, aus denen sich jeweils in der Embryonalentwicklung alle spezifischen Organsysteme herausbilden

K

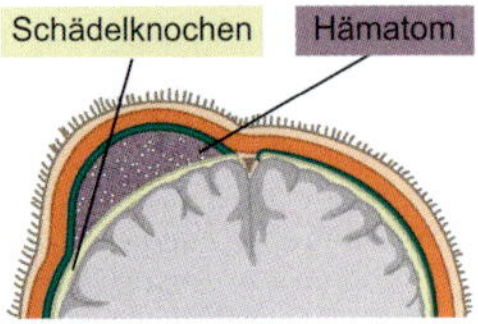

Abb. 212 Kephalhämatom [L138]

Keimschicht des Periosts Lat.: Stratum osteogenicum; Teil der Knochenhaut; enthält Knochenstammzellen, Nerven und Gefäße, um das Innere des Knochens zu versorgen

Keimzelle Auch Gamete oder Geschlechtszelle genannt; beim Mann das Spermium, bei der Frau die Eizelle

Keimzelltumor Tumor, der von den Keimzellen ausgeht

Kephalhämatom Syn.: Kopfblutgeschwulst; Geburtsverletzung mit Blutung unter das Periost, sichtbar als eine durch die ▶ *Schädelnähte* begrenzte Kopfschwellung (▶ Abb. 212)

Kephalo-, cephalo- Vorsilbe oder Wortteil für: Kopf-

Keratin Hornstoff in den Zellen der ▶ *Hornschicht*

Keratinozyten Zellen, die Keratin bilden und dabei Zytoplasma, Organellen und Zellkern verlieren

Keratitits Hornhautentzündung des Auges, am häufigsten durch Viren

Kerato- Vorsilbe oder Wortteil für: Hornhaut-

Keratoplastik Hornhauttransplantation

Keratose Syn.: ▶ *Hyperkeratose*

Keraunoparalyse Reversible Lähmung nach Blitzeinschlag

Kerckring-Falten Lat.: Plicae circulares; hohe, ringförmig verlaufende Falten von ▶ *Mukosa* und ▶ *Submukosa* im Dünndarm (▶ Abb. 230)

Kern 1. Zellkern; 2. Kerngebiet im ZNS; graue Substanz, die im Inneren des ZNS vorkommt und ▶ *Nuclei* oder ▶ *Ganglien* bildet; 3. Innerer Teil eines Atoms, welcher aus Protonen und Neutronen besteht

Kernhülle Hülle des Zellkerns, gleicht im Aufbau der Zellmembran

Kernig-Zeichen Klinisches Meningitiszeichen (weitere: ▶ *Brudzinski-Zeichen*, ▶ *Lasègue-Zeichen*); Hüft- und Kniegelenk um 90° gebeugt, Schmerzen beim Strecken des Kniegelenkes nach oben

Kernikterus Neugeborenenikterus (= gelbe Verfärbung von Haut, Schleimhaut und Skleren) mit sehr hohen Bilirubinkonzentrationen; Einlagerung von ▶ *Bilirubin* in den sich entwickelnden Kerngebieten des Gehirns; führt zu irreversiblen Schädigungen

Kernkörperchen Lat.: Nukleolus; befindet sich in der Mitte oder innen am Rand des Zellkerns, besitzt keine Hülle; in ihm erfolgt die ▶ *Transkription* der ribosomalen DNA (rRNA)

Kernporen An den Stellen, wo sich innere und äußere Membran der Doppelmembran der Kernhülle miteinander verbinden, bilden sich Kernporen zum Austausch von Molekülen zwischen Kern- und Zellplasma

Kernspintomografie Abk.: MRT, NMR; computergestütztes, bildgebendes Verfahren, das im Gegensatz zur Computertomografie ohne ionisierende Strahlung auskommt und ebenfalls eine schichtweise Darstellung des Körpers ermöglicht; basiert auf den Prinzipien von Kernspinresonanz und Magnetfeldern

Kerntemperatur Konstante Temperatur der inneren Organe von 37 °C (± 0,5 °C)

Ketoazidose Problem des Typ-I-Diabetikers; durch Fehlen von Insulin wird Fettabbau nicht gebremst, sodass freigesetzte Fette zu ▶ *Ketonkörpern* verstoffwechselt werden → ▶ *metabolische Azidose*, Acetongeruch der Atemluft, ▶ *Kussmaul-Atmung*, Erbrechen, abdominale Beschwerden

Keuchhusten ▶ *Pertussis*

KG Abk.: 1. Krankengymnastik, 2. Grobe Kraft: Teil der neurologischen Untersuchung anhand von Kennmuskeln wird die Kraft in den Extremitäten beurteilt; KG 5/5: Kraft voll erhalten, KG 0/5, Kraft vollkommen erloschen; wichtig zur Verlaufskontrolle

KHK Abk. für: **k**oronare **H**erz**k**rankheit; Unter- oder Minderversorgung des Herzmuskels mit Sauerstoff aufgrund verengter Herzkranzgefäße; neben familiärer Genese, Risikofaktoren: Nikotinabusus, Hypertonie, Hyperlipidämie; Diabetes, Bewegungsmangel, Stress und Hyperurikämie

Kieferhöhle Lat.: Sinus maxillaris; Nasennebenhöhle im Kieferbereich (▶ Abb. 213)

Killerzelle ▶ *Lymphozytenuntergruppe*, die virusinfizierte Zellen und Tumorzellen abtötet

Kinaesthetics, Kinästhetik Bewegungslehre, die sich mit der Empfindung und dem Ablauf der natürlichen menschlichen Bewegung befasst; dient der Anleitung von bewegungs- und wahrnehmungsbeeinträchtigten Patienten

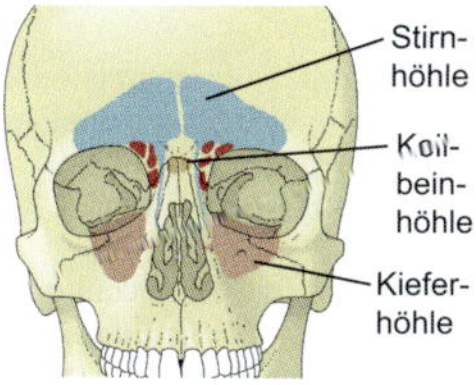

Abb. 213 Kieferhöhle [L190]

Kind Mensch vom 2.–14. Lebensjahr

Kindbettfieber ▶ *Puerperalfieber*

Kindervorsorgeuntersuchung Kostenlose Vorsorgeuntersuchungen, auf welche jedes Kind in Deutschland Anspruch hat; sie sollen sicherstellen, dass Defekte und Erkrankungen frühzeitig erkannt werden; die Früherkennungsuntersuchungen für Kinder U1-U9, sowie J1 im Jugendalter sind Kassenleistungen

Kindheit und Jugend Erster Lebensabschnitt, in dem das körperliche und das psychische Heranreifen zum Erwachsenen im Vordergrund stehen

Kindspech ▶ *Mekonium*

Kindstod ▶ *Plötzlicher Kindstod*

Kine- Vorsilbe oder Wortteil für: die Bewegung betreffend

Kinetose Syn.: Seekrankheit, Bewegungskrankheit; vegetative, nicht situationsgerechte körperliche Reaktion auf Inkongruenz von Sinneseindrücken in Bewegungssituationen

Kinozilien Flimmerhaare, aktiv bewegliche „Härchen", z. B. am Epithel der Atemwege (▶ Abb. 136)

Kissing disease Syn.: ▶ *Pfeiffer-Drüsenfieber*; („Kusskrankheit"), oft durch engen Körperkontakt übertragen

KISS-Schema Merkschema für Beckenverletzungen; **K** = Kinematik beachten, **I** = Inspektion des Beckens, **S** = Schmerzen beurteilen, **S** = Entscheidung zur Beckenstabilisierung treffen

Klappen, mechanische Künstliche, mechanisch bewegliche Herzklappe aus Metall oder Kunststoff

Klappendilatation Erweiterung im Bereich der Herzklappen, sodass diese nicht mehr richtig schließen und dadurch nicht mehr richtig arbeiten können

Klappenebene Ventilebene; alle Herzklappen liegen auf einer Ebene, wenn man einen Querschnitt durch das Herz macht

Klappeninsuffizienz Herzklappen schließen nicht mehr dicht, sodass Blut gegen die Flussrichtung zurückströmen kann (Reflux)

Klappenprothesen Biologischer oder mechanischer operativer Ersatz von defekten Herzklappen

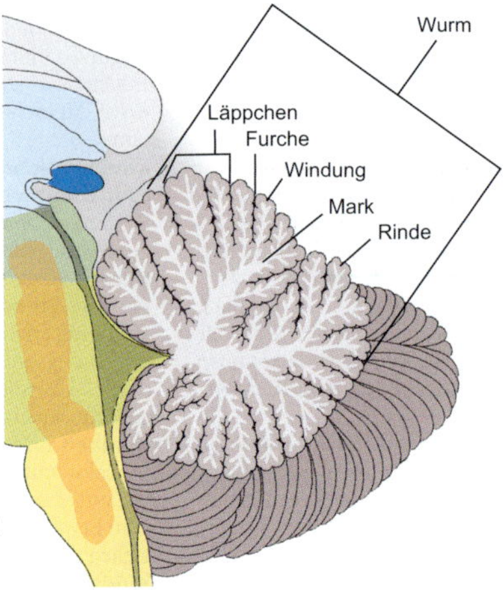

Abb. 214 Kleinhirn [L190]

Klappenstenose Angeborene oder erworbene Verengung einer Herzklappe, z. B. ▸ *Aortenstenose* oder ▸ *Pulmonalklappenstenose*; AV-Klappen sind selten betroffen

Klassischer Weg Syn.: Klassische Komplementaktivierung; Aktivierung des ▸ *Komplementsystems* durch Antigen-Antikörper-Komplexe

Klaustrophobie Angststörung mit Angst vor geschlossenen Räumen

Klaviertasten-Phänomen Hervortreten des Schlüsselbeins bei Schulterverletzungen

Kleinhirn Cerebellum; liegt in der hinteren Schädelgrube und dient als koordinierendes motorisches Zentrum (▸ Abb. 214)

Kleinhirnhemisphäre Kleinhirnhälfte

Kleinhirnkern Areal innerhalb des Kleinhirns aus weißer Substanz

Kleinhirnrinde Lat.: Cortex cerebelli; äußere Schicht des Kleinhirns aus grauer Substanz

Kleinhirnsichel Lat.: Falx cerebelli; Duraseptum, welches die beiden Kleinhirnhemisphären trennt

Kleinhirnwurm Teil des Kleinhirns, welcher die beiden Kleinhirnhälften (Kleinhirnhemisphären) miteinander verbindet

Kleinhirnzelt Duraseptum, welches das Kleinhirn vom Hinterhauptlappen des ▸ *Großhirns* trennt

Kleinkindalter Umfasst das 2.–6. Lebensjahr

Kleinzehenfach Kleinzehenloge; enthält Muskeln, welche auf den kleinen Zeh wirken: M. abductor digiti minimi (Kleinzehenabzieher), M. flexor digiti minimi brevis (kurzer Kleinzehenbeuger) und M. opponens digiti minimi (Kleinzehengegensteller)

Klimakterisches Syndrom Syn.: Wechseljahresbeschwerden, Menopausesyndrom; typische Beschwerdekombination, bedingt durch das Erlöschen der ▶ *Ovarialfunktion*

Klimakterium Wechseljahre bei der Frau; Jahre der hormonellen Umstellung vor und nach der Menopause

Klinefelter-Syndrom Syn.: ▶ *Trisomie* 47, XXY; Keimdrüsenunterfunktion beim Jungen in der Pubertät; Ursache ist eine XXY-Trisomie

Klinisch Durch ärztliche Untersuchung festgestellt

Klinischer Tod Zustand des Organismus nach Erlöschen der Herz-Kreislauf-Tätigkeit; Abwesenheit von Puls, Atmung und Bewusstsein; Reanimation ist nur innerhalb weniger Minuten möglich

Klistier Syn.: Klysma; Einlauf mit geringer Spüllösungsmenge (▶ Abb. 215)

Klitoris Syn.: Kitzler; erektiles weibliches Geschlechtsorgan am oberen Ende der kleinen Schamlippen

Kloake Abfluss

Klonisch Gesteigerte Reflexaktivität

Klumpfuß Angeborene, passiv nicht ausgleichbare, komplexe Fußdeformität

KMT Abk. für: **K**nochen**m**ark**t**ransplantation; ▶ *Stammzelltransplantation*

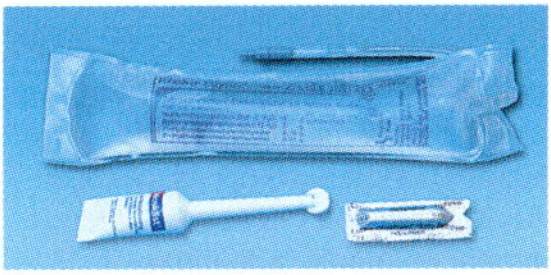

Abb. 215 Klistier (oben), Microklist® (unten links) und Suppositorium (unten rechts) [K115]

Knalltrauma Schädigung des Innenohrs durch Einwirkung eines hohen Schalldruckpegels

Knickfuß Das ▶ *Sprungbein* rutscht nach medial (zur Körpermitte hin) und zur Fußsohle ab

Kniegelenk Lat.: Articulatio genus; ein zusammengesetztes Gelenk, bestehend aus Femorotibialgelenk und Femoropatellargelenk (▶ Abb. 216)

Kniegelenkarthrose ▶ *Gonarthrose*

Kniegelenksfettkörper Syn.: Hoffascher Fettkörper; befindet sich in der Gelenkkapsel vor dem Spalt zwischen den Femur- und Tibiakondylen

Kniescheibe Lat.: Patella; als größtes ▶ *Sesambein* ist die Kniescheibe in die Sehne des M. quadriceps femoris eingelagert; sie befindet sich innerhalb der Kniegelenkkapsel und verfügt über Gelenkknorpel

Kniesehnenreflex ▶ *Patellarsehnenreflex*

Knochen, irregulärer Lat.: Os irregularia; unregelmäßig geformte Knochen, welche in kein Schema passen, z. B. Wirbel, diverse Gesichtsknochen

Knochen, kurzer Lat.: Os breve; Knochen mit der Form eines Würfels oder Quaders; die Außenschicht ist dünner als beim Röhrenknochen und geht ohne klare Grenze in die schwammartige (spongiöse) Innenschicht über, z. B. Handwurzelknochen

Knochen, platter Lat.: Os planum; flacher und kompakter Knochen mit schmaler Spongiosa zwischen den harten Außenschichten (Kompakta), z. B. Schädelknochen, Brustbein, Rippen, Schulterblätter, Darmbeinschaufeln

Knochenanhaftungsstelle Stellen an der Knochenoberfläche, an denen Sehnen und Bänder anhaften

Knochenbälkchen Syn.: Spongiosa; bilden die grobfaserige, schwamm-

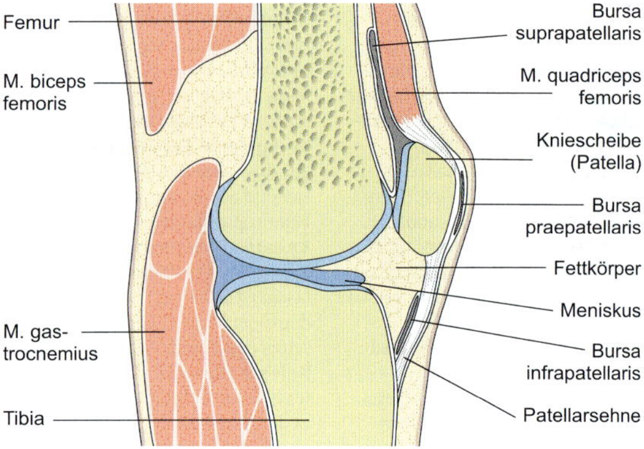

Abb. 216 Kniegelenk [L190]

ähnliche Grundstruktur der Spongiosa im Knocheninneren (▶ Abb. 223)

Knochenbruch Lat.: Fraktur; kann durch Gewalteinwirkung (Trauma) oder durch Krankheit (Osteoporose, pathologische Fraktur bei Tumorerkrankungen) verursacht sein; selten: Ermüdungsfraktur bei Überbeanspruchung (▶ Abb. 217); Formen ▶ Abb. 140

Knochenbruchstücke Zwei oder mehr Knochenfragmente, die nach dem Knochenbruch vorliegen

Knochendensitometrie Syn.: Knochendichtemessung; Bestimmung der Dichte der Knochen sowie deren Gehalt an Kalksalzen

Knochengewebe Besteht aus Zellen (▶ *Osteoblasten*, ▶ *Osteoklasten*, ▶ *Osteozyten*) und der dazwischenliegenden Interzellularsubstanz (Kalzium, Phosphat und Kollagenfasern)

Knochenhaut ▶ *Periost*

Knochenkern, primärer Im Schaft des Röhrenknochens kommt es im

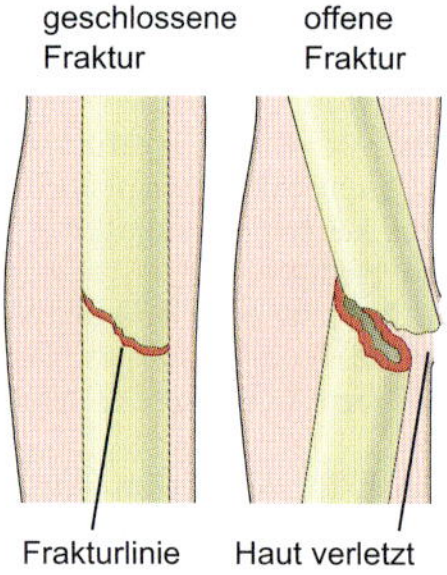

Abb. 217 Knochenbruch (Fraktur), geschlossen und offen [L190]

Wachstum durch Einwanderung von knochenaufbauenden Zellen (Osteoblasten) im Bereich der Markhöhle zur Bildung von Geflechtknochen, dem primären Knochenkern

Knochenkern, sekundärer Nach der Bildung des primären Knochen-

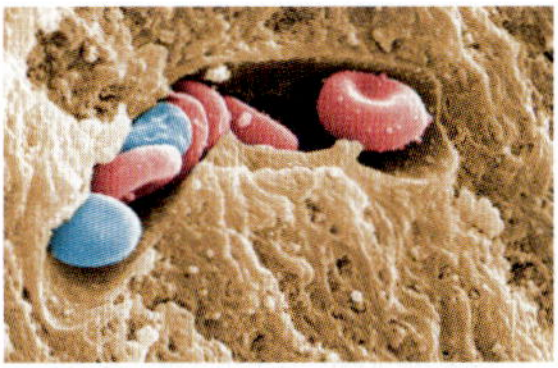

Abb. 218 Erythrozyten und Leukozyten in den Einbuchtungen des Knochenmarks [X243]

kerns kommt es in den ▶ *Epiphysen* ebenfalls zur Bildung von Geflechtknochen, dem sekundären Knochenkern

Knochenleitung Übertragung von Schallwellen über die Schädelknochen auf das Trommelfell

Knochenmark, rotes blutbildendes Zelluläre Substanz innerhalb der ▶ *Spongiosa* von Knochen, welche der Blutbildung dient; beim Erwachsenen in den meisten kurzen, platten und irregulären Knochen sowie in den ▶ *Epiphysen* der Röhrenknochen von Oberarm und Oberschenkel; beim Kind in allen Markhöhlen der Knochen vorhanden (▶ Abb. 218)

Knochenmarkbiopsie Syn.: Knochenmarkhistologie; Entnahme eines Stanzzylinders aus dem Knochenmark zur Beurteilung der Knochenmarkstruktur im Gesamtzusammenhang

Knochenmarkhöhle Hohlräume in der ▶ *Spongiosa*, gefüllt mit Knochenmark

Knochenmarkpunktion Syn.: Knochenmarkaspirationszytologie; Aspiration von Knochenmark über eine Spritze zur Untersuchung der Zellen

Knochenmarktransplantation ▶ *Stammzelltransplantation*, hämopoetische

Knochenmasse, maximale Die maximale Knochenmasse erreicht der Mensch in der späten Jugend, danach ist sie abnehmend

Knochenmatrix Knochengrundsubstanz; Binde- und Stützgewebe des Knochengewebes; Ort der Einlagerung von Kalzium- und Phosphatsalzen bei der Mineralisation des Knochens

Knochenschmerz Sehr genau lokalisierbar, somatischer Schmerz; gut in Entstehung, Anlass und Form des Schmerzes (stechend, wellenförmig, brennend oder krampfartig) zu beschreiben

Knochentypen Einteilung der menschlichen Knochen hinsichtlich ihrer Form

Knöchernes Labyrinth Hohlraumsystem des ▶ *Innenohrs*

Knorpel Lat.: Cartilago; Art des Stützgewebes, von hoher Druckfestigkeit und/oder Elastizität

Knorpel, elastischer Gelblich, hoher Anteil an elastischen Fasern, sehr biegsam; formt Kehldeckel und Knorpel der Ohrmuscheln (▶ Abb. 219)

Knorpel, faseriger ▶ *Faserknorpel*

Knorpel, hyaliner Lichtdurchlässig wie mattes Glas; faserarme Grundsubstanz, druckfest und elastisch, überzieht Gelenkflächen, bildet die Rippenknorpel, einen Teil der Nasenscheidewand, Kehlkopfgerüst und Spangen der Luftröhre (▶ Abb. 220)

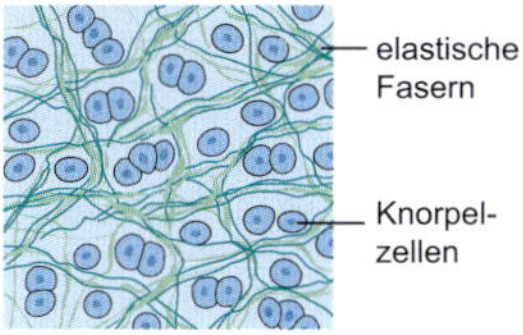

Abb. 219 Elastischer Knorpel [L190]

K

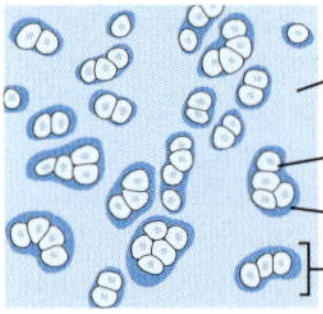

Abb. 220 Hyaliner Knorpel [L190]

Koagulation Gerinnung; spontan als physiologischer Vorgang; abhängig von der individuellen Gerinnungssituation
Koagulation, elektrische Moderne Methode des Schneidens von Gewebe; auch Blutungen können durch punktförmige Verbrennung gestillt werden
Koagulopathie Erhöhte Blutungsneigung durch Gerinnungsstörungen
Kochsalz, physiologisches 0,9-prozentige Lösung aus Natriumchlorid in Wasser, ist ▸ *isoton* zum Blut
Kodieren 1. Erfassung der erbrachten Leistungen im Rahmen der Fallkodierung in einer Klinik; 2. Prozess der Umwandung von Daten in eine standardisierte, (statistisch) auswertbare Form für die wissenschaftliche Datenanalyse
Körnerschicht Lat.: Stratum granulosum; dritte Schicht der Oberhaut (von innen, ▸ Abb. 111); 3–5 Reihen flache Zellen; Keratinozyten bilden hier Keratohyalinkörnchen, verlieren ihren Zellkern und verhornen; Produktion einer ölähnlichen Substanz für eine geschmeidige Oberhaut
Körpergröße Größe eines aufrecht stehenden Menschen von den Fußsohlen bis zum Scheitel
Körperkern Innere Organe mit Gehirn und Rückenmark; Temperatur im Körperkern ▸ *Kerntemperatur*
Körperkreislauf Großer Kreislauf, dessen Gefäße sauerstoffreiches Blut über die Aorta zu den Organen und in die Peripherie und sauerstoffarmes Blut zurück zur rechten Herzhälfte bringen
Körperproportionen Größenverhältnisse der einzelnen Körperteile zueinander
Körperschale Haut und Extremitäten; Schalentemperatur kann stark schwanken vgl. ▸ *Kerntemperatur*
Körperstamm Syn.: Rumpf; Körper ohne Kopf, Hals und Extremitäten
Körpertemperatur Maß für den Wärmezustand des Körpers (▸ Tab. 8); physiologisch ca. 37 °C; Unterteilung: ▸ *Kerntemperatur* im Körperinneren (36,5–37,4 °C), Schalentemperatur an Haut und Gliedmaßen (28–33 °C)
KOF Abk. für: **K**örper**o**ber**f**läche
Kognitiv Zum Begreifen, Erinnern, logischen Denken gehörend
Kohabitationsverletzung Verletzungen im Rahmen des Geschlechtsverkehrs, auch bei autosexueller Handlung als selbstbeigebrachte Verletzung
Kohle, medizinische Ultracarbon®; Arzneimittel zur Giftresorption bei oralen ▸ *Intoxikationen*
Kohlendioxid Verbindung aus Kohlenstoff und Sauerstoff unter der Summenformel CO_2; geruchlos, schwerer als Luft; 1. Vorkommen im Organismus als Stoffwechselprodukt; 2. Vorkommen in Silagebetrieben, Gärgruben und Bergwerksstollen als See bildendes Gas, das beim Eintreten eines Lebewesens zum sofortigen Tod durch Ersticken führt
Kohlenhydrate Verbindung von Kohlenstoff, Wasserstoff und Sauerstoff; speichern Sonnenenergie in chemischer Form und sind damit die Grundlage irdischen Lebens
Kohlensäure-Bikarbonat-System Das Kohlensäure-Bikarbonat-Puffer-

K

Tab. 8 Bezeichnung verschiedener Körpertemperaturen	
Temperatur	**Bezeichnung**
42,6 °C	Eiweißgerinnung im menschlichen Körper → Tod
≥ 40,0 °C	Sehr hohes Fieber
39,1–39,9 °C	Hohes Fieber
38,6–39,0 °C	Mäßiges Fieber
38,1–38,5 °C	Leichtes Fieber
37,5–38,0 °C	Subfebrile Temperatur
36,0–37,4 °C	Normaltemperatur
≤ 36,0 °C	Untertemperatur
< 29,0 °C	Kritischer Bereich
ca. 25,0 °C	Unterste Grenze → Tod

system ist mit ⅔ der Gesamtpufferkapazität der leistungsfähigste Blutpuffer (System zur Konstanthaltung des physiologischen ▶ *pH-Werts* im Blut); die Kohlensäure (= H_2CO_3, Puffersäure) kann bei Basenüberladung ein H^+-Ion abgeben und wird zum Bikarbonat, umgekehrt kann Bikarbonat (= HCO_3^-, Pufferbase) bei Säureüberladung H^+-Ionen aufnehmen und wird so zur Kohlensäure – überschüssige Kohlensäure zerfällt zu H_2O (Wasser) und CO_2 (Kohlendioxid), welches als Atemgas abgeatmet werden kann

Kohlenmonoxid Verbindung von Kohlenstoff und Sauerstoff unter der Summenformel CO; geruchloses, hochexplosives Gas, das bei unvollständiger Verbrennung entsteht; oft eingesetztes Mittel zum Suizid; führt zu hellroten Leichenflecken

Koitus ▶ *Geschlechtsverkehr*

Kokken Kugelbakterien; wichtigste Vertreter: ▶ *Streptokokken*, ▶ *Staphylokokken* (▶ Abb. 221)

Kolchizin Gift der Herbstzeitlosen; wird als Arzneimittel bei familiärem

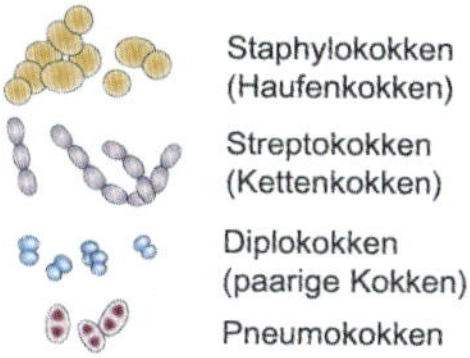

Abb. 221 Verschiedene Kokkenarten [L157]

Mittelmeerfieber und im Rahmen von akuten ▶ *Gichtanfällen* eingesetzt

Kolikschmerz Krampfartiger, durch Kontraktion der glatten Muskulatur eines Hohlorgans hervorgerufener Schmerz

Kolitis Entzündung des Dickdarms

Kolitis, Antibiotika-assoziierte pseudomembranöse Endogene Infektion bei intensiver Antibiotikatherapie durch *Clostridium difficile;* Überwucherung der normalen Darmbakterien durch Clostridien

Kollagen Leimartiges, stark quellendes Protein des Bindegewebes

Kollagenfasern Sehr zugfest, daher für die Haltefunktion von Sehnen und Gelenkbändern sehr geeignet

Kollagenosen Bezeichnung für systemische ▶ *Autoimmunerkrankungen*, deren gemeinsames Kennzeichen eine generalisierte Entzündung des Bindegewebes ist; prognoseentscheidend ist der Befall der inneren Organe

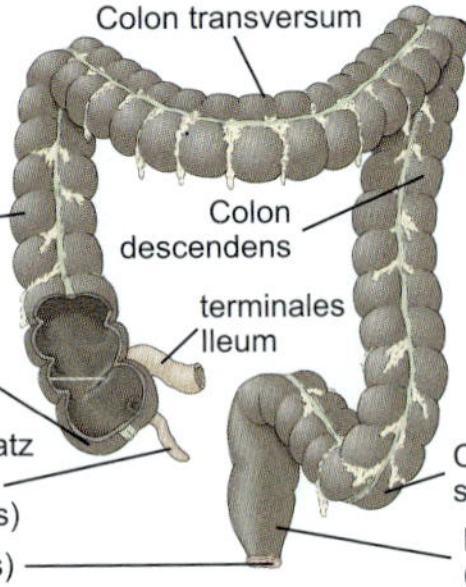

Abb. 222 Kolon [L190]

Kollaps Kreislaufzusammenbruch, Schock

Kollateral Seitlich angeordnet, benachbart

Kollateralkreislauf Umgehungskreislauf

Kolloid Teilchen oder Tröpfchen, die in einem anderen Medium mikroskopisch nicht mehr erkennbar verteilt sind

Kolloidosmotischer Druck Der Anteil am osmotischen Druck, für den Kolloide verantwortlich sind; Kolloide sind in Organismen vor allem Eiweiße (Proteine)

Kolon Dickdarm (▶ Abb. 222)

Kolonmassage Massage des Dickdarms in seinem Verlauf von rechts unten nach links unten zur Obstipationsprophylaxe

Kolonisation Lat.: Besiedelung; Koloniebildung von Mikroorganismen

Kolonresektion Operative Entfernung von Teilen des Dickdarms, v. a. bei Kolonkarzinom

Kolorektales Karzinom Häufigster bösartiger Tumor im ▶ *Gastrointestinaltrakt*; hat seinen Ursprung meist in den Drüsenzellen und metastasiert über Lymphknoten und Pfortader

Koloskopie Syn.: Dickdarmspiegelung; Endoskopie zur Untersuchung des Dickdarms

Kolostoma ▶ *Stomaanlage* im Bereich des Kolons (= Dickdarm)

Kolpitis Syn.: Vaginitis, Scheidenkatarrh; Entzündung der Scheide

Kolporrhaphie Operation mit vorderer und hinterer Scheidenplastik; Therapie bei Gebärmuttersenkung

Kolposkopie Spiegelung von Scheide und Gebärmuttermund

Koma Bewusstlosigkeit, vollständiges Ausschalten des Bewusstseins; keinerlei Reaktionen auf Ansprache; evtl. Reaktion auf Schmerzreize

Koma, diabetisches ▶ *Diabetisches Koma*

Koma, hepatisches ▶ *Leberkoma*

Koma, hyperosmolares Extreme Blutzuckererhöhung (meist > 700 mg/dl) führt durch Glukoseausscheidung zu hohen Flüssigkeits- und Elektrolytverlusten über die Niere mit Entwicklung einer ▶ *Exsikkose*; meist keine ▶ *Azidose*; v. a. bei Typ-2-Diabetikern

Koma, ketoazidotisches Hochgradiger Insulinmangel führt zu Blutzuckererhöhung (300–700 mg/dl) und

K

Lipolyse (= Fettabbau) mit Ketonkörperproduktion und ▶ *Azidose*, die zur Entgleisung des Elektrolythaushalts führt; v. a. bei ▶ *Diabetes mellitus Typ 1*

Koma, vigiles ▶ *Wachkoma*

Koma-Score anhand Glasgow Coma Scale Punktwert/Summe aller Punkte nach Einschätzung des Schweregrads einer Bewusstseinsstörung mithilfe der ▶ *Glasgow Coma Scale*; je weniger Punkte, desto schwerer die Bewusstseinsstörung

Kommissurenbahn Nervenfaserbündel der weißen Gehirnsubstanz, welche linke und rechte Großhirnhemisphäre verbinden, verlaufen z. B. im ▶ *Balken*

Kommunikationskontakte Syn.: Gap junctions; Verbindung zwischen Zellen zum Austausch von Ionen oder Metaboliten

Kompakta Lat.: Substantia compacta; dichte und feste Knochensubstanz (▶ Abb. 223)

Kompartmentsyndrom Syn.: Muskelkammer-Syndrom; mit Schmerzen, Bewegungseinschränkung und neurologischen Symptomen einhergehendes Syndrom, bedingt durch eine Durchblutungsstörung infolge erhöhten Gewebedrucks in einem nicht ausdehnungsfähigen Kompartiment (z. B. Gewebedruck durch Frakturhämatom in einer Muskelloge); am häufigsten an Unterarm (= Volkmann-Kontraktur) und Unterschenkel (= Tibialis-anterior-Syndrom)

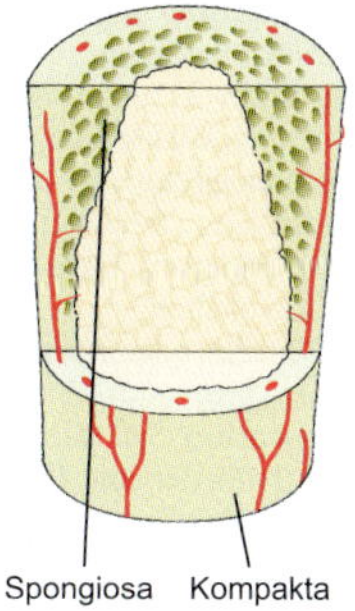

Abb. 223 Kompakta und Spongiosa (▶ *Knochenbälkchen*) [L190]

Kompatibel Vereinbar, passend, verträglich; Geg.: inkompatibel

Kompensation Ausgleich (einer latenten Organstörung durch den Organismus selbst oder durch Medikamente); Geg.: Dekompensation

Komplementfaktoren Plasmaproteine bzw. ▶ *Enzyme* des ▶ *Komplementsystems*

Komplementsystem Zusammenspiel von Plasmaproteinen für Funktionen der Abwehr wie ▶ *Chemotaxis*, ▶ *Opsonierung* und ▶ *Membranangriffskomplex*

Komplikation Folge einer Erkrankung, eines Unfalls, eines Eingriffs oder eines Medikaments, die nicht im engeren Sinne zur bestehenden Erkrankung gehört

Komplex Vielschichtig, zusammenhängend, umfassend

Komponenten Bestandteile eines Ganzen

Kompresse Verbandsmittel zur Wundauflage, Blutstillung oder zur Auflage auf die Körperfläche, um Wärme, Kälte oder ein Arzneimittel zu applizieren

Kompression Zusammenpressung, Quetschung, Abdrückung, Druckerhöhung

Kondensation Übergang eines Stoffes vom gasförmigen in den flüssigen oder festen Aggregatszustand durch Druckerhöhung oder Temperaturerniedrigung

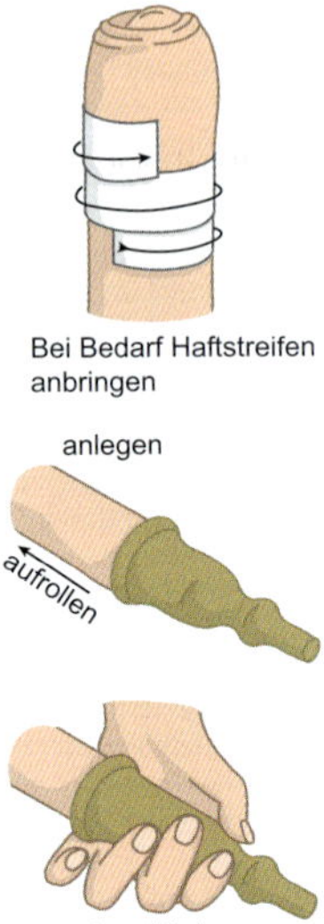

Abb. 224 Kondomurinal anlegen [L138]

Kondition Verfassung, Leistungsfähigkeit
Konditionierung Erlernen von Reiz-Reaktions-Mustern; Pionier: der russische Physiologe I. P. Pawlow
Kondomurinal Kondom mit einem Urinauffangsystem; Anwendung bei Harninkontinenzformen des Mannes als Alternative zum transurethralen ▶ *Blasenverweilkatheter* (▶ Abb. 224)
Konduktion Wärmeleitung; ruhende Stoffe, also die Gewebezellen, tauschen Wärme aus; Muskulatur nahe der Oberfläche kann so Wärme an die Umgebung verlieren
Kondylome, spitze ▶ *Feigwarzen*
Konfusion Desorientiertheit
Kongenital Angeboren
Konen ▶ *Vaginalkonen*
Konisation Herausschneiden eines kegelförmigen Gewebestücks aus dem Gebärmutterhals bei karzinomverdächtigen Befunden und Karzinomvorstufen
Koniotomie Durchtrennung des Ligamentum cricothyroideum zwischen Schild- und Ringknorpel zur Schaffung eines künstlichen Atemwegs (▶ Abb. 211)
Konjunktiva ▶ *Bindehaut*
Konjunktivitis Akute oder chronische Entzündung der Augenbindehaut
Konkav Nach innen gewölbt; Geg.: konvex
Konsequenz Auswirkung, Folgewirkung
Konsenueller Reflex Reflexartige Pupillenverengung bei Belichtung der gegenseitigen Pupille
Konservativ Ohne eine Operation, erhaltend; Geg.: operativ
Konstanz Beständigkeit
Konstipation ▶ *Obstipation*
Konstitution Allgemeine/körperliche Verfassung, Körperbau
Konstriktion Verengung, Einschnürung, Zusammenziehung
Konsultation Beratung
Kontamination Verunreinigung, Verschmutzung, Verseuchung; durch Strahlung, biologische Gifte oder chemische Stoffe; Geg.: Dekontamination
Kontinenz Fähigkeit, Harn oder Stuhl zurückzuhalten
Kontra- Vorsilbe oder Wortteil für: Gegen-; Geg.: pro
Kontraindikation Syn.: Gegenanzeigen; Umstand, der eine Therapie unmöglich macht; Geg.: Indikation
Kontraktilität Fähigkeit zur Kontraktion/Zusammenziehung
Kontraktion Zusammenziehen (▶ Abb. 225)

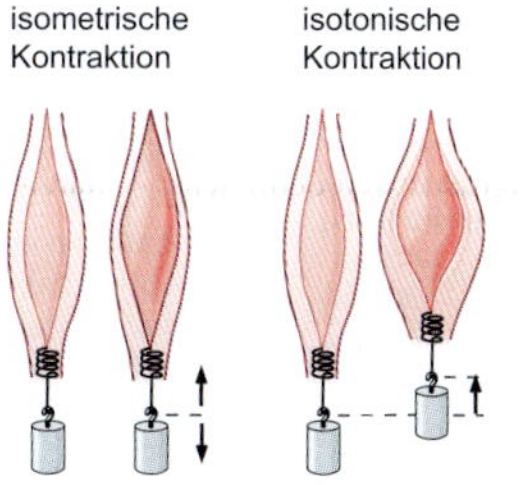

Abb. 225 Muskel in Ruhe, bei isometrischer und isotonischer Kontraktion [L190]

Kontraktion, peristaltische Rhythmische Kontraktionen der Verdauungsmuskulatur zum Transport des Magen-Darm-Inhalts

Kontraktur Gelenkversteifung aufgrund mangelnder Bewegung

Kontralateral Auf der anderen Körperseite

Kontrastmittel Radioaktive Lösung zur Kontrastverstärkung und besseren Darstellung von Strukturen und Geweben; Aufnahme des Kontrastmittels je nach Untersuchung/Zubereitung: durch Sonde oder Einlauf, Schlucken, Injektion

Kontrazeption Empfängnisverhütung

Kontrazeptiva Verhütungsmethoden; Unterteilung: natürliche, mechanische, einnistungshemmende oder hormonelle Methoden

Kontusion Quetschung

Konvektion Wärmeströmung: ein bewegtes Medium – v. a. Blut, aber auch die bewegte Luft an der Hautoberfläche – transportiert die Wärme

Konversionsstörung ▶ *Dissoziative Störung*

Konvex Nach außen gewölbt; Geg.: konkav

Konzentration (Geistige) Sammlung, Aufmerksamkeit, Zusammenballung, Bündelung, Einengung

Konzentration, letale LC50; Konzentration eines Wirkstoffs, die bei 50 % einer Population, die diesem Gemisch ausgesetzt ist, zum Tode führt; wird tierexperimentell festgestellt und dann auf den Menschen übertragen

Konzentrationsstörung Störung der Fähigkeit, über längere Zeit bei einem Ausschnitt der Gesamtwahrnehmung oder des Gesamterlebens zu verweilen

Konzeption ▶ *Befruchtung*

Kopfbein Lat.: Os capitatum; Handwurzelknochen (▶ Abb. 171)

Kopfgelenk, oberes Lat.: Articulatio atlantooccipitalis; Gelenk zwischen erstem Halswirbel (Atlas) und Hinterhauptknochen (Os occipitale)

Kopfgelenk, unteres Lat.: Articulatio atlantoaxialis; Gelenk zwischen erstem Halswirbel (Atlas) und zweitem Halswirbel (Axis)

Koplik-Flecken Symptom bei ▶ *Masern*; kalkspritzerartige weiße Flecken der Wangenschleimhaut gegenüber den Backenzähnen

Kornea ▶ *Hornhaut*

Korneozyte Hornzelle der Haut

Koronar Das Herz betreffend

Koronarangiografie Während Röntgendurchleuchtung wird Kontrastmittel in die ▶ *Koronararterien* eingespritzt; Ziel ist die Identifikation von Verengungen oder Verschlüssen; Durchführung im Rahmen einer ▶ *Linksherzkatheteruntersuchung*

Koronararterie Herzkranzarterie; entspringt der Aorta, Koronararterien versorgen den Herzmuskel mit Blut (▶ Abb. 226)

Koronare Herzkrankheit Abk.: ▶ *KHK*

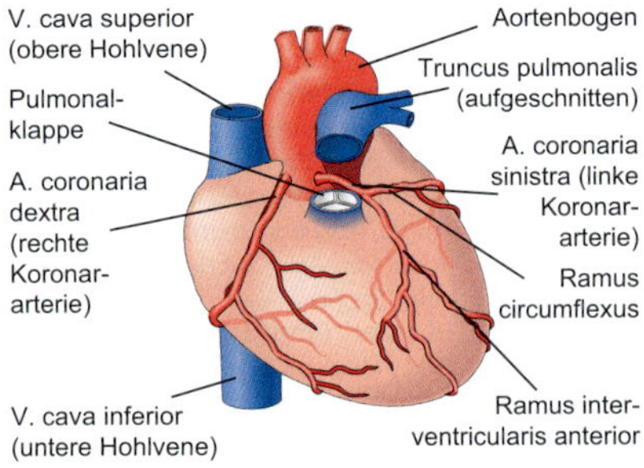

Abb. 226 Koronararterien [L190]

Koronarstenose Verengung der Koronararterien

Koronarsyndrom, akutes Abk.: ACS; alle lebensbedrohlichen ▸ *KHK*-Manifestationen: instabile ▸ *Angina pectoris*, Herzinfarkt und plötzlicher Herztod

Koronartherapeutika Arzneimittel zur Verminderung der Herzarbeit oder zur Verbesserung der Herzdurchblutung

Korotkow-Töne Mit dem Stethoskop hörbare Strömungsgeräusche bei der auskultatorischen Blutdruckmessung

Korpulent Fettleibig, beleibt, wohlgenährt

Korpus Magenkörper; Hauptraum des Magens

Korpuskarzinom Syn.: Endometriumkarzinom; Gebärmutterhöhlenkrebs, ausgehend vom ▸ *Endometrium*

Korpuspolyp ▸ *Uteruspolyp*

Korsakow-Syndrom Alkoholassoziierte irreversible Erkrankung mit massiver Störung des Kurzzeitgedächtnisses, Desorientiertheit und Konfabulationen (= erfundene Geschichten)

Kortex Rinde

Kortikalis Lat.: Substantia corticalis; Knochenrinde aus dichten Knochenfasern; am Schaft von Röhrenknochen besonders breit und als ▸ *Kompakta* bezeichnet (▸ Abb. 223)

Kortikosteron Zählt zur Gruppe der ▸ *Glukokortikoide*, auch als „Stresshormone" bezeichnet; beim Menschen von geringerer Bedeutung

Kortikotrop Auf die Rinde (Nebennierenrinde) wirkend

Kortisol Hauptvertreter der ▸ *Glukokortikoide*, auch als „Stresshormone" bezeichnet; fördert u. a. die Zuckerneubildung in der Leber

Kostal Zu den Rippen gehörend

Koterbrechen Syn.: Miserere; kotiges Erbrechen durch Stauung des Darminhalts bei ▸ *Ileus*

K.-o.-Tropfen Verschiedene Arzneimittel, die im Rahmen von sexuellen Übergriffen zur Betäubung des Opfers genutzt werden; z. B. Flunitrazepam (Rohypnol®), GHB

Kovalente Bindung Zusammenhalt zweier Atome durch Bildung eines oder mehrerer gemeinsamer Elektronenpaare

Koxarthrose Syn.: Hüftgelenkarthrose; Sammelbezeichnung für degenerative Veränderungen des Hüftgelenks mit schmerzhafter Funktionsminderung; Ursachen sind Abnutzungserscheinungen, entzündliche Gelenkerkrankungen u. v. m.

Krätze ▸ *Skabies*

Kraftsinn Teilwahrnehmung der Tiefensensibilität, die registriert, wel-

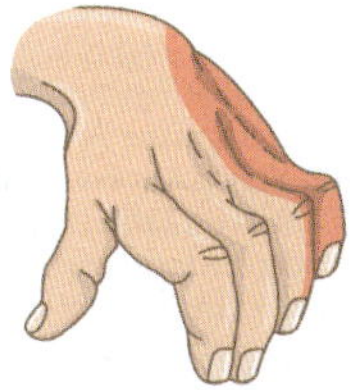

Abb. 227 Krallenhand mit Markierung der sensorischen Störung bei N. ulnaris-Schädigung [L157]

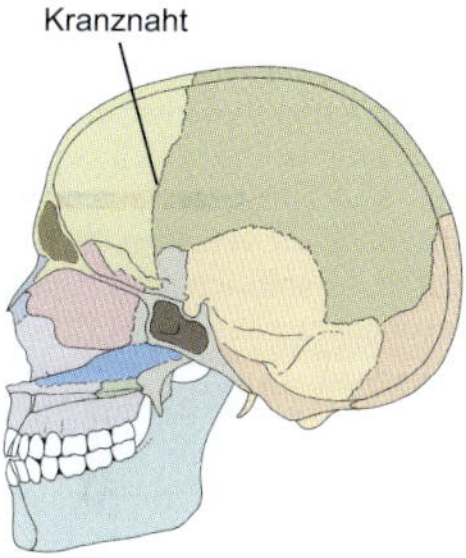

Abb. 228 Kranznaht [L190]

chen Widerstand die Muskeln bei einer Bewegung bewältigen

Krallenhand Durch Läsion des ▶ *N. ulnaris* zeigt sich eine Überstreckung im Grundgelenk und Beugung im Mittelgelenk, besonders ausgeprägt an Ring- und Kleinfinger (▶ Abb. 227)

Krampfaderleiden ▶ *Varikosis*

Krampfader ▶ *Varize*

Krampfanfall, zerebraler Syn.: epileptischer Krampfanfall; Funktionsstörung der Nervenzellen im Gehirn durch eine abnorme synchronisierte Aktivitätssteigerung des ZNS

Kranial In Richtung Kopf

Kranio- Vorsilbe oder Wortteil für: den Schädel betreffend

Krankhaft ▶ *pathologisch*

Krankheit Subjektives und/oder objektives Bestehen körperlicher und/oder geistig-seelischer Störungen bzw. Veränderungen

Krankheitsgewinn Positive Aspekte einer Erkrankung (z. B. gesteigerte Fürsorge von Angehörigen)

Kranznaht Lat.: Sutura coronalis; verbindet das Stirnbein mit den zwei Scheitelbeinen (▶ Abb. 228)

Kreatinin Abk.: Krea; harnpflichtiges Endprodukt des Muskelstoffwechsels, das mit dem Urin ausgeschieden werden muss; Indikator für Niereninsuffizienz bei Kreatininanstieg; Normwerte: Männer 0,6–1,2 mg/dl, Frauen 0,5–1,0 mg/dl

Kreatinin-Clearance Laborgröße zur Einschätzung der Nierenfunktion

Kreatinphosphat Molekül, welches eine Phosphatgruppe zur schnellen Regeneration von ▶ *ADP* zu ▶ *ATP* bereithält

Kreatinin(phospho)kinase Abk.: CK; Enzym, das bei Schädigung von Muskelzellen vermehrt ins Blut gelangt; Laborparameter bei Skelett- und Herzmuskelerkrankungen (herzmuskelspezifisch: ▶ *CK-MB*)

Kreislaufzentralisation Die Blutversorgung konzentriert sich auf Gehirn, Lunge und Herz; periphere Gefäßgebiete wie Haut, Muskulatur und Magen-Darm-Trakt werden vernachlässigt

Kremasterreflex Physiologischer Fremdreflex; durch Bestreichen der Oberschenkelinnenseite wird ein seitengleiches Hochziehen der Hoden ausgelöst

Krepitation Knochenreiben, knisterndes Geräusch; sicheres Frakturzeichen, fühl- und hörbar bei Bewegung

Kreuzband Lat.: Ligamentum cruciatum anterius/posterius; die zwei Kreuzbänder befinden sich zwischen Femur- und Tibiakondylen und verbinden diese; sie verlaufen überkreuzt und stabilisieren das Kniegelenk vor allem während der Bewegung

Kreuzbein Lat.: Os sacrum; Abschnitt der Wirbelsäule, Knochen aus fünf verwachsenen Wirbeln (▶ Abb. 229)

Kreuzbeinkanal Lat.: Canalis sacralis; Fortsetzung des Wirbelkanals im Kreuzbein

Kreuzbeinlöcher Lat.: Foramina sacralia; Durchtrittslöcher der Spinalnerven im Kreuzbein

Kreuzbeinsegment Fünf Rückenmarksegmente (S1–S5), welche untere Extremitäten, äußere Geschlechtsorgane und After versorgen

Kreuzbeinwirbel Die fünf Kreuzbeinwirbel sind zum Kreuzbein miteinander verwachsen

Kreuzgriff 1. Manuelle Technik zur Öffnung des Mundes bei der Atemwegssicherung; 2. Instrument der

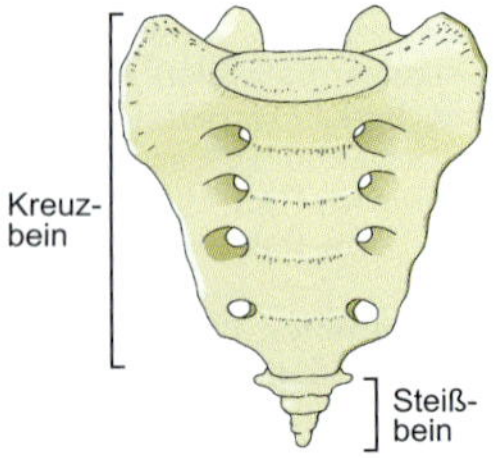

Abb. 229 Kreuzbein und ▶ *Steißbein* [L190]

neurologischen Untersuchung zur Erkennung von Halbseitenschwächen

Kreuzprobe Verträglichkeitsprobe im Labor vor Bluttransfusionen zum Ausschluss irregulärer Antikörper oder AB0-Verwechslungen; Majortest: Mischen von Empfängerserum und Spendererythrozyten; Minortest: Mischen von Empfängererythrozyten und Spenderserum; ▶ *AB0-System*, ▶ *Blutgruppe*

Kreuzreaktionen Syn.: Kreuzallergie; ▶ *IgE-Antikörper*, die gegen ein bestimmtes ▶ *Allergen* in einer bestimmten Allergenquelle reagieren, richten sich auch gegen andere Allergene in anderen Allergenquellen; somit lösen auch diese Allergene eine allergische Reaktion aus; häufig: bei Nussallergie Kreuzreaktion auf Apfel

Krikothyreoidmembran Feste, dünne Membran zwischen Schild- und Ringknorpel (▶ Abb. 211); Ort der Koniotomie

Krise Wendepunkt, Entscheidungssituation, Zuspitzung

Krisis Schneller Fieberabfall innerhalb weniger Stunden; hohe Kollapsgefahr; Geg.: Lysis

Kristallin Eigenschaft eines Festkörpers mit regelmäßig angeordneten Teilen; Geg.: amorph

Krone Künstlicher Zahnersatz aus Metall, Kunststoff oder Porzellan

Krupp Entzündliche Kehlkopfenge mit Atemnot und Pfeifgeräusch sowie bellendem Husten (= Krupphusten); Unterteilung: echter Krupp als Folge der ▶ *Diphtherie*, falscher Krupp (Pseudokrupp) als Sonderform der ▶ *Laryngitis*

Kryo- Vorsilbe oder Wortteil für: Kälte-

Kryotherapie Kältetherapie

Krypten Fingerförmige Einstülpungen zwischen den Zotten im Darm (▶ Abb. 230)

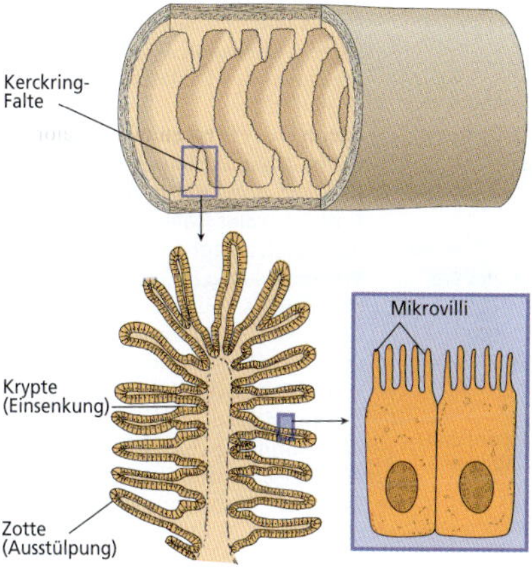

Abb. 230 Krypten [L190]

Krypto- Vorsilbe oder Wortteil für: versteckt, verborgen

Kryptokokkose Syn.: Cryptococcus-Mykose; systemische Pilzinfektion, hervorgerufen durch den Hefepilz Cryptococcus; v. a. bei AIDS- und Tumorpatienten unter dem klinischen Bild einer Hirnhaut- oder Gehirnentzündung oder Sepsis auftretend

Kryptorchismus ▸ *Hodenhochstand*

Kryptosporidiose HIV-assoziierte Infektion durch das Protozoon *Cryptosporidium parvum* mit länger als vier Wochen andauernden Durchfällen

KTW Krankentransportwagen

Kürettage ▸ *Abrasio*

Kürette Instrument zur Ausschabung von Gewebe

Kugelgelenk Lat.: Articulatio sphenoidea; der kugelige Gelenkkopf sitzt in der schüsselförmigen Gelenkpfanne; das Kugelgelenk hat drei ▸ *Freiheitsgrade*

Kumulation Syn.: Akkumulation; Anreicherung z. B. von Arzneimitteln

Kunstfehler Syn.: Behandlungsfehler; nicht angemessene Behandlung durch den Arzt mit straf- und zivilrechtlichen Konsequenzen im Falle einer Patientenschädigung

Kupffer-Zelle Sternförmige Makrophagen (Fresszellen) in der Leber

Kurative Therapie Auf Heilung ausgerichtet; Ziel: vollständige Wiederherstellung der Gesundheit; Geg.: palliative Therapie

Kurzdarmsyndrom Beschwerden nach ausgedehnten Dünndarmresektionen (bei ▸ *Morbus Crohn*) durch eine geringere Resorptionsfläche des Darms; führt zu Fettresorptionsstörungen, Vitaminmangelerscheinungen und Störungen im Mineralstoffhaushalt

Kurzsichtigkeit Syn.: Myopie; Vereinigung parallel einfallender Lichtstrahlen vor der Netzhaut (▸ Abb. 231) → weiter Entferntes wird unscharf wahrgenommen

Kurzzeitgedächtnis Informationen werden für Sekunden bis Minuten gespeichert und entweder ins Langzeitgedächtnis überführt oder gelöscht

Kussmaul-Atmung Vertiefte Atmung im Rahmen einer metabolischen Azidose; Ziel ist die Abatmung

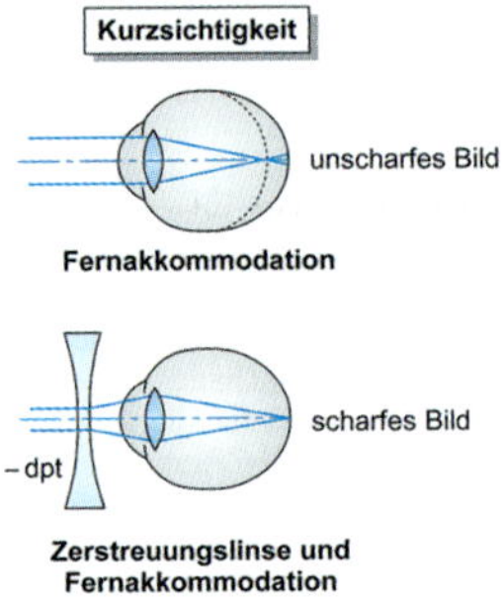

Abb. 231 Kurzsichtigkeit (oben) und Korrektur mittels Zerstreuungslinse (unten) [L106]

von CO_2; Merkhilfe: **K** = Ketoazidose, **U** = Urämie, **S** = Salizylate, **S** = Sepsis, **M** = Methanol, **A** = Aldehyde, (**U** = Urämie), **L** = Laktatazidose (▶ Abb. 232)

Kutan Die Haut betreffend

Kutis Zusammenfassender Begriff für Ober- und Lederhaut

Kutiviszeraler Reflex Fremdreflex, bei dem Reize auf der Haut (z. B. Wärmepackungen) innere Organe beeinflussen

Kyphose Dorsal konvexe Krümmung der Wirbelsäule; Geg.: Lordose; physiologische Krümmung der Brustwirbelsäule; pathologisch, wenn die Krümmung einen Grenzwert von 40° überschreitet oder in anderen Teilen der Wirbelsäule auftritt

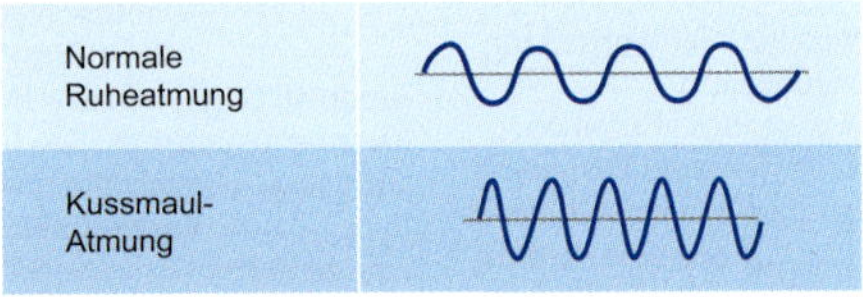

Abb. 232 Kussmaul-Atmung [A400]

L

Labia majora pudendi Große Schamlippen; als Teil der ▶ *Vulva* zu den äußeren Genitalien gehörend
Labium Kleine Schamlippen, als Teil der ▶ *Vulva* zu den äußeren Genitalien zählend
Labium ▶ *Lippe*
Labil Schwankend, leicht aus dem Gleichgewicht zu bringen; Geg.: stabil
Labyrinth System aus kleinen Knochenhohlräumen und Gangsystemen; Sitz des Innenohrs (▶ Abb. 182)
Labyrinthitis Entzündung des Innenohrs
Lähmung, periphere Schlaffe Lähmung; durch Schädigung der motorischen ▶ *Vorderhornzellen* im Rückenmark oder ihrer Nervenfortsätze hervorgerufen, wodurch die Impulse nicht mehr zu den betroffenen Muskeln gelangen können
Lähmung, zentrale Spastische Lähmung; durch Schädigung des primären motorischen ▶ *Rindenfeldes* oder der Nervenfasern der ▶ *Pyramidenbahn*; Schaltkreise für die Muskelreflexe funktionieren aber noch, wodurch es zur ▶ *Spastik* kommt
Längsfurche Lat.: Fissura longitudinalis; teilt das ▶ *Großhirn* in zwei Hemisphären
Längsgewölbe Gewölbe an der Unterseite des Fußskeletts aus Muskeln, Bändern und Sehnen, erstreckt sich von der Ferse zum vorderen Fußballen
Längslage Längsachse des Kindes parallel zur Längsachse des Uterus; Unterscheidung: ▶ *Schädellage* und pathologische ▶ *Beckenendlage*
Läsion Wunde, Verletzung, Schädigung, Funktionsstörung
Lageanomalie Von der Norm abweichende Lage des Fetus im Uterus
Lagerung Körperposition im Liegen; bei immobilen Patienten durch medizinische Fachkräfte hergestellt: Lagerung im Bett bzw. Lagerung entsprechend des Krankheitsbildes während des Transports oder zur Narkoseeinleitung
Laktat Salz der Milchsäure
Laktatdehydrogenase ▶ *LDH*
Laktierend Milch bildend
Lakto- Vorsilbe oder Wortteil für: Milch-
Laktose ▶ *Disaccharid*, gebildet aus einem Glukose- und einem Galaktosemolekül; bekannt unter der Bezeichnung „Milchzucker"
Lambdanaht Lat.: Sutura lambdoidea; Verbindung zwischen den zwei Scheitelbeinen und dem Hinterhauptbein (▶ Abb. 233)
Lamellen Schichtweise Anordnung von Kollagenfibrillen im Knochen; dünne Platte
Lamellenknochen Feinfaserig, komplizierte Struktur entsteht erst während des Wachstums; ein Erwachsenenskelett enthält fast ausschließlich Lamellenknochen
Lamina Dünne Platte, Schicht, Blatt
Langerhans-Inseln Hormonproduzierende Zellen der Bauchspeichel-

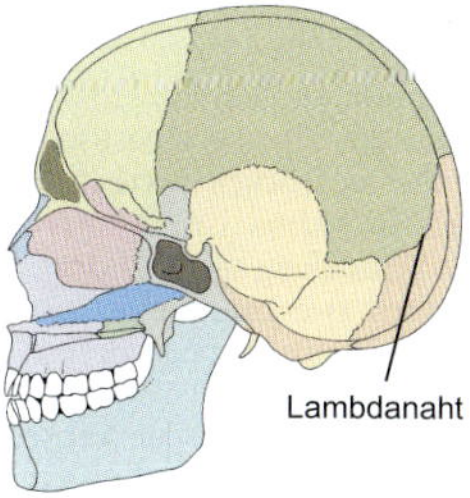

Abb. 233 Lambdanaht [L190]

drüse; Produktion von ▶ *Insulin*, ▶ *Glukagon*, ▶ *Somatostatin* und pankreatischem Polypeptid

Langerhans-Zellen Dendritische Zellen; immunkompetente Zellen der Haut

Langlebige Vierte Unterteilungsstufe des Begriffs „Alter" nach WHO-Einteilung: über 100 Jahre

Langzeit-EKG Elektrokardiogramm, das über einen Zeitraum von 24 Stunden durchgeführt wird

Langzeitgedächtnis Permanenter Informationsspeicher des menschlichen Verstandes

Langzeitpotenzierung Neuronaler Vorgang an den Pyramidenzellen im ▶ *Hippocampus*, der dem Lernen dient

Lanugo Flaumbehaarung des Fetus ab dem fünften Monat; bei der Geburt fast völlig ausgefallen

Lanz-Punkt Druckpunkt im rechten Unterbauch; lokaler Druck-, Klopf- und Loslassschmerz bei ▶ *Appendizitis*

Lanzette Kleines, spitzes Stechinstrument, z. B. zur kapillären Blutentnahme

Laparo- Vorsilbe oder Wortteil für: Bauch-, Bauchraum-

Laparoskopie Syn.: Bauchspiegelung; Betrachtung der erkrankten Organe im Bauchraum über ein Laparoskop, das durch einen kleinen Bauchschnitt nahe dem Nabel eingeführt wird (▶ Abb. 234)

Laparotomie Operative Eröffnung des Bauchraums zu diagnostischen oder therapeutischen Zwecken

Lappenbronchus Lat.: Bronchus lobaris; Verästelung aus den Hauptbronchien: zwei Lappenbronchien zu den linken Lungenlappen, drei zu den rechten Lungenlappen

Laryng(o)- Vorsilbe oder Wortteil für: Kehlkopf-

Laryngektomie Operative Entfernung des Kehlkopfs bei ausgedehnten

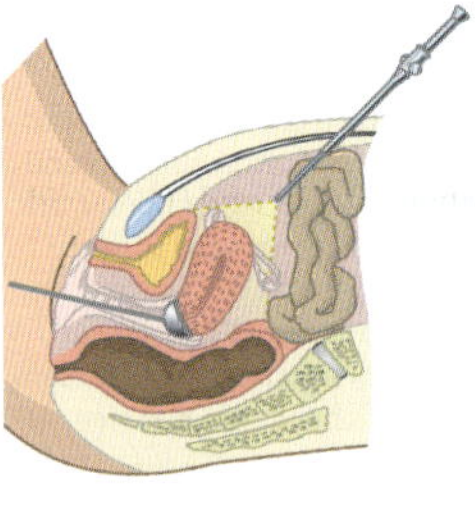

Abb. 234 Gynäkologische Laparoskopie [L138]

Kehlkopftumoren, wenn erhaltende Verfahren, wie Teilresektion, Chemotherapie oder Bestrahlung nicht ausreichen

Laryngitis Entzündung des Kehlkopfs

Laryngopharyngitis Entzündung der Rachenschleimhaut, Schmerzen beim Schlucken

Laryngopharynx Kehlkopfrachen; reicht vom Kehldeckel bis zur Speiseröhre (▶ Abb. 315)

Laryngoskopie Untersuchungsmethode zur Darstellung des Kehlkopfs, Kehlkopfspiegelung

Laryngotracheitis Entzündung des Kehlkopfs und der Luftröhrenschleimhaut

Larynx ▶ *Kehlkopf*

Larynxmaske Abk.: LMA; Kehlkopfmaske; Hilfsmittel zur supraglottischen (oberhalb des Kehlkopfs gelegenen) Atemwegssicherung; kurzer Beatmungsschlauch mit ovalem, aufblasbaren Randwulst, der bei korrekter Lage die LMA gegen Rachen und Speiseröhre abdichtet

Larynxmaskennarkose Syn.: Kehlkopfmaskennarkose; Allgemeinanästhesie mit Spontanatmung oder maschineller Beatmung über eine ▶ *Larynxmaske*

Larynxödem Wasseransammlung im Kehlkopf
Larynxtubus Abk.: LT; Hilfsmittel zur Sicherung der Atemwege und Alternative für Personen, die in der Intubation ungeübt sind (ERC-Guidelines 2021)
Lasègue-Zeichen Klinisches Meningitiszeichen (weitere: ▶ *Brudzinski-Zeichen*, ▶ *Kernig-Zeichen*); in flacher Rückenlage führt das Anheben des Beins zu Rückenschmerzen bei ▶ *Meningitis*; auch bei Bandscheibenvorfall und Ischialgie (▶ Abb. 235)
Lasertherapie Behandlung mit Laserstrahlen (= Licht mit einheitlicher Wellenlänge, gleicher Phasendifferenz und hoher Energiedichte)
Lassa-Fieber Durch Lassa-Virus ausgelöste Infektionserkrankung; ▶ *Zoonose*; endemisch in Westafrika; meist leichte Verläufe, aber auch als potenziell letales hämorrhagisches Fieber möglich
Latent Verborgen, versteckt, ohne Symptome; Geg.: manifest
Lateral Seitlich, seitwärts, von der Medianebene entfernt
Lateraler Trakt Teil des M. erector spinae (= Muskelgruppe der autochtonen Rückenmuskulatur) mit Muskeln, welche die Querfortsätze benachbarter Wirbel verbinden, sowie Muskeln, welche die Dornfortsätze mit den Querfortsätzen benachbarter Wirbel verbinden; weiterhin gehören die Rippenhebermuskeln dazu

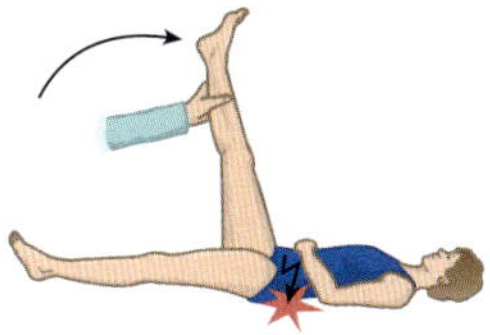
Abb. 235 Lasègue-Zeichen [L138]

Lateralsklerose, amyotrophe ▶ *Amyotrophe Lateralsklerose*
Lauge ▶ *Base*
Laugenverätzung Schwerwiegendere Verletzung bei Augenverätzung, da Hornhaut binnen kurzer Zeit perforiert; sonst Bildung der typischen Kolliquationsnekrose mit glasigem gallertartigem Ätzschorf
Lautbildung Erzeugen von Lauten mithilfe von Zunge, Lippe und Mund
LAVH Abk. für: Laparoskopisch assistierte vaginale ▶ *Hysterektomie*; Kombination aus laparoskopischer und vaginaler Operation zur Entfernung der Gebärmutter
Laxans Plural: Laxanzien; Syn.: Abführmittel; Arzneimittel zur Beschleunigung des Nahrungstransports und der Darmentleerung
Lazarus-Phänomen Plötzliches Wiedereinsetzen einer Kreislauffunktion, obwohl Reanimation erfolglos abgebrochen wurde; vermutlich begründet in verspäteter Katecholaminwirkung oder bei Schrittmacherpatienten
LDH Abk. für: Laktat**de**h**ydrogenase; Laborgröße bei Verdacht auf Herz-, Leber- und Skelettmuskelerkrankungen
LDL-Cholesterin LDL = **L**ow **D**ensity **L**ipoprotein; Bestandteil von Zellmembranen; fördert Arteriosklerose
Leber Gr.: Hepar; unpaare exokrine Drüse mit vielseitiger Stoffwechselfunktion (▶ Abb. 236)
Leberarterie Bringt sauerstoffreiches Blut zur Leber
Leberausfallkoma Syn.: exogenes Leberkoma; Leberkoma bei ▶ *Leberzirrhose*, ausgelöst durch zusätzliche Belastung des Organismus, z. B. Alkohol, Infektionen
Leberfleck ▶ *Naevus (zellnaevus)*

Lebergang Lat.: Ductus hepaticus; transportiert Gallenflüssigkeit innerhalb der Leber

Leberläppchen Kleinste Funktionseinheit derLeber; 1–2 mm groß, sechseckig wie Bienenwaben aufgebaut; Leber besteht aus enorm großer Anzahl von Leberläppchen

Leberlappen Lat.: Lobus hepatis dexter/sinister; Aufteilung der Leber in den größeren rechten und den kleineren linken Lappen (▶ Abb. 236)

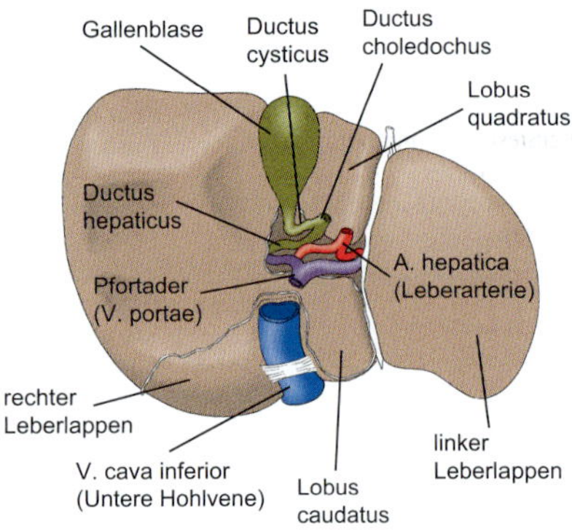

Abb. 236 Unterseite der Leber [L190]

Leberkoma Syn.: hepatisches Koma, Coma hepaticum; Bewusstseinsstörung bis zur tiefen Bewusstlosigkeit durch Ausfall der Entgiftungsfunktion der Leber; Unterteilung: endogenes Leberkoma (▶ *Leberzerfallskoma*) und exogenes Leberkoma (▶ *Leberausfallkoma*)

Lebermetastasen Ansiedlungen maligner Tumoren in der Leber, z. B. Tochtergeschwülste gastrointestinaler Tumoren über die Pfortader, oder von Bronchial-, Mamma- oder Schilddrüsenkarzinomen über die Arteria hepatica

Leber-Optikusatrophie Durch mitochondrialen Erbgang vermittelte Erkrankung der ▶ *Mitochondrien*; führt zum Abbau des Sehnervs

Leberpforte Lat.: Porta hepatis; Stelle an der Unterseite der Leber, an der Blut-, Lymph-, Gallengefäße und Nervenbahnen hinein- oder herausführen (▶ Abb. 236)

Leberruptur, zweizeitige Leberverletzung (v. a. durch stumpfes Bauchtrauma) mit Leberparenchymriss und noch intakter Leberkapsel führt zu einer Einblutung in die Kapsel (= subkapsuläres Hämatom); Platzen der Kapsel nach Stunden (bis zwei Tagen) führt zu lebensbedrohlicher Blutung

Leberversagen, akutes Funktionsausfall der Leber bei vorher Lebergesunden innerhalb von Tagen bis Wochen nach Beginn einer Lebererkrankung

Leberversagen, fulminantes Seltener Funktionsausfall der Leber, wenn Hepatitis zu hepatischer Nekrose (= Tod der Leberzellen) fortschreitet; klassische Symptome: ▶ *Anorexie*, rezidivierendes Erbrechen, Bauchschmerzen und grobschlägiger Tremor der Hände

Leberzerfallskoma Syn.: endogenes Leberkoma; Leberkoma bei akutem Leberversagen

Leberzirrhose Syn.: Schrumpfleber; chronisch-progrediente, irreversible Zerstörung der Leberläppchen mit knotig-narbigem Umbau der Leber; in Deutschland meist durch Alkoholmissbrauch

Lederhaut Syn.: Dermis, Corium; mittlere Schicht der Haut; verleiht ihr Reißfestigkeit und Dehnbarkeit (▶ Abb. 173)

Legionärskrankheit Syn.: Veteranenkrankheit, Legionellen-Pneumonie; schwere Lungenerkrankung durch das gramnegative Stäbchenbakterium *Legionella pneumophila*, v. a. bei älteren und abwehrgeschwächten Menschen; oft verursacht durch Einatmung erregerhaltiger Wassertröpfchen

Legionellen Gramnegative Stäbchenbakterien; Vorkommen in warmem Wasser; Infektionsgefahr vor allem durch das Einatmen legionellenhaltiger Aerosole, z. B. Klimaanlagen, Duschköpfe

Leichenflecke Syn.: Totenflecke; Livor mortis; Plural: Livores; sicheres Todeszeichen; livide Verfärbungen durch Blutansammlungen an abhängenden Körperpartien; frühestens 30 Min. nach Todeseintritt, anfänglich wegdrückbar, später nicht mehr; Vorsicht: Hellrote Flecken bei ▶ *CO-Intoxikationen*

Leichenschau Systematische Untersuchung eines Leichnams zur Beurteilung, ob eine natürliche, eine ungeklärte oder eine nicht-natürliche Todesursache bzw. eine ansteckende Infektion vorliegt

Leichenstarre ▶ *Totenstarre*

Leistenhaut Typ der Haut an Handinnenflächen und Fußsohlen

Leistenhernie Lat.: Hernia inguinalis; pathologische Ausstülpung der Bauchwand und des anhängenden Bauchfells durch den Leistenkanal; häufigste Hernie (▶ Abb. 237)

Leistenkanal Röhrenförmige Verbindung zwischen Bauchhöhle und äußerer Schamgegend

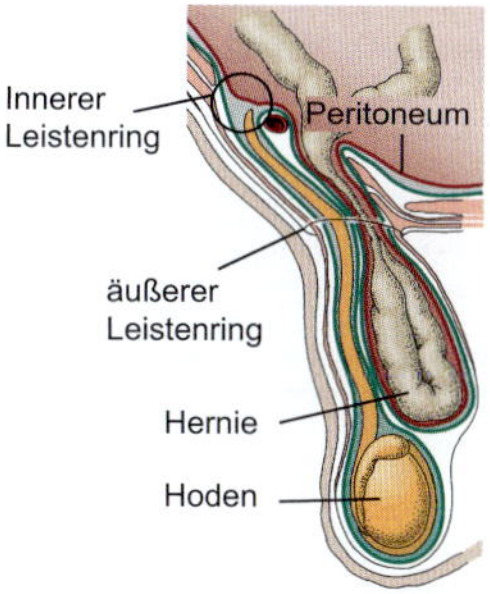

Abb. 237 Direkte Leistenhernie [L190]

Leistenring, äußerer/innerer Lat.: Anulus inguinalis superficialis/profundus; Ausgang/Eingang des Leistenkanals (▶ Abb. 237)

Leitfähigkeit Fähigkeit eines chemischen Stoffes, Energie oder Teilchen mittels ihrer Ladung zu bewegen

Leitsymptom Initiales Symptom eines Patienten; eine die Krankheit oder Störung beherrschende Missempfindung; auch objektiver Befund, z. B. Bewusstseinsstörung oder Krampfanfall

Leitungsanästhesie Syn.: periphere Nervenblockade; Injektion eines ▶ *Lokalanästhetikums* nahe an peripheren Nerven oder Nervengeflechten; Blockade der Reizleitung aus dem Gebiet ▶ *distal* der Injektionsstelle

Lendenlordose Krümmung der Wirbelsäule nach vorne im Lendenbereich

Lendensegment Fünf Rückenmarksegmente (L1–L5), die mit den Kreuzbeinsegmenten zusammenarbeiten

Lendenwirbel Wirbel mit besonders massiven Wirbelkörpern

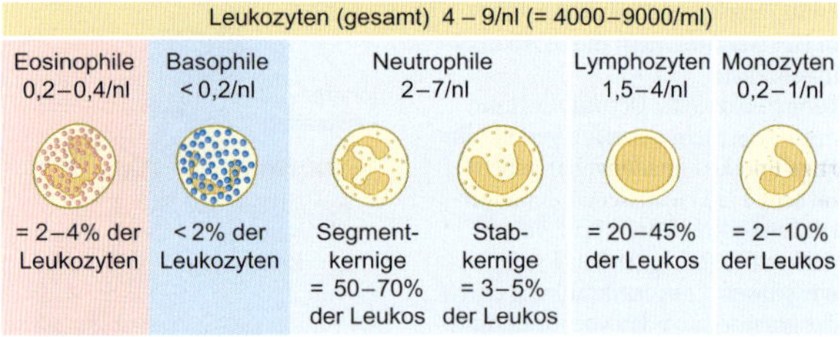

Abb. 238 Unterteilung der Leukozyten [L190]

Lendenwirbelsäule Abk.: LWS; besteht aus fünf Wirbeln

-lepsie Nachsilbe oder Wortteil für: Anfall

Leptin Hormon, das den Appetit hemmt; von Fettzellen produziert

Leptospirose Durch ▶ *Spirochäten* ausgelöste Infektionserkrankung; ▶ *Zoonose*; Infektion bei Kontakt mit kontaminiertem Wasser; grippeartige Symptome, zusätzlich Leber- und Lungenbeteiligung möglich; oft biphasischer Verlauf; in 5–10 % der Fälle letal

Lesezentrum Bereiche der Großhirnrinde, die für das Lesen und Verstehen des Gelesenen zuständig sind

Letal Tödlich; Geg.: vital

Letalität „Tödlichkeit" einer Erkrankung; statistische Kennzahl, die bei einer Krankheit das Verhältnis der Todesfälle zur Zahl der Erkrankten anzeigt

Lethargie Trägheit, Gleichgültigkeit, Schläfrigkeit

Leukämie Maligne Erkrankung des blutbildenden Systems, bei der es zu einer starken Vermehrung von Leukozyten (weiße Blutkörperchen) und deren funktionslosen Vorstufen kommt, welche die normalen Blutbestandteile verdrängen; Unterteilung: lymphatische (bösartige Wucherung der lymphatischen Zellen) und myeloische/nicht-lymphatische (Wucherung der Vorstufen der Granulozyten) Leukämie, akute und chronische Verläufe

Leuko- Vorsilbe oder Wortteil für: weiß

Leukopenie Zu niedrige Leukozytenzahl im Blut

Leukopoese Bildung von Leukozyten

Leukozyten Abk. (ugs.): Leukos; weiße Blutkörperchen (▶ Abb. 238)

Leukozytenzahl Anzahl der weißen Blutkörperchen im Blut; normal sind beim Erwachsenen 4.000–10.000 pro Mikroliter (μl), bei Kindern 12.000

Leukozytopenie Erniedrigung der Anzahl der weißen Blutkörperchen

Leukozytose Zu hohe Leukozytenzahl im Blut

Leukozyturie Krankhafte Ausscheidung von weißen Blutkörperchen mit dem Urin

Levatorschlitz Befindet sich zwischen den Schenkeln des ▶ *M. levator ani*; Durchtritt für Harnröhre und Vagina

Leydig-Zwischenzellen Zellen im Hodengewebe, in denen das Testosteron gebildet wird

LH Abk. für: ▶ *Luteinisierendes Hormon*

Libido ▶ *Geschlechtstrieb*

Lichenifikation Veränderung der Haut durch Vergröberung der Hautstruktur und Zunahme der Hautdicke, z. B. bei ▶ *Neurodermitis*

Lichtbogenüberschlag Explosionsartige Energieentladung, verursacht von schnellen elektrischen Entladungen; es kommt zu starker Hitzeentwicklung und einer Druckwelle

Lichtreflex 1. Reflektorische Eng- oder Weitstellung der Pupille als Anpassung an veränderte Lichtverhältnisse; 2. Reflektion des Lichtes auf dem Trommelfell im vorderen unteren Quadranten bei der ▶ *Otoskopie*

Lichttherapie Syn.: Phototherapie; Nutzung des Sonnenlichtes im infraroten, im sichtbaren und im ultravioletten Bereich zu therapeutischen Zwecken

Lidocain Xylocain®; ▶ *Lokalanästhetikum*

Lidspalte Zwischenraum zwischen Ober- und Unterlid des Auges

Lidspasmus Tritt bei Verätzung mit festen Stoffen (z. B. ungelöschtem Kalk) auf und erschwert das Entfernen des Fremdkörpers durch krampfhaften Lidschluss

Lieberkühn-Drüsen Etwa 0,2–0,4 mm tiefe schlauchförmige, teilweise verzweigte Einsenkungen des Epithels im Bereich der Schleimhaut des Dünn- und Dickdarms

Lien ▶ *Milz*

Ligamentum Band, Verbindung von Knochen zu Knochen

Ligatur Schlinge zur Unterbindung eines Hohlorgans bei einer Operation oder von ▶ *Hämorrhoiden* mit einem Gummiband

Limbisches System Teil des ZNS mit wichtigen Funktionen für Gedächtnis und Gefühlsentstehung

Linea Linie

Linea alba Lat.: für „weiße Linie": senkrechte Bindegewebsnaht, die sich vom Processus xiphoideus (unterster Teil des Brustbeins) bis zur ▶ *Symphyse* erstreckt; entsteht durch die Vereinigung der Sehnenplatten der seitlichen Bauchmuskulatur (▶ Abb. 239)

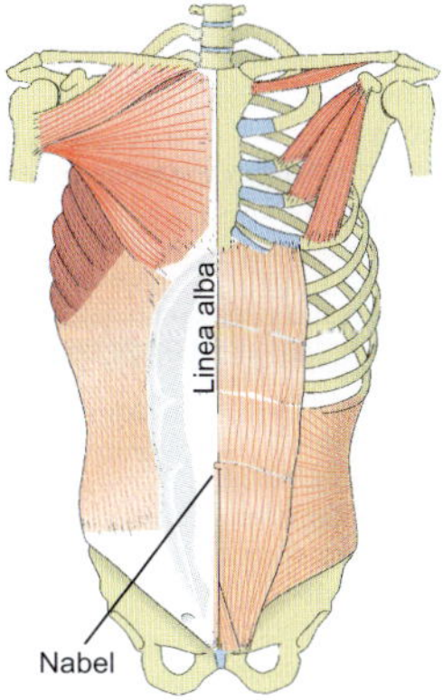

Abb. 239 Linea alba [L190]

Linea aspera Lange Linie am Knochenschaft des Oberschenkelknochens (Femur); Ansatz der meisten Oberschenkeladduktoren

Linea terminalis Ringförmige Linie an der Innenseite des Beckengürtels, kennzeichnet die Beckeneingangsebene

Linear Geradlinig, linienförmig; gleichbleibend

Lingua Zunge

Linksappendizitis ▶ *Sigmadivertikulitis*

Linksherzinsuffizienz Unzureichende Pumpleistung des linken Herzen mit Rückstau über den linken Vorhof in die Lunge; Ausbildung einer Stauungslunge oder ▶ *Lungenödem*

Linksherzkatheteruntersuchung Vorschieben eines langen, dünnen Katheters unter örtlicher Betäubung und Röntgenkontrolle über eine Arterie in Ellenbeuge oder Leiste gegen den Blutstrom ins Herz; Drucksensoren messen die Drücke in linker Kammer und linkem Vorhof

Links-rechts-Shunt Angeborener, nicht-zyanotischer Herzfehler mit Rückfluss von sauerstoffreichem Blut aus linker Herzhälfte/Aorta in den Lungenkreislauf

Linksschenkelblock Abk.: LSB; Störung der Erregungsleitung im Bereich der ▸ *Tawaraschenkel*; kompletter linksanteriorer und linksposteriorer Schenkelblock; Verlängerung des ▸ *QRS-Komplex* $\geq$ 0,12 s bei komplettem, bzw. 0,10–0,11 s bei inkomplettem Linksschenkelblock; ▸ *EKG* typische rSR-Konfiguration in V5 und V6 durch Zell-zu-Zell-Innervation

Linksverschiebung 1. Vermehrtes Auftreten unreifer Leukozyten im Blut, Hinweis auf eine Infektion; 2. Linksverschiebung der Sauerstoffbindungskurve, bei ▸ *Alkalose*, Hypokapnie, Hypothermie, Kohlenmonoxidvergiftung

Linse Lat.: Lens; Teil des optischen Apparats des Auges

Linsenkern Lat.: Nucleus lentiformis; zählt zu den ▸ *Basalganglien*; liegt nahe bei Schalenkern und ▸ *Globus pallidus*

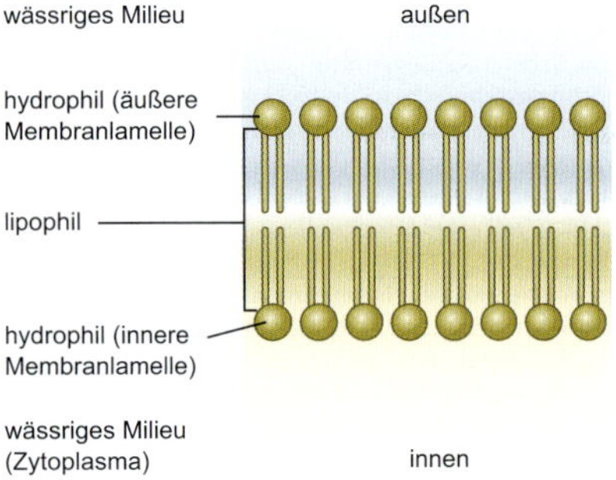

Abb. 240 (Phospho-)Lipid-Doppelschicht [L190]

Lip(o)- Vorsilbe oder Wortteil für: Fett-

Lipase Enzym des Pankreas zur Fettverdauung; spaltet von Triglyzeriden die Fettsäuren ab

Lipid-Doppelschicht Körperzellen haben eine Zellmembran aus einer Lipid-Doppelschicht; diese gewährleistet die mechanische und chemische Integrität der Körperzelle (▸ Abb. 240)

Lipide Fette und fettähnliche Stoffe; lösen sich gut in unpolaren Lösungsmitteln wie Chloroform oder Ether, dagegen kaum in Wasser

Lipidsenker Arzneimittel zur Absenkung des ▸ *Cholesterin-* bzw. ▸ *Triglyzeridspiegels*

Lipogenese Verknüpfung dreier Fettsäuren mit einem Molekül Glycerin (= einfachster dreiwertiger Alkohol) zu Triacylglycerin (TAG)

Lipolyse Lipasen (= fettaufspaltende Enzyme) zerlegen im Darm wie auch im Fettgewebe und im Blut Triacylglycerine mit dem vorrangigen Ziel der Energiegewinnung

Lipom Gutartiger Fettzelltumor
Lipophil Fett bindend
Lipophob Fett abweisend
Liposarkom Bösartiger Fettzelltumor
Lippe Lat.: Labium; Übergang der Mundschleimhaut in die äußere Gesichtshaut
Lippenbremse, dosierte Geräuschloses Entweichen der Ausatmungsluft zwischen den locker aufeinanderliegenden Lippen; Atemübung zur verbesserten Lungenbelüftung bei ▸ *Asthma bronchiale* und chronisch-obstruktiven Lungenerkrankungen
Lippenkiefergaumenspalte Ein- oder beidseitige Spaltbildung von Lippen, Kiefer, hartem oder weichem Gaumen
Liquor Klare Gehirnflüssigkeit
Liquorraum Hohlraum des ZNS, gefüllt mit Gehirnflüssigkeit
Liquorraum, äußerer Gesamtheit aus ▸ *Subarachnoidalraum* und Zisternen, die Gehirn und Rückenmark umschließen
Liquorraum, innerer Besteht aus Ventrikelsystem des Gehirns und Zentralkanal im Rückenmark
Liquorrhö Ausfließen von Liquor durch eine Liquorfistel, d. h. eine pathologische Verbindung zwischen Liquorraum und Außenwelt; meist im Bereich von Nase und Ohr (▸ Abb. 241)
Listerien Grampositive Stäbchenbakterien; nur *Listeria monocytogenes* ist menschenpathogen
Listeriose, angeborene Listerieninfektion des Ungeborenen über die Plazenta in der Schwangerschaft; führt zu Totgeburt oder schweren (ZNS-)Schäden des Kindes
-lith(o)- Nachsilbe oder Wortteil für: Stein-
-lithiasis Nachsilbe oder Wortteil für: Steinleiden

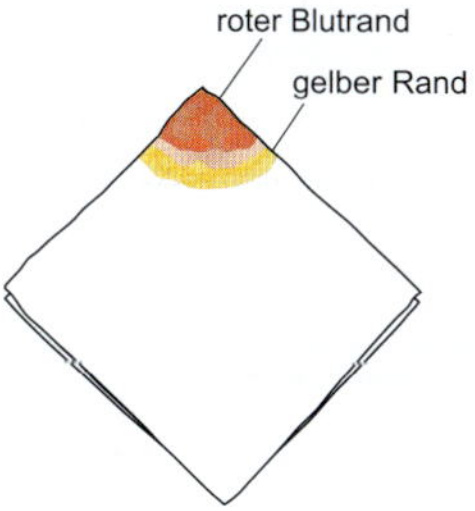

Abb. 241 Nachweis von Liquoraustritt mittels Tupfertest [L143]

Livide Bläulich, blassblau
Lobärpneumonie Entzündung eines ganzen Lungenlappens, v. a. bei Kindern
Lobektomie Entfernung eines Lungenlappens
Lobulus Läppchen
Lobus Lappen
Lobus caudatus/quadratus Von distal betrachtet kleinerer hinterer/vorderer Leberlappen (▸ Abb. 236)
Lochialstau Lat.: Lochiometra; Stauung des Wochenflusses in der Gebärmutterhöhle (▸ Tab. 9)
Lochien ▸ *Wochenfluss*
Locked-in-Syndrom Wahrnehmung und Bewusstsein sind erhalten, jedoch Unfähigkeit zu willkürlichen Bewegungen (außer Lidschluss); Ursache: Hirnstammverletzung/-infarkt
Löffelnägel Syn.: Koilonychie, Hohlnägel; dünn und löffelartig eingedellte Nagelplatten, verursacht durch Eisenmangel, Arbeiten im feuchtwarmen Milieu oder langen Kontakt mit Chemikalien
Lösungsmittel In Lösungsmitteln können feste, flüssige und gasförmige Stoffe gelöst werden; sind bei Raumtemperatur flüssig; Lösefähigkeit ab-

Tab. 9 Klinische Differenzierung zwischen asymptomatischer Verzögerung der Uterusrückbildung und Lochialstau		
	Asymptomatische Verzögerung	Lochialstau
Uterus	Groß, weich, nicht druckschmerzhaft	Groß, weich, druckschmerzhaft
Lochien	Normal	Reduziert oder fehlend
Vaginale Blutung	Keine	Keine
Fieber	Nein	38–40 °C

hängig von ihrer Polarität und ihrer Temperatur

-logie Nachsilbe oder Wortteil für: Lehre, Wissenschaft

Log-Roll-Manöver Umlagerungsmanöver bei potenziell Wirbelsäulenverletzten; Pat. wird im Ganzen durch mehrere Helfer auf die Seite gedreht und auf Rettungsbrett gelagert

Lokal Örtlich (begrenzt); Geg.: generalisiert

Lokalanästhesie Ausschaltung der Schmerzleitung in einem relativ kleinen, umschriebenen Gebiet; z. B. für eine Wundnaht

Lokalanästhetikum Plural: Lokalanästhetika; Substanzen, die reversibel (d. h. für eine bestimmte Zeit) und lokal (d. h. örtlich begrenzt) die Signalleitung durch die Nervenfasern hemmen und so zu Schmerzlinderung oder -freiheit führen

Lokalisation Zuordnung zu einer bestimmten Stelle

Lokaltherapeutikum Plural: Lokaltherapeutika; äußere Therapieanwendungen; Anwendungsformen: Auftragen eines Präparates (z. B. Creme, Salbe), Anlegen eines Verbandes oder feuchten Umschlags, Voll- oder Teilbad

Longitudinal In Längsrichtung verlaufend, längs gerichtet

Longitudinalachse Längsachse, Vertikalachse

Longuette Gipsschiene, hergestellt aus Gipsbinden

Loslassschmerz Abk.: LLS; Syn.: Blumberg-Zeichen (▶ Abb. 242); Schmerzen im rechten Unterbauch bei plötzlichem Loslassen des eingedrückten Bauches auf der linken Seite, z. B. bei ▶ *Appendizitis*

Lotion Flüssige Arzneizubereitung zur äußeren Anwendung; Wirkstoffe sind emulgiert oder suspendiert

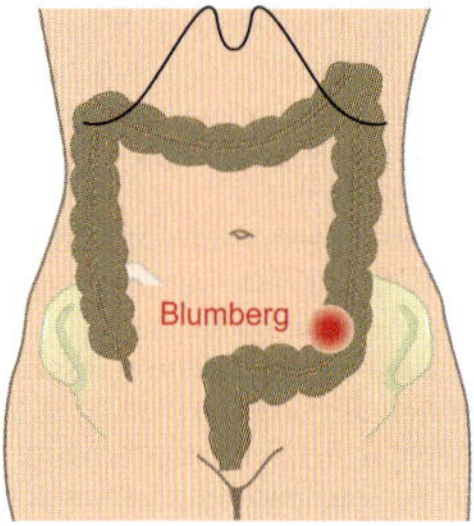

Abb. 242 Loslassschmerz (Blumberg-Zeichen) im rechten Unterbauch nach Eindrücken des linken Unterbauchs [L138]

Low-dose-Heparinisierung Gabe von Heparin zur Thromboseprophylaxe (Verhinderung von Thrombenbildung), z. B. bei Bettlägerigkeit
Lown-Klassifikation Klassifikation nach dem US-amerikanischen Kardiologen Bernard Lown zur Erfassung der Anzahl der ventrikulären ▶ *Extrasystolen;* Ermöglicht Aussage zur Wahrscheinlichkeit des plötzlichen Herztodes bei Patienten mit ▶ *VES* und ▶ *KHK*
LSB Abk. für: ▶ *Linksschenkelblock*; verzögerte unterbrochene Reizleitung im linken Kammerschenkel
LTH Luteotropes Hormon
LTX Abk. für: Lebertransplantation
Lubrikation Sekretabsonderung in der Scheide bei sexueller Erregung; dient der Herstellung der Gleitfähigkeit
Lues ▶ *Syphilis*
Luftembolie Gefäßverschluss durch Verschleppung von Luftbläschen in die Blutbahn; Hauptrisikofaktor bei Infusionstherapie
Luftleitung Übertragung von Schallwellen aus der Luft auf das Trommelfell
Luftröhre Lat.: Trachea; Teil des Atmungssystems, Verbindung zwischen äußeren Atmungsorganen und Bronchialsystem der Lunge
Luftröhrenbifurkation Lat.: Bifurcatio tracheae; Aufteilung der Luftröhre in linken und rechten Teil
Lumbal Die Lenden betreffend
Lumbalpunktion Entnahme von ▶ *Liquor* im Lendenwirbelbereich zur Diagnose von Erkrankungen des ZNS
Lumbalsegment Lendensegment
Lumbus Lende
Lunge Lat.: Pulmo; Atmungsorgan, über welches Sauerstoff ins Blut aufgenommen und CO_2 aus dem Blut abgegeben wird (▶ Abb. 243)
Lungenbasis Unteres Ende der Lunge; liegt dem ▶ *Zwerchfell* auf
Lungenembolie Plötzliche oder schrittweise Verlegung von Lungengefäßen durch Thromben aus dem venösen Gefäßsystem (in 90 % aus der unteren Körperhälfte), die über untere Hohlvene und rechtes Herz die Lungenstrombahn erreichen; oft lebensbedrohlich (▶ Tab. 10)
Lungenemphysem Überblähung des Lungengewebes mit Elastizitätsverlust und unwiderruflicher Zerstörung von Alveolen; dadurch Bildung immer größerer Emphysemblasen, Verminderung der Gasaustauschfläche und ▶ *Totraumvergrößerung*
Lungenentzündung ▶ *Pneumonie*
Lungenerkrankung, chronisch obstruktive ▶ *COPD*

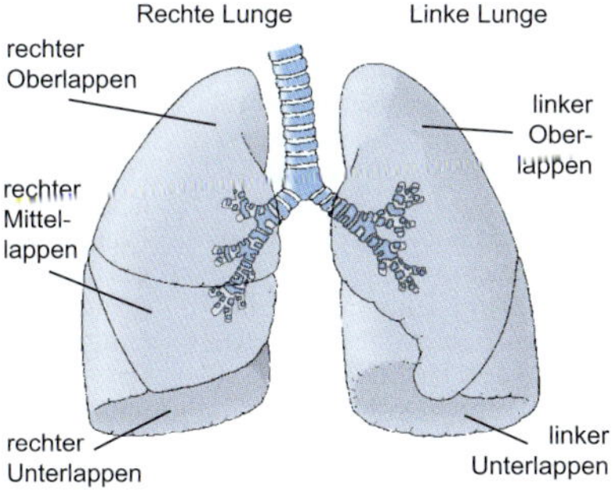

Abb. 243 Lunge [L190]

L

Tab. 10 Schweregradeinteilung der Lungenembolie

	I (klein)	II (submassiv)	III (massiv)	IV (fulminant)
Ausdehnung der Gefäßverschlüsse	Periphere Äste	Segmentarterien	Ein Pulmonalarterienast	Pulmonalarterienhauptstamm oder mehrere Lappenarterien
Klinik	Leichte Dyspnoe, Thoraxschmerz	Akute Dyspnoe, Thoraxschmerz, Tachypnoe, Tachykardie	Akute schwere Dyspnoe, Thoraxschmerz, Zyanose, Unruhe, Synkope	Dyspnoe, Schocksymptomatik, drohender Herz-Kreislauf-Stillstand
Blutdruck	Normal	Leicht erniedrigt	Stark erniedrigt	Schock

Lungenerkrankung, interstitielle Zusammenfassende Bezeichnung für zahlreiche chronische Entzündungen des Lungenparenchyms (= Lungengewebes); bei Fortschreiten der Erkrankung Entwicklung einer ▶ *Lungenfibrose*

Lungenfell Lat.: Pleura visceralis; hauchdünne Hülle, die die Lungen umgibt

Lungenfibrose Bindegeweblicher Umbau (= Fibrosierung) der Lunge und daraus resultierende restriktive Ventilationsstörung

Lungenfunktionsprüfung Abk: Lufu; Untersuchungsmethode der Lunge, bei der geprüft wird, ob die Mechanik und der Gasaustausch in der Lunge in Ruhe und unter Belastung funktionieren

Lungenhilum Lungenwurzel; Bereich an der Innenseite der Lungenflügel, an dem Blut- und Lymphgefäße sowie Hauptbronchien in den Lungenflügel ein- bzw. austreten

Lungenkreislauf Kleiner Kreislauf; Gefäßsystem, in dem sauerstoffarmes Blut vom rechten Herzen zur Lunge und sauerstoffreiches Blut zur linken Herzhälfte transportiert wird

Lungenkontusion Lungenquetschung; Interstitielle und alveoläre Blutungen, kombiniert mit Verletzung des Lungen- und Bronchusgewebe; betroffene Areale nehmen nicht mehr am Gasaustausch teil; Vasokonstriktion im betroffenen Abschnitt

Lungenmetastasen Syn.: sekundäre Lungenmalignome; Tochtergeschwülste anderer bösartiger Tumoren in den Lungen, v. a. von Mamma-, Nieren- und Prostatakarzinomen

Lungenödem, akutes Ansammlung von (seröser) Flüssigkeit im Lungeninterstitium und/oder in Lungenalveolen mit lebensbedrohlicher Atemstörung (▶ Abb. 244)

Lungenperfusionsszintigrafie Darstellung der Lungendurchblutung durch i. v.-Injektion einer radioaktiven Substanz

Lungensarkoidose ▶ *Sarkoidose*

Lungensegmente System zur genauen Bezeichnung der Regionen der

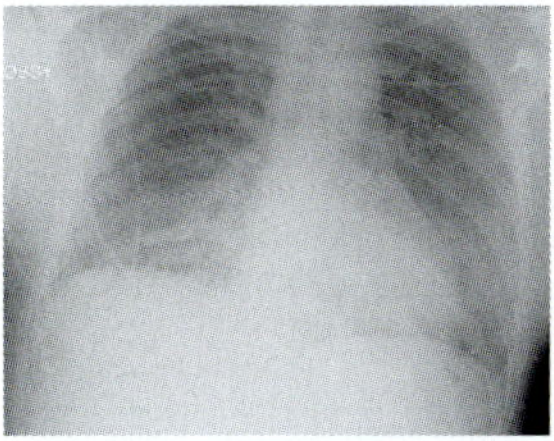

Abb. 244 Rö-Thorax-Aufnahme eines Lungenödems [F261]

Lungenflügel; rechte Lunge zehn Segmente, linke Lunge neun Segmente (das siebte fehlt)

Lungenspitze Oberes Ende der Lunge; ragt oben etwas über das Schlüsselbein hinaus

Lungentuberkulose ▶ *Tuberkulose*

Lungenversagen, akutes ▶ *ARDS*

Lunula Weißer, kleiner Halbmond am Ansatz des Nagels

Lupus erythematodes Abk.: SLE (systemischer Lupus erythematodes), LED (Lupus erythematodes disseminatus); generalisierte, oft schwere ▶ *Autoimmunerkrankung* mit Schädigung aller Organe

Luteinisierendes Hormon Abk.: LH; Sexualhormon des ▶ *Hypophysenvorderlappens*, welches wie ▶ *FSH* die Eizell- bzw. Spermareifung bei Frau bzw. Mann steuert

LuTX Abk. für: Lungentransplantation

Luxation, -luxation Syn.: Verrenkung; pathologische Verschiebung zweier durch ein Gelenk verbundener Knochen mit vollständigem Kontaktverlust der gelenkbildenden Knochenenden, meist mit Verletzung des Kapsel-Band-Apparates

LWS Abk. für: Lendenwirbelsäule

Lyell-Syndrom, staphylogenes Staphylokokkenbedingte Hautkomplikation mit großflächiger Hautrötung und später -ablösung

Lyme-Borreliose Syn.: Lyme-Krankheit; Erkrankung mit wechselnder Kombination aus Allgemeinsymptomen, Hautveränderungen und neurologischen Erscheinungen, verursacht durch das Bakterium *Borrelia burgdorferi;* Übertragung durch Zeckenbiss

Lymphadenitis Lymphknotenentzündung

Lymphangitis Lymphgefäßentzündung

Lymphatische Organe, primäre Hierzu zählen Knochenmark und Thymus; im Knochenmark werden die Lymphozyten gebildet; Reifung der Lymphozyten in Knochenmark und Thymus

Lymphatische Organe, sekundäre Hierzu zählen Milz, Lymphknoten sowie das Schleimhaut-assoziierte lymphatische Gewebe im Bindegewebe (z. B. Mandeln, Peyer-Plaques im Dünndarm)

Lymphatischer Rachenring Gruppe aus lymphatischen Organen im Rachenbereich; umfasst Gaumenmandeln, Rachenmandeln, Tubenmandeln und Zungenmandeln

Lymphatisches System System der Immunabwehr, das aus den lymphatischen Organen und den Lymphgefäßen besteht

Lymphbahnen Gefäße zur Leitung der Lymphe (▶ Abb. 245)

Lymphe Flüssigkeit in den Lymphbahnen, abgeschöpft aus dem Interstitium; wird an den Venenwinkeln zurück ins Blutgefäßsystem geleitet

Lymphkapillare Kleinste Lymphgefäße und Anfang der Lymphbahnen

Lymphknoten Lat.: Nodus lymphoideus; Filterstation des lymphatischen Systems (▶ Abb. 245)

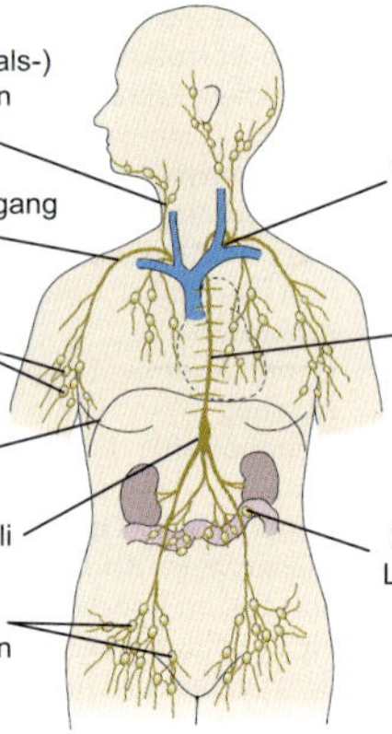

Abb. 245 Lymphbahnen und Lymphknotenstationen [L190]

Lymphknotenvergrößerung Bei Entzündungen und bösartigen Erkrankungen auftretende Schwellung des Lymphknotengewebes

Lymphoblast Entwicklungsstufe eines Lymphozyten

Lymphödem Ansammlung von Lymphe im Zwischenzellraum aufgrund einer Störung des Lymphabflusses, z. B. nach einer Brustkrebsbehandlung mit Entfernung oder Bestrahlung der Lymphknoten

Lymphogene Metastasierung ▶ *Metastasierung, lymphogene*

Lymphogranuloma venereum Syn.: Lymphogranuloma inguinale; seltene, viral bedingte Geschlechtskrankheit; als Spätfolge granulomatöses Gewebe mit Abszessen und ▶ *Elefantiasis* der Genitalien

Lymphografie Röntgenaufnahme von mit Kontrastmittel gefüllten Lymphgefäßen und Lymphknoten

Lymphokin Hormonartiger Botenstoff des Immunsystems, der von ▶ *Lymphozyten* produziert wird

Lymphom Gutartige oder bösartige Vergrößerung von Lymphknoten

Lymphopenie Zu niedrige Lymphozytenzahl im Blut (weniger als 1,5–4/nl); z. B. bei HIV-Infektion

Lymphozyten Untergruppe der weißen Blutkörperchen mit spezifischen Abwehraufgaben (▶ Abb. 246)

Lymphozytose Zu hohe Lymphozytenzahl im Blut (mehr als 1,5–4/nl); z. B. bei Tuberkulose und vielen Virusinfektionen

Lymphwege Gefäße, die die Lymphe transportieren

Lyse Lösung, Auflösung

Lysetherapie Medikamentöse Wiederauflösung sowohl arterieller als auch venöser Blutgerinnsel

Lysis Langsamer Fieberabfall innerhalb mehrerer Tage; wird in der Regel gut vertragen; Geg.: Krisis

Lysosom Von einer Membran umhülltes Bläschen, das Fremdstoffe mittels Enzymen verdaut

Lysozym Antimikrobielle Substanz, die Zellwände von Bakterien zerstören kann

Lyssa ▶ *Tollwut*

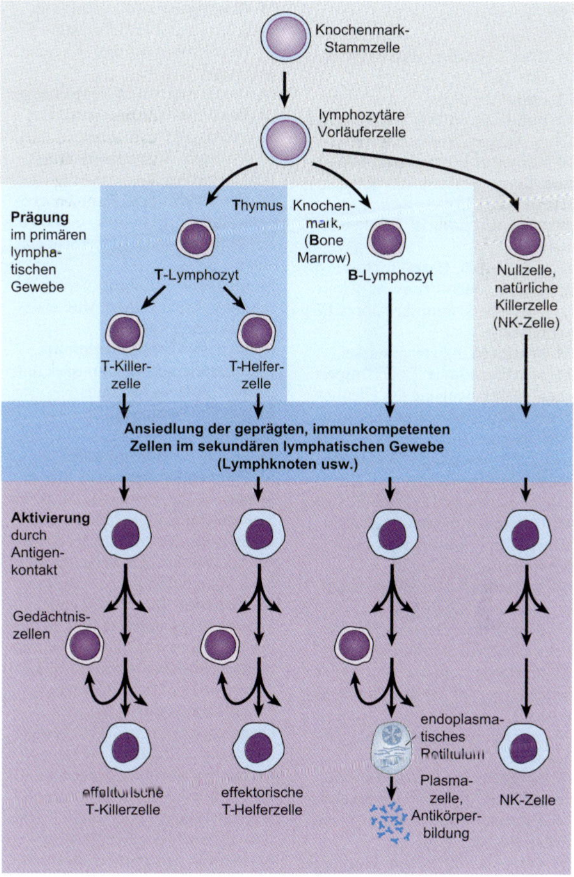

Abb. 246 Übersicht und Differenzierung der Lymphozyten [L106]

M

M., Mm. Abk. für: Muskel, Muskeln (▶ Abb. 247)
M. abductor digiti Fingerbeuger
M. abductor pollicis brevis/longus Kurzer/langer Daumenabspreizer
M. adductor brevis/longus/magnus Kurzer/langer/großer Oberschenkelanzieher
M. adductor pollicis Daumenanzieher
M. arector pili Haaraufrichter
M. biceps brachii/femoris Zweiköpfiger Oberarmmuskel/Oberschenkelmuskel
M. brachialis Oberarmmuskel
M. brachioradialis Oberarmspeichenmuskel; Beugung des Ellenbogengelenks, Drehung von Elle und Speiche gegeneinander, bis der Daumen nach außen zeigt (Supination)
M. buccinator Wangenmuskel; „bläst" die Wangen auf
M. bulbospongiosus Vorhofschwellkörpermuskel; umfasst die Scheidenöffnung
M. deltoideus Dreieckiger Schultermuskel; hebt den Arm
M. digastricus Hebt das Zungenbein während des Schluckaktes an
M. dilatator pupillae Muskel zur Erweiterung der Pupille (Pupillenerweiterer)
M. erector spinae Wirbelsäulenaufrichter
M. extensor carpi radialis/ulnaris Radialer/ulnarer Handstrecker
M. extensor digiti minimi Kleinfingerstrecker
M. extensor digitorum Fingerstrecker; Streckung der Hand und des 2.–5. Fingers
M. extensor indicis Fingerstrecker; Streckung des Zeigefingers
M. extensor pollicis brevis/longus Kurzer/langer Daumenstrecker
M. flexor carpi radialis/ulnaris Radialer/ulnarer Handbeuger
M. flexor digiti minimi Kleinfingerbeuger
M. flexor digitorum Fingerbeuger
M. flexor pollicis brevis/longus Kurzer/langer Daumenbeuger
M. frontalis Stirnmuskel; ermöglicht Stirnrunzeln
M. geniohyoideus Kinn-Zungenbein-Muskel; Nach-vorne-Ziehen des Zungenbeins während des Schluckaktes
M. glutaeus maximus Großer Gesäßmuskel; mächtigster Muskel des menschlichen Körpers
M. glutaeus medius/minimus Mittlerer/kleiner Gesäßmuskel; unter dem M. glutaeus maximus
M. gracilis Schlankmuskel, ein Hüftadduktor
M. iliacus Darmbeinmuskel
M. iliocostalis Darmbein-Rippen-Muskel; bei beidseitiger Kontraktion eine Streckung in Richtung des Rückens (Dorsalextension), bei einseitiger Kontraktion eine Beugung zur Seite (Lateralflexion)
M. iliopsoas Darmbein-Lenden-Muskel; M. psoas major und M. iliacus werden zum M. iliopsoas zusammengefasst; stärkster Hüftbeuger, Außenrotation im Hüftgelenk
M. latissimus dorsi Breiter Rückenmuskel; Antagonist (Gegenspieler) des M. deltoideus
M. levator ani Afterhebermuskel; kleidet fast den gesamten Beckenboden aus, einzige Lücke ist der ▶ *Levatorschlitz* nahe der Symphyse
M. levator palpebrae superioris Muskel zur Augenöffnung; Hebung des oberen Augenlids
M. levator scapulae Hebung des Schulterblatts
M. longissimus Längster Muskel; bei beidseitiger Kontraktion eine

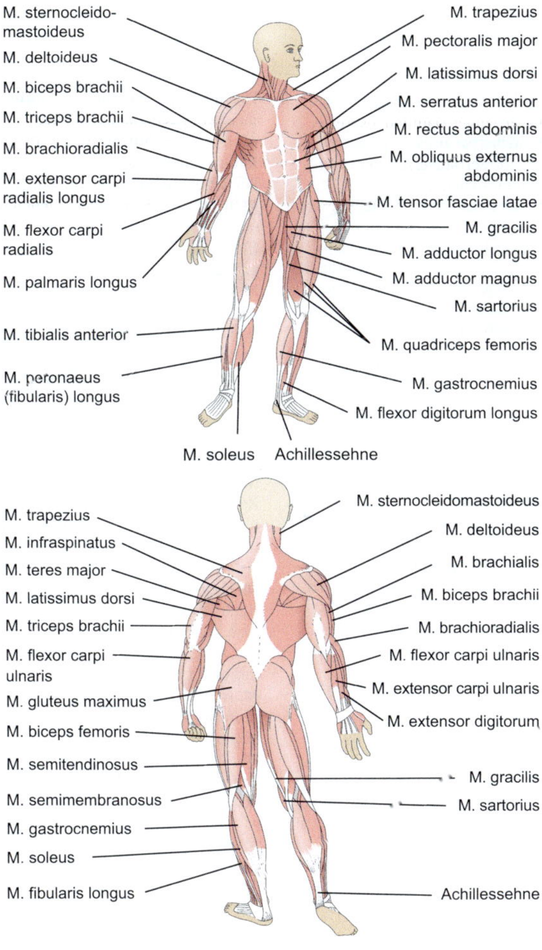

Abb. 247 Oberflächliche Skelettmuskulatur [L190]

Dorsalextension (Streckung in Richtung Rücken), bei einseitiger Kontraktion eine Lateralflexion (Beugung zur Seite)

M. masseter Kaumuskel; verläuft vom Jochbogen zum Unterkieferwinkel

M. mylohyoideus Unterkiefer-Zungenbein-Muskel; Heben des Mundbodens

M. obliquus capitis Schräger Kopfmuskel

M. obliquus externus abdominis Äußerer schräger Bauchmuskel

M. obliquus internus abdominis Innerer schräger Bauchmuskel

M. omohyoideus Schulterblatt-Zungenbein-Muskel; Absenkung des Zungenbeins und Offenhalten der inneren Drosselvene

M. opponens pollicis Heranführen und Beugen des Daumens

M. orbicularis oculi Augenringmuskel; zuständig für den Augenschluss

M. orbicularis oris Ringmuskel des Mundes; schließt den Mund, presst die Lippen zusammen

M. palmaris longus Langer Hohlhandmuskel; ein Muskel des Unterarms, Beugung des Handgelenks

M. pectineus Kammmuskel

M. pectoralis major Großer Brustmuskel

M. pectoralis minor Kleiner Brustmuskel

M. popliteus Kniekehlenmuskel; unterstützt Beugung und Innenrotation des Unterschenkels

M. pronator Einwärtsdreher; Innenrotation von Elle und Speiche um ihre Achse

M. pronator quadratus Einwärtsdrehung von Unterarm und Hand; Elle und Speiche sind dann überkreuzt (Pronation)

M. pronator teres Unterstützt M. pronator quadratus bei Einwärtsdrehung des Unterarms; Elle und Speiche sind dann überkreuzt (Pronation)

M. psoas major/minor Großer/kleiner Lendenmuskel

M. pterydoideus lateralis Teil der Kaumuskulatur; seitlicher Flügelmuskel; Öffnen des Kiefers

M. pterydoideus medialis Teil der Kaumuskulatur; mittlerer Flügelmuskel; schließt den Kiefer

M. quadratus femoris Viereckiger Oberschenkelmuskel

M. quadriceps femoris Vierköpfiger gerader Schenkelmuskel

M. rectus abdominis Gerader Bauchmuskel; von ▸ *Sternum* bis ▸ *Symphyse*; von drei Sehnenstrukturen unterteilt

M. rectus capitis Gerader Kopfmuskel

M. rectus femoris Gerader Schenkelmuskel; Beugung im Hüftgelenk, Streckung im Kniegelenk

M. rhomboideus major Großer Rautenmuskel; zieht das Schulterblatt kopfwärts und zur Mitte, wenn der Arm aus hoher Position herunterbewegt wird

M. rhomboideus minor Kleiner Rautenmuskel; zieht das Schulterblatt kopfwärts und zur Mitte, wenn der Arm aus hoher Position herunterbewegt wird

M. risorius Lachmuskel; zieht die Mundwinkel zur Seite, wodurch „Lachgrübchen" entstehen

M. sartorius Schneidermuskel; verläuft oberflächlich am Oberschenkel, beugt Hüft- und Kniegelenk

M. scalenus anterior/medius/posterior Vorderer, mittlerer und hinterer Treppenmuskel; im hinteren seitlichen Bereich des Halses; Unterstützung der Einatmung durch Anheben der ersten Rippe

M. semimembranosus Plattensehnenmuskel; Beugung des Kniegelenks

M. semitendinosus Halbsehnenmuskel; Beugung des Kniegelenks

M. serratus anterior Atemhilfsmuskel; ermöglicht zudem das Heben des Arms

M. sphincter ani externus/internus Äußerer/innerer Afterschließmuskel

M. sphincter pupillae Muskel zur Verengung der Pupille (Pupillenverenger)

M. sphincter urethra externus/internus Äußerer/innerer Harnröhrenschließmuskel

M. stapedius Steigbügelmuskel; dient der Feineinstellung der Gehörknöchelchen

M. sternocleidomastoideus Paarig angelegter, zweiköpfiger Kopfwendemuskel

M. sternothyroideus Brustbein-Schildknorpel-Muskel; während des Schluckaktes verlagert er Kehlkopf und ▶ *Zungenbein* nach unten

M. stylohyoideus Hebt das ▶ *Zungenbein* beim Schluckakt an

M. subclavius Fixiert das Schlüsselbein im ▶ *Sternoklavikulargelenk*

M. supinator Auswärtsdrehung der Hand; Elle und Speiche sind dann parallel zueinander (Supination)

M. supraspinatus Obergrätenmuskel; liegt oberhalb der Schulter; hilft M. deltoideus beim Heben des Arms

M. tarsalis Glatte Muskelschicht der Augenlider

M. temporalis Teil der Kaumuskulatur; Schläfenmuskel

M. tensor tympani Hammermuskel; spannt das Trommelfell und strafft die Gehörknöchelchenkette

M. thyrohyoideus Schildknorpel-Zungenbein-Muskel; während des Schluckaktes hebt er den Kehlkopf beim Schlucken

M. tibialis anterior/posterior Vorderer/hinterer Schienbeinmuskel

M. transversus abdominis Querer Bauchmuskel

M. transversus perinei profundus Tiefer querer Dammmuskel

M. transversus perinei superficialis Oberflächlicher querer Dammmuskel

M. trapezius Großer, dreiteiliger Muskel des Rückens; Bewegung des Kopfes und der Schulterblätter, Befestigung des Schulterblatts am Thorax

M. triceps brachii Dreiköpfiger Oberarmmuskel

M. vastus intermedius Mittlerer Kopf des M. quadriceps femoris, unter M. rectus femoris

M. vastus lateralis Äußerer Kopf des M. quadriceps femoris

M. vastus medialis Innerer Kopf des M. quadriceps femoris

M. vocalis Stimmmuskel

M. zygomaticus Jochbeinmuskel; hebt die Mundwinkel seitlich nach oben zum Lächeln

Macintosh Gebogener Spatel des ▶ *Laryngoskops*; Geg.: ▶ *Foregger*

MAD Abk. für: ▶ *Mittlerer arterieller Druck*

MAD-Nasenapplikator Abk. für: Mucosal Atomization Device; dient der Applikation von Medikamenten über die Nasenschleimhaut

Magen Lat.: Gaster; gr.: Ventriculus; setzt die in der Mundhöhle begonnene Verdauung fort; fasst ca. 1,5 l; Form variiert je nach Körperlage und Füllungszustand (▶ Abb. 248)

Magenband ▶ *Gastric banding*

Magen-Darm-Passage Abk.: MDP; Kontrastmittelröntgenaufnahme des Magen-Darm-Traktes zur Darstellung von Magen und Duodenum

Magenfrühkarzinom Bösartiger Tumor im Magen, der in seiner Tiefenausdehnung die Submukosa nicht überschreitet

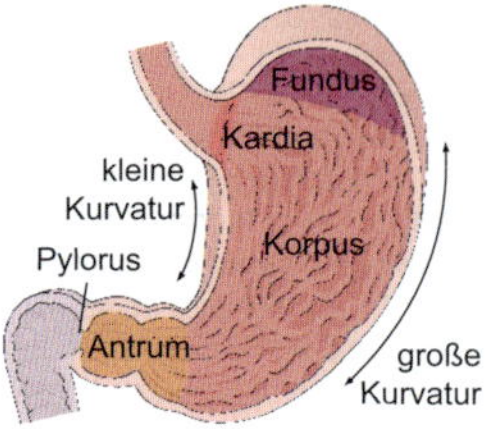

Abb. 248 Magen im Längsschnitt [L190]

Magengeschwür ▶ *Ulkus*
Magenkarzinom Bösartiger epithelialer Tumor der Magenschleimhaut
Magenphase Nahrung gelangt in den Magen, woraufhin dieser gedehnt wird, was zu einer ▶ *Gastrinausschüttung* führt
Magenschleim Enthält zähes Muzin, das einen geschlossenen Film auf der Magenschleimhaut zu deren Schutz bildet und die Selbstverdauung verhindert
Magenschleimhaut Tunica mucosa gastrica, aus ▶ *Epithel* bestehend; bildet u. a. Magensäure
Magensonde Schlauch, der über Nase oder Mund durch Rachen und Speiseröhre in den Magen geschoben wird
Magenspülung Medizinisches Verfahren zur Entleerung des Magens; früher oft angewendet, heute selten; im Rahmen von Vergiftungen höchstens bis 60 Minuten nach ▶ *Ingestion*
Magenulkus ▶ *Ulkus*
Magenverweilzeit Zeit, welche ein Nahrungsmittel im Magen verbleibt, bevor es in den Dünndarm transportiert wird
Magenvolvulus Stieldrehung des Magens; Komplikation bei paraösophagealer ▶ *Hernie*
Magersucht Syn.: Anorexia nervosa, Pubertätsmagersucht; Essstörung mit absichtlichem, teils lebensbedrohlichem Gewichtsverlust
Magill-Tubus Schlauch zur endotrachealen ▶ *Intubation*; gebogen, formstabil, mit abgeschrägter Spitze und einem Normkonnektor am anderen Ende; passend auf jeden Beatmungsbeutel oder Schlauch eines Respirators; Variation: Spiraltubus (Woodbridge), der nicht abknicken kann, da Metallspirale für Wandstabilisation sorgt
Magnesium Abk.: Mg^{2+}; Elektrolyt; Normwert 0,7–1,0 mmol/l; Mitbeteiligung bei der Erregungsüberleitung an den Muskeln
Magnesiumsulfat Magnesium-Verla®; Anwendung bei ▶ *Torsade de Pointes*, ▶ *Asthma* und ▶ *Eklampsie*
Mahlbewegung Kaubewegung; Unterkiefer schiebt sich vor und zurück
Mahlzahn Lat.: Dens molaris; großer Backenzahn, der keinen Milchzahnvorgänger hat; dient dem Zermahlen der von den Schneidezähnen vorzerkleinerten Nahrung
Major Größere(r); Geg.: minor
Makro- Vorsilbe oder Wortteil für: groß, lang; Geg.: mikro-
Makroalbuminurie Erhöhte Ausscheidung des Eiweißes Albumin mit dem Urin, > 300 mg/24 Std.
Makroangiopathie Erkrankung der großen Blutgefäße
Makroangiopathie, diabetische Vorzeitige ▶ *Arteriosklerose* der großen Arterien beim Diabetiker; führt zu koronarer Herzkrankheit (▶ *KHK*), Schlaganfall und peripheren Durchblutungsstörungen
Makrohämaturie Krankhafte Ausscheidung von Blut, das bereits mit dem bloßen Auge zu sehen ist: Geg.: ▶ *Mikrohämaturie*

Makromoleküle Sehr große Molekülverbindungen wie Polysaccharide

Makrophagen Untergruppe der Leukozyten, die phagozytieren (Mikroorganismen oder Fremdkörper in sich aufnehmen und durch Enzyme abtöten) können

Makroskopisch Mit bloßem Auge sichtbar

Makrozephalus Zu großer Kopf; teils familiär, teils bei ▶ *Hydrozephalus*, Stoffwechsel-, Gehirn- oder Knochenerkrankungen

Makula 1. Fleck; 2. primäre Effloreszenz; umschriebene Farbänderung der Haut im Hautniveau; 3. Sinnesfeld des Gleichgewichtssinns; bestehend aus Stütz- und Sinneszellen

Makuladegeneration Altersbedingt fortschreitende Schädigung der Netzhaut im Bereich des gelben Flecks (= Macula lutea, ▶ Abb. 31) führt zur Sehbehinderung im Alter (Verlust des Scharfsehens und des Lesevermögens)

Mal- Vorsilbe oder Wortteil für: Störung, fehl-, mangel-, schlecht, bösartig

Malabsorption Trotz guter Verdauung werden die Nährstoffe nicht resorbiert

Malaria Schwere Infektionskrankheit; verbreitet in den warmen Erdzonen; gekennzeichnet durch wiederholte Fieberschübe, übertragen durch Stiche der Anopheles-Mücke (▶ Abb. 249)

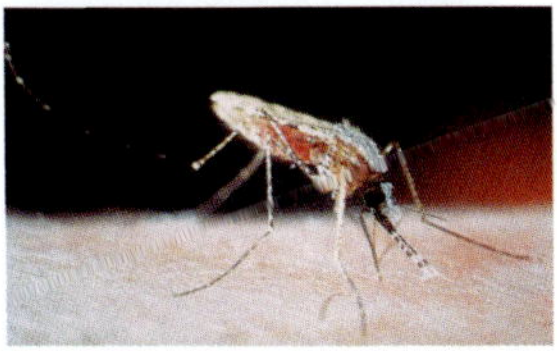

Abb. 249 Die Anopheles-Mücke überträgt Malaria [U136]

Malazie Erweichung

Maldigestion Unzureichende Verdauung der Nahrung

Maligne Bösartig (in Bezug auf Gewebsveränderungen); Geg.: benigne

Malignome, HIV-assoziierte Für AIDS typische Tumoren, v. a. ▶ *Non-Hodgkin-Lymphome*, ▶ *Kaposi-Sarkom*

Malleolengabel Der Außenknöchel des Wadenbeins (Malleolus lateralis) bildet zusammen mit dem Innenknöchel des Schienbeins (Malleolus medialis) die Malleolengabel, die wiederum Teil des oberen Sprunggelenks ist

Malleolus Knöchel

Mallory-Weiss-Syndrom Längseinrisse der ▶ *Ösophagusschleimhaut* nach starkem Erbrechen führen zu einer oberen Gastrointestinalblutung mit Bluterbrechen und Teerstuhl; schlimmste Form: ▶ *Boerhaave-Syndrom*

Malnutrition Mangelernährung

Maltose Disaccharid, gebildet aus zwei Glukosemolekülen

Mamillarkörper Teil des limbischen Systems; befindet sich an der Unterseite des Gehirns

Mamille ▶ *Brustwarze*

Mamillenretraktion Symptom bei Mammakarzinom; Einziehung der Brustwarze bei Verwachsen des Tumors mit der Haut

Mamma Weibliche Brust (▶ Abb. 250)

Mammakarzinom Bösartiger Tumor (Geschwür) des Epithelgewebes der Brust, Brustkrebs

Mammakarzinom, inflammatorisches Hautveränderungen ähnlich einer starken Entzündung bei massiver Ausbreitung des Karzinoms in die Lymphspalten

Mammografie Röntgenologische Darstellung der Brust

M

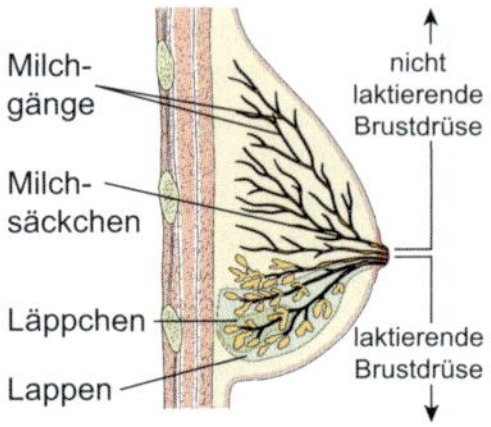

Abb. 250 Feinbau der weiblichen Brustdrüse, unten mit, oben ohne Muttermilchbildung [L190]

Mandelentzündung ▶ *Angina tonsillaris*
Mandelkern Lat.: Corpus amygdaloideum; Kern des ▶ *Großhirns*, gehört zum limbischen System
Mandibula ▶ *Unterkiefer*
Mandrin Einführhilfe für Katheter und Tuben; je nach Verwendungszweck geformt
Manie Affektive Störung mit gehobener Stimmung, Antriebssteigerung, Denkstörung sowie evtl. Wahn; Episode bei bipolaren (= manisch-depressiven) affektiven Störungen; Vorkommen bei ▶ *Intoxikationen* mit Psychostimulanzien, bei ▶ *Schizophrenien*, ▶ *Benzodiazepinentzug* oder Gehirnerkrankungen
Manifest Offenbar, erkennbar; Geg.: latent
Manifestation Offenbarwerden, zu Tage treten
Manometer Druckmessgerät
Manualhilfe nach Bracht Geburtshilfetechnik; kommt bei Steißlage des Kindes zum Einsatz: erster Geburtshelfer drückt mit Faust durch Bauchdecke der Mutter den Kindskopf Richtung Becken; zweiter Geburtshelfer umfasst Becken und Beine und entwickelt das Kind bogenförmig zum Bauch der Mutter hin (▶ Abb. 251)
Manubrium sterni Sog. „Handgriff" des Brustbeins, flach und vieleckig; der am weitesten ▶ *kranial* gelegene und breiteste Teil des Brustbeins; steht in Verbindung mit den Schlüsselbeinen im Sternoklavikulargelenk

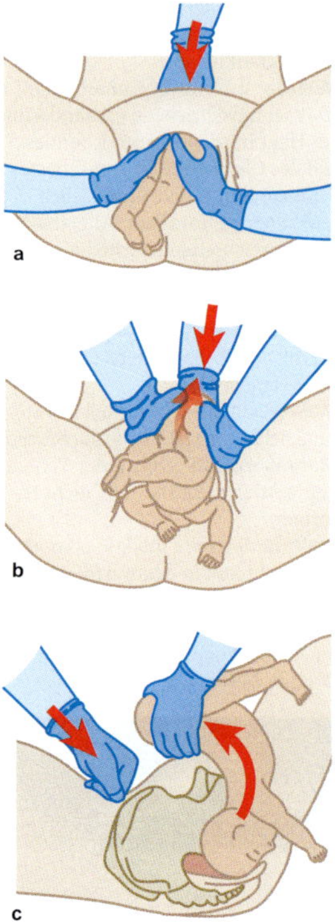

Abb. 251 Manualhilfe nach Bracht [L231]

Manuell Mit den Händen
Manus Hand
MANV Abk. für: **M**assen**an**fall von **V**erletzten, Erkrankten und Beteiligten unterhalb der Katastrophenschwelle
MAO Abk. für: **M**ono**a**minoo**x**idase; Enzym das Monoamine (z. B. Serotonin, Noradrenalin oder Dopamin) abbaut
MAP Abk. für: **M**ean **A**rterial **P**ressure; ▶ *mittlerer arterieller Druck*
Marburgvirus Auslöser des hämorrhagischen Marburgfiebers; behülltes RNA-Virus; ▶ *Zoonose*; Letalität bei etwa 25 %
Marcumarnekrose Syn.: Cumarinnekrose; Hautnekrosen, die meist in der ersten Woche einer Behandlung mit ▶ *Cumarin* auftreten
Marfan-Syndrom Erbliche Bindegewebserkrankung mit Gefäßwandschwäche; Ursache für Aortenaneurysmen
Marginal Randständig
Marihuana Syn.: Cannabis; Haschisch; Wirkstoff Δ^9–1-Tetrahydrocannabinol (THC); wird aus getrockneten Pflanzenteilen des Hanfs gewonnen und meist geraucht oder als Tee aufgebrüht
Markpyramiden Bereich des Nierenmarks, der über die Markstrahlen in die Nierenrinde übergeht (▶ Abb. 252)

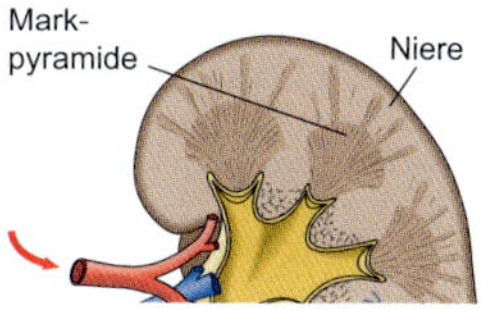

Abb. 252 Markpyramiden [L190]

Markscheide Isolierhülle aus ▶ *Schwann-Zellen* für die ▶ *Axone* des peripheren Nervensystems
Markstrahlen In den Markstrahlen setzt sich das Nierenmark von der Basis der Nierenpyramiden bis zur Nierenrinde fort
Markzone Innerer Bereich eines Lymphknotens; häufige Zellen sind hier Plasmazellen und ▶ *Makrophagen*
Marschfraktur Syn.: Ermüdungsfraktur; Fraktur des zweiten und dritten Mittelfußknochens nach langen Fußmärschen
Masern Lat.: Morbilli; akute Virusinfektion mit typischen Vorläufersymptomen und charakteristischem Hautausschlag; Impfung von der ▶ *STIKO* empfohlen wegen Risiko der Masernenzephalitits mit bleibenden Schäden; verursacht durch Masern-Virus; übertragen durch Tröpfcheninfektion
Maskulin Männliche Merkmale aufweisend; Geg.: feminin
Masochismus Gefühl der sexuellen Erregung durch Hinnahme von Erniedrigung und/oder Schmerzzufügung; Geg.: Sadismus
Massenblutung Hirnmassenblutung, meist essenzielle ▶ *Hypertonie* vorherrschend; begünstigt durch ▶ *Antikoagulanzienbehandlung;* ausgelöst durch Blutdruckspitze bei psychischer oder physischer Belastung; Ursache für 60 % aller gefäßbedingten intrakraniellen Blutungen
Massenzahl Summe der Neutronen und Protonen eines Atoms
Mastdarmreflex ▶ *Viszero-viszeraler Reflex* zur Entleerung des Darms
Mastektomie Lat.: Ablatio mammae; Entfernung der gesamten Brust (▶ Abb. 253)
Mastitis (puerperalis) Brustdrüsenentzündung der stillenden Mutter/im Wochenbett

M

M

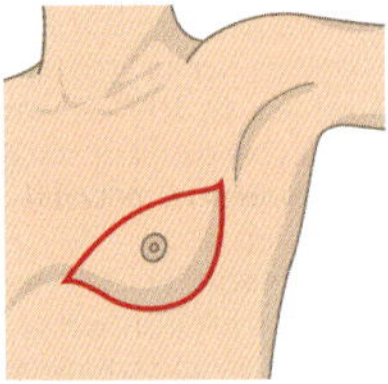

Abb. 253 Schnittführung bei Mastektomie [L138]

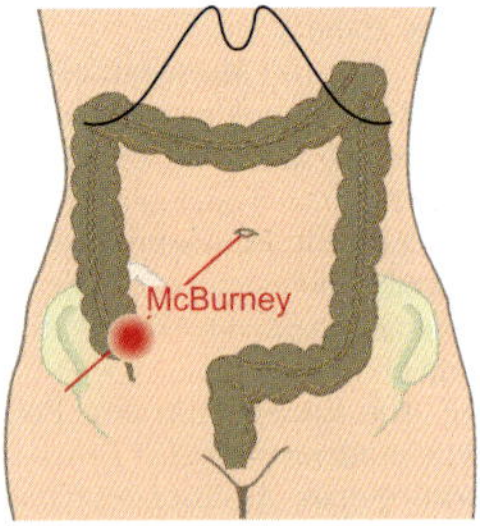

Abb. 254 McBurney-Punkt; Lage zwischen äußerem und mittlerem Drittel der Linie zwischen Nabel und vorderem oberen Darmbeinstachel [L138]

Mastodynie Schmerzhaftes Spannungsgefühl beider Brüste kurz vor der Menstruation
Mastoiditis Entzündung des Warzenfortsatzes; häufigste Komplikation einer Mittelohrentzündung
Masturbation Syn.: Onanie; sexuelle Selbstbefriedigung durch eigene Stimulation der Genitalien, begleitet von Phantasievorstellungen
Materie Stofflichkeit von Gegenständen und Lebewesen; besitzt Masse und Volumen
Maxilla ▶ *Oberkiefer*
Maximales diastolisches Potenzial Negativster Wert des ▶ *Ruhepotenzials*
Mazeration Aufweichen der Haut
McBurney-Punkt Druckpunkt im rechten Unterbauch; lokaler Druck-, Klopf- und Loslassschmerz bei ▶ *Appendizitis* (▶ Abb. 254)
MCH Abk. für: mittleres korpuskuläres Hämoglobin; Hämoglobingehalt des Einzelerythrozyten; Erythrozyten-Index; Differenzialdiagnose bei ▶ *Anämie*
MCHC Abk. für: mittlere Hämoglobinkonzentration der ▶ *Erythrozyten*; Erythrozyten-Index; Differenzialdiagnose bei ▶ *Anämie*
MCV Abk. für: mittleres korpuskuläres Volumen; Erythrozyteneinzelvolumen; Erythrozyten-Index; Differenzialdiagnose bei ▶ *Anämie*
Mechanischer Ileus Darmlumen ist durch Fremdkörper, Tumoren oder Kompression von außen verlegt; der Darm versucht durch heftige Kontraktionen, den Passagestopp zu überwinden; kann in ▶ *paralytischen Ileus* übergehen
Mechanorezeptor Sinneszelle zur Wahrnehmung mechanischer Kräfte (z. B. Druck, Zug)
Meckel-Divertikel Rest des embryonalen Dottergangs im Bereich des präterminalen Ileums; bei Entzündung appendizitisähnliche Beschwerden
Medial In der Mitte gelegen, mittelwärts
Medialer Trakt Teil des M. erector spinae mit Muskeln, welche die Dornfortsätze benachbarter Wirbel verbinden, sowie Muskeln, die Quer- mit Dornfortsätzen benachbarter Wirbel verbinden
Median In der Medianebene, Mittellinie
Medianuskompressionssyndrom ▶ *Karpaltunnelsyndrom*

Mediastinalemphysem Luftansammlung im Mittelfellraum, ausgelöst durch Verletzungen der Speiseröhre (▶ *Boerhaave-Syndrom*, ▶ *Mallory-Weiss-Defekt*; Verletzungen der Bronchien oder der Trachea, dadurch Funktionsminderung durch Druck auf das Herz (extraperikardiale Herztamponade)

Mediastinalflattern Gefürchtete Komplikation beim nach außen offenen ▶ *Pneumothorax*; atemabhängige Pendelbewegung des Mediastinums; Inspiration verschiebt Herz und Lunge zur gesunden Seite, Exspiration, wegen geänderter Druckverhältnisse, zur gesunden Seite

Mediastinitis Entzündung des Mediastinums, d. h. des Bindegewebes zwischen den beiden Lungen; hauptsächlich akut, Auftreten durch Perforation von Luftwegen oder Speiseröhre und fortgeleiteten Entzündungen benachbarter Organe

Mediastinum Bindegewebsraum zwischen den Lungenflügeln, der die Luft- und Speiseröhre sowie das Herz mit den großen Blutgefäßen enthält

Mediatoren Hormonähnliche Botenstoffe im Körper

Medikamentenanamnese Erfragen der Medikamente, die der Patient aktuell einnimmt bzw. eingenommen hat; neben Eigen- und Fremdanamnese wichtiges Instrument; kann bei schlechter ▶ *Compliance* des Patienten weitere wichtige Informationen über Vorerkrankungen liefern

Medulla Mark

Medulla oblongata ▶ *Verlängertes Rückenmark*

Medulloblastom Maligner Kleinhirntumor

Mega(lo)- Vorsilbe oder Wortteil für: groß, lang, weit

Megakolon, toxisches Akute Erweiterung des Dickdarmlumens > 6 cm mit hohem Fieber, starken Schmerzen, Leukozytose und Schocksymptomen; Ursache: massive Entzündung der Darmwand; Gefährlichste Akutkomplikation der ▶ *Colitis ulcerosa*

Mehrfachverletzung ▶ *Polytrauma*

Meiose Zellteilung, bei der die DNA nicht verdoppelt wird, um Tochterzellen mit haploiden Chromosomensätzen zu erhalten (▶ Abb. 255)

Mekonium Syn.: Kindspech; erste Darmausscheidung eines Neugeborenen nach der Geburt; zähe, grünschwarze Masse, die u. a. abgeschilferte Deckzellen des Darms, verschluckte Härchen sowie eingedickte Galle enthält

Mekoniumileus Unterbrechung der Dünn- und Dickdarmpassage beim

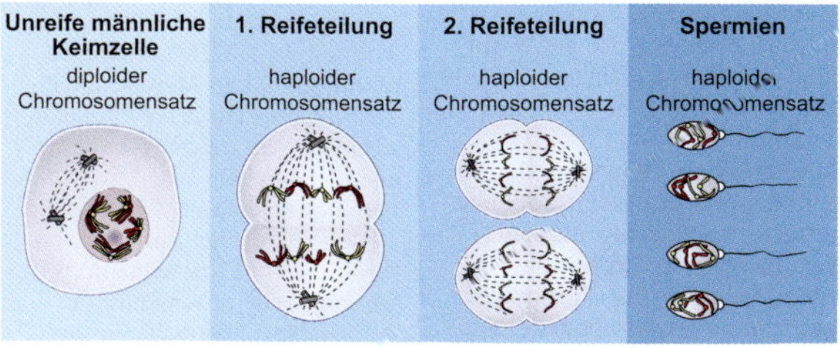

Abb. 255 Die Meiose am Beispiel der Spermienbildung im Hoden [L190]

M

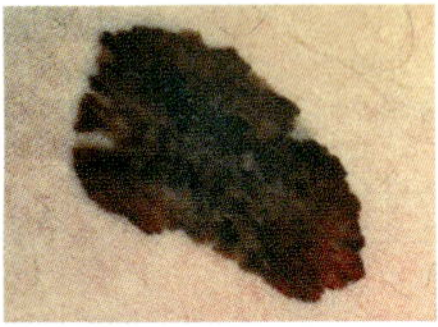

Abb. 256 Malignes Melanom [M123]

Neugeborenen durch zähes Mekonium, v. a. bei ▶ *Mukoviszidose* und ▶ *Atresien*

Meläna Syn.: Blutstuhl, Teerstuhl; kommt Hämoglobin mit Magensäure in Verbindung (Ursache: Blutung im oberen Verdauungstrakt), entsteht das Hämoglobinabbauprodukt Hämatin; dadurch schwarz gefärbter, glänzender Stuhl mit klebriger Konsistenz

Melanin Braunes bis schwarzes Pigment, das in den Melanozyten produziert wird

Melano- Vorsilbe oder Wortteil für: schwarz

Melanom, malignes Syn.: schwarzer Hautkrebs; bösartiger Tumor der Melanozyten der Haut (▶ Abb. 256)

Melanozyten-stimulierendes Hormon Abk.: MSH; Hormon, das über die Melanozyten die Pigmentierung der Haut beeinflusst

Melatonin Von der Epiphyse produzieres Hormon; Melantoninabgabe findet vor allem bei Dunkelheit statt; spielt eine Rolle für den Tag-Nacht-Rhythmus des Menschen

Membran Dünne Scheidewand, Trennschicht

Membranangriffskomplex Eines der Endprodukte des ▶ *Komplementsystems;* Porenbildung und Lyse des pathogenen Mikroorganismus

Membranpotenzial Elektrisches Potenzial an der Membran der Nerven- und Muskelzellen

Membranproteine, integrale Durchdringen die Zellmembran vollständig und bilden dort u. a. Kanäle zum Transport von Stoffen in die Zelle hinein oder aus der Zelle heraus

Membranproteine, periphere Periphere Membranproteine sind nur an einer Seite der ▶ *Lipid-Doppelschicht* verankert und dienen dem Zellstoffwechsel, indem sie beispielsweise Stoffe in der Extrazellulärmatrix enzymatisch modifizieren

Menarche Zeitpunkt der ersten Monatsblutung (Menstruation)

Menière-Krankheit ▶ *Morbus Menière*

Meningen Hirnhäute

Meningismus Syn.: meningitisches Syndrom; Hirnhautreizung mit typischem Symptomkomplex aus hohem Fieber, Übelkeit und Erbrechen, teils unerträglichen Kopfschmerzen, Licht- und Geräuschempfindlichkeit, Nackensteife und Bewusstseinsveränderungen bis zum Koma

Meningitis ▶ *Hirnhautentzündung*

Meningoenzephalitis Entzündung von Hirnhäuten und Gehirn

Meningokokken Lat.: *Neisseria meningitidis;* gramnegative Kokken mit kurzer Überlebenszeit außerhalb des Körpers; Vorkommen im Nasen-Rachen-Raum; Übertragung durch Tröpfcheninfektion; Übergang vom Rachen ins Blut; eine Impfung gegen Meningokokken C ist möglich und wird von der ▶ *STIKO* empfohlen

Meningokokken-Meningitis Eine der häufigsten eitrigen ▶ *Hirnhautentzündungen*, v. a. bei Säuglingen und Kleinkindern

Meningomyelozele Spaltbildung der Wirbelsäule mit Austreten von Hirnhäuten und Rückenmark

Meningozele Spaltbildung der Wirbelsäule mit Vorwölbung der Hirnhäute (▶ Abb. 257)

Meniskus Plural: Menisken; sichelförmig und seitlich im Gelenkspalt gelegene Knorpelscheiben, dienen der besseren Lastverteilung im Femorotibialgelenk (▶ *Kniegelenk*)

Menopause Zeitpunkt der letzten Monatsblutung (Menstruation)

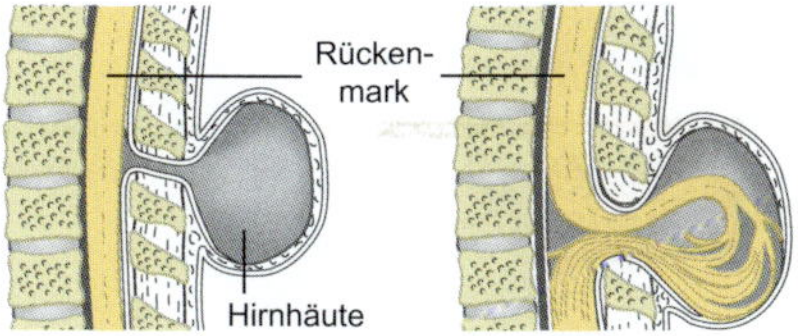

Abb. 257 Meningomyelozele/Meningozele [L138]

Menopausesyndrom ▶ *Klimakterisches Syndrom*

Menorrhagie Verlängerte Regelblutung

-menorrhö Nachsilbe oder Wortteil für: Regelblutung, Menstruation

Menstruation Weibliche Regelblutung; periodisch wiederkehrende Blutung aus der Gebärmutter zur Abstoßung des Endometriums

Menstruationszyklus Kreislaufartiger, wiederkehrender Ablauf von Menstruation (Regelblutung), Proliferationsphase, Sekretionsphase und Ischämiephase

Mental 1. die Geistesart, den Verstand betreffend; 2. das Kinn betreffend, zum Kinn gehörend

Mentales Modell Mentale Repräsentation (Vorstellung) eines Sachverhaltes; zwischen Menschen unterschiedlich; Abgleich des mentalen Modells hilft Fehlern in der Patientenversorgung vorzubeugen

Mesangiumzellen, extraglomeruläre Bindegewebszellen innerhalb und außerhalb der Nierenkörperchen; gehören zum ▶ *juxtaglomerulären Apparat*

Mesencephalon ▶ *Mittelhirn*

Mesenchym Embryonales Bindegewebe

Mesenchymaler Tumor ▶ *Tumor, mesenchymaler*

Mesenterial(arterien)infarkt Embolischer oder thrombotischer Verschluss einer Mesenterialarterie (Darmarterie) mit akuter arterieller Durchblutungsstörung des Darms; Letalität: 70 %; Leitsymptom: Bauchschmerz, sonst diffuses Krankheitsbild ohne Peritonitis; erst bei komplettem Verschluss und Darmgangrän Vollbild des akuten Abdomens

Mesenterial(arterien)einriss Einriss der Mesenterien mit intraabdominalen Blutungen in die Bauchhöhle und Vollbild des hämorrhagischen Schocks; Ursache stumpfe oder penetrierende Traumen

Mesenterien Nervale und vaskuläre Versorgung (und Fixierung) von Dick- und Dünndarm

Meso- Vorsilbe oder Wortteil für: zwischen-

Mesoderm Mittleres Keimblatt; aus ihm entstehen in der Embryonalphase Herz, Blutzellen, Geschlechtsorgane, Unterhaut, Niere, lymphatische Organe, Muskeln und die meisten Binde- und Stützgewebe (▶ Abb. 258)

Mesopharynx Syn.: Oropharynx; Mundrachen (▶ Abb. 315)

Mesothel Das Oberflächenepithel seröser Höhlen, z. B. der Bauchhöhle

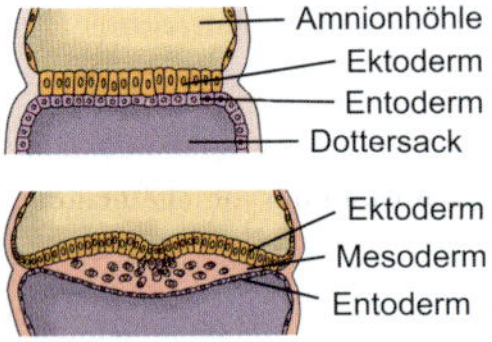

Abb. 258 Aus der zweischichtigen Keimscheibe (oben) entwickelt sich durch das Einwandern von Mesodermzellen die dreischichtige Keimscheibe mit Mesoderm [L190]

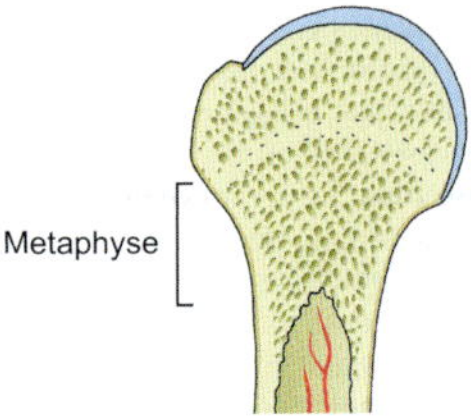

Abb. 259 Metaphyse [L190]

Messenger-RNA Abk.: mRNA (Ribonukleinsäure); eine negative Kopie (Transkript) eines Abschnitts der DNA, welche ein Gen kodiert; sie wird zu ▶ *Ribosomen* transportiert und dort bei der Proteinsynthese übersetzt (Translation)
Messfühler Rezeptoren, die in einem Regelkreis den Istwert registrieren, z. B. Blutdruck
Meta- Vorsilbe oder Wortteil für: 1. Hinter-, mit; 2. übergeordnet
Metabolische Alkalose ▶ *Alkalose, metabolische*
Metabolische Azidose ▶ *Azidose, metabolische*
Metabolische Theorie Schädigungstheorie des Alterns; wichtiger Aspekt ist die Anhäufung von Stoffwechselabbauprodukten, welche den Alterungsprozess vorantreiben; je schneller der Stoffwechsel, desto schneller altert der Organismus
Metabolismus Stoffwechsel
Metamizol Novalgin®, Novaminsulfon, Analgin®; ▶ *Analgetikum*, ▶ *Antipyretikum*
Metaphase Zweites Stadium der Mitose (= Zellkernteilung); die Chromosomen wandern zur Äquatorialebene und liegen dort in der bekannten X-Form der 2-Chromatid-Chromosomen vor
Metaphyse Übergang zwischen Diaphyse (Knochenschaft) und ▶ *Epiphyse* (▶ Abb. 259)
Metaplasie Umwandlung eines differenzierten Gewebes in ein anderes differenziertes Gewebe ähnlicher Bauart
Metastase Tochtergeschwür eines bösartigen Tumors, welches sich als Absiedelung in einem anderen Organ festsetzt; Unterschieden nach der Art der Ausbreitung in hämatogene (über die Blutbahnen), lymphogene (über die Lymphbahnen) und kanalikuläre (innerhalb von Gangsystemen, z. B. Milchdrüsengang) Metastasierung
Metastasierung per continuitatem Entstehung von Tochtergeschwülsten bösartiger Tumoren in unmittelbar benachbarten Organen
Meteorismus ▶ *Blähungen*
Methanolintoxikation Methanolingestion; meist akzidentiell als Folge einer Verwechslung mit Ethanol; Methanol wird im Körper in Ameisensäure (→ Organschäden) und Formaldehyd (→ metabolische Alkalose) verstoffwechselt und langsam über Niere ausgeschieden
Methämoglobinämie Anhäufung von Methämoglobin (Hämoglobin,

dessen normalerweise zweiwertiges zu dreiwertigem Eisen oxidiert ist) im Blut → Behinderung des Hämoglobins beim Sauerstofftransport

Methyldioxymethamphetamin Abk.: MDMA; Leitsubstanz der Designerdroge ▶ *Ecstasy*

Methylprednisolon Urbason®; ▶ *Glukokortikoid*; Anwendung bei anaphylaktischer Reaktion, pulmonaler Obstruktion

Methylenblau Methylenblau Vitis® 1 %; Antidot bei ▶ *Methämoglobinämie*

Metoclopramid Abk.: MCP, Paspertin®; Arzneimittel gegen Übelkeit und Erbrechen

Metoprolol Beloc®, Lopressor®; ▶ *Betablocker*; Indiziert bei: Tachykarde Herzrhythmusstörungen, arterielle Hypertonie

-metrie Nachsilbe oder Wortteil für: Messung

Metrorrhagie Syn.: Spotting, Zwischenblutung; regelmäßige Zusatz- oder Schmierblutungen, prä-/postmenstruell oder mittzyklisch

Midazolam Midazolam, Dormicum®; Medikament zur ▶ *Sedierung*, Anwendungsbereiche: Narkose, Krampfanfall; Vorsicht: Ampullen mit 15 mg/3 ml zur nasalen Applikation (hohe Verwechslungsgefahr) über MAD-Nasenzerstäuber

Midlife crisis Lebenskrise, welche in der Mitte des Lebens (ca. zwischen dem 35. und dem 55. Lebensjahr) stattfindet; Auslöser ist meist das Bewusstwerden der Lebensmitte und der Vergänglichkeit der eigenen Existenz

Migräne Kopfschmerzerkrankung mit rezidivierenden, meist halbseitig auftretenden, mehrstündig anhaltenden Kopfschmerzanfällen und vegetativen Symptomen; auch Kinder betroffen, Anfallsdauer aber deutlich geringer

Mikro- Vorsilbe oder Wortteil für: klein; Geg.: makro-

Mikromyzeten Mikroskopisch kleine Pilze (Myzeten); wachsen entweder als Einzelzelle (z. B. Hefe) oder unter Ausbildung von Filamenten; Geg.: Makromyzeten (Speise- und Giftpilze)

Mikroalbuminurie Erhöhte Ausscheidung des Eiweißes Albumin mit dem Urin, 30–300 mg/24 Std.

Mikroangiopathie Erkrankung der kleinen Arterien und Kapillaren; führt u. a. zu Schädigung der Netzhaut (Retinopathie) und Nieren (Nephropathie)

Mikrogliazellen Abwehrzellen, die im ZNS aktiv sind

Mikrohämaturie Krankhafte Ausscheidung von roten Blutkörperchen mit dem Urin, bei der das Blut nur mit Teststreifen oder mikroskopisch nachweisbar ist

Mikroskopisch Nur mittels Mikroskop/Vergrößerung erkennbar

Mikrosomie Kleinwuchs

Mikrostomie Verkleinerung der Mundöffnung

Mikrotubuli Proteinröhren mit Stütz- und Bewegungsfunktion für die Zelle; wesentlicher Bestandteil z. B. in Flimmerhärchen der Luftwege oder ▶ *Kinozilien* der Spermien (▶ Abb. 260)

Mikrovilli Stäbchenartige Fortsätze des Zytoplasmas

Mikrozephalus Zu kleiner Kopf, meist Folge einer Fehlentwicklung des Gehirns

Miktion Blasenentleerung

Milchausführungsgang Verbindung zwischen einem Drüsenlappen der Brustdrüse und der Oberfläche der Brustwarze (▶ Abb. 250)

Milchbrustgang In der ▶ *Cisterna chyli* beginnender Hauptlymphstamm, der in den Blutkreislauf mündet (▶ Abb. 245)

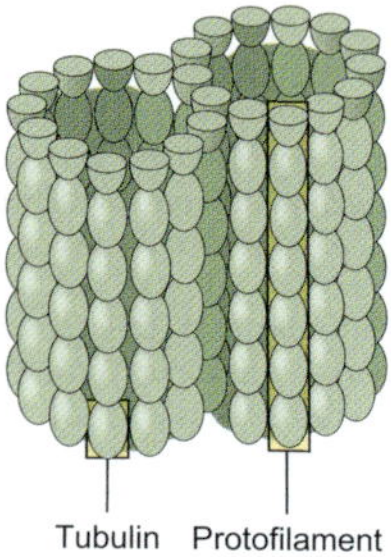

Abb. 260 Mikrotubuli [L190]

Milcheinschuss Beginn der Milchsekretion in der Brust, i. d. R. am 2.–4. Tag nach der Entbindung

Milchentleerung Austreten der Milch aus den Milchgängen an die Hautoberfläche

Milchsäckchen Lat.: Sinus lactifer; kleinste Segmente der weiblichen Brustdrüse (▶ Abb. 250)

Milchschorf Lat.: Crusta lactea; kleinschuppige und weißlich verkrustete Rötung des Kopfes im Säuglingsalter

Milchsynthese Bildung der Milch in den Milchdrüsen

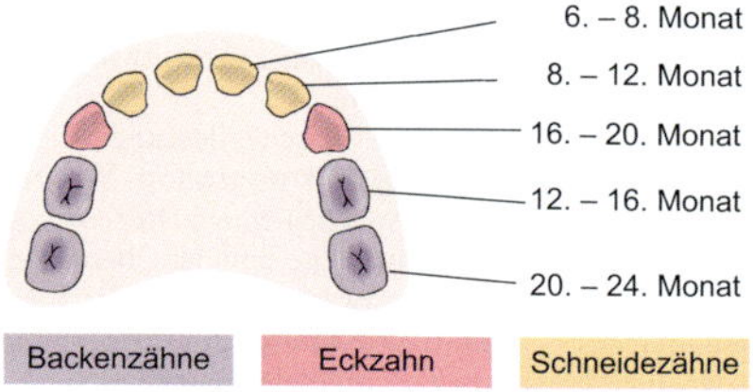

Abb. 261 Milchgebiss [L190]

Milchzähne Entwicklung der Zähne in der Zahnleiste der Kieferknochen; Durchbruch der 20 Milchzähne zwischen dem 6. und 24. Lebensmonat; ab ca. dem 6. Lebensjahr fallen die Milchzähne aus und 32 bleibende Zähne kommen nach (▶ Abb. 261)

Milien Hauterscheinung bei 50 % der Neugeborenen; bestehen aus kleinen, weißen talggefüllten Pünktchen vor allem im Bereich der Nase

Milieu Umgebung, Umfeld

Milieu, inneres Umgebungsbedingungen für die Körperzellen, welche in einem Gleichgewicht gehalten werden müssen

Milieu, wässriges Sammelbezeichnung für die flüssige „Umgebung" innerhalb lebender Organismen mit spezifischer Ionenkonzentration und spezifischem ▶ *pH-Wert*

Miller-Abbott-Sonde Zweilumige Dünndarmsonde mit einem distalen Ballon und je einem Lumen zum Absaugen von Sekret und zum Füllen des Ballons; Zweck: Dekompression und innere Schienung des Darms

Miller-Laryngoskopspatel ▶ *Foregger*

Milz Lat.: Lien; gr.: Splen; im linken Oberbauch gelegenes Organ des lymphatischen Systems; beseitigt alte Blutzellen sowie kleine Thromben, speichert Blut und bildet Antikörper (▶ Abb. 262)

Milzbrand Infektionskrankheit, verursacht durch das Eindringen des Sporenbildners *Bacillus anthracis* in Hautverletzungen (= Hautmilzbrand) oder durch dessen Einatmung (= Lungenmilzbrand)

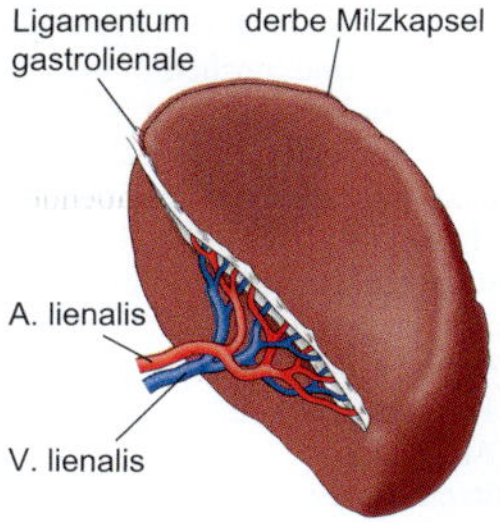

Abb. 262 Milz [L190]

Milzexstirpation ▶ *Splenektomie*
Milzhilus Ein- bzw. Austrittsstelle für Milzarterie und -vene am Organ
Milzpulpa Gewebe der Milz, welches die eigentliche Funktion des Organs erfüllt (Funktionsgewebe)
Milzruptur, zweizeitige Ansammlung von Blut innerhalb der Milzkapsel, meist nach stumpfem Trauma (= subkapsuläres Hämatom), Reißen der Kapsel nach einigen Tagen (bis zu zwei Wochen) mit akuter Blutung
Mimische Muskulatur Gesichtsmuskulatur, welche direkt an der Haut befestigt ist und den Ausdruck von Emotionen sowie mimische Kommunikation ermöglicht
Mineralokortikoide Gruppe der ▶ *Steroidhormone;* werden in der Nebennierenrinde gebildet
Mineralstoffe Lebensnotwendige, anorganische Nährstoffe, welche der Organismus nicht selbst herstellen kann
Minimal Handling Pflegekonzept aus der Kinderkrankenpflege zur Schmerzprävention und Reduktion von Belastungsreaktionen; Beschränkung pflegerischer und ärztlicher Maßnahmen auf das für eine sichere Behandlung Notwendige
Minithorakotomie Thorakotomie mit einem Schnitt von höchstens 10 cm Länge; wird zur Anlage einer ▶ *Thoraxdrainage* durchgeführt
Minor Lat. für: kleinere(r); Geg.: major
Miosis Verengung der Pupille bei starker Helligkeit und Nahsicht
Mischinkontinenz Unfreiwilliger Urinverlust im Zusammenhang mit Harndrang und körperlicher Belastung
Miserere ▶ *Koterbrechen*
Missed Abortion Syn.: verhaltene Fehlgeburt; Verbleiben der abgestorbenen Frucht im Uterus
Missempfindungen ▶ *Parästhesie*
Mitochondrialer Erbgang Mitochondrien sind Zellorganellen, die von Bakterien abstammen (Endosymbiontentheorie); sie werden nicht neu gebildet, sondern teilen sich wie diese. Da Mitochondrien nicht in Spermien vorkommen, werden sie von der Mutter über die Eizelle an das Kind weitergegeben; Defekte in der mitochondrialen DNA werden somit ausschließlich von der Mutter vererbt
Mitochondrium Energie freisetzende ▶ *Organelle*; wichtigster ATP-Produzent der Zelle, liefert Protonen und Elektronen aus dem Zitratzyklus sowie dem Abbau von Fettsäure
Mitose Zellteilung, bei der sich aus einer Mutterzelle zwei Tochterzellen bilden; gliedert sich in 4 Phasen: ▶ *Prophase*, ▶ *Metaphase*, ▶ *Anaphase* und ▶ *Telophase* ▶ Abb. 200
Mitosespindel Struktur in der Zelle, welche aus Mikrotubuli besteht (▶ Abb. 260); Aufgabe ist das Heranziehen der Chromatiden aus der Äquatorialebene zu den Zellpolen bei der mitotischen Zellkernteilung

M

Mitralklappe Lat.: Valva mitralis; Herzklappe zwischen dem linken Vorhof und der linken Kammer (▸ Abb. 176); erinnert mit ihren zwei Segeln an eine Bischofsmütze (Mitra)

Mitralklappeninsuffizienz Schlussunfähigkeit der Mitralklappe; langsam fortschreitende Herzbelastung; über Jahre hinweg ▸ *Belastungsdyspnoe* und rasche Ermüdung; später Vorhofflimmern oder absolute Arrhythmie, ▸ *KHK*, Hypertonus und Arteriosklerose

Mitralklappenprolaps Abk.: MKP; zu große Mitralklappe wölbt sich während der Ventrikelsystole in den linken Vorhof; meist beschwerdefrei

Mitralklappenstenose Verengung der Mitralklappe; vermindert durch Ausflussbehinderung die Füllung des li. Ventrikels, dadurch Druckerhöhung und zunehmende Vergrößerung des li. Vorhofs → ▸ *Vorhofflimmern* (VHF) mit erhöhter Emboliegefahr

Mittelfach Fußsohlenloge; enthält die Muskeln, welche auf die Zehen wirken, u. a. M. flexor digitorum brevis (kurzer Zehenbeuger) und M. quadratus plantae (Sohlenviereckmuskel)

Mittelfuß Teil des Fußes zwischen Fußwurzel und Zehen mit fünf Knochen (▸ Abb. 263)

Mittelfußknochen Lat.: Ossa metatarsi; Knochen zwischen Fußwurzel und Zehen (▸ Abb. 263)

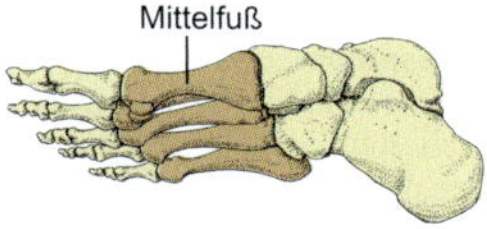

Abb. 263 Mittelfußknochen [L190]

Mittelglied Lat.: Phalanx media; mittlerer Knochen eines Fingers nach dem Mittelhandknochen

Mittelhandknochen Lat.: Ossa metacarpi; fünf kaum bewegliche Röhrenknochen zwischen Handwurzel und Fingern

Mittelhirn Lat.: Mesencephalon; 1,5 cm lang; zwischen ▸ *Zwischenhirn* und ▸ *Brücke* gelegen; Teil des ▸ *Hirnstamms* (▸ Abb. 180, ▸ Abb. 264)

Mittelhirndach Lat.: Tectum; dorsaler (rückenwärts gelegener) Teil des Mittelhirns; besteht aus der Vierhügelplatte; dient u. a. als Seh- und Hörreflexzentrum

Mittelhirnhaube Lat.: Tegmentum; größter Teil des Mittelhirns; enthält u. a. den ▸ *Nucleus ruber*

Mittellappen Einer der drei Lungenlappen des rechten Lungenflügels

Mittelohr Teil des Ohres; liegt im Felsenbein und beherbergt die Gehörknöchelchen (▸ Abb. 150)

Mittelstrahlurin Auffangen der mittleren Harnportion; Patient lässt ein wenig Urin in die Toilette, unterbricht den Harnstrahl und fängt 20–40 ml in einem Gefäß auf; entleert dann den restlichen Urin in die Toilette

Mittlerer arterieller Druck Abk.: MAD, MAP; Mittelwert des Blutdrucks, unabhängig von den systolischen und diastolischen Schwankungen; Formel zur Berechnung: MAD = Diastolischer Druck + ⅓ (Systolischer Druck – Diastolischer Druck)

Mivacurium Mivacron®; nicht-depolarisierendes ▸ *Muskelrelaxans*

Mm. intercostales externi Äußere Zwischenrippenmuskeln; Einatmen (Inspiration)

Mm. intercostales interni Innere Zwischenrippenmuskeln; Ausatmen (Exspiration)

Mm. interossei dorsales/palmares Beuger der Fingergrundgelenke

Mm. interspinales Muskeln zwischen den Dornfortsätzen benachbarter Wirbel; Kippen des Kopfes nach hinten (Dorsalextension)

Mm. lumbricales Beuger der Fingergrundgelenke; Streckung der Fingerendglieder

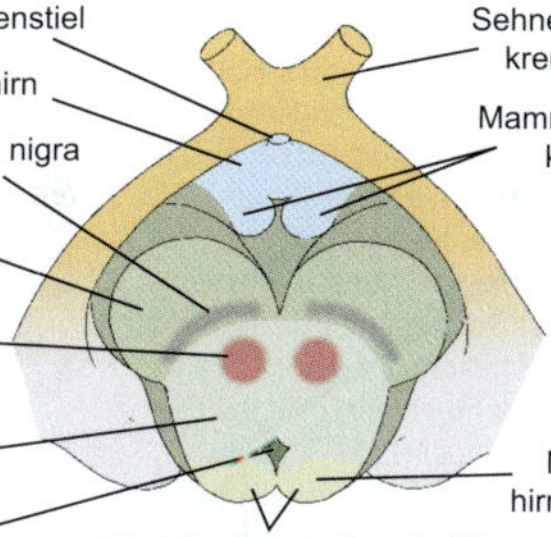

Abb. 264 Schnitt durch das Mittelhirn [L190]

Mm. multifidi Vielgefiederte Muskeln; Verbindung der Querfortsätze der Wirbel mit den Dornfortsätzen der Wirbel

Mm. papillares ▶ *Papillarmuskeln*

Mm. pterygoidei Teil der Kaumuskulatur; Flügelmuskeln

Mm. rotatores Drehmuskeln; bei einseitiger Kontraktion Rumpfrotation zur Gegenseite (Lateralflexion)

Mm. semispinales Zwischendornmuskeln; Beugung in Richtung des Rückens bei beidseitiger Kontraktion (Dorsalextension), bei einseitiger Kontraktion eine Beugung zur gleichen Seite (Lateralflexion)

Mm. spinales Dornmuskeln; bei einseitiger Kontraktion eine Beugung des Halses und damit des Kopfes zur gleichen Seite (Lateralflexion), bei gleichzeitiger Kontraktion eine Beugung des Kopfes nach hinten (Dorsalextension)

Mm. splenii Riemenmuskeln; bei beidseitiger Kontraktion ein Strecken des Kopfes nach hinten, bei einseitiger Kontraktion eine Rotation und Seitenneigung des Kopfes zur gleichen Seite

-mnesie Nachsilbe oder Wortteil für: Gedächtnis, Erinnerung

MNS Abk. für: **M**und-**N**asen**s**chutz

Mobilisation Maßnahmen zur Aktivierung und Bewegungsförderung von Patienten

Mobitz-Blockbilder Formen des ▶ *AV-Block II. Grades*; Mobitz I (Wenckebach-Periodik): zunehmende Verlängerung des PQ-Intervalls von 3–4 Intervallen, bis einem P kein QRS-Komplex folgt; Mobitz II: intermittierender Ausfall eines QRS-Komplexes, ohne dass sich die PQ-Zeit verändert

Modell, mentales ▶ *Mentales Modell*

Modifikation Umwandlungsprozess; durch äußere und nicht durch erbliche Faktoren bedingte Veränderungen eines Organismus

Molekül Verband von Atomen, die dank ihrer Bindungskräfte zusammenhalten

Monaldi-Drainage Syn.: Punktionsort nach Monaldi; Drainage zur Ableitung von Luft aus der ▶ *Pleurahöhle*; Lage im 2.–3. Interkostalraum in der Medioklavikularlinie; vgl. ▶ *Bülau-Drainage*

Mondbein Lat.: Os lunatum; Handwurzelknochen (▶ Abb. 171)
Monitoring (Dauer-)Beobachtung; Überwachung der ▶ *Vitalparameter*; RD-Standard: Pulsoxymetrie, RR, Extremitäten-EKG, ggf. 12-Kanal-EKG; bei Beatmung: Kapnometrie; im Bereich Interhospital- und Intensivtransport auch Temperatur und invasive Werte (arterieller Druck, ICP)
Mono- Vorsilbe oder Wortteil für: allein, einzeln, einfach
Monoarthritis Befall eines einzelnen Gelenks durch entzündlich-rheumatische Gelenkerkrankungen
Monoblasten Vorläuferzelle der Monozyten (Makrophage)
Monokelhämatom Bluterguss um ein Auge; Auftreten bei Schädelbasisfraktur; vgl. ▶ *Brillenhämatom* (▶ Abb. 265)
Monokular Einäugig, nur ein Auge betreffend; Geg.: binokular
Mononukleose, infektiöse ▶ *Pfeiffer-Drüsenfieber*
Monoparese Unvollständige Lähmung einer einzelnen Gliedmaße (Arm oder Bein)
Monoplegie Vollständige Lähmung einer einzelnen Gliedmaße (Arm oder Bein)
Monosaccharid Einfachzucker; die einfachsten ▶ *Kohlenhydrate* mit mindestens drei Kohlenstoffatomen, welche als sog. Aldose am ersten C-Atom ein Sauerstoffatom und ein Wasserstoffatom besitzen (= Aldehydgruppe) oder als sog. Ketose am zweiten C-Atom ein Sauerstoffatom besitzen (Ketogruppe); alle Monosaccharide weisen mindestens eine Hydroxylgruppe (-OH Gruppe) auf

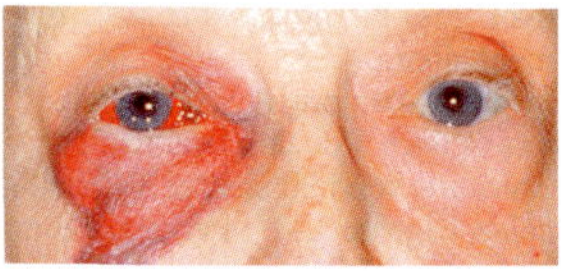

Abb. 265 Monokelhämatom [790]

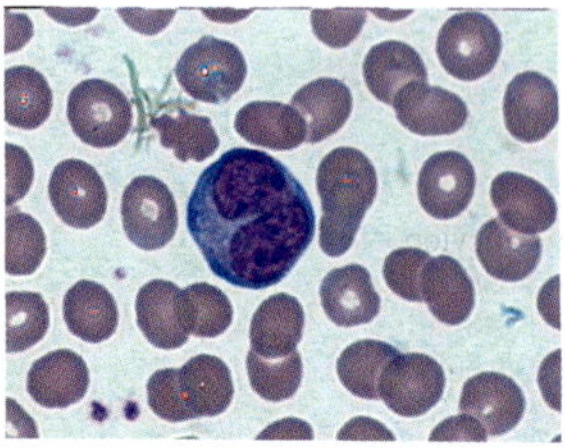

Abb. 266 Monozyt [T824]

Monosomie Ein Chromosom ist statt zweimal nur einmal vorhanden; vgl. ▶ *Trisomie*
Monozyten Größte Zellen des Blutes mit hufeisenförmigem Kern; Untergruppe der Leukozyten (▶ Abb. 238); Zellen des Immunsystems zur Zerstörung körperfremder Strukturen (▶ Abb. 266)
Monozytose Zu viele Monozyten (mehr als 0,2–1/nl) im Blut; z. B. bei vielen chronischen Entzündungen, verschiedenen Tumoren sowie in der Heilungsphase akuter Infektionen
Monro-Kellie-Doktrin Postulat, dass die Summe der drei Komponenten im Schädel (Hirnmasse, Liquor, Blut) stets gleichbleiben muss, um den intrakraniellen Druck (=Druck im Inneren der Schädelhöhle) konstant halten zu können
Morbidität Krankheitshäufigkeit; Krankheitsgeschehen innerhalb einer Population
Morbilli ▶ *Masern*
Morbus Abk.: M.; Krankheit
Morbus Addison Erkrankung mit Mangel aller Nebennierenrindenhormone; meist Erstmanifestation der Nebenniereninsuffizienz

Morbus Basedow Syn.: Basedow-Syndrom; chronische, autoimmunogene Schilddrüsenentzündung führt zu Schilddrüsenüberfunktion

Morbus Bechterew Lat.: Spondylitis ancylopoetica; entzündlich-rheumatische Allgemeinerkrankung mit Hauptmanifestation an der Wirbelsäule einschließlich der Iliosakralgelenke; Endstadium: typische knöcherne Versteifung v. a. der Wirbelsäule

Morbus Boeck, Morbus Besnier-Boeck-Schaumann ▸ *Sarkoidose*

Morbus Crohn Syn.: Ileitis terminalis, Enteritis regionalis; chronisch-entzündliche Darmerkrankung unklarer Ursache, die im ganzen Gastrointestinaltrakt auftreten kann, am häufigsten terminales Ileum (Dümmdarm) und Kolon (Dickdarm) betreffend; Entzündung umfasst alle Schichten der Darmwand; Abszess-, Fistel- und Stenosenbildung möglich; hohe ▸ *Rezidivneigung* (▸ Abb. 267)

Morbus Cushing Syn.: ▸ *Cushing-Syndrom*

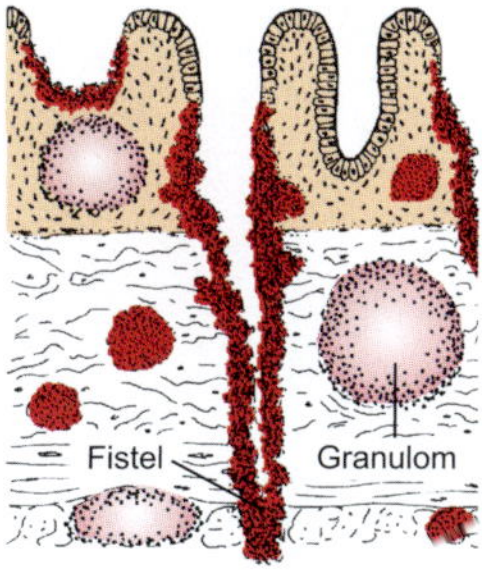

Abb. 267 Morbus Crohn mit Fistelbildung [L190]

Morbus haemolyticus neonatorum/fetalis Krankheitsbild eines Rhesus-positiven Kindes einer Rhesus-negativen Mutter, welche bereits Anti-D-Antikörper ausgebildet hat; Symptome sind ▸ *Anämie*, Gelbsucht und Ödeme

Morbus Hodgkin ▸ *Hodgkin-Lymphom*

Morbus Kahler Syn.: ▸ *Plasmozytom*, multiples Myelom

Morbus Langdon-Down Syn.: ▸ *Down-Syndrom*, Trisomie 21

Morbus Menière Syn.: Menière-Krankheit; ursächlich noch nicht ganz geklärte Innenohrerkrankung mit Symptomtrias Schwindel, Schwerhörigkeit und ▸ *Tinnitus (aurium)*

Morbus Parkinson ▸ *Parkinson-Syndrom*

Morbus Pfeifer ▸ *Pfeiffer-Drüsenfieber*

Morbus Raynaud Anfallsweise Minderdurchblutung der Finger, seltener auch der Zehen; zu 80 % Frauen betreffend

Morbus Reiter Syn.: Reiter-Syndrom, okulo-urethro-synoviales Syndrom; besondere Ausprägungsform der reaktiven ▸ *Arthritis* mit Gelenk-, Harnröhren- und Bindehautentzündung

Morbus Scheuermann Syn.: Adoleszentenkyphose; im Jugendalter auftretende Wachstumsstörung an Grund- und Deckplatten der Brust- und Lendenwirbelsäule mit Keilwirbelbildung und fixierter ▸ *Kyphose*; häufigste Wirbelsäulenerkrankung im Jugendalter; meist gute Prognose mit spontanem Erkrankungsstillstand

Morbus Sudeck Komplexes regionales Schmerzsyndrom; ▸ *Sudeck-Dystrophie*

Morbus Wilson Stoffwechselerkrankung mit chronischer Leberent-

M

zündung durch abnorme Kupferspeicherung

Morphin BtM; stark wirksames Analgetikum; gehört zur Gruppe der ▶ *Opiode*; rettungsdienstliche Anwendung vor allem bei kardiologischen, respiratorischen und palliativen Notfällen

Morphologisch Die äußere Gestalt, Form, den Bau betreffend

Mortalität Sterblichkeit; statistische Kennzahl, welche die Anzahl Verstorbener in Beziehung zur Gesamtzahl der Bevölkerung setzt

Morula Syn. Maulbeerstadium; Stadium der befruchteten Eizelle am 3. Entwicklungstag; Vorstadium der Blastozyste (Kugel aus 16–64 Zellen ▶ Abb. 268)

Motiltät Beweglichkeit

Motivation Antrieb; Gründe für die Durchführung einer Handlung

Motoneuron Motorisches ▶ *Neuron*, Nervenzelle zur Erregungsleitung an die Muskelfaser

Motorisch Die Bewegung betreffend

Motorische Einheit Das Motoneuron und die von ihm innervierten Muskelfasern bilden eine motorische Einheit

Motorische Endplatte ▶ *Synapse* von Neuron und Muskelzelle

MRGN Abk. für: **M**ulti**r**esistente **g**ram**n**egative Erreger; Einteilung in 3 MRGN (resistent gegen drei wichtige Referenzantibiotika) und 4 MRGN (resistent gegen 4 wichtige Referenzantibiotika); insbesondere die Therapie gegen 4 MRGN ist sehr schwierig

mRNA Abk. für: ▶ *Messenger-RNA*

MRSA Abk. für: **M**ethicillin- oder **m**ulti**r**esistenter **S**taphylokokkus **au**reus; multiresistenter Krankenhaus-

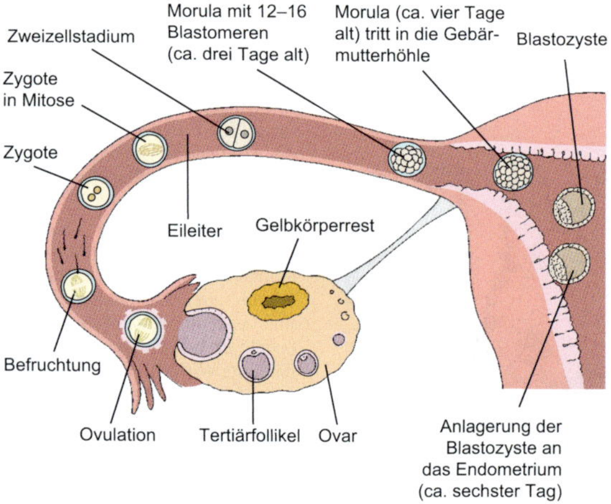

Abb. 268 Morula (als Teil der Eiwanderung und -entwicklung) [L190]

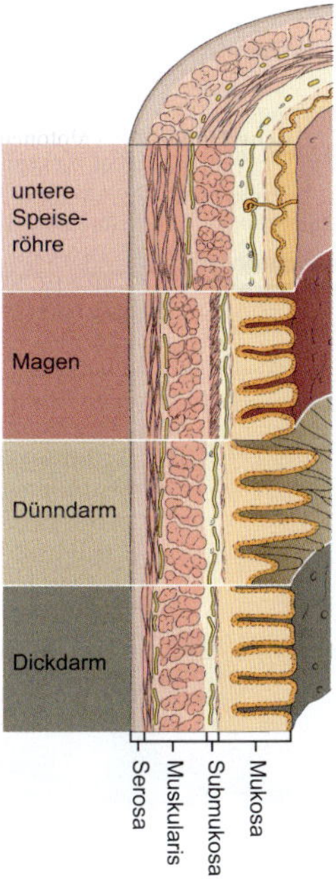

Abb. 269 Wandaufbau des Verdauungstraktes mit Mukosa als oberster Schicht [L190]

keim, d. h. Bakterien, die unempfindlich gegenüber viele Antibiotika sind

MRT Abk. für: **M**agnet**r**esonanz**t**omografie, Syn.: ▶ *Kernspintomografie*

Münchhausen-Syndrom Vortäuschen von Krankheitssymptomen, um Zuwendung zu erlangen; auch als Münchhausen-Stellvertreter-Syndrom (Vortäuschen der Symptome in Bezug auf eine abhängige Person, z. B. Kind)

Muko-, muco- Vorsilbe oder Wortteil für: Schleim-

Mukolytikum ▶ *Sekretolytikum*

Mukös Zähflüssig, schleimig

Mukosa Syn.: Tunica mucosa; Schleimhaut der Wand des Verdauungstraktes; kann sich durch eine eigene Muskelschicht (Lamina muscularis mucosae) bewegen (▶ Abb. 269)

Mukositits Schleimhautentzündung

Mukoviszidose Syn.: zystische Fibrose; Abk.: CF; angeborene Stoffwechselerkrankung mit abnorm zähflüssigen Drüsensekreten; betrifft vor allem Lunge und Bauchspeicheldrüse

Multi- Vorsilbe oder Wortteil für: viel

Multiinfarkt-Demenz Vaskuläre, auf Gefäßerkrankungen zurückzuführende ▶ *Demenz* infolge vieler kleiner Schlaganfälle

Multimorbidität Syn.: Polymorbidität; gleichzeitiges Vorhandensein von mehreren Krankheiten; besonders häufig bei älteren Patienten

Multiorganversagen Funktionsverlust der Organe, v. a. der Nieren- und Lungenfunktion; Hauptkomplikation der ▶ *Sepsis*; aber auch schwerer Hypovolämien

Multiple Sklerose Abk.: MS, ED (Encephalomyelitis disseminata); wahrscheinlich eine ▶ *Autoimmunerkrankung*, an der v. a. Frauen jungen und mittleren Alters erkranken; dabei richtet sich das Immunsystem gegen die ▶ *Markscheiden* im zentralen Nervensystem; Folge: motorische und sensorische Ausfälle

Multiresistente Erreger Abk.: MRE; Bakterien oder Viren, die gegen mehrere Antibiotika bzw. Virostatika resistent sind

Mumps Lat.: Parotitis epidemica; akute, viral bedingte Allgemeinerkrankung mit charakteristischer Schwellung der Ohrspeicheldrüse;

M

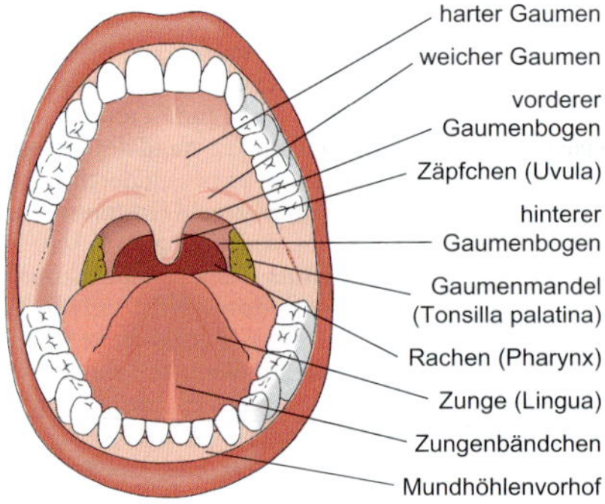

Abb. 270 Mundhöhle [L190]

Impfung ist möglich und wird von der ▶ *STIKO* empfohlen

Mundboden Unterer Abschnitt der Mundhöhle; wird v. a. durch die oberen Zungenbeinmuskeln (suprahyale Muskulatur) begrenzt

Mundhöhle Lat.: Cavitas oris; Raum zwischen den Zähnen; Begrenzung oben Gaumen, unten Zunge und Mundbodenmuskulatur, seitlich Zahnreihen, hinten geht die Mundhöhle in den Rachen (▶ *Pharynx*) über (▶ Abb. 270)

Mundhöhlenhauptraum Eigentliche Mundhöhle; Raum zwischen den Zähnen

Mundhöhlenvorhof Lat.: Vestibulum oris; Raum zwischen Wangen, Lippen und Zähnen

Mundsoor ▶ *Soor*

Mundspeichel ▶ *Speichel*

Murphy-Zeichen Untersuchungstechnik für Gallenblasenleiden; die Hände des Untersuchenden werden bei der Ausatmung rechtsseitig auf Höhe der Leber unter die Rippen geschoben, im Anschluss wird der Patient gebeten einzuatmen; führt dies zu Schmerzen, spricht das für eine ▶ *Cholezystitis* (▶ Abb. 271)

Muskel Kontraktiles Organ, welches durch die Abfolge von Kontraktion und Entspannung innere und äußere Strukturen des Organismus bewegen kann (▶ Abb. 247)

Muskelatrophie Muskelschwund

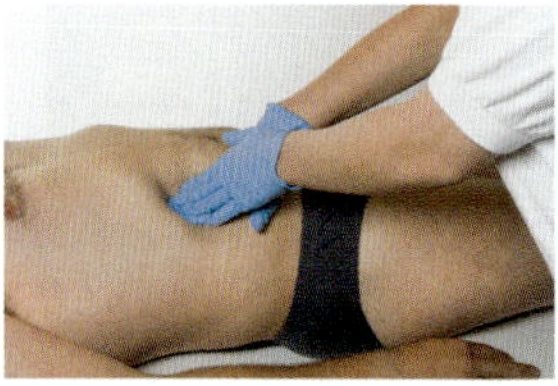

Abb. 271 Untersuchung zur Prüfung des Murphy-Zeichens [J747]

Muskelbauch Lat.: Venter; der Teil des Muskels zwischen Ursprung und Ansatz gelegen, welcher zur Kontraktion fähig ist

Muskeldystrophie, progressive Gruppe erblicher Erkrankungen mit fortschreitendem Muskelabbau und zunehmender Muskelschwäche, z. B. Muskeldystrophie Typ Duchenne oder Typ Becker-Kiener

Muskelfaser Mehrkernige Zelle der quergestreiften Skelettmuskulatur, welche über die zur Kontraktion fähigen ▶ *Sarkomere* verfügt

Muskelfaser, intrafusale Spezialisierte, quergestreifte Muskelfaser innerhalb einer Muskelspindel
Muskelfaserbündel Mehrere Muskelfasern werden vom Perimysium (stärkere Bindegewebssepten) zu Muskelfaserbündeln zusammengeschnürt
Muskelfaszie Bindegewebige Struktur, die einen Muskel umhüllt und ihn beweglich in das umliegende Gewebe einbaut
Muskelgewebe Eine der vier Hauptgewebearten des menschlichen Körpers; bildet Muskeln
Muskelkammer-Syndrom ▶ *Kompartmentsyndrom*
Muskelrelaxans Plural: Muskelrelaxanzien; Arzneimittel, das zu einer reversiblen Erschlaffung der Skelettmuskulatur führt
Muskelrelaxation Syn.: Muskelrelaxierung; Erschlaffung der Skelettmuskulatur
Muskelschwund Syn.: Muskelatrophie; Abbau der Muskulatur
Muskelspindel Rezeptortyp der Tiefensensibilität; wird durch Dehnung gereizt und informiert über die Länge des Muskels
Muskeltonus Skelettmuskeln sind nie vollständig entspannt, sondern halten durch die wechselseitige Kontraktion weniger ihrer Muskelfasern eine Grundspannung (= Muskeltonus) aufrecht
Muskel-Venen-Pumpe Förderung des venösen Rückflusses durch die Skelettmuskulatur; bei Bewegung führt die Kontraktion der Muskulatur zu einem rhythmischen Zusammendrücken der Vene, wodurch das Blut in Richtung Herz gepresst wird (▶ Abb. 272)
Muskelzellen Syn.: Myozyten; lang gestreckte, faserartige Zellen, in denen sich fadenförmige Eiweißmoleküle (Myofibrillen) befinden, die sich teleskopartig ineinanderschieben und für die Muskelkontraktion verantwortlich sind

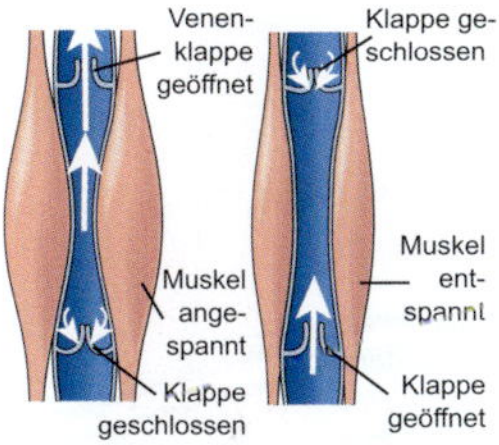

Abb. 272 Muskel-Venen-Pumpe [L190]

Muskelzittern ▶ *Tremor*
Muskularis Lat.: Tunica muscularis; Muskelschicht der Wand des Verdauungstraktes
Muskulatur, quergestreifte ▶ *Quergestreifte Muskulatur*
Muskulatur, glatte ▶ *Glatte Muskulatur*
Mutation ▶ *Genmutation*
Mutismus Seltenes Sprechen; Grundsymptom des schizophrenen oder extrem autistischen Patienten
Muttermilch Von den Milchdrüsen der weiblichen Brust produziertes Sekret, welches der Ernährung des Säuglings dient
Muttermilch, reife Muttermilch, welche ab der zweiten bis dritten Stillwoche produziert wird; sie beinhaltet weniger Eiweiß, dafür mehr Fett und Laktose
Muttermund, äußerer Lat.: Ostium uteri externum (▶ Abb. 273); äußere Öffnung des Gebärmutterhalskanals zur Portio (= in die Scheide hineinragender Teil des Gebärmutterhalses)
Muttermund, innerer Lat.: Ostium uteri internum; innere Öffnung des Gebärmutterhalskanals zur Gebärmutterhöhle hin (▶ Abb. 273)

M

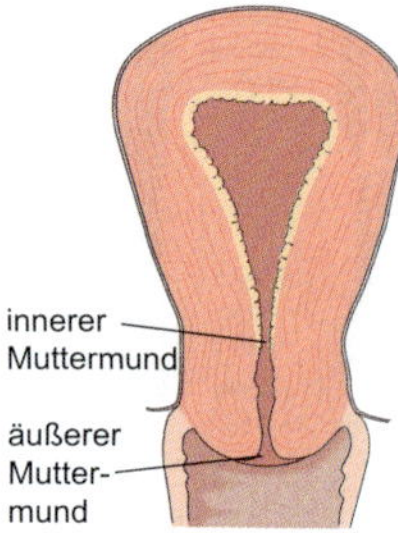

Abb. 273 Äußerer und innerer Muttermund [L190]

Mutterschutz Zeitraum ab sechs Wochen vor bis acht Wochen nach der Geburt, in dem die Frau von der Erwerbstätigkeit freigestellt ist
Mutterzelle Ausgangszelle einer Zellteilung
My(o)- Vorsilbe oder Wortteil für: den Muskel betreffend
Myasthenia gravis Lat.: Myasthenia gravis pseudoparalytica; Autoimmunerkrankung mit Antikörperbildung gegen die ▸ *Acetylcholinrezeptoren* der motorischen Endplatte; Leitsymptom: belastungsabhängige Muskelschwäche
Mydriasis Erweiterung der Pupille bei Dunkelheit, Fernsicht, Stressreaktion
Myel(o)- Vorsilbe oder Wortteil für: Knochenmark, Rückenmark, Nerven betreffend
Myelencephalon ▸ *Verlängertes Rückenmark*
Myelin Schicht aus dem Fett-Eiweiß-Gemisch der ▸ *Schwann-Zellen*; umhüllt die ▸ *Axone* der Nervenfasern
Myeloblasten Vorläuferzelle der ▸ *Granulozyten*
Myelofibrose, idiopathische Myeloproliferative Erkrankung; Polyglobulie (= Erythrozytenvermehrung) durch unkontrollierte Wucherungen des Bindegewebes im Knochenmark
Myko- Vorsilbe oder Wortteil für: Pilz-
Mykobakterien Grampositive, säurefeste Stäbchenbakterien (d. h. sie lassen sich nach der Färbung weder durch Säure noch durch Alkohol entfärben); Vertreter: Erreger der ▸ *Tuberkulose (Mycobacterium tuberculosis)*, Erreger der ▸ *Lepra (Mycobacterium leprae)*
Mykoplasmen Kleinste bekannte Bakteriengruppe; Vorkommen auf menschlichen Schleimhäuten; häufige Erreger von Infektionen der Atmungsorgane und des Urogenitaltraktes
Mykose Erkrankung durch Pilze
Myo- Vorsilbe oder Wortteil für: den Muskel betreffend
Myoelektrischer Motorkomplex Durch Motilin (= im Dünndarm gebildetes Hormon) gesteuerte Magenreinigung von Nahrungsresten in der interdigestiven Phase (Verdauungsruhe)
Myofibrillen Fadenförmige Eiweißmoleküle der Muskelzellen; ermöglichen die Muskelkontraktion
Myoglobin Sauerstoffaffines Protein, welches in der Skelettmuskulatur vorkommt und dessen rote Farbe bedingt
Myokard Muskelschicht der Herzwand (▸ Abb. 274)
Myokardinfarkt ▸ *Herzinfarkt*
Myokarditis Akute oder chronische Entzündung der Muskelschicht des Herzens; häufige Ursache: Virusinfektionen; meist gute Prognose
Myom Gutartiger Tumor, ausgehend vom Muskelgewebe
Myometritis Entzündung der Uterusmuskulatur
Myometrium Gebärmuttermuskulatur

Myopie ▶ *Kurzsichtigkeit*
Myosinfilament Dünner Proteinfaden im ▶ *Sarkomer* der Muskelfaser, der über Köpfchen verfügt, welche sich unter ATP-Verbrauch an Aktinfilamenten entlangziehen und somit das Sarkomer verkürzen
Myotonie Verschiedene erblich bedingte Muskelerkrankungen mit verzögerter Erschlaffung nach Muskelkontraktion
Myozyten Muskelzellen

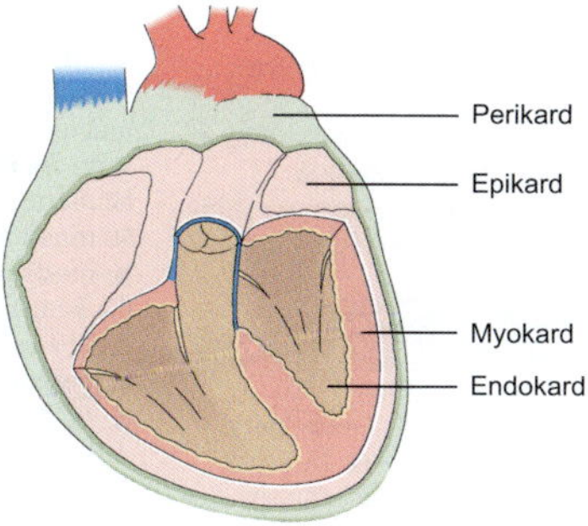

Abb. 274 Aufbau der Herzwand mit Myokard [L190]

Myxödem Teigige Verdickung und Schwellung der Haut

N

N

N., Nn. Abk. für: Nerv, Nerven (▶ Abb. 275)

N. abducens VI. Hirnnerv; Augenbewegung, Pupillenmotorik

N. accessorius XI. Hirnnerv; „hinzukommender" Nerv; Schulterhebung

N. axillaris Achselnerv

N. facialis VII. Hirnnerv; Gesichtsnerv; Mimik

N. femoralis Oberschenkelnerv

N. glossopharyngeus IX. Hirnnerv; Zungen- und Rachennerv; Schlucken

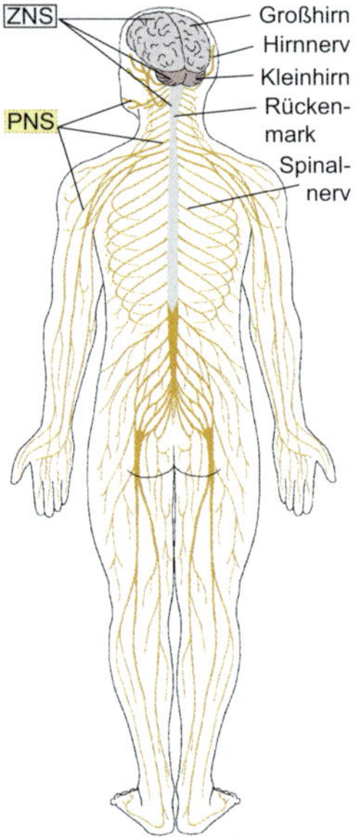

Abb. 275 Periphere Nerven [L190]

N. hypoglossus XII. Hirnnerv; Unterzungennerv; Zungenbewegung

N. intercostalis Zwischenrippennerv

N. ischiadicus Ischiasnerv; längster und dickster Nerv des Körpers; versorgt die Oberschenkelmuskeln

N. mandibularis Unterkiefernerv

N. maxillaris Oberkiefernerv

N. medianus Mittelnerv; versorgt die Beuger des Unterarmes, die Daumenballenmuskulatur und Teile der Fingermuskeln

N. oculomotorius III. Hirnnerv; Augenbewegungen, Pupillenmotorik

N. olfactorius I. Hirnnerv; Riechnerv; Riechfunktion

N. ophthalmicus Ast des ▶ *N. trigeminus*; sensibler Nerv der Augengegend

N. opticus II. Hirnnerv; Sehnerv; Sehfunktion

N. peronaeus Verzweigungsast des Ischiasnervs, der knapp über der Kniekehle beginnt und dann seitlich am Knie vorbei verläuft; versorgt Muskeln zur Bewegung der Füße und der Zehen

N. phrenicus ▶ *Zwerchfellnerv*

N. radialis Speichennerv; versorgt u. a. Streckmuskulatur von Ober- und Unterarm, Haut der Streckseite des Arms und des Handrückens, Teil der Finger

N. recurrens Stimmnerv, rückläufiger Kehlkopfnerv

N. tibialis Verzweigungsast des Ischiasnervs, der knapp über der Kniekehle beginnt und bis zur Ferse verläuft; versorgt Teile des Ober- und Unterschenkels

N. trigeminus V. Hirnnerv; Drillingsnerv; Sensibilität des Gesichts

N. trochlearis IV. Hirnnerv; Augenbewegung, Pupillenmotorik

N. ulnaris Ellennerv; versorgt u. a. Beugemuskulatur am Unterarm und Teile der Hand

N. vagus X. Hirnnerv; Eingeweidenerv; Steuerung des Parasympathikus, Stimmritzenöffnung

N. vestibulocochlearis VIII. Hirnnerv; Vorhof-Schneckennerv; Hör- und Gleichgewichtsfunktion

Nabelarterien Syn.: A. umbilicalis; Blutgefäße, die sauerstoffarmes Blut durch die Nabelschnur zur Plazenta führen

Nabelschnur Lat.: Funiculus umbilicalis; Verbindung zwischen Embryo und Plazenta, also mütterlichem und kindlichem Blutkreislauf

Nabelvene Großes Blutgefäß, über welches der Fetus sauerstoffreiches Blut aus der Plazenta zu seiner Versorgung erhält

Nachgeburtswehen Wehen nach der Geburt des Kindes, welche die Plazenta austreiben

Nachlast Auswurfwiderstand, den die linke Herzkammer beim Austreiben des Blutes überwinden muss, um das Blut in die Arterie zu pressen; Geg.: Vorlast

Nachtblindheit Eingeschränktes Sehvermögen bei Dämmerung und nachts

Nachwehen Wehen des Wochenbetts, die bei der Rückbildung der Gebärmutter auftreten

Nackenfaltenödem Syn.: pathologische Nackenfaltentransparenz; pathologisch dicke Nackenfalte des Embryos bei der Ultraschallmessung in der Schwangerschaft; Hinweis auf bestimmte Erkrankungen (z. B. Trisomie 21)

Nackenmuskeln, tiefe Muskelgruppe des Kopfgelenks, welche sich hinten im tiefen Nacken befindet

Nackensteife ▶ *Meningismus*

NaCl 0,9 % Abk. für: 0,9-prozentige Natriumchloridlösung; Syn.: isotonische Kochsalzlösung

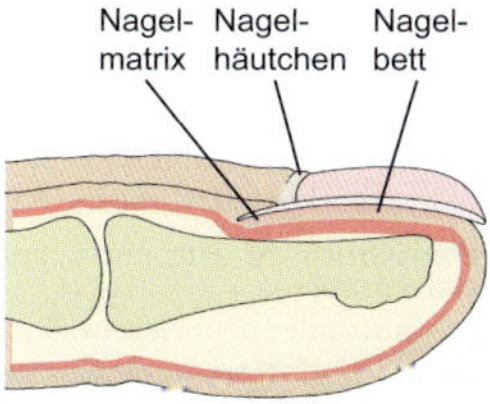

Abb. 276 Längsschnitt durch die Fingerspitze mit Nagel [L190]

Naegele-Regel Formel zur Berechnung des Entbindungstermins in der Schwangerschaft; Entbindungstermin = Datum des 1. Tages der letzten Menstruation + 7 Tage – 3 Monate + 1 Jahr +/– x (x = Abweichung vom 28-tägigen Zyklus)

Nährmedium Dient der Anzucht von Mikroorganismen im Labor

Naevus (zellnaevus) Syn.: Leberfleck, Naevus pigmentosus; Anhäufung pigmentbildender Zellen in der Haut

Nagel Hautanhangsgebilde; durchsichtige Hornplatte an Fingern und Zehen, zum Schutz und zur Unterstützung der Greiffunktion (▶ Abb. 276)

Nagelbett Haut des Fingers unter der Nagelplatte

Nagelbettentzündung ▶ *Panaritium*

Nagelbettprobe ▶ *Rekapillarisierungszeit*

Nagelfalz Die Nagelplatte umfassende Hauttaschen

Nagelhäutchen Dünne, funktionslose Fortsetzung des Nagelfalzes auf der Oberfläche der Nagelplatte

Nagelmatrix Fläche unterhalb der ▶ *Lunula*, von welcher das Wachstum des Nagels ausgeht

Nagelmykose Pilzinfektion des Nagels und des Nagelbetts

Nagelplatte Sichtbarer Teil des Nagels

Nagelumlauf Bakterieninfektion am Nagelfalz

Nagelwall Hintere und seitliche wallförmige Hautfalten, die die Nagelplatte umgeben

Nagelwurzel Nagelplatte unter dem Nagelwall

Nahakkomodation Veränderung der Brechkraft des Auges, sodass Gegenstände in der Nähe scharf gesehen werden

Nahrungskarenz Verbot der Nahrungs- und Flüssigkeitsaufnahme, z. B. vor einer Operation oder Untersuchung

Naloxon Narcanti®, Naloxon; Antidot bei ▸ *Opiatintoxikationen*

Narbe Gewebe, welches nach Abklingen einer Wundheilung zurückbleibt

Nares ▸ *Nasenlöcher*

Narkose Allgemein- und Regionalanästhesie

Narkotikum Plural: Narkotika; Syn.: ▸ *Anästhetikum*

Nasal Die Nase betreffend, zur Nase hin

Nase Organ, das beim Menschen drei Aufgaben hat: Atemluft erwärmen, vorreinigen und anfeuchten; Riechorgan beherbergen; Resonanzraum für die Stimme (▸ Abb. 277)

Nasenbein Lat.: Os nasale; bildet den knöchernen Teil der von außen tastbaren Nase

Nasenbluten Lat.: Epistaxis; ausgelöst durch Platzen der Blutgefäße in der Nase; oft Folge hypertensiver Ereignisse, begünstigt durch ▸ *Antikoagulanzien*

Nasenflügel Bestehen aus Knorpel und umschließen Nasenlöcher und Nasenspitze

Nasenfurunkel Eitrige Entzündung an Nasenspitze oder Naseneingang, die sich aus einer Haarbalgentzündung entwickelt; Erreger meist Staphylokokken

Nasengang Lat.: Meatus nasi; Verbindungsgang zwischen Nasennebenhöhlen und Nasenhöhle

Nasenhöhle Lat.: Cavitas nasi; dreieckiger Hohlraum zwischen Gaumen und Schädelbasis; durch die Nasenscheidewand in zwei Hälften gegliedert

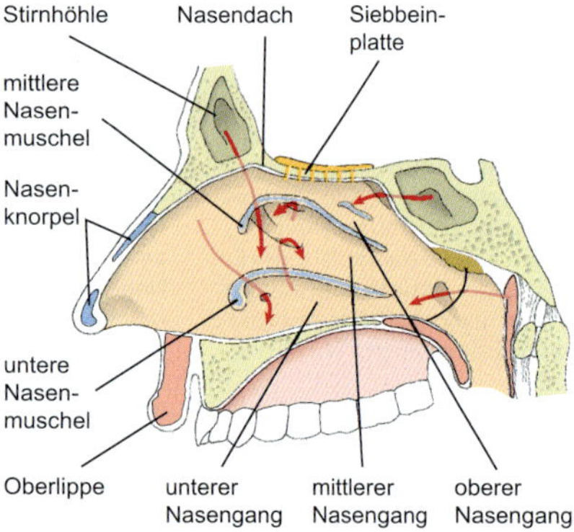

Abb. 277 Schnitt durch die Nasenhöhle (die roten Pfeile zeigen die Verbindungen der Nasenhöhle zu verschiedenen Knochenhohlräumen des Schädels) [L190]

Nasenhöhlendach Lat.: Lamina cribrosa; Syn.: Siebbeinplatte; obere Begrenzung der Nasenhöhle
Nasenknorpel Ist ein Teil des Nasengerüstes und für die Nasenform mitverantwortlich
Nasenlöcher Lat.: Nares; Öffnungen der Nase
Nasenmuschel Lat.: Concha nasalis; vergrößert die Fläche der Nasenschleimhaut und reguliert so den Volumenstrom; insgesamt gibt es drei Nasenmuscheln
Nasennebenhöhlen Lat.: Sinus paranasales; Aussackungen der Schleimhaut, mit Luft gefüllt; sind an die Nasenhöhle angeschlossen und befinden sich im Schädelknochen (▶ Abb. 278)
Nasen-Rachen-Tubus ▶ *Nasopharyngealtubus*
Nasenrücken Von außen sichtbare Oberseite der Nase; wird vom Nasenskelett und vom Nasenknorpel gebildet
Nasenscheidewand Lat.: Septum nasi; Trennwand zwischen rechter und linker Nasenhöhle
Nasenspitze Vorderster Teil der Nase
Nasenwurzel Knöcherner Teil der Nase
Nasopharynx Nasenrachen; oberes Drittel des Rachens; Mündung von Nasenhöhlen und Ohrtrompeten (▶ Abb. 315)
Nasopharyngealtubus Syn.: Wendl-Tubus; aus Weichgummi mit abgeschrägter Tubusspitze; wird über Nasenloch eingeführt und kommt mit Spitze vor dem Kehlkopfeingang zu liegen; verhindert Zurückfallen des Zungengrundes; kein sicherer Aspirationsschutz
Natrium Abk.: Na^+; Elektrolyt; Normwert: 135–145 mmol/l. Häufigstes Kation im Extrazellulärraum, entscheidendes Kation für den osmotischen Druck im Extrazellulärraum
Natriumbikarbonat 8,4 % Arzneimittel zum Ausgleich einer ▶ *metabolischen Azidose* (Übersäuerung des Blutes)
Natrium-Kalium-Pumpe Durch den Konzentrationsunterschied zwischen interzellulärem Raum und Zytosol strömen ständig Natriumionen in die Zelle hinein

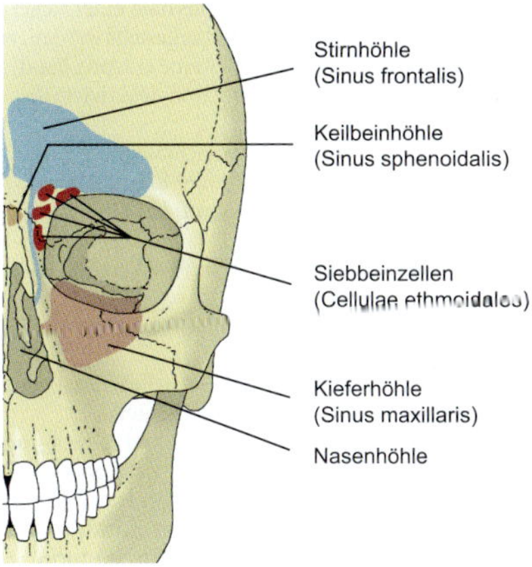

Abb. 278 Nasennebenhöhlen [L190]

N

und Kaliumionen aus der Zelle heraus. Zur Aufrechterhaltung des Konzentrationsgleichgewichts muss die Na^+-Ka^+-Pumpe also ständig Na^+ aus der Zelle heraus- und Ka^+ in die Zelle hineinpumpen. Dabei handelt es sich um einen primär aktiven Transport, bei dem ATP (▶ *Adenosintriphosphat*) verbraucht wird

Natriumthiosulfat Antidot bei Zyanidvergiftung (Zyanid = Salz der Blausäure)

Nausea Übelkeit, Brechreiz

NAW Abk. für: Notarztwagen

Nebengruppenelement Ausschließlich Metalle; die auch „Übergangsmetalle" genannten Elemente haben als gemeinsame Eigenschaft eine unvollständige d-Schale

Nebenhoden Inneres männliches Geschlechtsorgan, das dem Hoden aufliegt

Nebenhodenentzündung ▶ *Epididymitis*

Nebenhodengang Lat.: Epididymis; Speicherort der produzierten Samenzellen

Nebenniere Lat.: Glandula suprarenalis; Organ, das dem oberen Nierenpol aufsitzt und Hormone synthetisiert (▶ Abb. 279)

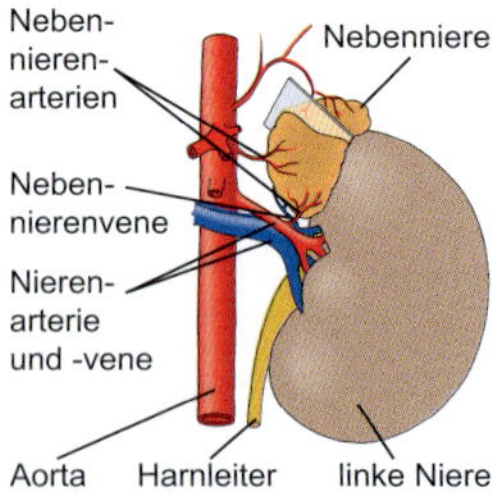

Abb. 279 Lage der Nebenniere [L190]

Nebennierenmark Innerer Teil der Nebenniere, der Neurotransmitter bzw. ▶ *Katecholamine* ausschüttet

Nebennierenrinde Dreischichtiger Mantel um das Nebennierenmark, der verschiedene Hormone produziert

Nebennierenrindeninsuffizienz ▶ *Addison-Krise*

Nebenschilddrüse Lat.: Glandula parathyroidea; vier Organe mit der Größe von Weizenkörnern, welche an der Rückseite der Schilddrüse liegen; produzieren das ▶ *Parathormon*

Nebenwirkung Abk.: NW; unerwünschte Wirkung eines Arzneimittels trotz korrekter Dosierung und Anwendung

Nebenzellen Produzieren muzinhaltigen Magenschleim und Bikarbonat (HCO_3) zum Schutz des Magens vor der Salzsäure

NEF Abk. für: Notarzteinsatzfahrzeug

Negative Rückkoppelung Konnte der Sollwert innerhalb eines Regelkreises wiederhergestellt werden, erhält der Regler eine entsprechende Rückmeldung und deaktiviert die Stellglieder

Neglect Vernachlässigung einer Körper- und/oder Raumhälfte bis zur völligen Ignoranz; Ursache: Hirninfarkt

Neisseria Syn.: -kokken; Bakteriengruppe

Nekro- Vorsilbe oder Wortteil für: Tot

Nekrophilie Sexuelles Verlangen, das sich auf Tote richtet

Nekrose Syn.: Zelltod, Gewebstod; Veränderung einer Zelle oder eines Gewebes, die nach irreversiblem Ausfall der Zellfunktion auftritt

Nekrotisierende Entzündung ▶ *Entzündung, nekrotisierende*

Neo- Vorsilbe oder Wortteil für: neu

Neoadjuvante Therapie Behandlung zur Verkleinerung des Tumors vor Lokaltherapie (i. d. R. Operation)
Neonatal Die Lebensphase der ersten vier Wochen nach der Geburt betreffend
Neonatale Adaptation Anpassung des Neugeborenen an die Verhältnisse außerhalb des Mutterleibes (z. B. eigenständige Atmung)
Neonatologie Lehre von den Neugeborenen; medizinisches Fachgebiet der Pädiatrie, das sich mit Diagnostik und Therapie von Frühgeborenen und kranken Neugeborenen befasst
Neoplasie Gutartige oder bösartige Gewebeneubildung
Neostigmin Prostigmin®; Antidot bei Intoxikation mit ▶ *Muskelrelaxanzien*
Nephr(o)- Vorsilbe oder Wortteil für: die Niere betreffend
Nephritis, abakterielle chronische interstitielle Entzündung des Nierengewebes mit typischen Papillennekrosen; häufige Ursache: Schmerzmittelmissbrauch
Nephroblastom Syn.: Wilms-Tumor; häufigster bösartiger Nierentumor bei Kindern; Altersgipfel: 3. Lebensjahr; 5-Jahres-Überlebensrate: über 80 %
Nephrolithiasis ▶ *Urolithiasis*
Nephrologie Lehre von den Nierenkrankheiten; Teilgebiet der Inneren Medizin, das sich mit den konservativ zu behandelnden Nierenerkrankungen, der eingeschränkten Nierenfunktion und der Nierenersatztherapie sowie dem (nierenbedingten) Bluthochdruck befasst
Nephron Kleinste funktionelle Einheit der Niere und Ort der Urinproduktion; besteht aus Nierenkörperchen und zugehörigem Tubulusapparat (▶ Abb. 280)
Nephropathie Nierenschädigung
Nephropathie, diabetische Vergrößerung der Glomeruli (= Blutgefäßknäuel der Nierenkörperchen) und Verdickung der glomerulären Kapillarwände durch Hypergly-

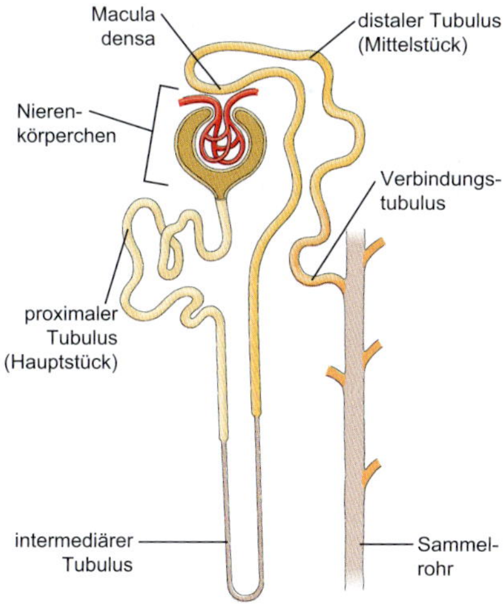

Abb. 280 Nephron, bestehend aus Nierenkörperchen und Tubulusapparat [L190]

kämie; langsame Abnahme der Nierenfunktion bis zur Dialysepflicht

Nephropathie, vaskuläre Schädigung der Niere bei Hypertonie oder Arteriosklerose

Nephros ▶ *Niere*

Nephrostomie Syn.: äußere Nierenfistel; Drainage des Nierenbeckens durch das Nierengewebe hindurch; Ableitung des Urins über einen Katheter durch die Haut nach außen

Nephrotisches Syndrom Sammelbezeichnung für verschiedene Erkrankungen, die mit massiven Eiweißverlusten über die Nieren und Ödemen einhergehen

Nerv Bündel aus Nervenfasern zur Übertragung von Erregungen zum ZNS oder in das periphere Nervensystem (▶ Abb. 275)

Nerval Durch das Nervensystem vermittelt

Nervale Phase Geruch und Geschmack aktivieren über den N. vagus die Freisetzung von ▶ *Acetylcholin* in der Magenschleimhaut; in der Folge werden Salzsäure und ▶ *Pepsinogen* sezerniert

Nervenblockade, periphere ▶ *Leitungsanästhesie*

Nervenendigung, freie Hautrezeptor; nimmt mechanische Reize, Temperatur-, Schmerz- und Juckreiz auf; ▶ *afferente* Nervenfaser

Nervenfaser ▶ *Axon* mit dazugehöriger ▶ *Markscheide*

Nervenfaser, afferente Aufsteigende Nervenfaser; leitet sensorische/sensible Impulse aus der Peripherie an das ZNS

Nervenfaser, efferente Absteigende Nervenfaser; Aktionspotenziale werden vom ZNS in die Peripherie geleitet

Nervenfaser, motorische Efferente Nervenfaser, leitet Impulse vom ZNS zur Muskulatur

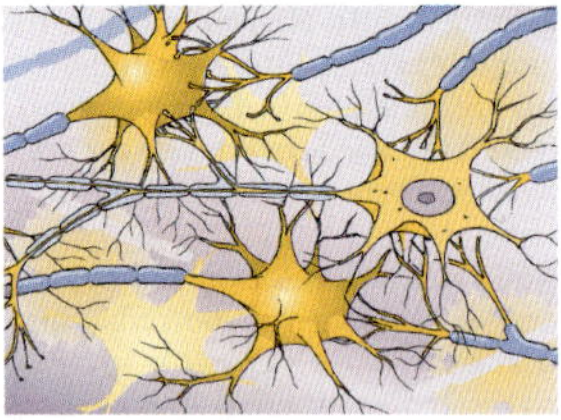

Abb. 281 Nervengewebe [L190]

Nervenfaser, sensible Afferente Nervenfaser; leitet sensible Impulse an das ZNS

Nervenfaser, sensorische Afferente Nervenfaser; leitet sensorische Impulse (Geschmack, Geruch, Sehen, Hören, Gleichgewicht) an das ZNS weiter

Nervengewebe Eine der vier Hauptgewebearten des menschlichen Körpers (▶ Abb. 281); Gesamtheit der Nervenzellen (Neurone) sowie des Hüll- und Stützgewebes des Nervensystems (Neuroglia)

Nervensystem Lat.: Systema nervosum; Gesamtheit aller Nervengewebe

Nervensystem, enterisches ▶ *Darmwandnervensystem*

Nervensystem, peripheres Abk.: PNS; umfasst alle durch den Körper ziehenden peripheren Nerven (nicht Gehirn und Rückenmark)

Nervensystem, somatisches Wahrnehmung von Sinneseindrücken und Steuerung der Skelettmuskulatur

Nervensystem, vegetatives Nervensystem zur unbewussten Steuerung lebenswichtiger Organfunktionen

Nervensystem, willkürliches Nervensystem, welches Vorgänge regelt, die dem Willen und Bewusstsein unterworfen sind

Nervensystem, zentrales ▶ *zentrales Nervensystem*

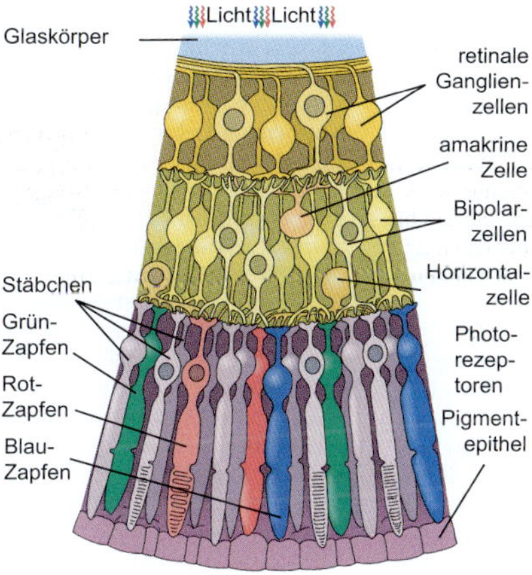

Abb. 282 Netzhaut [L190]

Nervenwurzel Ursprung eines Spinalnervs im Rückenmark

Nervenwurzelsyndrom Typische Symptomkombination bei Schädigung einer Nervenwurzel, z. B. bei Bandscheibenvorfall Kompression der Spinalnervenwurzeln

Nesselsucht ▶ *Urtikaria*

Netz, großes/kleines ▶ *Omentum majus/minus*

Netzhaut Retina; Teil der inneren Augenhaut mit den Photorezeptoren (▶ Abb. 282)

Netzhautarterie, zentrale Zuleitendes Blutgefäß, welches die Netzhaut des Auges mit sauerstoffreichem Blut versorgt; tritt an der Papille ins Auge ein (▶ Abb. 31)

Netzhautvene, zentrale Ableitendes Blutgefäß, welches sauerstoffarmes Blut von der Netzhaut forttransportiert; tritt mit dem Sehnerv aus der Papille aus

Neugeborenenakne Feine Pustelbildung auf der Haut des Neugeborenen, verursacht durch das Vorhandensein von mütterlichen Geschlechtshormonen im Blut des Kindes

Neugeborenen-Hörscreening Methode zur frühzeitigen Aufdeckung von Hördefiziten bei Säuglingen

Neugeborenenikterus Syn.: Icterus neonatorum, Hyperbilirubinämie; gelbe Verfärbung von Haut, Schleimhäuten und ▶ *Skleren* durch Einlagerung von ▶ *Bilirubin*; gefährlich bei Einlagerung vom Bilirubin im Gehirn (= Kernikterus); physiologisch: 3.–10. Lebenstag, somit bei Neugeborenen ohne Krankheitswert

Neugeborenenperiode 1.–28. Lebenstag des Menschen

Neugeborenenscreening Standardisierte Untersuchung des Blutes von Neugeborenen, um Erkrankungen des Stoffwechsels und des Hormonsystems zu identifizieren, die früh behandelt werden müssen, um Spätfolgen erfolgreich vermeiden zu können

Neugeborenes Lat.: Neonatus; Mensch ab Geburt bis zum 28. Lebenstag

Neugeborenes, hypertrophes Neugeborenes mit zu hohem Geburtsgewicht

N

Neunerregel nach Wallace Methode zur Abschätzung der verbrannten Körperoberfläche (KOF) beim Erwachsenen: Kopf (einschließlich Hals) und Arme je 9 % KOF; Beine, Thorax/Abdomen vorne und hinten je 18 % KOF; Genitalien 1 % KOF; Alternative: ▶ *Handflächenregel*

Neur(o)- Vorsilbe oder Wortteil für: Nerv-

Neuralgie Auf das Ausbreitungsgebiet eines Nervs beschränktes Schmerzsyndrom

Neuralrohr Ursprungsgewebe für das zentrale Nervensystem aus Gehirn und Rückenmark

Neuralrohrdefekt Angeborene Verschlussstörung der Wirbelsäule, in stärkerer Ausprägung verbunden mit Fehlbildung des Rückenmarks, meist im Lendenwirbelsäulen- oder Sakralbereich; Prognose abhängig von Ausprägung und Höhe des Defekts

Neurinom Syn.: Schwannom; gutartiger Hirntumor, von der ▶ *Myelinscheide* ausgehend

Neurocranium ▶ *Hirnschädel*

Neurodermitis Syn.: atopisches Ekzem, atopische Dermatitis; chronisch-rezidivierende Hauterkrankung mit genetischer Prädisposition

Neurogener Schmerz ▶ *Schmerz, neuropathischer*

Neuroglia Zellen im zentralen Nervensystem, die Nervenzellen stützen, ernähren und isolieren

Neurohormon Hormon, das von Nervenzellen (Neuronen) produziert wird

Neurohypophyse Hypophysenhinterlappen; Lagerstätte für Hormone, die im Hypothalamus produziert werden

Neuroleptika Syn.: Antipsychotika; Arzneimittel zur Ordnung gestörter psychischer Funktionen bei psychotischen Erkrankungen mit sedierender Wirkung

Neuroleptisches Syndrom, malignes Lebensgefährliche Nebenwirkung von ▶ *Neuroleptika*; Krankheitsbild mit Fieber, Rigor (= erhöhte Grundspannung), Akinese (= Bewegungsarmut), Bewusstseinsstörungen, starkem Schwitzen und ▶ *Tachypnoe*; Störungen bei der Bildung der weißen Blutkörperchen

Neurologie Teilgebiet der Medizin, das sich mit Prophylaxe, Diagnose, nichtoperativer Behandlung und Rehabilitation bei Erkrankungen des ▶ *ZNS* und ▶ *PNS* sowie bei Muskelerkrankungen befasst

Neuron Nervenzelle, die elektrische Signale erzeugt und Impulse über Botenstoffe oder Rezeptoren empfangen kann (▶ Abb. 283)

Neuron, afferentes Leitet Impulse von peripher liegenden Rezeptoren zum ZNS hin

Neuron, efferentes Leitet Impulse vom ZNS weg zu den Zielzellen

Neuron, motorisches ▶ *Motoneuron*

Neuron, präsynaptisches Neuron, von welchem ausgehend ein Signal über die ▶ *Synapse* auf ein anderes Neuron übertragen wird

Neuropathie, diabetische Durch Diabetes mellitus verursachte Nervenschädigung

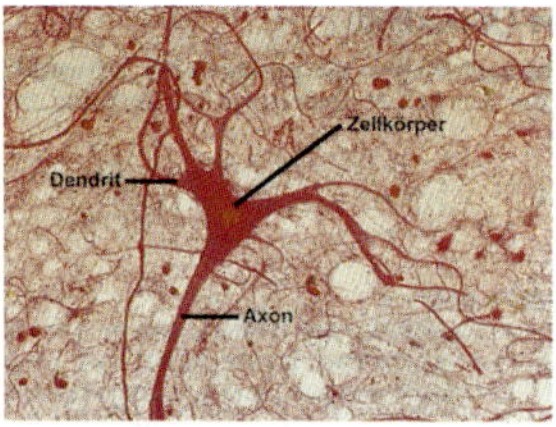

Abb. 283 Neuron [X141]

Neuropeptide Sondergruppe der ▶ *Neurotransmitter*, die meist als Cotransmitter modulierende Wirkung haben

Neurose Psychische Störungen, bei der man von ungelösten Konflikten in der Kindheit als Entstehungsmechanismus ausging; heute zu Gunsten modernerer Konzepte nicht mehr gebräuchlich

Neurosekretion Eigenschaft von Nervenzellen, Hormone zu produzieren und abzugeben

Neurotransmission Erregungsübertragung an der ▶ *Synapse*

Neurotransmitter Überträgerstoff für die synaptische Informationsübermittlung (▶ Abb. 323)

Neurotropikum Plural: Neurotropika; Syn.: Antidementivum; Arzneimittel, welche die (durch ▶ *Demenz* beeinträchtigten) kognitiven Fähigkeiten verbessern sollen

Neutron Elektrisch neutrales Teilchen des Atomkerns

Neutropenie Pathologische Verminderung der neutrophilen ▶ *Granulozyten* im Blut auf unter 1.500 Zellen/μl

Nexus Syn.: Gap Junction; spezieller Kommunikationskontakt zwischen benachbarten Zellen, der beispielsweise im Herzmuskelgewebe als sog. elektrische ▶ *Synapse* zwischen Herzmuskelzellen Aktionspotenziale schnell weiterleitet

NEXUS-Kriterien Kriterien zur Entscheidung, ob eine HWS-Immobilisierung notwendig ist; 5 Aspekte: Druckschmerz über HWS-Mittellinie, Vorhandensein eines fokalen neurologischen Defizits, Bewusstseinsstörung, Intoxikation, Vorhandensein von ablenkenden Verletzungen

NHL Abk. für: ▶ *Non-Hodgkin-Lymphom*

Niacin Syn.: Nikotinsäure, Vitamin B3; wichtiges Coenzym im Stoffwechsel; Mangelerscheinungen: Pellagra mit Durchfall, Dermatitis und Demenz

Nichtsteroidales Antirheumatikum ▶ *Antirheumatikum, nichtsteroidales*

Nichtopiat-Analgetika Schmerzmittel, dessen Wirkung nicht auf der Bindung an ▶ *Opioidrezeptoren* beruht; im Rettungsdienst überwiegend ▶ *Acetylsalicylsäure*, ▶ *Paracetamol* und ▶ *Metamizol* sowie ▶ *Ketanest®*

Nickelallergie Allergische Reaktion vom Typ IV auf den Stoff Nickel; es binden sich Nickelsalze an körpereigene Proteine und verändern ihre antigene Struktur, sodass sie von ▶ *T-Zellen* angegriffen werden

Nidation ▶ *Einnistung*

Niederdrucksystem Abschnitte des Kreislaufsystems mit niedrigem Druck (z. B. Venen)

Niederspannungsunfall Großteil aller Stromunfälle; Stromspannung < 1.000 Volt; überwiegend Haushaltsstrom (220–230 V, 50 V Wechselstrom) und Industriestrom (500–700 V Gleichstrom) → lokale Verbrennung, Herzrhythmusstörungen bis Kammerflimmern, lokale Muskel- und Nervenschädigung

Niere Lat.: Ren; gr.: Nephros; paarig angelegtes Organ, das z. B. Endprodukte des Stoffwechsels ausscheidet (▶ Abb. 284)

Nierenagnesie Angeborenes Fehlen einer oder beider Nieren

Nierenarterien Aus der Aorta entspringende Arterien, die zu den Nieren führen

Nierenbecken Lat.: Pelvis renalis; Hohlraum, der den Urin sammelt und in den Harnleiter übergeht

Nierenbeckenentzündung ▶ *Pyelonephritis, akute*

N

Nierenberstung Aufsplittern der Niere in eine Vielzahl von Bruchstücken; bei Mitbeteiligung des Nierenstiels Ruptur der Nierengefäße mit massiven Blutungen

Nierenersatztherapie Übernahme der ausgefallenen Nierenfunktion durch Nierentransplantation, ▶ *Hämodialyse*, ▶ *Hämofiltration* und -diafiltration (= extrakorporal) sowie ▶ *Peritonealdialyse* (= intrakorporal)

Nierenfettkapsel Lat.: Capsula adiposa; Schicht der Hülle der Nieren aus Fettgewebe

Nierenfistel ▶ *Nephrostomie*

Nierenhilum Nischenförmige Vertiefung am zur Mitte hin gelegenen Nierenrand

Niereninsuffizienz, akute ▶ *Nierenversagen*

Niereninsuffizienz, chronische Abk.: CNI, CNV; Syn.: chronisches ▶ *Nierenversagen*; langsam zunehmende Nierenfunktionsstörung auf dem Boden zahlreicher Grunderkrankungen

Nierenkanälchen ▶ *Tubulus*

Nierenkapsel, bindegewebige Lat.: Capsula fibrosa; Schicht der Hülle der Nieren aus Bindegewebe

Nierenkelch Lat.: Calix renalis; Sammelgefäß für Urin aus dem Nierenparenchym (▶ Abb. 284)

Nierenkörperchen Lat.: Corpusculum renale; kugelige Struktur in der Rinde der Niere, die den Primärharn bildet (▶ Abb. 285)

Nierenkolik Syn.: akuter Steinanfall; stärkste, krampfartige, wellenförmig wiederkehrende Schmerzen, die durch Einklemmung eines Nierensteins in den ableitenden Harnwegen ausgelöst werden

Nierenkontusion Nierenprellung; 60 % aller Nierenverletzungen, teils mit Einblutungen in das Nierenparenchym

Nierenmark Lat.: Medulla renalis; ist in 10–12 Markpyramiden unterteilt; liegt zwischen Nierenbecken und Nierenrinde (▶ Abb. 284)

Nierenpapille Lat.: Papilla renalis; spitzes Ende der Markpyramide

Nierenparenchym Gewebe, das die eigentliche Nierenfunktion (Filtration des Blutes) erfüllt

Nierenrinde Lat.: Cortex renalis; äußeres Gewebe der Niere; Ausläufer der Nierenrinde reichen als Nierensäulen zwischen den Markpyramiden bis zum Nierenbecken (▶ Abb. 284)

Nierenruptur Oberflächliche, teils auch bis in das harnleitende System reichende Einrisse in das Nierenparenchym; teils mit Harnaustritt in die

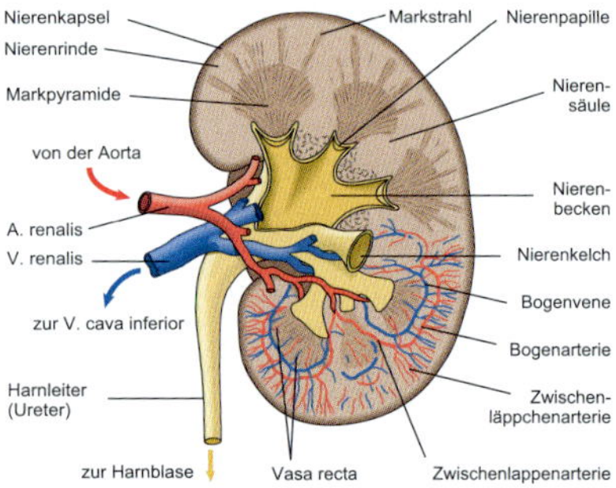

Abb. 284 Niere; oben sind Markpyramiden und Nierenpapillen dargestellt, unten das Gefäßsystem der Niere [L190]

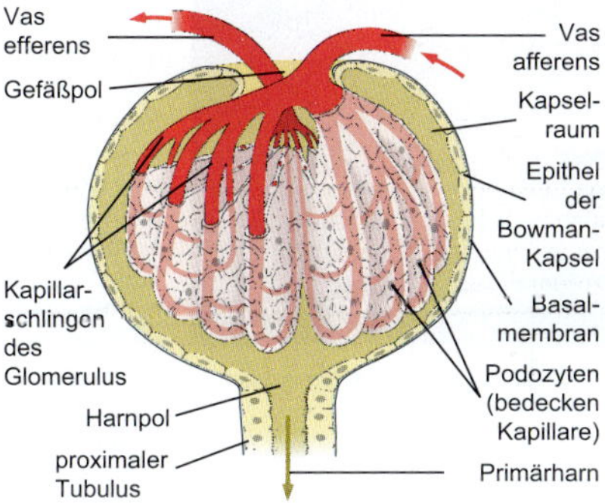

Abb. 285 Nierenkörperchen [L190]

Nierenkapsel; ggf. zweitzeitige Ruptur der Nierenkapsel, d. h. zunächst nur Verletzung/Blutung innerhalb der Kapsel, später Einreißen der Nierenkapsel

Nierensäule Lat.: Columna renalis; Ausläufer der Nierenrinde, der zum Nierenhilum hinunter reicht

Nierenschwelle Ausscheidung von Zucker mit dem Urin bei einem Blutzuckerspiegel oberhalb von 160–180 mg/dl

Nierentrauma Durch direkte stumpfe oder penetrierende Gewalt auf die Flanke oder indirekte Gewalt im Rahmen eines Polytraumas; Grad I: ▶ *Nierenkontusion*; Grad II: ▶ *Nierenruptur*; Grad III: ▶ *Nierenberstung*

Nierenvene V. renalis; großes Blutgefäß, das Blut von der Niere zur unteren Hohlvene leitet (▶ Abb. 284)

Nierenversagen Einteilung in akutes Nierenversagen (Abk.: ANV; Syn.: akute Niereninsuffizienz; plötzliche, erhebliche Funktionsverschlechterung der Nieren bei vorher Nierengesunden bis zum Funktionsausfall; hohe Letalität; laborchemisch Anstieg von Kreatinin) und chronisches Nierenversagen (Abk.: CNV, CNI; ▶ *Niereninsuffizienz, chronische*)

Nierenzellkarzinom Syn.: Hypernephrom, Grawitz-Tumor; Adenokarzinom der Niere; bösartige Entartung der Tubuluszellen in der Nierenrinde; Altersgipfel: ca. 60 Jahre; 5-Jahres- Überlebensrate ohne Lymphknotenmetastasen: ca. 80 %, bei Einbruch in Nieren- oder Hohlvene oder Lymphknotenmetastasen deutlich schlechter

Nieszentrum Steuerungszentrum für den Niesreflex im verlängerten Mark

Nissen Läuseeier (▶ Abb. 286); kleben an Kopf- (= Kopflausbefall) oder Schamhaaren (= Filzlausbefall) oder in Kleidersäumen (= Kleiderlausbefall)

Nitrate Salze und Ester der Salpetersäure; Nitrate werden bei ▶ *KHK* zur Erweiterung der Blutgefäße verabreicht

Nitropräparate Medikamente zur Erweiterung venöser Gefäße, auch antianginöser Effekt; direkte Wirkung an der Gefäßmuskulatur

Nitrosamine Krebserregende Substanzen, die über die Nahrung, z. B. Fleisch- und Wurstwaren, aufgenommen werden

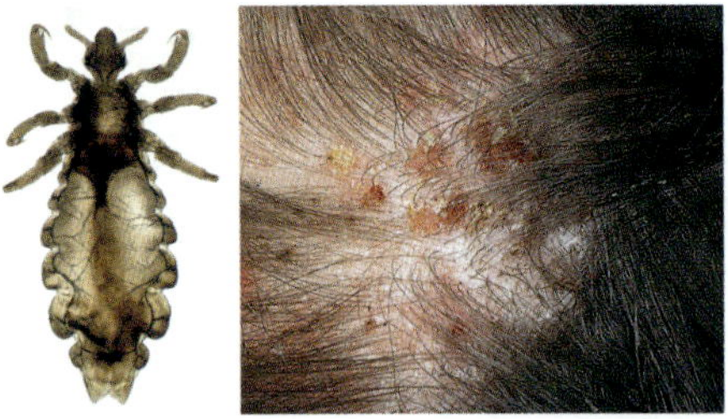

Abb. 286 Kopflaus (links, stark vergrößert) und Kopflausbefall (rechts) [G952,E939–002]

NIV Abk. für: **N**on-**I**nvasive **V**entilation; nichtinvasive Beatmung über eine Beatmungsmaske
No-Air-Mix Form des inspiratorischen Sauerstoffgehalts bei der Beatmung; bei No-Air-Mixeinstellung inspiratorischer Sauerstoffgehalt 100 %
No-Blame-Culture Fehlerkultur, bei der zunächst nicht nach Schuld, sondern nach Ursachen für Fehler gefragt wird
No-Flow-Phase Unterbrechung der Herz-Lungen-Wiederbelebung zur Durchführung weiterer Maßnahmen; sollte unbedingt vermieden oder nur sehr kurz gehalten werden, wenn nicht vermeidbar, z. B. für Defibrillation
Nodulus Knötchen
Non-Hodgkin-Lymphom Abk.: NHL; Sammelbegriff für mehrere bösartige Erkrankungen des lymphatischen Systems, in Abgrenzung zum Morbus Hodgkin, der oftmals eine bessere Prognose hat
Non-REM-Schlaf Syn.: orthodoxer Schlaf; Schlaf ohne Augenbewegungen (REM = Rapid Eye Movement); in den Phasen 1–4 des Schlafzyklus
Non-Technical-Skills Abk.: NOTECHS, NTS; interpersonelle Fähigkeiten, wie Kommunikationsfähigkeit, Führungsfertigkeiten, Fähigkeit zur strukturierten Entscheidungsfindung etc.
Non-touch-Prinzip Aseptische Arbeitsweise, bei der Körperstellen und Materialien nur mit sterilen Instrumenten oder sterilen Handschuhen berührt werden, nie jedoch mit bloßen Händen; Anwendung z. B. beim Verbandswechsel
Noradrenalin 1. Meist erregend wirkender ▶ *Transmitter*; steuert im ZNS Aufmerksamkeit und Wachheit; wird im vegetativen Nervensystem von efferenten Neuronen des Sympathikus eingesetzt; wirkt auch als Katecholamin am Herz; 2. Arterenol®; Arzneimittel, eingesetzt v. a. bei Schock, arterieller Hypotonie, Postreanimationsphase
Norm(o)- Vorsilbe oder Wortteil für: normal
Normalinsulin ▶ *Altinsulin*
Normalflora Mikroorganismen auf Haut und Schleimhäuten, welche antimikrobielle Stoffe produzieren und so als Schutzbarriere gegen Antigene fungieren
Normoblasten Vorstufe der ▶ *Erythrozyte*▶ *n*, in welcher der Zellkern schrumpft und schließlich abgestoßen wird; somit geht den Erythrozyten die Fähigkeit zur Zellteilung verloren (▶ Abb. 287)
Noroviren Hochansteckende Viren, die (Brech-)Durchfallerkrankungen verursachen; gefürchtet sind Ausbrüche in Pflegeeinrichtungen und Krankenhäusern

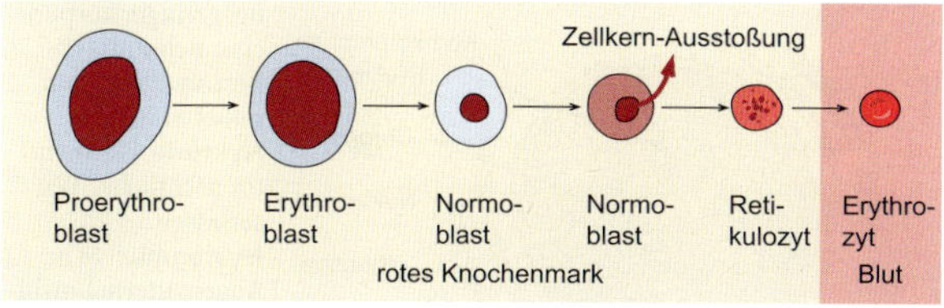

Abb. 287 Normoblasten als Teil der Erythropoese [L190]

Nosokomial Zum Krankenhaus gehörend

Nosokomiale Infektion Infektion, die sich Patienten in medizinischen Einrichtungen zuziehen

Nosokomiale Pneumonie ▶ *Pneumonie*, die sich Patienten in medizinischen Einrichtungen zuziehen

Notfallpatient, nach DIN 1789 Patient, der sich infolge Erkrankung oder Verletzung in unmittelbarer oder zu erwartender Lebensgefahr befindet

Notfall-PTCA Umgehende invasive Sofortintervention mittels Herzkatheter bei Verengung oder Verschluss der Koronararterien (Herzkranzgefäße); Therapieziel: Reperfusion des verschlossenen Gefäßes (Ballondilatation, meist mit Stent-Einlage)

Notfallvorsorgeberatung Präventive Beratung zur Bewältigung von Notfallsituationen

Notgeburt Jede ungeplante Geburt, die außerhalb der Klinik stattfindet; erhöhtes Risiko für Mutter und Kind; hierzu zählt nicht die geplante Hausgeburt in Anwesenheit einer Hebamme

Notkompetenz Alte, heute weitestgehend bedeutungslose Richtlinie der Bundesärztekammer zur Medikamentengabe durch Rettungsassistenten

NotSanG Notfallsanitätergesetz

Notstand Zustand gegenwärtiger Gefahr für rechtlich geschützte Interessen, dessen Abwendung nur auf Kosten widerstreitender Interessen möglich ist

Notwehr Verteidigungshandlung, die erforderlich ist um einen gegenwärtigen, rechtswidrigen Angriff von sich oder einem anderen abzuwenden; §32 StGB

Noxe Stoff oder Umstand mit schädlicher Wirkung auf den Organismus

Nozizeptor Rezeptor zur Wahrnehmung von Schmerzreizen

NSAR Abk. für: **n**ichtsteroidale **A**nti**r**heumatika

NSTEMI Abk. für: **N**on-**ST**-**E**levations-**M**yokard**i**nfarkt; Herzinfarkt ohne ST-Hebung im ▶ *EKG*

Nucleolus Kernkörperchen

Nucleus Zellkern (▶ Abb. 288)

Nucleus pulposus Gallertkern der Bandscheibe

Nucleus ruber Roter Kern; Kerngebiet des ▶ *Mittelhirns;* stimmt zusammen mit der ▶ *Substantia nigra* unwillkürliche Bewegungen von Augen, Kopf und Rumpf auf die Eindrücke von Augen und Ohren ab

Nukl- Vorsilbe oder Wortteil für: Kern-

Nuklearmedizin Medizinisches Fachgebiet, das sich mit dem Einsatz von radioaktiven Substanzen und kernphysikalischen Verfahren im Rahmen diagnostischer Maßnahmen sowie der therapeutischen Anwendung radioaktiver Substanzen befasst

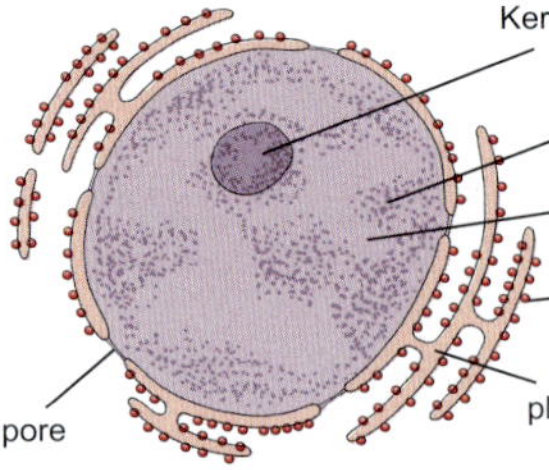

Abb. 288 Nucleus [L190]

Nukleinsäuren
Polymere (= Molekülketten), welche sich aus Monomeren, bestehend aus einem Zucker, einem Phosphat und einer von vier möglichen Basen, zusammensetzen

Nukleotid Baustein der DNA, bestehend aus Base, Zuckermolekül und Phosphatgruppe

Null-Linie ▶ *Asystolie*

Nullipara Frau, die noch kein Kind geboren hat

Null-Stellung Aufrechter, gerader Stand mit herabhängenden Armen; Ausgangsposition bei der Prüfung der Gelenkbeweglichkeit (▶ Abb. 289)

NW Abk. für: ▶ *Nebenwirkung(en)*

NYHA-Stadien Stadieneinteilung der Herzinsuffizienz gemäß der **N**ew **Y**ork **H**eart **A**ssociation; I: keine Beschwerden bei normaler Belastung, II: Beschwerden bei stärkerer körperlicher Belastung, III: Beschwerden bei geringer körperlicher Belastung, IV: Beschwerden (Dyspnoe) in Ruhe

Nykturie Vermehrtes nächtliches Wasserlassen

Nystagmus Syn.: Augenzittern; unwillkürliche Augenbewegungen, kommen physiologisch (z. B. beim Betrachten bewegter Bilder) und pathologisch (z. B. bei bestimmten Schwindelformen) vor

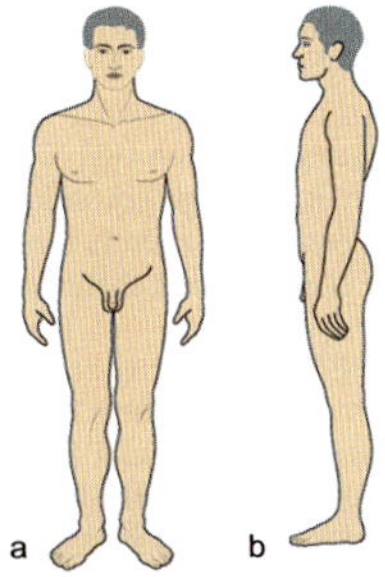

Abb. 289 Null-Stellung von vorne und von der Seite [L126]

Nysten-Regel Sequenzieller Eintritt der Totenstarre an verschiedenen Muskelgruppen; Reihenfolge: Kiefer, Nacken, obere Extremität, untere Extremität

O

O_2 Sauerstoff
Obduktion ▶ *Autopsie*
O-Beine Lat.: Genu varum; Fehlstellung der Knie (▶ Abb. 290)
Oberarm Lat.: Brachium; oberer Teil der oberen Extremität, besteht aus dem Oberarmknochen (Humerus) und dem dazugehörigen Muskelapparat (v. a. M. biceps und M. triceps)
Oberarmknochen Lat.: Humerus; Röhrenknochen des Oberarmes (▶ Abb. 186)
Oberarmköpfchen Lat.: Capitulum humeri; kugelrundes Köpfchen am unteren Ende des Oberarmknochens (Humerus), welches mit Gelenkknorpel überzogen ist und dem radförmigen Speichenköpfchen oben aufliegt
Oberarmmuskel Muskel des Oberarms, bekannteste sind M. biceps und M. triceps brachii
Oberarmrolle Lat.: Trochlea humeri; Gelenkrolle am unteren Ende des Oberarmknochens (Humerus, ▶ Abb. 186), bildet mit der Elle ein Scharniergelenk

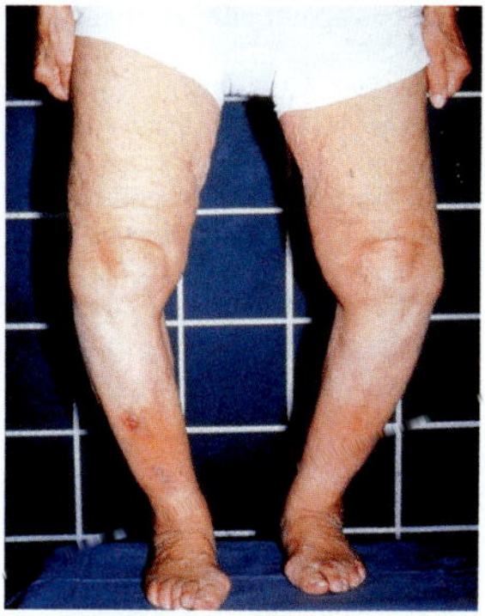

Abb. 290 O-Beine [M158]

Oberflächenanästhesie Die Nervenendigungen der Haut oder Schleimhaut werden durch Auftragen eines Lokalanästhetikums betäubt
Oberflächenepithelien Gewebeart, die innere und äußere Körperoberflächen bedeckt und vor schädlichen Einflüssen schützt
Oberflächenschmerz Somatischer Schmerz, der von der Haut ausgeht; Unterscheidung: 1. Oberflächenschmerz: mit hellem Charakter; räumlich und zeitlich gut zu beschreiben; klingt schnell ab, wenn der Reiz aufhört; 2. Oberflächenschmerz: dumpf; ähnlich dem Tiefenschmerz; schwer zu lokalisieren; klingt langsamer ab
Oberhaut Syn.: Epidermis; äußerste der drei Hautschichten (▶ Abb. 173)
Oberkiefer Lat.: Maxilla; paarig angelegter Teil des Gesichtsschädels; bildet den oberen Teil der Mundhöhle sowie Boden und Seitenwand der Nasenhöhle (▶ Abb. 291)
Oberkiefernerv Ast des ▶ *N. trigeminus*; sensibler Nerv des vorderen und oberen Teils des Schädels
Oberkörperhochlagerung Lagerung zur Verbesserung der Atmung; findet Anwendungen bei Atemnot oder Herzinsuffizienz zur Entlastung als halbsitzende Lagerung; bei Schä-

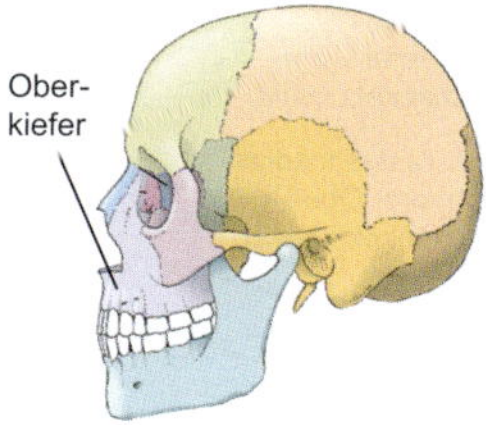

Abb. 291 Oberkiefer [L190]

del-Hirn-Trauma Oberkörper um 30° erhöht lagern

Oberlappen Lungenlappen, den es sowohl im rechten als auch im linken Lungenflügel gibt (▶ Abb. 243)

Oberschenkelknochen Lat.: Femur; längster und schwerster Knochen des Menschen; Röhrenknochen

Oberschenkelkopf Kopf des Oberschenkelknochens (Femur) mit Gelenkknorpel, Teil des Hüftgelenks (▶ Abb. 184)

Oberschenkelmuskulatur Die gesamte Muskulatur, die den Oberschenkelknochen (Femur) umgibt (▶ Abb. 292)

Oberschenkelschaft Lat.: Corpus femoris; länglicher, mittiger Teil des Oberschenkelknochens

Obesitas-Hypoventilations-Syndrom (OHS) Syn.: Pickwick-Syndrom; übergewichtsbedingter Zwerchfellhochstand, der insbesondere im Liegen zur Kompression der Lunge führt; typisch sind ▶ *Schlafapnoe* und Tagesmüdigkeit

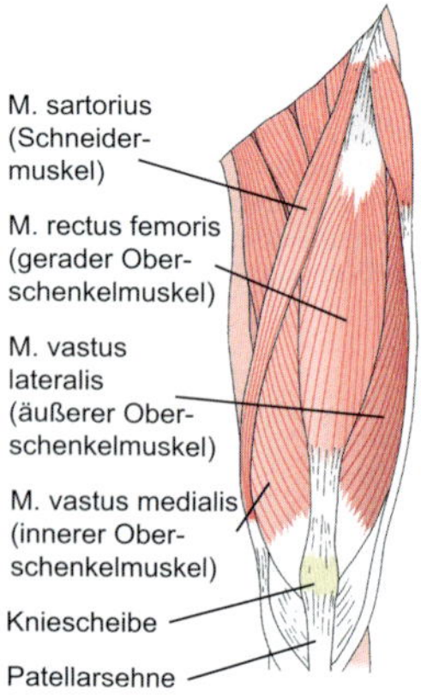

Abb. 292 Oberschenkelmuskulatur von vorne [L190]

Obidoxim Toxogonin®; Antidot bei ▶ *Alkylphosphatintoxikation*

Objektivität Wissenschaftliches Gütekriterium; Maß für die unabhängig von Fremdeinflüssen entstandenen Ergebnisse; Verwendung von Fakten, ohne dass diese durch persönliche Neigungen oder Vorurteile verzerrt werden

Obligat(orisch) Unerlässlich, erforderlich; Geg.: fakultativ

Obsolet Veraltet, nicht mehr gebräuchlich

Obstipation Syn.: (Stuhl-)Verstopfung, Konstipation; verzögerte Darmentleerung mit geringer Stuhlfrequenz (alle 3–4 Tage), harter Stuhlkonsistenz und damit verbundenen Beschwerden

Obstruktiver Schock Störung der Sauerstoffverteilung wegen Behinderung des Blutflusses durch Einengung (Obstruktion) großer Gefäße oder des Herzens; typisch für ▶ *Lungenembolie*, ▶ *Herzbeuteltamponade* und ▶ *Spannungspneumothorax*

Odont- Vorsilbe oder Wortteil für: Zahn-

Ödem Syn.: Wassersucht; Ansammlung von Flüssigkeit in Zellen oder Geweben

Ösophagitis Syn.: Speiseröhrenentzündung; Leitsymptom der gastroösophagealen ▶ *Refluxkrankheit*

Ösophagus Syn.: Speiseröhre; ca. 25 cm langer Muskelschlauch, der die Nahrung vom Rachen zum Magen befördert (▶ Abb. 293)

Ösophagusatresie Verschluss der Speiseröhre beim Neugeborenen, meist mit Fistel zur Trachea

Ösophagusdivertikel Ausstülpungen der Ösophaguswand; Entstehung entweder durch Druck von innen (=

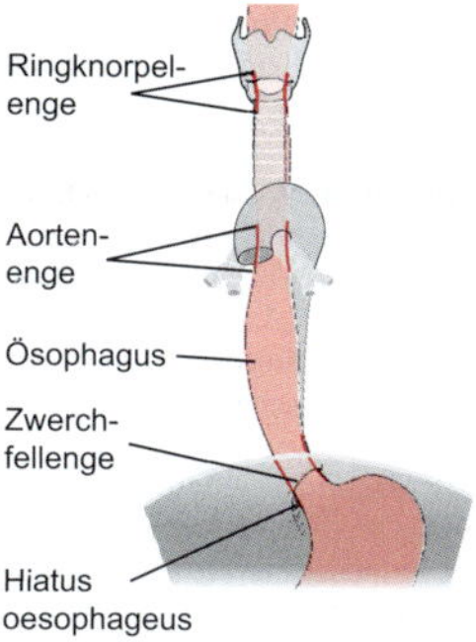

Abb. 293 Ösophagus und seine physiologischen Engstellen [L190]

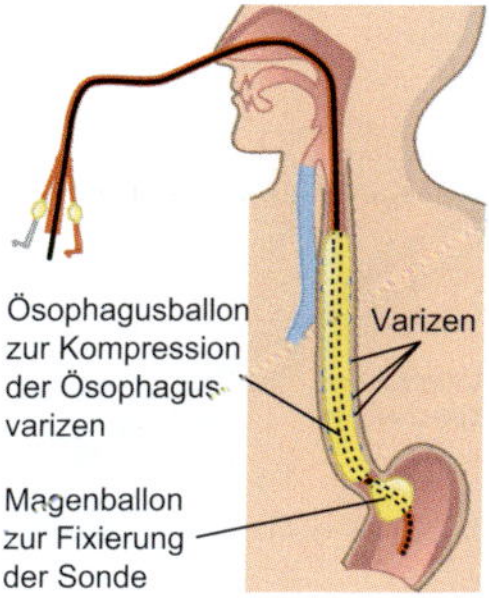

Abb. 294 Ösophaguskompressionssonde. Hier eine Sengstaken-Blakemore-Sonde [L138]

Pulsionsdivertikel) oder Zug von außen (= Traktionsdivertikel)

Ösophagusinkarzeration Syn.: Speiseröhreneinklemmung; eingeklemmte ▶ *Hiatushernie*; Bruchsack ist samt Inhalt durch den Bruchring/-kanal (sub-)akut abgeschnürt

Ösophaguskarzinom Maligner Tumor der Speiseröhre; betroffen vor allem Männer im 6. Lebensjahrzehnt

Ösophaguskompressionssonde Sonde zur Blutstillung bei blutenden Ösophagus- oder Magenfundusvarizen mittels Kompression (Druck ausüben); Unterscheidung: Sengstaken-Blakemore-Sonde, Linton-Nachlas-Sonde (▶ Abb. 294)

Ösophagussphinkter, oberer und unterer Muskuläre Strukturen im Bereich des oberen und unteren Speiseröhrenanteils, die durch Kontraktion bzw. Erschlaffung den Schluckvorgang mitregulieren

Ösophagusvarizen Erweiterung submuköser, peri- und paraösophagealer Venen; Auftreten bei ▶ *Pfortaderhochdruck*, v. a. bei ▶ *Leberzirrhose*, Leberzellkarzinom; Blutungsgefahr

Östrogen Weibliches Sexualhormon

Offener Bruch Knochenbruch mit äußerlich sichtbarer Wunde

Ohnmacht ▶ *Synkope*

Ohr, äußeres Besteht aus der Ohrmuschel, dem äußerem Gehörgang und dem Trommelfell (▶ Abb. 182)

Ohrensausen ▶ *Tinnitus (aurium)*

Ohrenschmalz Syn.: Cerumen, Zerumen; gelb-bräunliche fettige Absonderung des äußeren Gehörganges; transportiert Schmutz und kleine Fremdstoffe zur Ohrmuschel

Ohrenspiegelung Methode zur Untersuchung des äußeren Ohrs mittels eines Otoskops

Ohrgeräusche ▶ *Tinnitus (aurium)*

Ohrmuschel Lat.: Auricula; sichtbarer, äußerer Teil des Ohrs

Ohrmuschel-Perichondritis Entzündung der Ohrmuschel

Ohrspeicheldrüse Lat.: Glandula parotidea; größte Speicheldrüse am Mund; liegt beidseitig vor und unter

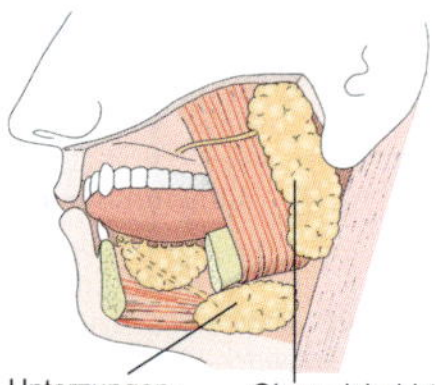

Abb. 295 Ohrspeicheldrüse [L190]

dem Ohr und produziert Primärspeichel, der sich auf dem Weg in den Mund in seiner Zusammensetzung ändert (▸ Abb. 295)

Ohrtrompete Lat.: Tuba auditiva; tubenartige Verbindung zwischen Mittelohr und Nasenrachen; dient der Belüftung des Mittelohrs und dem Druckausgleich (▸ Abb. 182)

Okklusion Verschluss, Abdichtung

Okklusivverband Luftdichte Abdeckung des behandelten Hautareals mit einer Plastikfolie; Ziel: intensivere Resorption der Wirkstoffe über die Haut

Okkult Verborgen

Okkultes Blut ▸ *Blut, okkultes*

Okulo- Vorsilbe oder Wortteil für: Auge-

Okzipital Zum Hinterhaupt hin

Olekranon Oberes tastbares Ende der Elle, Ansatzpunkt des dreiköpfigen Oberarmmuskels (▸ Abb. 103)

Olfaktorisch Den Geruchssinn betreffend

Olig(o)- Vorsilbe oder Wortteil für: wenig

Oligoarthritis Befall einiger weniger Gelenke durch entzündlich-rheumatische Gelenkerkrankungen

Oligodendrozyten Bildet Markscheiden im ZNS als elektrische Isolierung der ▸ *Axone*

Oligofruktose Löslicher Faserstoff

Oligohydramnion Zu wenig Fruchtwasser; bei Fehlbildungen der kindlichen Niere mit verringerter Urinproduktion

Oligomenorrhö Stark verlängerte Menstruatioszyklen

Oligopeptid Verbindung, welche aus bis zu zehn Aminosäureresten gebildet wird; diese sind durch ▸ *Peptidbindungen* miteinander verbunden

Oligosaccharide Mehrfachzucker; zwei bis sechs miteinander verbundene Monosaccharide: Saccharose (Rohrzucker), Maltose (Malzzucker) und Laktose (Milchzucker)

Oligurie Verminderte Harnausscheidung, 100–500 ml/24 Std.

-om(a) Nachsilbe oder Wortteil für: Geschwulst, Neubildung eines Tumors

Omarthrose Arthrose des Schultergelenks

Omentum majus/minus Lat. für: großes/kleines Netz; Bauchnetz, das über den Darm herabhängt, befestigt über Bänder (▸ Abb. 296)

Omni- Vorsilbe oder Wortteil für: ganz, jeder, alle

Omphalozele Nabelschnurbruch; Verlagerung von Bauchorganen in die Nabelschnur

Onanie ▸ *Masturbation*

Ondansetron axisetron®, cellodan®, Zofran®; Arzneimittel gegen Übelkeit und Erbrechen; vor allem bei chemotherapieinduzierter Übelkeit

Onko- Vorsilbe oder Wortteil für: Krebs-

Onkogene Gene, die das ungehemmte Wachstum von malignen (bösartigen) Zellen fördern

Onkologie Lehre von den Tumoren; Teilgebiet der Inneren Medizin, das sich mit Prävention, Diagnostik, The-

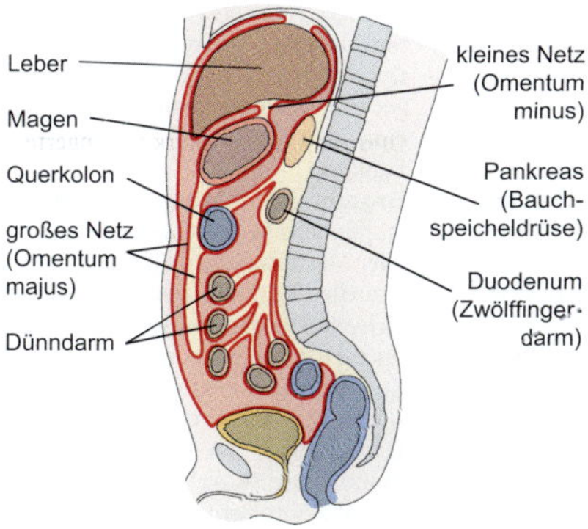

Abb. 296 Omentum majus/minus [L190]

rapie und Nachsorge v. a. bösartiger Tumorerkrankungen befasst

Onycho- Sich auf Nagel/Nägel beziehend

Onychorrhexis Abnorme Brüchigkeit der Nägel

Onychoschisis Aufspaltung der Nagelplatte

Oogenese ▶ *Eizellbildung*

Oogonie Vorstufe der befruchtungsfähigen Eizelle

Oophoritis Eierstockentzündung

Oozyte Weibliche Keimzelle; Unterteilung: Oozyte I. Ordnung: nach der ersten Reifeteilung; Oozyte II. Ordnung: zu Beginn der zweiten Reifeteilung

OP Abk. für: **Op**eration

Open-Book-Fraktur Beckenfraktur; Sprengung der ▶ *Symphyse* und Unterbrechung des dorsalen Beckenrings; dadurch „Aufklappen des Beckens" wie bei einem geöffneten Buch; keine Palpation des Beckens durchführen, um Verschlimmerung zu vermeiden!

Operabel Für chirurgische Eingriffe zugänglich, Aussicht auf Besserung bzw. Heilung durch eine Operation bietend; Geg.: inoperabel

Operation Abk.: OP; chirurgischer Eingriff zu diagnostischen und therapeutischen Zwecken

Operativ In Bezug auf die Operation, mit einer Operation (zu heilen); Geg.: konservativ

Ophthalm(o)- Vorsilbe oder Wortteil für: Auge-

Ophthalmoplegie Lähmung der Augenmuskulatur

Ophthalmoskopie ▶ *Augenhintergrund, Spiegelung*

Opioid Natürliche (Endorphine) oder extern zugeführte halb- oder vollsynthetische Substanzen mit morphinähnlicher Wirkung durch Interaktion an Opioidrezeptoren

Opioidrezeptoren Opiatrezeptoren, vorwiegend im ZNS gelegen, auch in der Peripherie mit spezifischen Bindungsstellen für Opioide

Opisthotonus Rückwärtsbeugung des Kopfes mit Überstreckung von Rumpf und Extremitäten bei ▶ *Meningitis*

Opportunistisch Nur unter bestimmten Bedingungen pathogen wirkend

OPQRST-Anamnese Schema zur systematischen Beschreibung von Symptomen (v. a. Schmerzen) eines Patienten; **O**nset (Wann traten Beschwerden auf?), **P**alliation/Provocation (Reduzierbarkeit/Auslösbarkeit), **Q**uality (Qualität/Art der Beschwerden), **R**egion/Radiation (Lokalisation/Ausstrahlung), **S**everity (Stärke VAS), **T**ime (zeitlicher Verlauf seit Beginn)

Opsonierung „Schmackhaft machen" von Erregern für die Phagozyten

Optisch Zum Auge oder zum Sehnerv gehörend

Optischer Apparat System des Auges zur Lichtbrechung, bestehend aus Hornhaut, Linse, Glaskörper und Kammerwasser; ermöglicht scharfes Sehen (▸ Abb. 31)

Oral Den Mund betreffend; über/durch den Mund

Oralverkehr Sexualpraktik mit oraler Stimulation des Penis (Fellatio) oder der Vulva (Cunnilingus)

Orangenhautphänomen Symptom bei Mammakarzinom; Grobporigkeit und ▸ *Lymphödem* der Haut über dem Tumor

Orbita Augenhöhle

Orchitis Hodenentzündung

Orciprenalin Alupent®; Arzneimittel zur Behandlung bradykarder Herzrhythmusstörungen, Reservemedikation bei Asthma, Gegenspieler bei Intoxikationen mit Betablockern

Ordnungszahl Gibt die Anzahl der Protonen im Atomkern wieder, definiert damit auch das chemische Element

Organ Zusammenschluss unterschiedlicher Gewebe mit einer gemeinsamen Funktion

Organellen Strukturen innerhalb einer Zelle mit einer Membran als Grenzstruktur, z. B. ▸ *Mitochondrien*

Organschmerz Syn.: Eingeweideschmerz, viszeraler Schmerz; dumpfer diffuser Schmerz dessen Lokalisation schwer zu eruieren ist; krampfartiger Schmerz, meist als Folge der Kontraktion glatter Muskulatur

Organsystem, Organismus In enger Verbindung stehende Organe mit einer übergeordneten gemeinsamen Funktion

Orgasmus Höhepunkt des Lustempfindens bei Geschlechtsverkehr oder Masturbation; dritte Phase des sexuellen Reaktionszyklus

Orientierungsstörung Beeinträchtigung der Fähigkeit, sich bezüglich Zeit, Ort, Situation und eigener Person zurechtzufinden

Oropharynx Syn.: Mesopharynx; Mundrachen (▸ Abb. 315)

Oropharyngealtubus Tubus nach Guedel, Mund-Rachen-Tubus; Kunststofftubus, dient auch als Beißschutz, Tubuskrümmung entspricht dem anatomischen Verlauf der Zunge; Größenabschätzung Ohrläppchen zu Mundwinkel; verhindert das Zurückfallen der Zunge, kein sicherer Aspirationsschutz (▸ Abb. 164)

Orosauger Spezielle Absaugvorrichtung für Neugeborene; Sog der Absaugung wird vom Helfer selbst erzeugt, dadurch bessere Regulation

Orthese Hilfsmittel zum Ausgleich fehlender Funktionen des Bewegungsapparates (▸ Abb. 297)

Ortho- Vorsilbe oder Wortteil für: gerade, aufrecht, richtig

Orthograd In physiologischer Richtung; Geg.: retrograd

Orthopädie Medizinisches Fachgebiet (zusammen mit Unfallchirurgie), das sich mit Prävention, Diagnostik und Therapie angeborener und erworbener Form- und Funktionsfehler des Bewegungsapparates sowie der Rehabilitation des Patienten befasst

Orthopnoe Schwere Atemnot in Ruhe mit Einsatz der ▸ *Atemhilfsmuskulatur* in sitzender Position

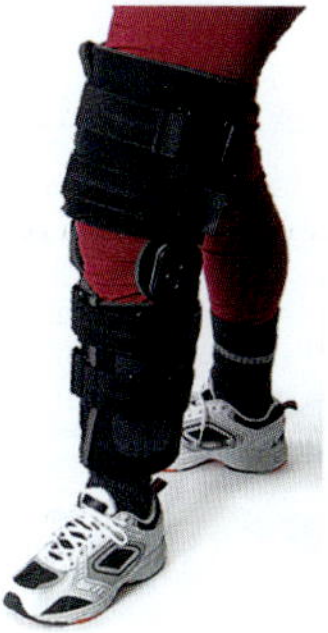

Abb. 297 Orthese [J787]

Orthostatische Dysregulation Syn.: orthostatische Hypotonie; wiederkehrender Blutdruckabfall beim Wechsel vom Liegen/Sitzen zum Stehen oder bei längerem Stehen; durch kurzzeitige Minderdurchblutung des Gehirns wird dem Patienten schummerig und schwarz vor Augen

Os Knochen (▶ Abb. 298)

Os breve Kurzer Knochen

Os capitatum ▶ *Kopfbein*

Os coccygis ▶ *Steißbein*

Os coxa ▶ *Hüftbein*

Os cuneiforme ▶ *Keilbein*

Os ethmoidale ▶ *Siebbein*

Os frontale ▶ *Stirnbein*

Os hamatum ▶ *Hakenbein*

Os hyoideum ▶ *Zungenbein*

Os ilium ▶ *Darmbein*

Os ischii ▶ *Sitzbein*

Os lacrimale ▶ *Tränenbein*

Os longum Langer Knochen (Röhrenknochen)

Os lunatum ▶ *Mondbein*

Os nasale ▶ *Nasenbein*

Os naviculare ▶ *Kahnbein*

Os occipitale ▶ *Hinterhauptbein*

Os palatinum ▶ *Gaumenbein*

Os pisiforme ▶ *Erbsenbein*

Os planum Platter Knochen

Os pubis ▶ *Schambein*

Os sacrum ▶ *Kreuzbein*

Os scaphoideum ▶ *Kahnbein*

Os sphenoidale ▶ *Keilbein*

Os temporale ▶ *Schläfenbein*

Os trapezium Großes ▶ *Vieleckbein*

Os trapezoideum Kleines ▶ *Vieleckbein*

Os triquetrum ▶ *Dreiecksbein*

Os zygomaticum ▶ *Jochbein*

-ose Nachsilbe oder Wortteil für: Zustand

OSG Abk. für: ▶ *Sprunggelenk, oberes*

Osmolalität Menge der osmotisch aktiven Teilchen pro Kilogramm

Osmolarität Menge der osmotisch aktiven Teilchen pro Liter

Osmose Diffusion von Lösungsmittelmolekülen durch eine halbdurchlässige (semipermeable) Membran; die Membran ist dabei undurchlässig für die gelösten Stoffe – zum Konzentrationsausgleich kommt es daher durch Einstrom des Lösungsmittels auf die Seite der Membran mit der höheren Stoffkonzentration

Osmotischer Druck Druck, mit dem das Lösungsmittel bei der Osmose durch die semipermeable Membran tritt

Ossifikation Knochenentwicklung

Ossifikation, chondrale Indirekte Knochenbildung, bei der zuerst Knorpel gebildet wird, der dann verknöchert

Ossifikation, desmale Direkte Knochenbildung im embryonalen Mesenchym

Ossifikation, enchondrale Knorpelabbauende Chondroklasten und knochenaufbauende Osteoblasten sorgen vor allem im Bereich der ▶ *Epiphysenfugen* für ein Längenwachstum des Röhrenknochens

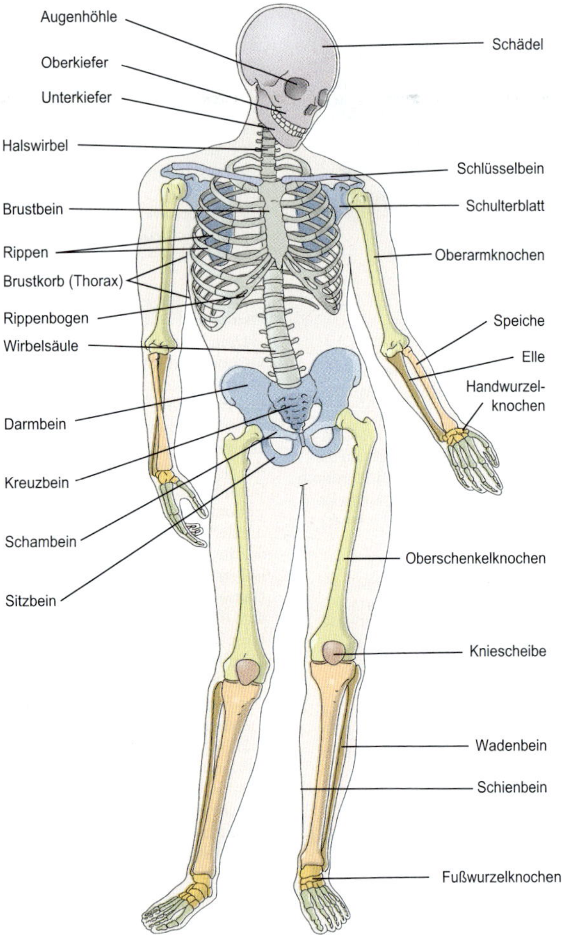

Abb. 298 Das menschliche Skelett: die wichtigsten Knochen [L190]

Ossifikation, perichondrale ▶ *Osteoblasten*, welche vom ▶ *Perichondrium* her ▶ *Osteoid* um den zu verknöchernden Knorpel herum anlagern, verursachen ein Dickenwachstum des Knochens

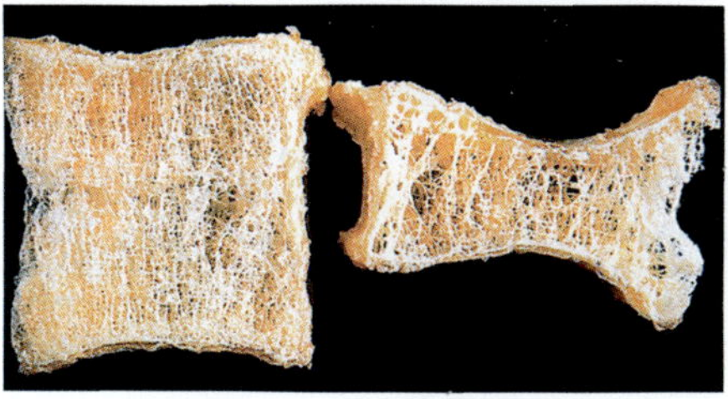

Abb. 299 Wirbelkörper mit Osteoporose (rechts) und ohne (links) [E554]

Osteitis, Ostitis Knochenentzündung

Osteo- Vorsilbe oder Wortteil für: Knochen-

Osteoblasten Knochenzellen, die bei der Knochenbildung die anorganischen Substanzen sezernieren

Osteoid Organische Bestandteile der Interzellularsubstanz im Knochen, in das die anorganischen Bestandteile eingelagert werden, die dem Knochen seine Stabilität geben

Osteoklasten Zellen, die die Interzellularsubstanz des Knochens auflösen können

Osteom Gutartiger Knochentumor

Osteomalazie Krankheit bei Erwachsenen, bei der sich die Knochen infolge von Vitamin-D-Mangel verkrümmen und schmerzen

Osteomyelitis Knochenmarkentzündung; zu unterscheiden von Osteitis (meist Beteiligung aller Knochenstrukturen); Unterteilung: endogene (durch ▶ *hämatogene* Aussaat der Erreger bei Allgemeininfektionen) und exogene (durch Eindringen der Erreger von außen, z. B. bei Operation oder offener Fraktur)

Osteon Kleine, längsverlaufende Säule im Knochen aus kollagenen Fasern; Hauptstruktur im Lamellenknochen

Osteon-Lamelle Osteone verlaufen als Säule in Knochenlängsrichtung mit dem Havers-Kanal in der Mitte, um den sich in konzentrischen Kreisen die Osteon-Lamellen gruppieren

Osteopenie Niedrige Knochendichte

Osteoporose Generalisierte Knochenerkrankung mit Verminderung der Knochenmasse, veränderter Mikroarchitektur des Knochens und erhöhtem Frakturrisiko; v. a. bei älteren Menschen, insbesondere älteren Frauen (▶ Abb. 299)

Osteoporose, postmenopausale Verminderung der Knochenmasse nach der Menopause; Häufigkeit ca. 30 % aller Frauen nach der Menopause; Abnahme der Knochendichte bereits perimenopausal

Osteosarkom Bösartiger Knochentumor

Osteosynthese Chirurgischer Eingriff mit dem Ziel, die Knochenbruchstücke wieder in die anatomisch korrekte Position zu fixieren, um eine günstige Bruchheilung zu gewährleisten

Osteozyten Nicht mehr teilungsfähige Knochenzellen im fortgeschrittenen Stadium des Knochenaufbaus

Ot(o)- Vorsilbe oder Wortteil für: Ohr-

O

Otalgien Ohrenschmerzen
Otitis externa Entzündung des äußeren Gehörgangs (▶ Abb. 182)
Otitis media acuta Akute Mittelohrentzündung, viral oder bakteriell bedingt; häufiges Krankheitsbild bei Kindern; gute Prognose
Otorrhö Ohrlaufen; Sekretion aus dem Ohr
Otosklerose Herdförmige Knochenstoffwechselstörung des knöchernen Labyrinths mit den Leitsymptomen Schwerhörigkeit und ▶ *Tinnitus (aurium)*
Ov(o)- Vorsilbe oder Wortteil für: Ei-
Ovales Fenster Lat.: Fenestra vestibuli; membranverschlossenes Fenster zwischen Paukenhöhle und Innenohr, ihm liegt die „Fußplatte" des Steigbügels auf ▶ Abb. 150
Ovar ▶ *Eierstock*
Ovarektomie Entfernung der Eierstöcke
Ovarialgravidität Syn.: Eierstockschwangerschaft; Form der Extrauteringravidität, bei der sich die befruchtete Eizelle im Eierstock einnistet (▶ Abb. 300)

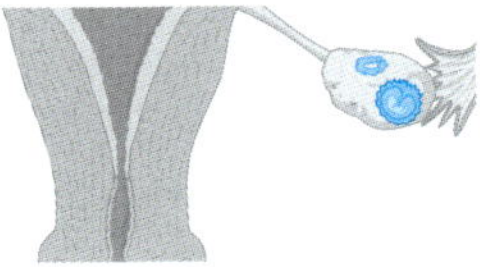

Abb. 300 Ovarialgravidität [L138]

Ovarialinsuffizienz Unzureichende Funktion des Eierstocks führt zur Sterilität der Frau; Unterteilung: primäre Ovarialinsuffizienz (Störung im Ovar), sekundäre Ovarialinsuffizienz (Störungen der Regulationszentren, Stress)
Ovarialtorsion Syn.: Stieldrehung; Drehung des Ovars um seine eigene Längsachse; zeitkritischer gynäkologischer Notfall
Ovarialzysten, funktionelle Durch Flüssigkeitsretention bedingte Zysten (= Blasen), die v. a. durch die Verwechslungsgefahr mit bösartigen Ovarialtumoren von Bedeutung sind; häufig: Follikelzysten, Corpus-luteum-Zysten
Ovulation Eisprung
Ovulationshemmer Syn.: Anti-Baby-Pille, Pille; Arzneimittel, bestehend aus einer Kombination von Östrogenen und Gestagenen; Einnahme zur hormonellen Empfängnisverhütung
Ox(y)- Vorsilbe oder Wortteil für: Sauerstoff
Oxidation Chemische Reaktion, bei der ein Molekül Elektronen abgibt
Oxidationswasser Wasser, das während des Stoffwechsels im Körper freigesetzt wird
Oxytocin Hormon des ▶ *Hypothalamus*; sorgt bei der Geburt für regelmäßige Wehen und beim Stillen für den Milcheinschuss

P

p Abk. für: Druck (engl. **p**ressure)
$paCO_2$ Abk. für: arterieller Kohlendioxid-Partialdruck
Paddels Zwei großflächige Elektroden; in der präklinischen Notfallmedizin meist als Klebeelektroden, über die der elektrische Impuls zur Defibrillation oder zur Schrittmachertherapie abgegeben wird
Päd(o)- Vorsilbe oder Wortteil für: das Kind bzw. Kindesalter betreffend
Pädiatrie Syn.: Kinderheilkunde; medizinisches Fachgebiet und Lehre von der Entwicklung des kindlichen und jugendlichen Organismus, seiner Erkrankungen und ihrer Behandlung
Pädiatrisches Beurteilungsdreieck Hilfsmittel zur strukturierten Ersteinschätzung von pädiatrischen Patienten; bewertet Atmung, Kreislauf und Erscheinungsbild (▶ Abb. 301)
Pädophilie Sexuelles Interesse an Kindern
Palliative Therapie Die Beschwerden einer Krankheit lindernd, aber nicht die Ursache bekämpfend; Geg.: kurative Therapie
Palliative care Syn.: Palliativversorgung, Palliativmedizin; ganzheitliches Betreuungskonzept für Patienten, die unter einer unheilbaren, meist lebensbedrohlichen Krankheit leiden, sowie deren Familien; Behandlung von Schmerzen, weiterer Symptome und Hilfe bei psychologischen, sozialen oder seelsorgerischen Problemen; Ziel: bestmögliche Lebensqualität erreichen
Pallium Großhirnmantel
Palmar Syn.: volar; zur Handfläche (Hohlhand) hin

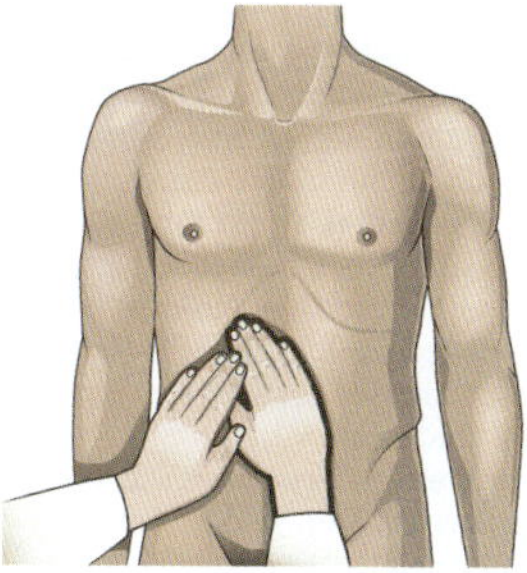

Abb. 302 Palpation der Leber [L255]

Palmaraponeurose Sehnenplatte der Sehne des langen Hohlhandmuskels, welche sich in der Handtellerseite befindet
Palmarflexion Beugen der Hand
Palpation Untersuchung des Körpers durch Betasten (▶ Abb. 302)

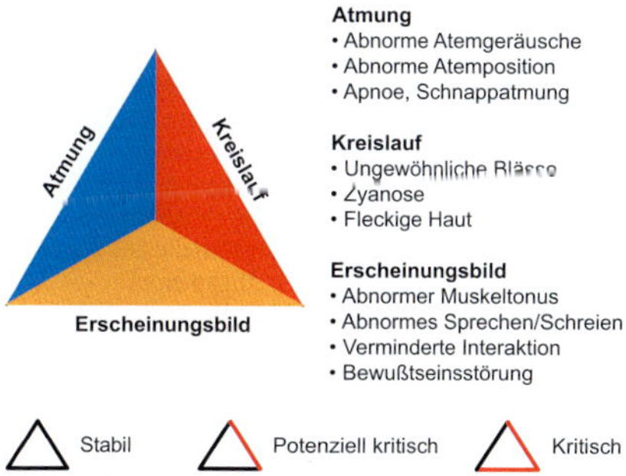

Abb. 301 Pädiatrisches Beurteilungsdreieck [L143]

Palpation, bimanuelle ▸ *Bimanuelle Palpation*
Palpitation Herzklopfen; verstärkter, beschleunigter Herzschlag
Pan- Vorsilbe oder Wortteil für: alle, völlig, ganz
Panaritium Syn.: Nagelbettentzündung; eitrige Entzündung im Nagelfalz unter dem Nagel
Pancuronium Pancuroniumbromid; nicht-depolarisierendes Muskelrelaxans
Pandemie Zeitlich begrenzte aber örtlich unbegrenzte Ausbreitung einer Erkrankung
Panikattacke Angstanfall, meist nur Minuten anhaltend, mit dem Gefühl, gleich sterben oder „verrückt" werden zu müssen
Panikstörung Angststörung mit wiederholten, schweren Angstanfällen ohne besondere Auslöser
Pankarditis Entzündliche Herzerkrankung, bei der alle Herzschichten entzündet sind
Pankreas ▸ *Bauchspeicheldrüse*
Pankreasinseln Syn.: ▸ *Langerhans-Inseln*
Pankreasinsuffizienz Verlust der endokrinen und exokrinen Bauchspeicheldrüsenfunktion infolge einer chronischen Pankreatitis; bei Zerstörung von mehr als 90 % der Pankreaszellen Fettstühle, Malassimilationssyndrom (verminderte Nährstoffausnutzung) durch Enzymmangel und Diabetes mellitus
Pankreasverletzung Selten; in der Präklinik nicht zu diagnostizieren, auch in klinischer Therapie nachgeordnete Behandlungspriorität; Unterteilung in Pankreaskontusion, -kompression und -ruptur
Pankreatitis, akute Syn.: akute Bauchspeicheldrüsenentzündung; plötzlich einsetzende Entzündung des Pankreas mit Selbstandauung (= Autolyse) des Organs und Beeinträchtigung der Pankreasfunktion
Pankreatitis, chronische Kontinuierlich oder in Schüben fortschreitende Bauchspeicheldrüsenentzündung mit zunehmendem Verlust der endokrinen und exokrinen Pankreasfunktion; in ca. 75 % durch Alkoholabusus bedingt
Pantothensäure Wichtiges Coenzym im Stoffwechsel; bei Mangelerscheinungen u. a. Burning-Feet-Syndrom (Missempfindungen und brennende Schmerzen an den Füßen, v. a. nachts)
PAP Abk. für: Zervix-, Portio- oder Scheidenabstrich nach **Pap**anicolaou
Papel Syn.: Papula, Knötchen; umschriebene, über dem Hautniveau liegende tastbare Gewebsverdickung
Papiersackeffekt Ursache für Pneumothorax; Patient bemerkt unvermeidlichen Unfall und atmet tief ein und hält die Luft an; beim Aufprall platzt die Lunge wie ein aufgeblasener Papiersack (▸ Abb. 303)
Papilla duodeni major Große Zwölffingerdarmpapille; Einmündungsstelle von Gallen- und Pankreasgang ins Duodenum (▸ Abb. 94)
Papillarmuskeln Lat.: Mm. papillares; dicke Muskelzapfen in den Ventrikeln; Ankerpunkte für die Aufhängung der ▸ *Segelklappen*
Papillarschicht Lat.: Stratum papillare; Schicht der Lederhaut; ragt in Papillen aus lockerem Bindegewebe in die Oberhaut (▸ Abb. 173)
Papille Austrittsstelle des Sehnervs am hinteren Augapfelpol
Papille, dermale Zapfenartige Ausziehungen der Papillarschicht zur Vergrößerung der Oberfläche
Papillen (Zunge) Warzenförmige Erhebungen an Zungenrücken und -rändern zur Wahrnehmung von Tast- und Geschmacksempfindun-

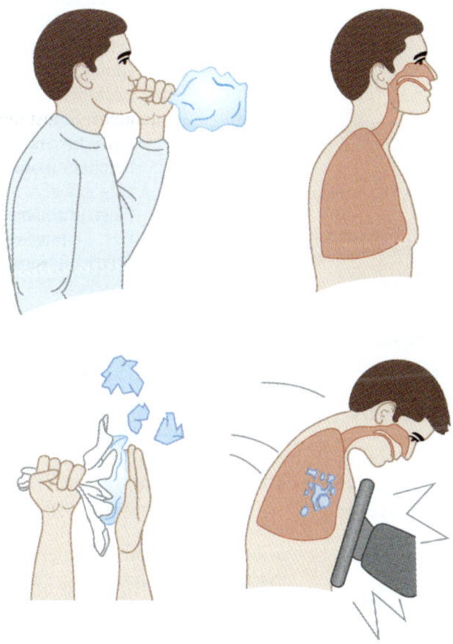

Abb. 303 Papiersackeffekt [L231]

gen; Unterscheidung: Papillen zur Tastempfindung (fadenförmige Papillen, mit sensiblen Nervenendigungen versehen) und mit Geschmacksknospen besetzte Papillen (blattförmige, pilzförmige und warzenförmige Papillen) (▶ Abb. 304)

Papillengang Lat.: Ductus papillaris; Teil des Harnsystems, leitet Urin in Richtung Nierenbecken

Papillom Gutartiger Tumor, vom Oberflächenepithel ausgehend

Papilloma-Viren, humane Abk.: HPV; Virengruppe, die gewöhnliche Warzen (Hände, Finger) und Feigwarzen (Genital- und Analbereich) verursacht; Infektion mit High-risk-HPV-Typen ist eine Ursache für Gebärmutterhalskrebs; eine Impfung ist möglich und wird von der ▶ *STIKO* für Mädchen und Jungen im Alter von 9–14 Jahren empfohlen

Papillotomie Syn.: Papillenschlitzung; Einschnitt in die Papilla duodeni major im Rahmen einer ▶ *ERCP* bei Konkrementen im Gallengang, zur Steinentfernung oder Einlage einer Drainage

Papula ▶ *Papel*

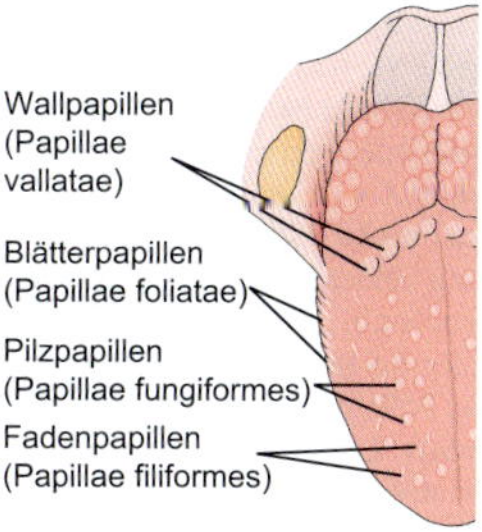

Abb. 304 Papillen (Zunge) [L190]

P

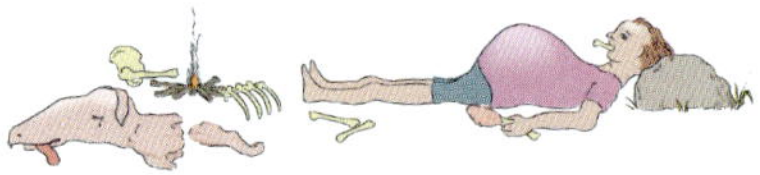

Abb. 305 Hauptfunktionen des Parasympathikus [L190]

Para- Vorsilbe oder Wortteil für: entlang, neben
Parästhesie Syn.: Missempfindungen; Sensibilitätsstörung mit unangenehmer Empfindung ohne einen von außen nachvollziehbaren Reiz, z. B. Ameisenlaufen, Kribbeln
Parainfektiös Während oder nach einer Infektion auftretend, aber nicht durch deren spezifischen Erreger bedingt
Parakrine Wirkung Hormonwirkung auf benachbarte Zellen
Paralyse Syn.: -plegie; totale Lähmung; Verlust der Fähigkeit, Muskeln bzw. Gliedmaßen zu bewegen
Paralytischer Ileus Darm ist infolge einer Operation oder Peritonitis gelähmt, die Peristaltik fehlt
Paraneoplastisches Syndrom Abk.: PNS; von Tumorprodukten ausgelöste Krankheiten durch Immunreaktion oder Freisetzung von ▶ *Mediatoren*
Paraparese Unvollständige Lähmung beider Arme oder beider Beine
Paraplegie Vollständige Lähmung beider Beine, z. B. bei Querschnitt oder Poliomyelitis; ▶ *Tetraplegie*
Parasit Lebewesen, das sich auf Kosten eines anderen Lebewesens (Wirt) ernährt
Parasomnie Störende oder krankhafte Begleiterscheinungen des Schlafes, die anfallsartig oder als Episoden auftreten (z. B. Schlafwandeln, Einnässen, Alpträume, nächtliche Angstzustände)
Parasternal Neben dem Brustbein gelegen
Parasympathikus Teil des vegetativen Nervensystems (▶ Abb. 305); dient der Regeneration und dem Aufbau körpereigener Reserven; „Gegenspieler" des ▶ *Sympathikus*
Parasympatholytikum Plural: Parasympatholytika; Syn.: ▶ *Anticholinergikum*
Parathormon Hormon zur Regulierung von Kalzium- und Phosphatstoffwechsel
Parathymie Gefühl und Erlebnis passen nicht zusammen; Bsp.: lächelnd von einem schlimmen Erlebnis berichten
Paratyphus ▶ *Typhus*
Paravasat Fehlplatzierte Infusionslösung, die nicht in die Vene, sondern in das subkutane Gewebe läuft
Paravertebral Neben der Wirbelsäule gelegen
Parazentese Entnahme von Flüssigkeit aus einer Körperhöhle
Parenchym Funktionsgewebe eines Organs
Parenteral Unter Umgehung des Magen-Darm-Traktes
Parese Teillähmung; Einschränkung der Fähigkeit, Muskeln bzw. Gliedmaßen zu bewegen
Parese, Toddsche Halbseitenlähmung nach fokal-motorischem zerebralen Krampfanfall; bildet sich nach dem Krampfanfall in der Postiktalphase wieder zurück

Parietalzellen ▶ *Belegzellen*

Parkinson-Syndrom Syn.: Morbus Parkinson; Erkrankung der ▶ *Basalganglien*, bei der es zu Störungen der Bewegungsabläufe kommt

Parodontose Schwund des Zahnfleisches und des Zahnhalteapparates; bei Entzündung: Parodontitis

Paronychie Nagelumlauf; Entzündung des Nagelfalzes

Parotitis Entzündung der Glandula parotis (▶ *Ohrspeicheldrüse*), durch Strepto- oder Staphylokokken verursacht; Auftreten bei vermindertem Speichelfluss, z. B. bei Nahrungskarenz, Flüssigkeitsmangel

Pars Teil

Partial, partiell Teilweise

Partialdruck Druckanteil eines bestimmten Gases in der Atemluft; die Diffusion der Gase erfolgt von Orten höherer zu Orten niedrigerer Partialdrücke

Partielle Thromboplastinzeit Abk.: PTT; Laborparameter zur Prüfung der Gerinnungsfähigkeit; dient zur Überwachung der Vollheparinisierung

Partikelfilter Filtert kleinste Partikel aus durchströmender Luft; wird in der Medizin oft in Form eines Atemschutzfilters genutzt; verschiedene Typen vorhanden; durch Farbkennzeichnung markiert

Passager Vorübergehend, zeitweise; Geg.: permanent

Passivimmunisierung Übertragung von Antikörpern gegen bestimmte Erreger oder Toxine, die von einem anderen Organismus gebildet worden sind; sofortiger Schutz; vgl. ▶ *Aktivimmunisierung*

Paste Streichbare Arzneizubereitung zur äußeren Anwendung; besteht aus Fetten und pulverisierten Arzneistoffen

Pat. Abk. für: Patient/in

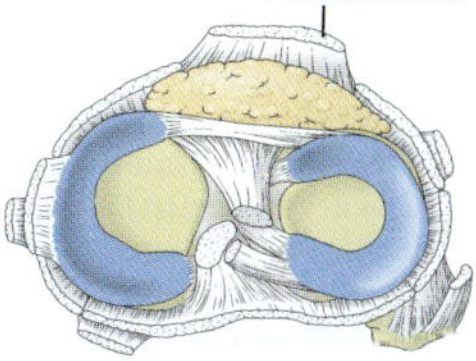

Abb. 306 Knie von oben mit Patellarsehne [L190]

Patella ▶ *Kniescheibe*

Patellarsehne Lat.: Ligamentum patellae; das Kniescheibenband ist eine Fortsetzung der Sehne des M. quadriceps femoris; es enthält die Kniescheibe (Patella), ein Sesambein, und setzt oben am Schienbein an (▶ Abb. 306)

Patellarsehnenreflex Abk.: PSR; Syn.: Kniesehnenreflex; Eigenreflex: ein Schlag auf die Patellarsehne führt zu einer reflektorischen Streckung des Kniegelenks

Path(o)- Vorsilbe oder Wortteil für: krank-

-pathie Nachsilbe oder Wortteil für: Krankheit

Pathogen Krankheitsverursachend

Pathogenese Krankheitsentstehung

Pathogenität Fähigkeit eines Mikroorganismus, eine Erkrankung zu verursachen

Pathologie Lehre der Krankheiten und der erkrankten Gewebe

Pathologisch Krankhaft (verändert); Geg.: physiologisch

Pathophysiologie Lehre von den Funktionsstörungen des menschlichen Körpers

Patientenmanagement, beurteilungsbasiert Erkennen von lebensbedrohlichen Situationen und deren

Abwendung sowie die Zusammenfassung aus Leitsymptom, Befund, Anamnese und Diagnostik

Patientenverfügung Dokument, in dem der Patient festlegt, welche ärztlichen Eingriffe oder Heilbehandlungen er in einer konkreten Behandlungssituation bewilligt und welche er untersagt, wenn er seinen Willen nicht mehr unmittelbar äußern kann

Paukenerguss Sekretansammlung in der Paukenhöhle

Paukenhöhle Lat.: Cavum tympani; größter Teil des Mittelohres; mit Luft gefüllt; verbunden mit dem oberen Rachenraum

Paukenröhrchen Einlegen eines Röhrchens ins Trommelfell zur Belüftung des Mittelohrs bei wiederkehrendem Paukenerguss (v. a. bei Kindern)

pAVK Abk. für: **p**eriphere **a**rterielle **V**erschluss**k**rankheit

PCA Abk. für: **P**atient-**C**ontrolled **A**nalgesia; pumpengesteuerte On-demand-Analgesie; vom Patienten nach Bedarf abrufbare Schmerzmitteldosierung über eine Pumpe

PCR Abk.: Polymerase-Kettenreaktion; Technik zur Vermehrung von DNA bzw. RNA; u. a. als Nachweisverfahren für Krankheitserreger genutzt

PCV Abk. für: **P**ressure **C**ontrolled **V**entilation; druckkontrollierte Beatmung

PDA Abk. für: 1. **p**ersistierender **D**uctus **a**rteriosus; 2. **P**eri**d**ural**a**nästhesie

PEA Abk. für: **P**ulslose **e**lektrische **A**ktivität; Syn.: elektromechanische Entkoppelung/Dissoziation; Form des Herzstillstands, bei der trotz elektrischer Aktivität des Herzens keine Auswurfleistung erbracht wird; nicht defibrillierbar

Peak Spitze

Peak-Flow-Meter Gerät zur Krankheitskontrolle bei chronischen Lungenerkrankungen; Messung des Höchstwerts des Ausatmungsstroms bei forcierter Ausatmung; Richtgröße ist ein individueller „Bestwert"; mithilfe eines Ampelschemas kann der Betroffene seine Atemsituation objektivieren und auf Veränderungen reagieren

Pedi- Vorsilbe oder Wortteil für: Fuß-

Pedikulose Erkrankungen durch Läuse; beim Menschen durch die Kopf-, Filz- und Kleiderlaus

PEEP Abk. für: **P**ositiv **e**nd**e**xspiratorischer **A**temwegsdruck; Höhe des positiven Drucks, der am Ende der Ausatmung in den Atemwegen herrscht; verhindert Kollaps der Alveolen, verbessert den pulmonalen Gasaustausch; Einsatz bei kontrollierter und assistierter Beatmung

Peer Review Verfahren zur Qualitätssicherung von wissenschaftlichen Veröffentlichungen; unabhängige Gutachter aus dem Fachgebiet des Autors beurteilen den Fachartikel vor der Veröffentlichung; häufig anonymisiert (zweiseitig verblindet)

PEG Abk. für: **p**erkutan-**e**ndoskopische **G**astrostomie (▸ Abb. 307); Sonde, die durch die Bauchdecke in den Magen oder über denselben in den Dünndarm eingebracht wird; dient der längerfristigen Sondenernährung

Peitschenhiebmechanismus Bewegungsablauf bei Auffahrunfall von hinten; zunächst Hyperextension (Überstreckung) der HWS, gefolgt von starker Flexion (Beugung) der HWS; gefürchtete Komplikation bei HWS-Luxationsfrakturen; Gefahr der Durchtrennung des Rückenmarks

PEJ Abk. für: **p**erkutan-**e**ndoskopische **J**ejunostomie; Darmfistel; Anwendung bei längerer enteraler

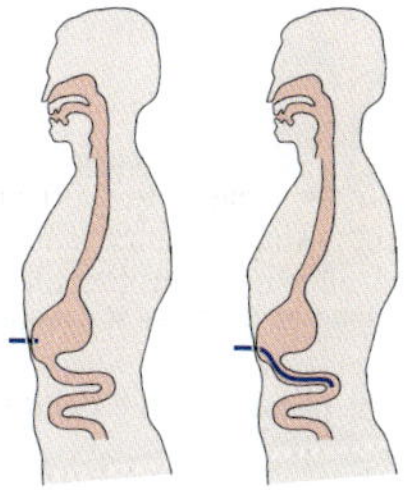

Abb. 307 PEG (links) und PEG mit Verlängerung ins Jejunum (rechts) [L215]

Ernährung bei gleichzeitiger Unmöglichkeit, die Sonde in den Magen zu legen

Pektin Löslicher Faserstoff

Pellagra Erkrankung, die durch Mangel an Niacin (Vitamin B3) ausgelöst wird; Symptome: Durchfall, Dermatitis, Demenz

Pelvic Inflammatory Disease Abk.: PID; Syn.: ▶ *Adnexitis*

Pelvis ▶ *Becken*

Pelviskopie Syn.: diagnostische Laparoskopie; Beckenspiegelung zur Untersuchung der dort gelegenen Organe

Pendelblut Rücklauf des Blutes aus der Kammer in den Vorhof bzw. aus dem Vorhof in die Kammer; durch Klappendefekt am Herzen

Pendelluft Luft, die innerhalb eines Lungenflügels oder zwischen den beiden Lungenflügeln hin- und herbewegt wird, ohne am Gasaustausch teilzunehmen; Ursache: knöcherne Instabilität beim Thoraxtrauma führt bei Inspiration zum Absinken und bei Exspiration zum Heben des Thorax im verletzten Bereich → Pendelluft in der verletzten Lungenhälfte (▶ Abb. 308)

Penetration 1. Durchbruch (z. B. eines Geschwürs in Nachbargewebe); 2. Eindringen des Penis beim Geschlechtsverkehr

-penie Nachsilbe oder Wortteil für: Erniedrigung, Verringerung

Penis Männliches Glied, äußeres Geschlechtsorgan zur Durchführung des Geschlechtsakts

Penisschaft Lat.: Corpus penis; Mittelstück des Penis

Penisschwellkörper Lat.: Corpus cavernosum penis; paarig angelegte Struktur des Penisschafts; ermöglichen durch Auffüllen der Hohlräume mit Blut eine Aufrichtung des Penis

Peniswurzel Lat.: Radix penis; Teil des Penis, der dem Körper am nächsten ist

PEP-Atmung Abk. für: **P**ositive **E**xspiration **P**ressure, positiver Aus-

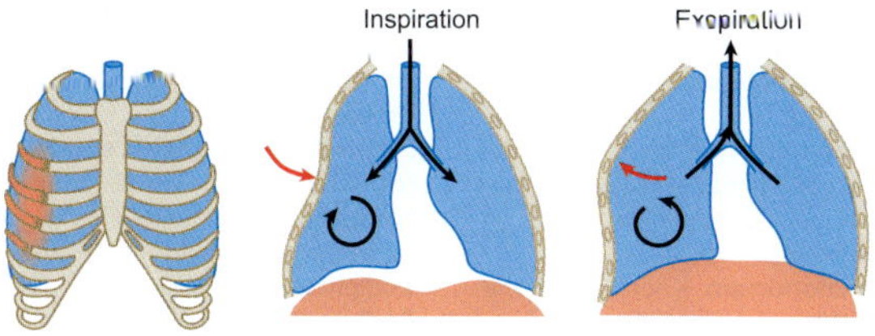

Abb. 308 Pendelluft [L231]

P

atemdruck; Ausatmung gegen einen Widerstand

Pepsine Enzym des Magens zur Eiweißspaltung

Pepsinogene Vorstufe des Verdauungsenzyms Pepsin zur Eiweißspaltung

Peptidbindung Chemische Bindung, die zwei oder mehrere ▶ *Aminosäuren* zu Ketten miteinander verbindet; die Carboxylgruppe (-COOH) der ersten Aminosäure bindet an die Aminogruppe der zweiten usw.

Per- Vorsilbe oder Wortteil für: durch, hindurch

Perforansvenen Verbindung zwischen tiefen und oberflächlichen Venen

Perforation, -perforation Durchbrechen oder Durchstoßen einer geschlossenen Körperhöhle oder eines Gewebes infolge einer Erkrankung oder eines Unfalls

Perforationsperitonitis Bauchfellentzündung infolge einer Perforation eines bakteriell kontaminierten Hohlorgans, z. B. entzündeter Appendix

Perforationsschmerz Heftiges Schmerzereignis zu Beginn der Perforation, dem „Zerreißungsschmerz", der gut lokalisiert werden kann; danach freies Intervall, dem ein stetig zunehmender Entzündungsschmerz folgt

Perfusion Durchblutung des Körpers oder auch einzelner Organe

Peri- Vorsilbe oder Wortteil für: um … herum

Perianalthrombose Thrombosierung einer perianalen Vene; sichtbar als bläulicher, harter Knoten im Analbereich

Perichondrium Knorpelhaut; wie Periost stark vaskularisiert und innerviert und daher sehr schmerzempfindlich

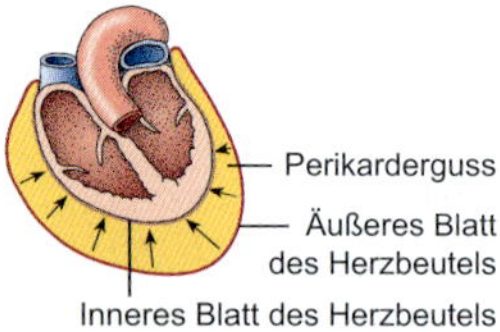

Abb. 309 Perikarderguss [L190]

Periduralanästhesie Abk.: PDA; Syn.: Epiduralanästhesie; Einspritzen eines Anästhetikums in den ▶ *Epiduralraum* des knöchernen Spinalkanals zur lokalen Betäubung und somit zur Hemmung der Schmerzleitung in den Nervenwurzeln; breiter anwendbar als Spinalanästhesie

Perikard Herzbeutel; unten mit dem ▶ *Zwerchfell* und seitlich mit der ▶ *Pleura* verwachsen

Perikarderguss Flüssigkeitsansammlung im Herzbeutel; kann bei ▶ *Perikarditis* auftreten (▶ Abb. 309)

Perikardhöhle Spaltraum zwischen Perikard und Epikard, welcher das Herz umgibt; Herzbeutelhöhle

Perikarditis Entzündung des Herzbeutels (= Perikard); meist gute Prognose; Unterteilung: Pericarditis sicca (Kennzeichen: Perikardreiben bei Auskultation) und Pericarditis exsudativa (feuchte Perikarditis, Folgestadium der Pericarditis sicca mit entzündlichem Perikarderguss im Herzbeutel)

Perikardtamponade Massive Einschränkung der Auswurfleistung des Herzens durch Blut oder Flüssigkeit im Herzbeutel; lebensbedrohliche Komplikation bei ▶ *Perikarderguss*

Perilymphe Flüssigkeit, welche sich innerhalb des Labyrinths im Innenohr befindet; wichtig für die

Weiterleitung der Schallwellen (▶ Abb. 359)
Perimetrie Gesichtsfeldprüfung
Perimysium Bindegewebe, das einzelne Muskelfasern und den gesamten Muskel umgibt
Perinatalperiode Zeit vom Ende der 22. ▶ *SSW* bis zum 7. Lebenstag des Kindes
Perineurium Bindegewebe, das Stränge aus mehreren gebündelten Nervenfasern umgibt
Periode 1. Zeitintervall; 2. Regelblutung der Frau; 3. Gruppe von Elementen, welche die gleiche Anzahl an Elektronenschalen haben, in sich nochmals geordnet nach der Anzahl der Protonen (aufsteigend)
Periodensystem Alle bekannten chemischen Elemente werden im Periodensystem der Elemente eingeordnet; Elemente mit ähnlicher Elektronenanordnung in der äußersten Schale (und somit ähnlichen chemischen Eigenschaften) sind in senkrechten Gruppen organisiert, Elemente mit gleicher Anzahl an Schalen sind in waagrechte Perioden eingeteilt
Periost Knochenhaut (▶ Abb. 310); dick, gelblich, umgibt fast den ganzen Knochen; während der Wachstumsphase aus zwei Schichten aufgebaut; Unterteilung in Faserschicht und Keimschicht
Peripher Auf den Rand des Körpers zu, von der Mitte weg; Geg.: zentral
Periphere arterielle Verschlusskrankheit Abk.: pAVK; ▶ *Arterielle Verschlusskrankheit, periphere*
Periphere Nervenblockade ▶ *Leitungsanästhesie*
Peripherer Gesamtwiderstand Addierter Widerstand aller hintereinanderliegenden Gefäße
Peripherer Nerv Nervenzelle außerhalb des ZNS

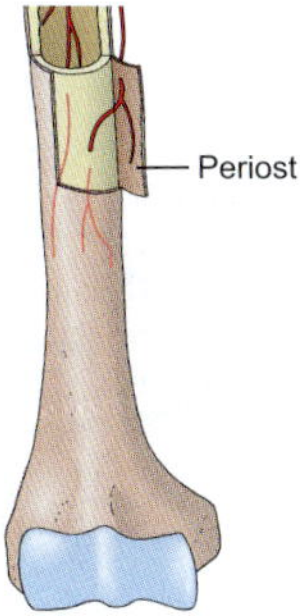

Abb. 310 Periost [L190]

Peripheres Nervensystem ▶ *Nervensystem, peripheres*
Periportalfelder Bereich zwischen mehreren aufeinandertreffenden Leberläppchen; in ihm verlaufen drei Versorgungsleitungen: je ein Ast der Pfortader und der Leberarterie sowie eine Gallenkapillare
Peristaltik Wellenartig verlaufende Muskelkontraktionen der Verdauungsmuskulatur, welche den Magen-Darm-Inhalt transportieren
Peritonealdialyse Abk.: PD (▶ Abb. 311); intrakorporales Blutreinigungsverfahren zur Nierenersatztherapie, bei der das Bauchfell (= Peritoneum) als semipermeable Membran dient; Unterteilung: kontinuierlich ambulante (Abk.: CAPD) und nächtlich intermittierende Peritonealdialyse (Abk.: NIPD)
Peritonealgravidität ▶ *Abdominalgravidität*
Peritonealhöhle Lat.: Cavitas abdominis; Bauchhöhle oder Bauchfellhöhle; spaltförmiger Hohlraum, der von den zwei Blättern des Bauchfells (parietales und viszerales Peritoneum) umschlossen ist

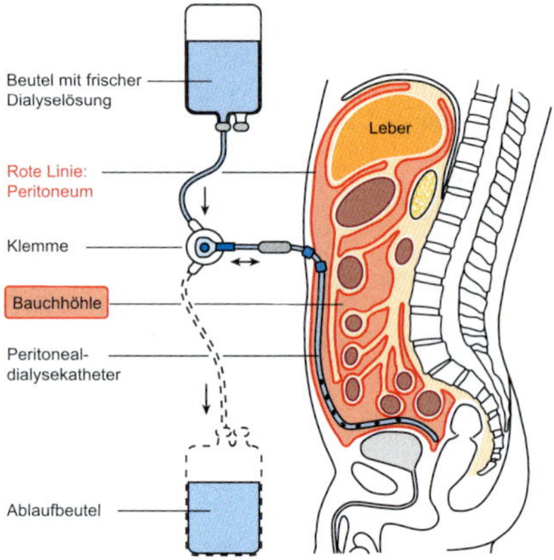

Abb. 311 Prinzip der Peritonealdialyse [L143/L190]

Peritoneallavage Bauchhöhlenspülung zum Nachweis einer intraperitonealen Blutung

Peritonealpunktion ▶ *Aszitespunktion*

Peritoneum Bauchfell; Unterteilung: Peritoneum viscerale: inneres Blatt des Bauchfells, überzieht die Organe; Peritoneum parietale: äußeres Blatt des Bauchfells, kleidet die Bauchwand von innen aus (▶ Abb. 312)

Peritonitis Entzündung des Bauchfells, die örtlich begrenzt (lokal) sein oder das gesamte Peritoneum (diffus) betreffen kann

Peritubuläre Kapillaren Blutgefäße, die den ▶ *Tubulusapparat* der Niere umgeben

Perkussion Untersuchung des Körpers durch Abklopfen der Körperoberfläche

Perkutan-endoskopische Gastrostomie Abk.: ▶ *PEG*; Gastrostomie, perkutan-endoskopische

Perkutane transluminale koronare Angioplastie Abk.: ▶ *PTCA*

Perkutane transtracheale Ventilation Abk.: PTV; Beatmungsmethode, bei der eine Nadel durch die Krikothyreoidmembran oder durch die Trachealwand direkt in das Tracheallumen eingeführt wird

Permanent Dauerhaft; Geg.: passager

Permeabel Durchlässig; Geg.: impermeabel

Peromelie Amputationsähnlicher Gliedmaßendefekt

Peronaeusgruppe Muskelgruppe, welche außen am Wadenbein entspringt und am ersten und fünften Mittelfußknochen ansetzt; Funktion: Beugung des Fußes in Richtung Fußsohle (Plantarflexion) und Auswärtsdrehung (Pronation) des Fußes

Perspiratio insensibilis Unbemerkter Flüssigkeitsverlust über Haut und Atmung

Perspiratio sensibilis Spürbarer Flüssigkeitsverlust durch Schwitzen

Pertussis Syn.: Keuchhusten; durch das Bakterium *Bordetella pertussis* hervorgerufene, insbesondere für Säuglinge lebensbedrohliche Infektionskrankheit mit typischen Hustenanfällen; eine Impfung ist möglich und wird von der ▶ *STIKO* empfohlen

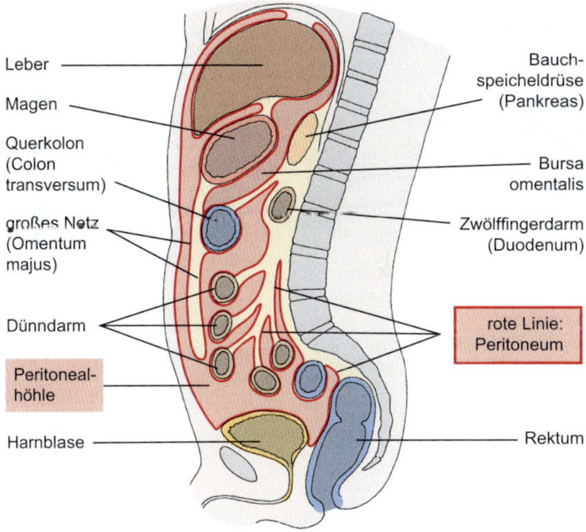

Abb. 312 Peritoneum [L190]

Pes Fuß

Pessar 1. Hilfsmittel aus Porzellan oder Hartgummi, das bei inoperabler Gebärmuttersenkung oder Stressinkontinenz in die Scheide eingelegt wird, um die Gebärmutter in Position zu halten; 2. Verhütungsmittel

PET-CT Abk. für: ▶ *Positronenemissionstomografie*

Petechien Punktförmige Hautblutungen

Pethidin BtM; Dolantin®; Analgetikum

Petit-mal-Anfall Primär generalisierter Anfall, der kein (tonisch-klonischer) Grand-mal-Anfall ist; Unterscheidung: Absenzen (= kurze Bewusstseinsstörungen ohne Ohnmacht), myoklonische Anfälle (= Anfälle mit Muskelzuckungen), tonische Anfälle (= Anfälle mit Muskelverkrampfungen), astatische Anfälle (= Stürze durch Tonusverlust der Muskulatur)

Peyer-Plaques Ansammlung von Lymphfollikeln in der Darmschleimhaut, v. a. Ileum

Pfählungsverletzung Sonderform der Stichverletzung, bei der größere Gegenstände, wie Stahlstangen, Gartenzaunhölzer u. a. in den Körper eindringen; meist aufwendige technische Rettung erforderlich (▶ Abb. 313)

Pfeiffer-Drüsenfieber Syn.: Mononukleose, Morbus Pfeiffer, Kissing Disease; durch Epstein-Barr-Virus verursachte fiebrige Allgemeinerkrankung mit Beschwerden vorwiegend an den Gaumenmandeln

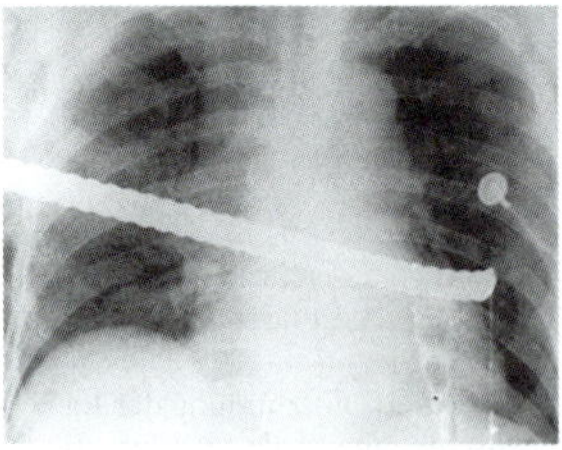

Abb. 313 Pfählungsverletzung [F240]

P

Pfeilnaht Lat.: Sutura sagittalis; Verbindung zwischen den zwei Scheitelbeinen

Pflegebedürftigkeit Personen, die wegen einer körperlichen, geistigen oder seelischen Krankheit oder Behinderung für die gewöhnlichen und regelmäßig wiederkehrenden Verrichtungen im Ablauf des täglichen Lebens auf Dauer, voraussichtlich für mindestens sechs Monate, in erheblichem oder höherem Maße der Hilfe bedürfen (§ 14 SGB XII)

Pflegegrad Ausmaß der Pflegebedürftigkeit eines Menschen, gemessen anhand der noch vorhandenen Selbstständigkeit; Unterteilung in 5 Pflegegrade, festgestellt vom Gutachter des Medizinischen Dienstes; entscheidend für die Höhe der Geld- und Sachleistungen, die ein Versicherter von der Pflegekasse erhält, Pflegegrade ersetzen seit 2017 die davor geltenden Pflegestufen

Pflugscharbein Lat.: Vomer; Teil des Gesichtsschädels, welcher die obere Wand der hinteren Nasenhöhle bildet

Pfortader Lat.: Vena portae; große Vene, die das Blut von Magen, Darm, Bauchspeicheldrüse und Milz zur Leber leitet (▶ Abb. 314)

Pfortaderhochdruck Syn.: portale Hypertension; Bluthochdruck in der Pfortader und ihren Ästen; meist durch die Ansammlung von Bindegewebe in der Leber; führt zu Blutstau mit Milzvergrößerung, vermehrtem Abbau von Blutkörperchen und Ausbildung von Umge-

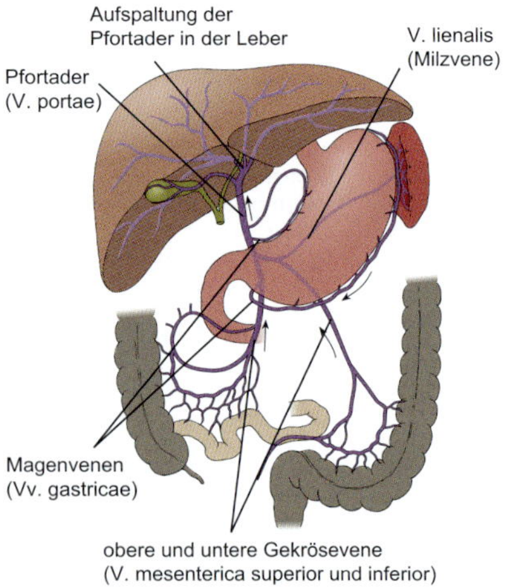

Abb. 314 Venöse Abflüsse der Bauchorgane in die Pfortader [L190]

hungskreisläufen zwischen Pfortader- und Vena-cava-System

Pfropfgestose Auftreten von Eklampsiesymptomen (= Schwindel, Kopfschmerzen, Krämpfe, Bewusstlosigkeit) bei bereits bestehender Hypertonie, Diabetes mellitus oder chronischer Nierenschädigung der Schwangeren; in der Regel vor der 20. Schwangerschaftswoche

Phänomen Mit den Sinnen wahrnehmbare Erscheinung, ein sich der Erkenntnis darbietender Bewusstseinsinhalt

Phänotyp Syn.: Erscheinungstyp; Summe der äußerlich feststellbaren Merkmale eines Individuums; durch Umweltfaktoren bestimmte spezielle Ausprägung der Erbanlagen; Geg.: Genotyp

Phagozyten Fresszellen des Immunsystems

Phagozytose Durch Fresszellen bewirkte Unschädlichmachung von Fremdstoffen

Phantomschmerz Schmerzen in einem nicht mehr vorhandenen Körperteil; Komplikation nach Amputation

Pharmakodynamik Teil der Pharmakologie; beschreibt wie, wo und warum ein Arzneistoff im Körper wirkt

Pharmakokinetik Beschreibt die Prozesse, die ein Arzneimittel im Körper durchläuft: von der Verabreichung über die Aufnahme und Verteilung im Körper, der Umwandlung im Stoffwechsel und dem Ausscheiden aus dem Körper

Pharmakologie Lehre vom Zusammenwirken der verschiedenen Arzneimittel im gesunden und im kranken Organ

Pharyngitis Entzündung der Rachenschleimhaut; akut bei Infektionen der oberen Atemwege, chronisch als Folge langfristiger Einwirkung verschiedener Noxen (z. B. Staub, Nikotin, Alkohol, Chemikalien)

Pharynx Rachen; der auf den Mund folgende Abschnitt des Verdauungstraktes; Muskelschlauch von der Schädelbasis bis zur Speiseröhre (▶ Abb. 315)

Phenobarbital Luminal®; Status epilepticus, Sedierung

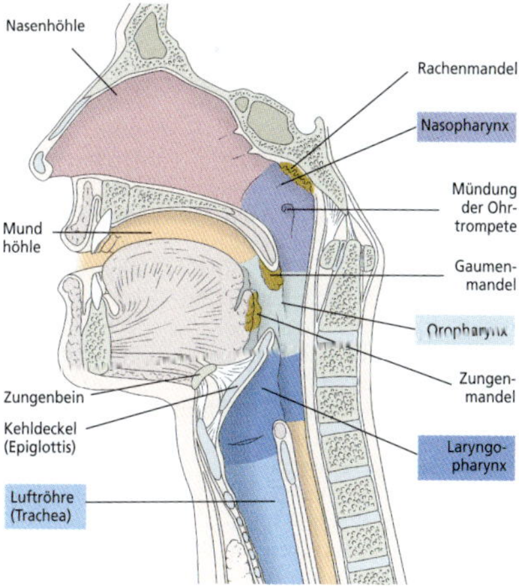

Abb. 315 Pharynx [L190]

P

Pheromone Botenstoffe (Erkennungsstoffe, geschlechtliche Duftstoffe), mittels derer Individuen Informationen untereinander austauschen

-phil Nachsilbe oder Wortteil für: Freund

Phimose Angeborene oder erworbene Verengung der Vorhaut

Phleb(o)- Vorsilbe oder Wortteil für: Vene

Phlebografie Darstellung der Venen mit Röntgenkontrastmittel

Phlebologie Lehre von den Venen und ihren Erkrankungen

P

Phlebothrombose Verschluss einer tiefen Vene durch eine Thrombose (= Blutpfropf); zu 90 % in den tiefen Bein- und Beckenvenen

Phlegmone Flächenhafte Entzündung; diffus-eitrig ohne klare Abgrenzung

-phob Nachsilbe oder Wortteil für: Angst, Furcht, Abneigung

Phobie Angststörung mit Angst vor bestimmten ungefährlichen Objekten bzw. Situationen

Phokomelie Ansetzen einer fehlgebildeten Hand/Fuß nahe dem Rumpf

Phonation Stimmbildung

Phosphat Abk.: PO_4^{3-}; Elektrolyt; Normwert 0,84–1,45 mmol/l. Baustein von ATP, Zellmembran und Knochenmineral

Phosphatpuffer Der Phosphatpuffer ist der schwächste Blutpuffer; Puffersäure ist das Dihydrogenphosphat(H_2PO_4), Pufferbase das Hydrogenphosphat (HPO_4)

Phot(o)- Vorsilbe oder Wortteil für: Licht-

Photoneuroendokrines System Hormonsystem des Gehirns, welches Biorhythmen (z. B. Schlaf-wach-Rhythmus) in Abhängigkeit von Tages- und Jahreszeiten steuert

Photorezeptor Sinneszelle zur Wahrnehmung von Lichtreizen

Photorezeptorzellen Nervenzellen, welche Lichtreize aufnehmen

Photosynthese Komplexer biochemischer Prozess, bei dem in Chloroplasten unter Lichteinfluss aus Kohlendioxid und Wasser Sauerstoff und ▸ *Kohlenhydrate* gebildet werden

Phototherapie 1. Lichttherapie; 2. Therapie bei Neugeborenenikterus; durch die Lichtstrahlung wird das Bilirubin soweit chemisch zerlegt, dass es vom Körper ausgeschieden werden kann

PHTLS Abk. für: **Pre**h**o**spital **T**rauma **L**ife **S**upport, präklinisches Traumamanagementsystem; Konzept/Ausbildungprogramm zur Versorgung schwerverletzter Patienten im Rettungsdienst

pH-Wert Maß für Stärke der sauren oder basischen Wirkung einer wässerigen Lösung; beschreibt das Verhältnis von H^+-und OH^--Ionen im Wasser; Unterteilung: neutral (= 7): ausgeglichenes Verhältnis; sauer (< 7 bis 1): Überschuss von H^+-Ionen; basisch (> 7 bis 14): Mangel an H^+-Ionen, folglich Überschuss an OH^--Ionen

Physi- Vorsilbe oder Wortteil für: Natur-

Physiognomie Äußere Erscheinung, Gesichtszüge eines Menschen; Statur

Physiologie Lehre von den normalen Körpervorgängen; Grundlagenfach der Medizin

Physiologisch Die Lebensvorgänge eines Organismus betreffend; zur natürlichen, gesunden Funktion gehörend; Geg.: pathologisch

Physostigmin Anticholium®; Antidot bei Intoxikation mit ▸ *Anticholinergika*

Phytotherapie Syn.: Pflanzenheilkunde; Behandlung von Krankheiten mit Pflanzen, Pflanzenteilen oder Pflanzeninhaltsstoffen

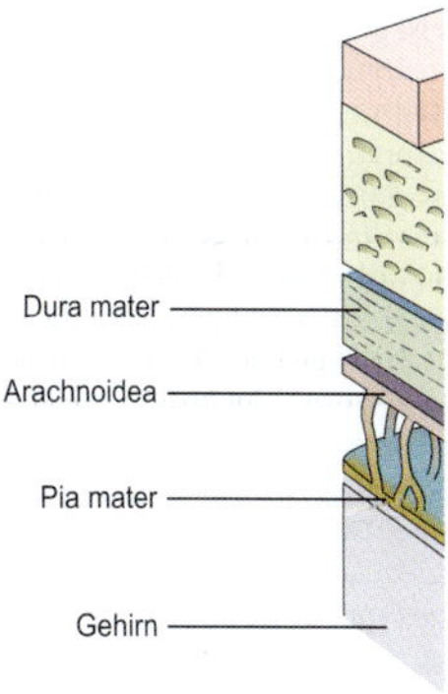

Abb. 316 Pia mater [L190]

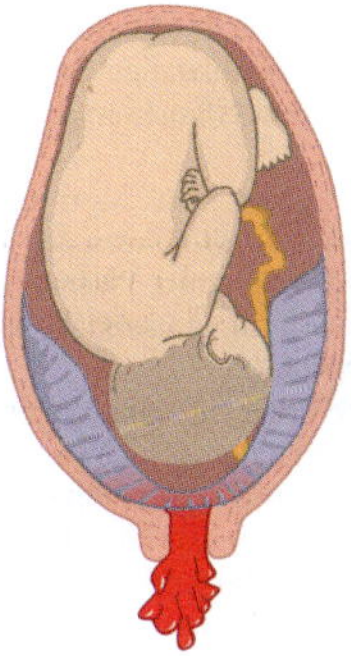

Abb. 317 Placenta praevia [L138]

Pia mater Bildet gemeinsam mit der Arachnoidea mater die weiche Hirnhaut (▶ Abb. 316)
Pigmentepithel Teil der inneren Augenhaut
Pilus ▶ *Haar*
Pilze Lat.: Fungi; wenig differenzierte Lebewesen mit einem Zellkern und chitinhaltigen Zellwänden; menschenpathogene Pilze: Dermatophyten, Hefen und Schimmelpilze (= D-H-S-Klassifikation)
Piritramid BtM; Dipidolor®; ▶ *Analgetikum*
PKV Abk. für: **P**rivate **K**ranken**v**ersicherung
Placebo, Plazebo Lat.: „ich werde gefallen"; Scheinmedikament; Medikament, das keinen Wirkstoff enthält
Placenta praevia Fehllage der Plazenta, welche den Geburtskanal ganz oder teilweise überdeckt (▶ Abb. 317)
Planes Gelenk Gelenk mit flachen oder nur ganz leicht gewölbten Gelenkflächen; möglich sind Gleitbewegungen nach vorn/hinten oder zu den Seiten; meist schränken Bänder die Bewegung stark ein, z. B. Hand- und Fußwurzelgelenke
Planta pedis Fußsohle
Plantar Fußsohlenseitig, zur Fußsohle hin
Plantarflexion Senken der Fußspitze
Plaque Plattenartige, erhabene Hautveränderung durch Zusammenfließen von Papeln
Plaque, arteriosklerotische Veränderungen der inneren Gefäßwände bei ▶ *Arteriosklerose*
-plasie Nachsilbe oder Wortteil für: Bildung
Plasmaproteine Eiweiße, welche im Plasma des Blutes vorhanden sind (α_1-, α_2, β- und γ-Globulin)
Plasmaraum Syn.: Intravasalraum; Innenraum (= Lumen) der Blutgefäße, also der Innenraum von Venen, Arterien und dem Herzen
Plasmazellen Zellen des Immunsystems zur Produktion von Antikörpern
Plasmin Enzym, welches Blutgerinnsel auflösen kann (Fibrinolyse)

Plasminogen In der Leber hergestellte Vorstufe des Plasmins

Plasmodien Einzeller; Erreger der schweren Infektionskrankheit ▶ *Malaria*

Plasmozytom Syn.: Morbus Kahler, multiples Myelom; Form des ▶ *Non-Hodgkin-Lymphoms;* Plasmazellen produzieren nicht funktionsfähige Immunglobuline

-plastik Nachsilbe oder Wortteil für: Wiederherstellung

P

Plateauphase Zweite Phase des sexuellen Reaktionszyklus, in der sich der Zustand der Erregung intensiviert; die Muskulatur von Uterus und Vagina zieht sich zusammen, sodass sich im hinteren Scheidengewölbe ein Samendepotraum bildet

Plattenepithel Im histologischen Schnitt sind die Zellen flach und breit; dient dem Schutz und der Abgrenzung (▶ Abb. 318)

Plattenepithelkarzinom Maligner (bösartiger) Tumor, ausgehend vom Plattenepithel

Plattfuß Abflachung des Fußlängsgewölbes mit Aufliegen des Fußinnenrandes auf dem Boden

-platy Nachsilbe oder Wortteil für: flach, breit

Platysma Mimischer Hautmuskel, der eine dünne Muskelplatte bildet, welche von Kinn und Wange bis zum Brustkorbansatz reicht

Platzwunde Anpralltrauma; nach Einwirken stumpfer Gewalt an Körperstellen, die über wenig Unterhautgewebe verfügen und über knöchernen Strukturen liegen; Wundränder meist gut durchblutet; Zeitfenster zur Versorgung ca. 6 Std.

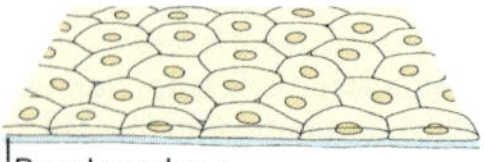

Abb. 318 Plattenepithel [L190]

Plazenta, Placenta Mutterkuchen; Versorgungsstruktur für den Embryo bzw. den Fetus

Plazentainsuffizienz Missverhältnis zwischen fetalem Bedarf an Sauerstoff und Nährstoffen und dem, was die Plazenta im Stande ist, zur Verfügung zu stellen

Plazentalösung, vorzeitige ▶ *Abruptio placentae*

Plazentaschranke Funktion der Plazenta; passive Filtermembran zwischen mütterlichem und kindlichem Blut, welche bestimmte Stoffe nicht passieren lässt

-plegie Syn.: Paralyse; vollständige Lähmung

Pleura Dünne, seröse Haut, welche die Lungen überzieht und die Brusthöhle von innen auskleidet; Unterteilung: Pleura parietalis (Rippenfell) und Pleura visceralis (Lungenfell)

Pleuradrainage Ableitung von Blut, Sekreten oder Luft aus der Pleurahöhle durch das Einführen eines Schlauches in den Pleuraspalt; vgl. ▶ *Bülau-Drainage*

Pleuraempyem Syn.: Pyothorax; eitriger Pleuraerguss, z. B. bei bakterieller Pneumonie

Pleuraerguss Flüssigkeitsansammlung im Pleuraspalt

Pleurapunktion ▶ *Punktion* der Pleurahöhle zur Diagnose oder Therapie; nur möglich, wenn sich Flüssigkeit im Pleuraraum befindet

Pleuraspalt Syn.: Pleurahöhle; schmaler Spaltraum zwischen Lungenfell und Rippenfell, in dem ein leichter Unterdruck herrscht; enthält geringe Menge seröser Flüssigkeit, dadurch haften Lungen- und Rippenfell aneinander und sind gegeneinander beweglich

Pleurektomie Operative Entfernung von Teilen des Rippenfells (Pleura parietalis)
Pleuritis Syn.: Brustfellentzündung, (nicht ganz korrekt: Rippenfellentzündung); Entzündung der Pleura
Pleurodese Medikamentöse Verklebung der Pleurablätter bei wiederkehrenden Pleuraergüssen oder Tumoren
Pleuropneumonie Lungenentzündung unter Mitbeteiligung der Pleura
Plexus Geflecht von Leitungsbahnen (Nervenbahnen, Lymphgefäße, Venen, Arterien) des Organismus (▶ Abb. 319)

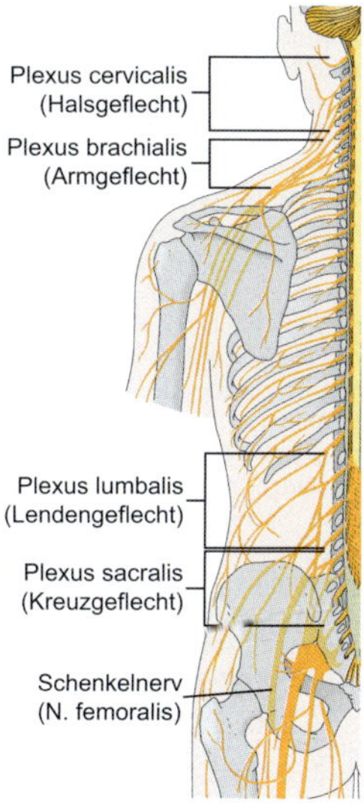

Abb. 319 Plexus [L190]

Plexus aorticus abdominalis Nervengeflecht des vegetativen Nervensystems im Bereich der Bauchaorta
Plexus brachialis Eines der Spinalnervengeflechte; Armgeflecht (▶ Abb. 319); neben kleinen Ästen zu Nacken und Schultern entspringen hier die drei großen Armnerven (N. radialis, N. ulnaris und N. medianus)
Plexus cervicalis Eines der Spinalnervengeflechte; Halsgeflecht (▶ Abb. 319); versorgt Haut und Muskeln an Hals und Schultern sowie mit dem N. phrenicus das ▶ *Zwerchfell*
Plexus choroideus Kapillargeflechte der ▶ *Pia mater*, in welchem der Liquor produziert wird
Plexus coeliacus Nervengeflecht des vegetativen Nervensystems im Oberbauch
Plexus lumbalis Eines der Spinalnervengeflechte; Lendengeflecht (▶ Abb. 319); versorgt untere Bauchwand, äußere Geschlechtsorgane, Haut und Streckmuskulatur der Beine; wichtigster Nerv dieses Geflechts ist der ▶ *N. femoralis*
Plexus myentericus Geflecht des Darmnervensystems, welches tief in der Darmwand eingebettet ist
Plexus pudendus Eines der Spinalnervengeflechte; Schamgeflecht; versorgt Beckeneingeweide, Damm und äußeres Genitale
Plexus sacralis Eines der Spinalnervengeflechte; Kreuzgeflecht (▶ Abb. 319); versorgt das Gesäß, einen Teil des Damms und die unteren Gliedmaßen; größtes Nervengeflecht mit dem längsten und dicksten Nerv (N. ischiadicus)
Plexus submucosus Nervenfasergeflecht, das die Peristaltik des Verdauungstraktes steuert
Plexusblockade ▶ *Leitungsanästhesie*

P

Plötzlicher Kindstod Syn.: Sudden Infant Death Syndrome; Abk.: SIDS; häufigste Todesursache bei Kindern im ersten Lebensjahr; meist zuvor keine Auffälligkeiten; genaue Ursache unbekannt

Pneum(o)-, pneumat(o)- Vorsilbe oder Wortteil für: Luft-, Atem-

Pneumokokken Lat.: *Streptococcus pneumoniae;* Streptokokkenart; verursacht Broncho- und Lobärpneumonien, Nasennebenhöhlen- und Mittelohrentzündungen, Meningitiden; eine Impfung ist möglich und wird von der ▶ *STIKO* empfohlen

Pneumologie Syn.: Pulmologie, Lungen- und Bronchialheilkunde; Teilgebiet der Inneren Medizin, das sich mit Prophylaxe, Diagnostik und konservativer Therapie von Erkrankungen der unteren Atemwege, der Lungen, der Pleura und des Mediastinums sowie der Rehabilitation der Betroffenen befasst

Pneumonie Syn.: Lungenentzündung; Entzündung des Lungenparenchyms durch infektiöse, allergische oder physikalisch-chemische Ursachen; Prognose für vorher Gesunde meist gut, jedoch hohe Komplikationsgefahr bei Abwehrschwäche oder Herz-Lungen-Krankheiten

Pneumonie, alveoläre Lungenentzündung mit Entzündungsreaktion vor allem in den Alveolen

Pneumonie, ambulant erworbene Abk.: AEP; Syn.: CAP (Community Acquired Pneumonia); Pneumonie bei immunkompetenten Patienten (= Patienten mit normaler Immunabwehr), die nicht im Zusammenhang mit einem Krankenhausaufenthalt erworben wurde

Pneumonie, interstitielle Lungenentzündung, bei der v. a. das Lungeninterstitium (= Lungengewebe) betroffen ist; oft durch Viren ausgelöst; häufig bei Immunschwäche

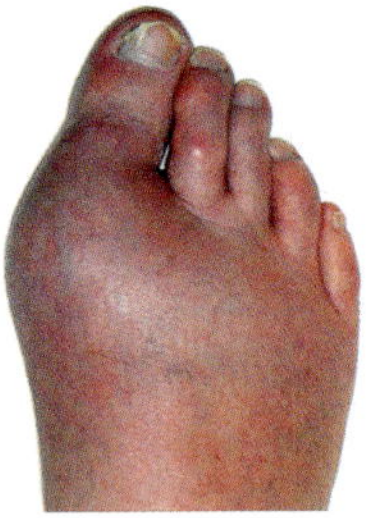

Abb. 320 Podagra [G523]

Pneumonie, nosokomiale Syn.: HAP (Hospital Acquired Pneumonia); im Krankenhaus erworbene Lungenentzündung

Pneumothorax Ansammlung von Luft im ▶ *Pleuraspalt*; durch Aufhebung des Unterdrucks kommt es infolge der Eigenelastizität der Lungen zu einem teilweisen oder kompletten Kollaps der betroffenen Lunge; Pleuraeröffnung nach außen = offener Pneumothorax; Pleuraeröffnung nach innen über Atemwege = geschlossener Pneumothorax; ▶ *Spannungspneumothorax*; ▶ *Mediastinalflattern*

-pnoe Nachsilbe oder Wortteil für: Luft, Atem

Podagra ▶ *Gichtanfall* am Großzehengrundgelenk (▶ Abb. 320)

-poese Nachsilbe oder Wortteil für: Bildung

Poliomyelitis Lat.: Poliomyelitis epidemica anterior acuta; Syn.: Kinderlähmung; Abk.: Polio; sehr seltene, akute Infektionskrankheit durch Poliomyelitis-Viren; führt bei einem geringen Teil der Infizierten zu teils lebensbedrohlichen Lähmungen mit häufigen Dauerschäden; meldepflichtig; eine Impfung ist möglich und wird von der ▶ *STIKO* empfohlen

Pollakisurie Häufiger Harndrang mit jeweils nur geringer Urinmenge bei normaler Urinmenge über 24 Std.
Pollex Daumen
Poly- Vorsilbe oder Wortteil für: viel-
Polymerase-Kettenreaktion ▶ *PCR*
Polyarthritis Befall vieler Gelenke durch entzündlich-rheumatische Gelenkerkrankungen
Polycythaemia vera Bösartige Erkrankung des Knochenmarks mit unkontrollierter Vermehrung der ▶ *Erythrozyten*; mittlere Überlebenszeit: 10–15 Jahre
Polydipsie Starkes Durstgefühl, hohe Trinkmenge
Polygenie Für die Ausbildung eines Merkmals (Phänotyp) sind mehrere Gene verantwortlich
Polyglobulie Syn.: Erythrozytose; Vermehrung der ▶ *Erythrozyten* bei normalem Plasmavolumen
Polyhydramnion Zu viel Fruchtwasser; bei Schluckstörungen und Speiseröhrenverschluss des Kindes
Polymenorrhö Unregelmäßig oder regelmäßig verkürzte Zyklen
Polymorbidität ▶ *Multimorbidität*
Polyneuropathie Abk.: PNP; Schädigung der Nervenfasern mit Sensibilitätsstörungen und Schmerzen der Extremitäten
Polyp 1. Gutartige Wucherung der Schleimhaut (z. B. in Dickdarm, Uterus); 2. Syn.: ▶ *Adenoide*
Polypektomie Endoskopische Abtragung und histologische Beurteilung von Dickdarmpolypen (▶ Abb. 321)
Polypenentfernung ▶ *Adenotomie*
Polypeptid Verbindung, welche aus mindestens zehn Aminosäureresten gebildet wird; diese sind durch ▶ *Peptidbindungen* miteinander verbunden

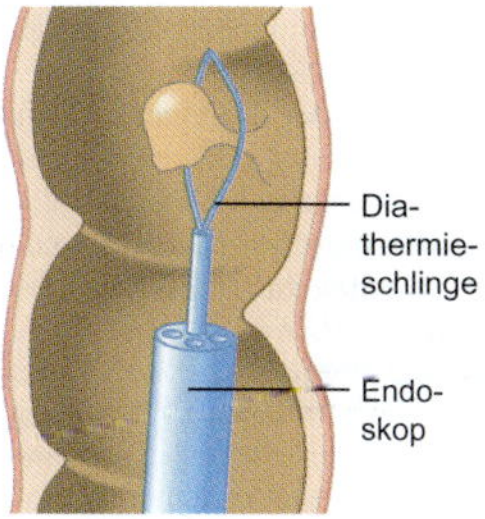

Abb. 321 Polypektomie [L138]

Polypose Abk.: FAB (familiäre adenomatöse Polypose); autosomal-dominant vererbte Erkrankung mit Bildung von über 100 Dickdarmpolypen
Polysaccharid Vielfachzucker, Zusammenschluss eines ▶ *Disaccharids* mit weiteren ▶ *Monosacchariden*
Polysomen ▶ *Ribosomen*, die perlenkettenartig an der mRNA aufgereiht sind und frei im ▶ *Zytosol* schwimmen
Polytrauma Syn.: Mehrfachverletzung; gleichzeitig entstandene Verletzung mehrerer Organe oder Organsysteme, wobei eine der Verletzungen oder die Kombination der Verletzungen lebensbedrohlich ist; häufigste Ursache: Verkehrsunfall
Polyurie Vermehrte Harnausscheidung, > 2500 ml/24 Std.
Pons ▶ *Brücke*
Population Syn.: Grundgesamtheit; klar definierte Gruppe mit bestimmten, spezifizierten Eigenschaften
Porta hepatica Leberpforte; Eintrittsstelle der Leberarterie (A. hepatica) und der Pfortader (V. portae) an der Unterseite der Leber (▶ Abb. 236)
Portale Hypertension ▶ *Pfortaderhochdruck*

Portio (vaginalis uteri) In die Scheide hineinragender Teil der Zervix (▶ Abb. 148)
Portioektopie Zylinderepithel aus dem Zervixkanal befindet sich auf der Portiooberfläche; erhöhtes Risiko für pathologische Veränderungen
Portiokappe Mechanische Verhütungsmethode
Portkatheter Abk.: Port; vollständig im Körper liegender zentraler Venenkatheter; subkutan implantiertes Reservoir, durch einen Katheter mit einer zentralen Vene verbunden; für Injektionen oder Infusionen wird der Port mit speziellen Nadeln durch die Haut angestochen (▶ Abb. 322)
Portosystemisch Den ▶ *Pfortaderkreislauf* betreffend
Portosystemischer/portokavaler/portovenöser Shunt ▶ *Shunt, portosystemischer*
Post- Vorsilbe oder Wortteil für: nach, hinter; Geg.: prä-
Positronenemissionstomografie Abk.: PET; spezielle Computertomografie
Postreanimationsphase Alle Maßnahmen, um den Patienten zu stabilisieren (nach ▶ *ROSC*) mit Re-Assessment der Vitalparameter, EKG, Sauerstoffsättigung und Kapnometrie; bei Aufklaren (Eigenatmung gegen das Beatmungsgerät oder HF und RR): Sedierung

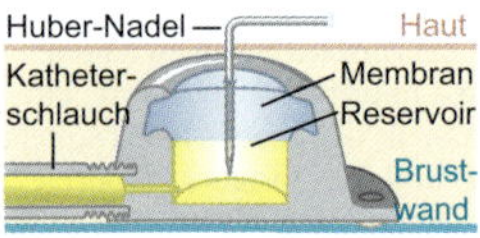

Abb. 322 Portkatheter im Querschnitt, hier während Punktion [L138]

Posterior Hinten, hinter; Geg.: anterior
Postmenopause Phase nach der ▶ *Menopause*
Postnatale Phase Phase nach der Geburt
Postpartal Lat.: post partum; nach der Entbindung
Postsplenektomiesepsis Syn.: OPSI-Syndrom; fulminante ▶ *Sepsis* mit Letalität > 50 % nach Milzentfernung (bis zu zwei Jahre nach dem Eingriff), meist verursacht durch Pneumokokken und Meningokokken
Postsynaptische Membran Membran der postsynaptischen Zelle mit Rezeptoren zum Andocken der Neurotransmitter (▶ Abb. 323)
Postsynaptische Zelle Nerven- oder Muskelzelle, auf die der Reiz vom präsynaptischen Neuron übertragen werden soll
Postsynaptisches Potenzial Nach Andocken eines Neurotransmitters an der postsynaptischen Membran einer Nerven- oder Muskelzelle kann dort das Membranpotenzial erhöht oder gesenkt sein
Postthrombotisches Syndrom ▶ *Chronisch-venöse Insuffizienz*
Posttraumatische Belastungsstörung ▶ *Belastungsstörung, posttraumatische*
Potenziale, evozierte ▶ *Evozierte Potenziale*
Pouch, ileoanaler Anlage eines Dünndarmreservoirs bei Entfernung von Rektum und Kolon (= Proktokolektomie) (▶ Abb. 324); Ziel: Kontinenzerhaltung (Möglichkeit der willentlichen Stuhlentleerung auf physiologischem Weg)
PQ-Intervall Teil des EKG; beginnt mit der P-Welle und dauert bis zum Beginn des QRS-Komplexes; misst damit die atrioventrikuläre Überleitungszeit (▶ Abb. 101)

Prä- Vorsilbe oder Wortteil für: vor-; Geg.: post-

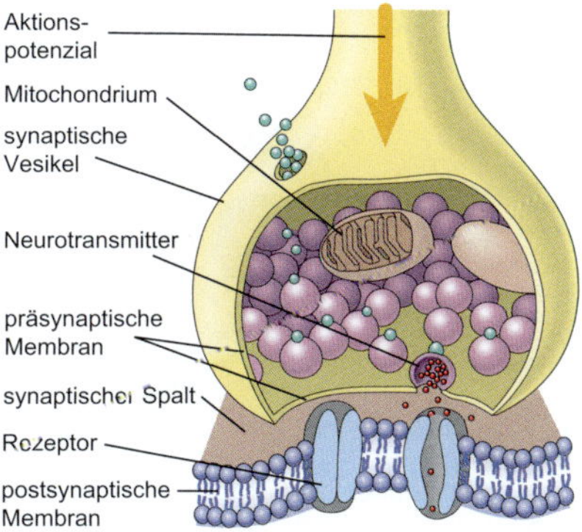

Abb. 323 Postsynaptische Membran [L190]

Präeklampsie Zustand der Schwangeren bei schwangerschaftsinduzierter Hypertonie; Beschwerden durch Beeinträchtigung der Gefäßregulation im ZNS (z. B. Schwindel, Ohrensausen, Kopfschmerzen, Augenflimmern, Sehstörungen, Übelkeit, Erbrechen); geht zudem mit Ödemen und Proteinurie einher; Eklampsie mit Krampfanfällen als mögliche Komplikation

Präexidazion ▶ *WPW-Syndrom*

Präkanzerose Krankheiten oder Gewebsveränderungen mit hohem Risiko einer malignen Entartung

Präkurarisierung Gabe eines nichtdepolarisierenden ▶ *Muskelrelaxans* in geringer Dosierung zur Intubation bei Einleitung einer Notfallnarkose

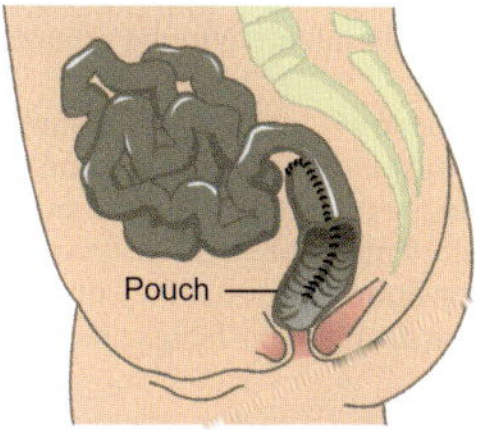

Abb. 324 Pouch, ileoanaler [L138]

Prämedikation Verabreichung von Arzneimitteln zur Dämpfung von Angst- und Spannungszuständen vor einer Operation

Prämenstruelles Syndrom Abk.: PMS; Beschwerden vor der Menstruation, z. B. Gereiztheit, Kopfschmerzen, Kreislaufbeschwerden

Pränataldiagnostik Alle Untersuchungen, die an der Schwangeren oder dem Ungeborenen durchgeführt werden mit dem Ziel, Erkrankungen des Ungeborenen vor der Geburt zu diagnostizieren

Pränatale Phase Phase vor der Geburt

Präoxigenierung Sauerstoffgabe unmittelbar vor Narkoseeinleitung; Ziel: Schaffen einer Sauerstoffreserve (Auffüllen der ▶ *FRC* mit Sauerstoff), um Sauerstoffmangel (Hypoxie) während der Intubation zu vermeiden

Präsuizidales Syndrom Gefühl der Einsamkeit des Betroffenen, Rückzug aus der Umwelt und Aggressionen

P

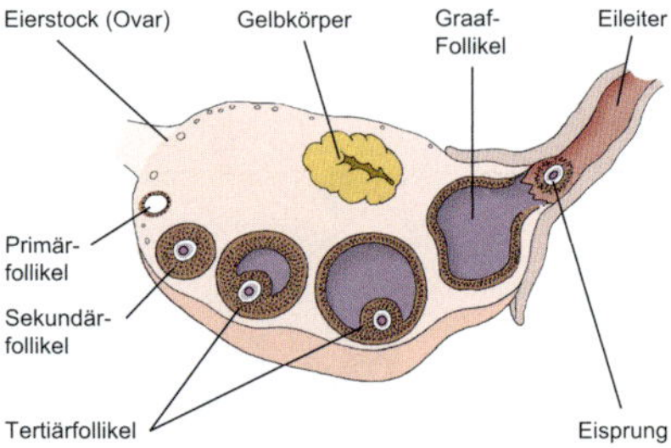

Abb. 325 Primärfollikel [L190]

gegen Mitmenschen vor dem Selbsttötungsversuch

Präsynaptischer Endknopf Terminalen an den Endverzweigungen eines ▶ *Axons*, das mit Neurotransmittern gefüllt ist, die bei Erregung in den synaptischen Spalt freigesetzt werden und so eine Reaktion an der Empfängerzelle verursachen (▶ Abb. 323)

Prävalenz Syn.: Krankheitshäufigkeit; Anzahl der an einer bestimmten Krankheit Erkrankten in einer definierten Bevölkerungsgruppe zu einem bestimmten Zeitpunkt (= Punktprävalenz) oder in einem bestimmten Zeitraum (= Periodenprävalenz)

Prävention Lat.: zuvorkommen; alle Maßnahmen, die Krankmachendes (ver-)meiden und so die (Rest-)Gesundheit erhalten

Prävertebral Vor der Wirbelsäule gelegen

Prandial Zu einer Mahlzeit gehörend

Pratt-Symptome ▶ *Gefäßverschluss-Symptome* (6-P-Regel)

PRVC Abk. für: **P**ressure **R**egulated **V**olume **C**ontrolled Ventilation; gemischt-kontrollierte Beatmungsform; Beatmungsdruck passt sich der aktuellen Compliance der Lunge an

Prednisolon Prednisolut®, Solu-Decortin®-H; Arzneimittel bei anaphylaktischer Reaktion und pulmonaler Obstruktion

Pre-Milch Säuglingsanfangsnahrung; dünnflüssig und ausschließlich mit Laktose als Kohlenhydrat

Presby- Vorsilbe oder Wortteil für: Alters-

Presbyakusis ▶ *Altersschwerhörigkeit*

Presbyopie ▶ *Alterssichtigkeit*

Pressorezeptoren Nerven, die die Dehnung der großen Arterien messen und diese Information an das Rückenmark weitergeben; Teil des Systems zur Blutdruckregulation

Pressphase Teil der Austreibungsphase, bei dem die Gebärende den Geburtsvorgang durch aktives Pressen unterstützt

Presswehen Syn.: Austreibungswehen; schmerzhafte Kontraktionen, durch die das Kind nach vollständiger Muttermunderöffnung geboren wird

Priapismus Schmerzhafte Dauererektion ohne sexuelle Erregung aufgrund vermehrter Blutzufuhr oder gestörtem Blutabfluss aus der Corpora cavernosa; 50 % der Patienten verlieren die Erektionsfähigkeit auf Dauer

Prick-Test Häufigster Allergietest; Tropfen der Allergenlösung auf den

Unterarm und oberflächliches Einstechen der Haut mit einer Nadel
Primär Erstrangig, ursprünglich, ohne andere Ursachen
Primärerkrankung Als erstes aufgetretene Erkrankung, wenn mehrere Erkrankungen vorliegen
Primärfollikel Von einem Follikelepithel eingehüllte Oogonie I. Ordnung, Vorstufe der befruchtungsfähigen Eizelle (▶ Abb. 325)
Primärharn Filtrat, das die Membran des ▶ *Glomerulus* und die ▶ *Bowmankapsel* in Richtung Tubulussystem verlässt; nur Flüssigkeit mit kleinmolekularen Beimengungen
Primärnaht Primärer Wundschluss durch Naht bei sauberen Wunden, die nicht älter als 6–8 Std. sind
Primary Survey Initiale Untersuchung; Erstuntersuchung: Atemwege, Atmung; Kreislauf und Perfusionsstatus, um lebensgefährliche Zustände sofort zu erkennen
Primitivreflex Bei der Geburt vorhandene Reflexe des gesunden Neugeborenen
Prinzmetal-Angina Vasospastische ▶ *Angina pectoris*, die in Ruhe und ohne körperliche Provokation mit ST-Hebungen im ▶ *EKG* verläuft
Prionen Fehlgefaltete Formen eines Körpereiweißes, die die normalen Eiweiße in die krankhafte Form „umfalten“ können; verursachen ▶ *Creutzfeldt-Jakob-Krankheit*
Pro- Vorsilbe oder Wortteil für: vor-; Geg.: kontra
Processus Fortsatz
Processus coracoideus Rabenschnabelfortsatz; Knochenfortsatz am Schultergelenk (▶ Abb. 326)
Processus costalis ▶ *Rippenfortsatz*
Processus spinosus ▶ *Dornfortsatz*
Processus transversus ▶ *Querfortsatz*

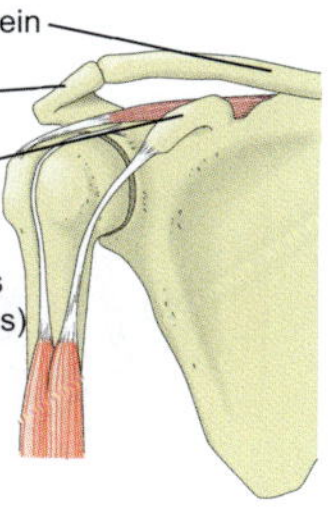

Abb. 326 Processus coracoideus (Rabenschnabelfortsatz) [L190]

Prodromal Frühsymptom; den Beginn einer Krankheit kennzeichnend
Profund(us) Tief
Progesteron Weibliches Sexualhormon, welches u. a. die Gebärmutterschleimhaut auf die Aufnahme der Frucht vorbereitet
Prognose Syn.: Vorhersage, Voraussage; zu erwartender Krankheitsverlauf
Progredient Fortschreitend
Progredienz, chronische Zunehmende Verschlimmerung chronischer Erkrankungen, oft bedingt durch selbstverstärkende Mechanismen der Krankheit
Progressiv Fortschreitend, fortschrittlich
Projektionsbahn Nervenfaserbündel der weißen Gehirnsubstanz, welche das ▶ *Großhirn* mit tiefer gelegenen Hirnabschnitten und dem Rückenmark verbindet
Prokaryonten Bakterien ohne Zellorganellen und Zellkern
Prokto- Vorsilbe oder Wortteil für: zum Mastdarm gehörend
Proktologie Medizinische Lehre von den Erkrankungen des Rektums

P

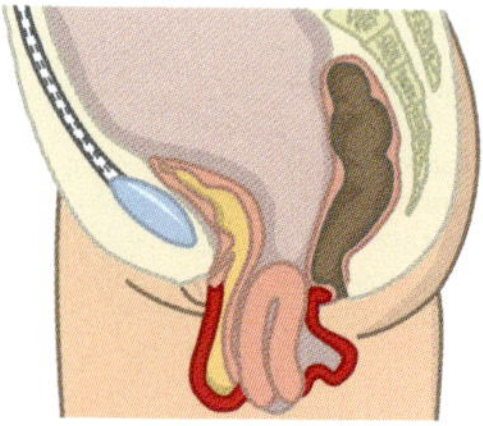

Abb. 327 Totalprolaps des Uterus [L138]

P

Proktoskopie Endoskopie zur Untersuchung des analnahen Darmabschnitts
Prolaktin Hormon; regt während der Schwangerschaft das Wachstum der Brustdrüsen an, nach der Entbindung die Milchsynthese und den Milcheinschuss
Prolaps Vorfall (▶ Abb. 327)
Proliferation Vermehrung von Gewebe durch Wucherung oder Sprossung
Proliferationsphase Aufbauphase: 5.–14. Tag des Menstruationszyklus, eine neue Schleimhautschicht baut sich auf; um den 14. Zyklustag erfolgt der Eisprung
Prominent Hervorspringend, vorragend
Promontorium Lat. für „Vorgebirge", vordere obere Spitze des Kreuzbeins
Promotionsphase Zweite Phase der Tumorentstehung: Wachstumsphase, in der sich die entartete Zelle vermehrt und der Tumor wächst
Pronation Einwärtsdrehung einer Gliedmaße; Geg.: Supination
Pronationstrauma Einknicktrauma des Sprunggelenks nach innen mit der Folge von ▶ *OSG-Fraktur* und Verletzungen am Bandapparat
Prophase Erstes Stadium der Mitose (= Zellkernteilung); die ▶ *Chromosomen* kondensieren zu einer kompakten Transportform
Prophylaxe Maßnahmen zur Verhütung von Erkrankungen, basierend auf der Einschätzung der Gefahr
Propofol-1 % Propofol®, Disoprivan®; Arzneimittel zur ▶ *Sedierung*, Einleitung der Narkose
Propranolol Dociton®; Arzneimittel bei tachykarden Herzrhythmusstörungen und arterieller Hypertonie
Propulsive Massenbewegungen Bewegungsform des Dickdarms zum Transport des Inhalts: das vegetative Nervensystem lässt die Darmmuskulatur erst erschlaffen und dann stark kontrahieren; geschieht drei bis vier Mal täglich, bevorzugt nach dem Aufstehen und nach einer Mahlzeit
Prostaglandine Gruppe chemisch verwandter Gewebehormone; erweitern die Gefäße und machen sie durchlässiger, lösen Schmerz aus; manche Schmerzmittel hemmen daher Prostaglandine
Prostata Männliche Geschlechtsdrüse, produziert einen Teil des Spermas
Prostatahyperplasie, benigne Gutartige Vergrößerung der Prostata
Prostataresektion Ausschälen der Prostata bei gutartiger Prostatavergrößerung; wird meist endoskopisch durchgeführt, transurethrale Elektroresektion (Abk.: TUR) (▶ Abb. 328)
Prostatektomie, radikale Syn.: radikale Prostatovesikulektomie; operative Entfernung der gesamten Prostata einschließlich ihrer Kapsel, der Samenblasen und des durch die Prostata verlaufenden Harnröhrenabschnitts; Anwendung bei Prostatakarzinom
Prostatitis Entzündung der Prostata; meist gute Prognose bei konsequenter Behandlung

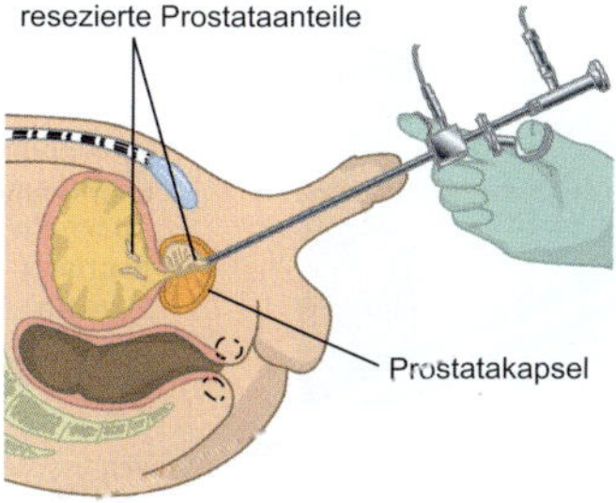

Abb. 328 Transurethrale Prostataresektion [L138]

Proteinanabolismus Proteine werden an ▶ *Ribosomen*, ausgehend vom „Bauplan" der DNA, synthetisiert
Proteinbiosynthese Produktion von Eiweißen an den ▶ *Ribosomen* im Zytoplasma
Proteine Eiweiße, aus Aminosäuren aufgebaut; wichtigste Bausteine für Struktur und Funktionen des Organismus
Proteinkatabolismus Eiweißabbau; Proteine werden vornehmlich innerhalb der Zellen durch proteinabbauende Enzyme, die Peptidasen, in Aminosäuren aufgespalten
Proteinkinase Enzym, welches Aminosäuren mit Phosphatgruppen anreichern kann und somit neue Proteine bildet
Proteinpuffer Wird durch die im Blut vorhandenen Proteine gebildet: allen voran das Hämoglobin, welches aufgrund seiner hohen Konzentration im Blut den Großteil dieses Blutpuffers ausmacht; die Pufferwirkung von Proteinen ergibt sich aus der amphoteren Eigenschaft der Aminosäuren (d. h. mit „gleichzeitigem" Säure- und Basencharakter), aus denen sie bestehen
Proteinurie Ausscheidung von Eiweiß im Urin, > 150 mg/24 Std.
Protektiv Schützend
Proteohormon Hormon mit der chemischen Struktur eines Proteins, z. B. Insulin, Glukagon, Hormone der ▶ *Hypophyse*
Proteolyse Eiweißabbau

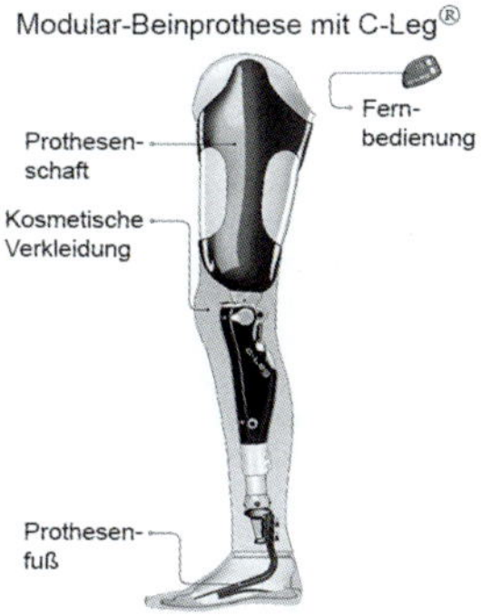

Abb. 329 Prothese [V164]

Prothese Künstlicher Ersatz fehlender Körperteile, Hilfsmittel (▶ Abb. 329)
Prothrombin Faktor II der Blutgerinnung; wird aktiviert zu ▶ *Thrombin*
Proto- Vorsilbe oder Wortteil für: erster-
Proton Elektrisch positiv geladenes Teilchen des Atomkerns
Protozoen Veraltete Bezeichnung für bestimmte einzellige, eukaryon-

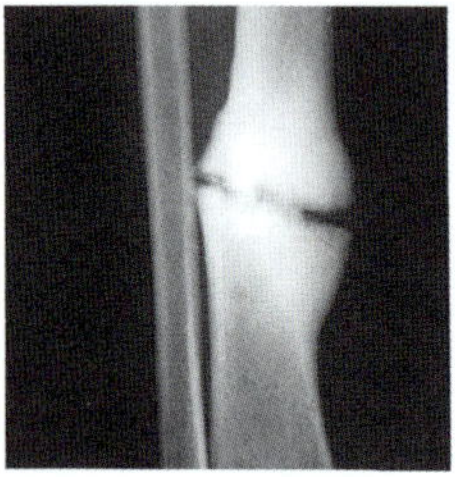

Abb. 330 Hypertrophe Pseudarthrose [E284]

tische Mikroorganismen; spielen in Human- und Tiermedizin eine Rolle; z. B. ▶ *Malaria* und ▶ *Amöbenruhr*

Protusion Vorwölbung, Vorfall; z. B. Bandscheibenprotusion

Proximal Zum Körper bzw. Körperstamm hin, zum Bezugspunkt am nächsten liegend; Geg.: distal

Prozess Verlauf, Entwicklung

Pruritus Juckreiz

Pseud(o)- Vorsilbe oder Wortteil für: scheinbar-, falsch-

Pseudarthrose Lat.: Fractura non sanata; Syn.: Falschgelenkbildung; Ausbleiben der Frakturheilung nach mehr als acht Monaten (▶ Abb. 330)

Pseudodivertikel ▶ *Divertikel*

Pseudokrupp Kindliche Sonderform der ▶ *Laryngitis* mit Schwellung der Schleimhaut unterhalb des Kehlkopfs durch einen viralen Infekt; äußert sich in bellendem Husten, Heiserkeit, pfeifenden Geräuschen beim Einatmen sowie schwerer Atemnot

Pseudomonaden Gramnegative Stäbchenbakterien; verursachen Wundinfektionen, Meningitis, Harnwegsinfektionen, Infektionen der Atmungsorgane; Vertreter: *Pseudomonas aeruginosa;* gefährlich bei schwerkranken Patienten, v. a. mit großflächigen Hautwunden

Pseudozysten Hohlraum, der nur von Bindegewebe umgeben ist und nicht von Epithel ausgekleidet wird

PSNV Abk.: Psychosoziale Notfallversorgung; Unterstützungsangebot für Patienten, Angehörige und Einsatzkräfte

Psoriasis ▶ *Schuppenflechte*

Psych(o)- Vorsilbe oder Wortteil für: Seele(n)-

Psyche Entspricht dem, was man „Seele“ nennt; Gesamtheit der geistigen Erscheinungen der menschlichen Person (z. B. Denken, Emotionen)

Psychiatrie Fachgebiet der Medizin, das sich mit Prophylaxe, Diagnose und Therapie psychischer Erkrankungen einschließlich der Rehabilitation des psychisch Kranken befasst

Psychische Gesundheit Fähigkeit, seelische „Verletzungen” zu bewältigen

Psychische Störung, organisch bedingte Abk.: OPS; Syn.: exogene Psychose; psychische Störung, deren Ursache eine diagnostizierbare körperliche Erkrankung ist; mit Gedächtnisstörung, organisch bedingter Persönlichkeitsveränderung und Demenz

Psychologie Lehre vom (normalen) Erleben und Verhalten des Menschen

Psychopharmaka Arzneimittel, die hauptsächlich auf das ZNS wirken und Gefühle und Denken eines Menschen verändern; v. a. bei Behandlung psychischer Erkrankungen

Psychose Psychische Erkrankung, bei der der Kranke in seinem Kontakt zur Realität erheblich gestört ist

Psychose, affektive Syn.: bipolare Psychose, Zyklothymie, manisch-depressive Krankheit; endogen bedingte affektive Störung mit phasenweiser depressiver oder manischer Verstimmung

Psychose, exogene ▶ *Psychische Störung, organisch bedingte*

Psychose, postpartale Syn.: Wochenbettpsychose, puerperale Psychose; nach der Entbindung leidet die Frau an Stimmungsschwankungen, Depressionen, Halluzinationen und evtl. Wahnvorstellungen; hohe Suizidgefahr; Kindstötungsrisiko; seltenes Erkrankungsbild

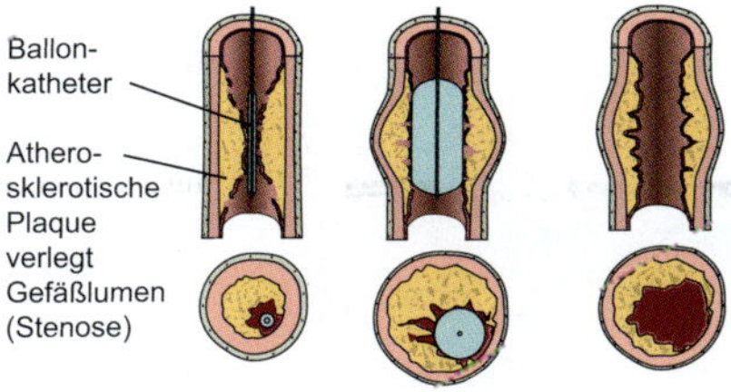

Abb. 331 PTCA [L115]

Psychosomatik Fachgebiet der Medizin, das sich mit den Wechselwirkungen zwischen Körper und Seele befasst

Psychosoziale Notfallversorgung ▶ *PSNV*

Psychosyndrom, hirnorganisches Abk.: HOPS; organisch bedingte psychische Störung

Psychotherapie Systematische Behandlung von körperlichen bzw. seelischen Störungen mit Mitteln der Kommunikation; Therapiemethoden: Gespräche, Rollenspiele, Entspannungs- und suggestive Techniken, Einübung neuer Verhaltensweisen

PTA Abk. für: **p**erkutane **t**ransluminale **A**ngioplastie; Erweiterung verengter Blutgefäße mit Ballonkathetern; PTA der Herzkranzgefäße = ▶ *PTCA*

PTBS Abk. für: ▶ *Posttraumatische Belastungsstörung*

PTCA Abk. für: perkutane transluminale koronare Angioplastie; Syn.: koronare Ballondilatation; ein dünner Ballonkatheter wird in ein Gefäß geschoben und auf Höhe einer Verengung entfaltet, um die Stenose wieder durchgängig zu machen (▶ Abb. 331)

Ptosis Hängendes Oberlid

PTT; PTZ Abk. für: ▶ *Partielle Thromboplastinzeit*

Ptyalin Spaltstoff für ▶ *Kohlenhydrate* im Mundspeichel; wird durch Magensäure unwirksam

Pubertärer Wachstumsschub Durch die natürliche Hormonumstellung ausgelöste, zeitlich begrenzte Beschleunigung des Wachstums in der Pubertät

Pubertät Reifezeit; Phase des Erwachsenwerdens, in der sich durch den Einfluss der Geschlechtshormone die sekundären Geschlechtsmerkmale entwickeln

Public Health Sammelbegriff für Wissenschaftszweige, die sich mit der Gesundheit und Krankheit von Bevölkerungen oder Teilgruppen beschäftigen

Puerperalfieber Syn.: Kindbettfieber, Wochenbettfieber; alle fieberhaften Erkrankungen im Wochenbett, die durch bakterielle Infektion der Geburtswunde bedingt sind

Puerperalsepsis Lebensgefährliche Komplikation mit Ausbreitung der Erreger von der Gebärmutter in die Blutbahn

Puerperium ▶ *Wochenbett*

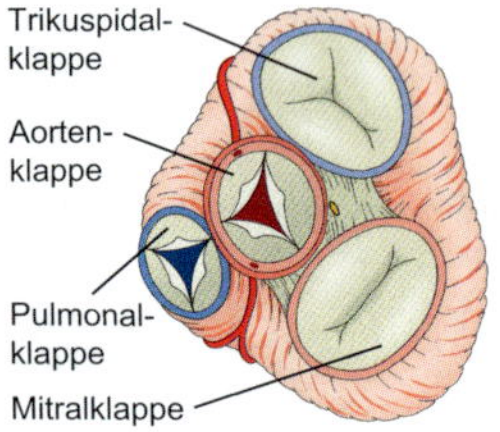

Abb. 332 Pulmonalklappe [L190]

Puffer Substanzen zum Ausgleich von Schwankungen des ▶ *pH-Werts*
Pufferfunktion Puffersysteme im Blut halten den ▶ *pH-Wert* konstant (▶ Abb. 46)
Pulmo- Vorsilbe oder Wortteil für: Lunge-
Pulmonal Die Lunge betreffend
Pulmonalklappe Lat.: Valva trunci pulmonalis; Klappe zwischen rechter Kammer und Truncus pulmonalis (▶ Abb. 332)
Pulmonalstenose Angeborener Herzfehler; Verengung der Pulmonalklappe, dadurch Druckbelastung des rechten Herzens
Pulpa, rote Gewebe der Milz, ist für den Abbau von gealterten Erythro- und Thrombozyten zuständig
Pulpa, weiße Lymphatisches Gewebe der Milz, welches Lymphozyten beherbergt
Puls Rhythmischer Schlag; Anschlagen der durch die Systole des Herzens fortgeleiteten Blutwelle in den Arterien
Puls, paradoxer Absinken des systolischen Blutdrucks um mehr als 15 mmHg bei jeder Inspiration; deutliches Zeichen für intrathorakale Druckerhöhung
Pulsdefizit Differenz zwischen der durch Auskultation oder EKG ermittelten Herzfrequenz und der peripheren Pulsfrequenz; getastete Pulsfrequenz entspricht nicht der tatsächlichen Zahl der Herzkontraktionen
Pulsdruck Differenz zwischen systolischem und diastolischem Blutdruck = Blutdruckamplitude
Pulsionsdivertikel ▶ *Ösophagusdivertikel*
Pulsmessung Palpation der äußerlich fühlbaren Druckwelle in Arterien; Zählen der Pulsschläge pro Minute
Pulsoxymetrie Messung der Sauerstoffsättigung des Hämoglobins, z. B. mit speziellen, meist an Fingern angebrachten Klemm-Sensoren und Darstellung auf Monitoren
Punktion Einstechen mit spezieller Nadel in Gefäße, Körperhohlräume oder Organe, um Körperflüssigkeiten oder Gewebe zu entnehmen oder Arzneimittel/Infusionen/Transfusionen zu verabreichen
Pupille Kreisrunde Öffnung der Iris (Regenbogenhaut), welche den Lichteinfall in das Auge reguliert (Blende) (▶ Abb. 31)
Pura ▶ *Pus*
Purine Bestandteile der Nukleinsäuren; Endprodukt des Purinstoffwechsels beim Menschen: Harnsäure
Purpura Schoenlein-Henoch Blutungsneigung durch eine Gefäßerkrankung, bei der es 2–3 Wochen nach einem Infekt zu allergischer Gefäßentzündung (= Vaskulitis) mit Fieber, Gelenk- und Bauchschmerzen kommt; bei 70 % der Fälle auch ▶ *Glomerulonephritis*
Purkinje-Fasern Teil des Erregungsleitungssystems; feinste Stufe; verteilen die Erregung über die Kammern (▶ Abb. 333)
Pus Syn.: Pura; Eiter
Pustel Syn.: Eiterbläschen; mit Eiter gefüllter Hohlraum in oder unter der Epidermis

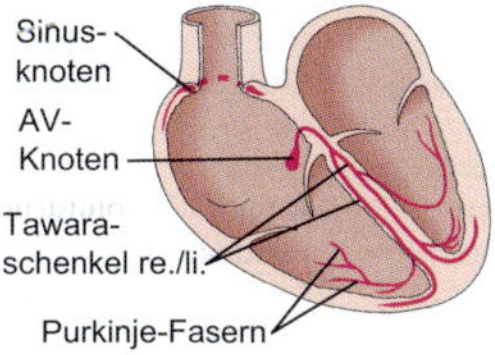

Abb. 333 Purkinje-Fasern bilden die Endverzweigungen des Erregungsleitungssystems des Herzens und übertragen die Erregung auf die Herzmuskulatur [L190]

P-Welle Teil des EKG; zeigt die Vorhoferregung, Beginn des elektrischen Herzzyklus (▶ Abb. 101)

Py(o)- Vorsilbe oder Wortteil für: Eiter-

Pyarthros ▶ *Gelenkempyem*

Pyelo- Vorsilbe oder Wortteil für: Nierenbecken-

Pyelonephritis, akute Syn.: Nieren- und Nierenbeckenentzündung; meist bakterielle Entzündung des Nierenbeckens und Nierenparenchyms; gute Prognose ohne prädisponierende Faktoren; Risiko der ▶ *Urosepsis*

Pyelonephritis, chronische Chronische, meist rezidivierende bakterielle Entzündung von Nierenbecken und Nierenparenchym

Pylorusstenose Syn.: Pylorushypertrophie, Magenpförtnerverengung; angeborene Verengung des Magenausgangs; Manifestation im Neugeborenenalter in der 2.–4. Lebenswoche

Pylorus Lat.: Pars pylorica; Syn.: Pförtner; Abschluss des Magens, Magenausgang, Übergang zum Dünndarm (▶ Abb. 248)

Pyometra Ansammlung von Eiter in der Uterushöhle bei Verklebung des Gebärmutterhalses

Pyonephrose Eitergefülltes Nierenbecken; Entstehung bei Harnstau; Komplikation der akuten Nierenbeckenentzündung

Pyosalpinx Eiteransammlung im Eileiter durch entzündliche Verklebung des Tubenendes

Pyothorax ▶ *Pleuraempyem*

Pyramide Wölbungen der ▶ *Pyramidenbahnen*

Pyramidenbahn Lat.: Tractus pyramidalis; absteigende Nervenfasern vom primären motorischen Rindenfeld zum Rückenmark oder von motorischen Kernen der Hirnnerven (▶ Abb. 334)

Pyramidenseitenstrangbahn Lat.: Tractus corticospinalis lateralis; Syn.: seitliche Pyramidenbahn; motorische Nervenfasern im seitlich gerichteten Teil der weißen Substanz des Rückenmarks

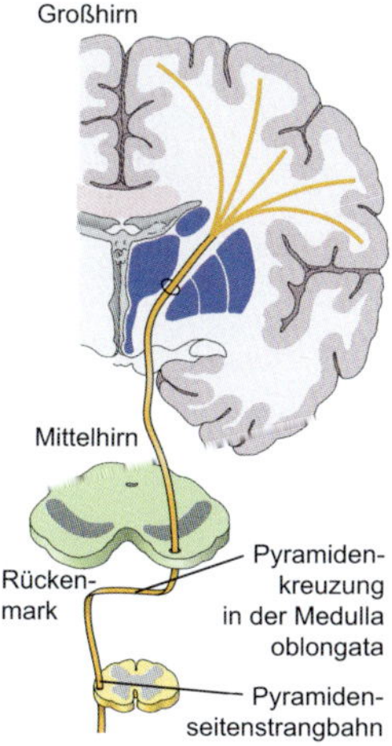

Abb. 334 Verlauf der Pyramidenbahn [L190]

Pyramidenvorderstrangbahn Lat.: Tractus corticospinalis anterior; Syn.: vordere Pyramidenbahn; motorische Nervenfasern in dem nach vorne gerichteten Teil der weißen Substanz des Rückenmarks

Pyrogene Fiebererzeugende Substanzen

Pyrosis ▶ *Sodbrennen*

Pyruvat Endprodukt der Glykolyse, aber auch eines der Ausgangsedukte (Ausgangsstoff einer chem. Reaktion) der ▶ *Glukoneogenese*

Pyurie Syn.: Eiterharn; Vorhandensein von Eiter im Urin, sichtbar durch Schlieren und wolkige Trübungen

P

Q

Q-Fieber ▶ *Zoonose*; verursacht durch *Coxiella burnetti;* grippeähnliche Symptome; Letalität bei guter Behandlung etwa 10 %
QRS-Komplex Teil des ▶ *EKG*, entspricht der Kammererregung (▶ Abb. 101)
qSOFA Abk. für: **Q**uick **S**epsis-Related **O**rgan **F**ailure **A**ssessment Score; Score zur zügigen Einschätzung, ob Sepsis vorliegen könnte, wenn Infektion vermutet wird; AF ≥ 22/min., GCS < 15 (▶ Tab. 7); RR_{sys} ≤ 100 mmHg
QT-Intervall Teil des ▶ *EKG*; Zeit von Beginn der Q-Zacke bis Ende der T-Welle, beschreibt die gesamte Erregungsdauer (▶ Abb. 101)
Quaddel Syn.: Urtica; umschriebenes, akutes Ödem in der Lederhaut durch Plasmaaustritt aus den Gefäßen, z. B. nach Brennnesselkontakt
Quadrant Einteilung des Abdomens in 4 Bereiche zur besseren Beurteilung und Diagnosestellung; gedachte Linie zwischen Schwertfortsatz und Schambein und querverlaufender Linie in Höhe des Bachnabels
Quadrantektomie Teilentfernung der Brust bei einer brusterhaltenden Operation wegen eines ▶ *Mammakarzinoms*
Quadrigeminus Oberschenkelmuskel mit vier Muskelbäuchen
Qualitätsmanagement Arbeitsfeld, das der Verbesserung von Strukturen, Prozessen und Ergebnissen dient
Quantitativ Mengenmäßig, zahlenmäßig
Quarantäne Isolierung von Personen mit ansteckenden Infektionskrankheiten oder von Personen, die mit solchen Kontakt hatten
Quartärstruktur Räumliche Anordnung von 2 oder mehr Polypeptidketten zu einem funktionellen Komplex; ein solches Protein ist beispielsweise das Hämoglobin, welches aus vier Untereinheiten, also vier Proteinen (= Domänen) besteht
Querfortsatz Lat.: Processus transversus; knochiger Ausläufer eines Wirbels
Querfortsatzloch Lat.: Foramen transversarium; Loch in den Querfortsätzen der Halswirbel, in denen die Arteria vertebralis verläuft
Quergestreifte Muskulatur Art der Muskulatur, aus der sämtliche Skelettmuskeln bestehen; in Abgrenzung zur ▶ *glatten Muskulatur*; befindet sich in den Wänden von Hohlorganen
Quergewölbe Gewölbe an der Unterseite des Fußskeletts aus Muskeln, Bändern und Sehnen
Querlage Kind liegt quer im Uterus (▶ Abb. 335); vgl. ▶ *Hinterhauptslage*
Querschnittssyndrom Komplexe Symptomkombination infolge des teilweisen (= inkomplettes Querschnittssyndrom) oder völligen Funktionsausfalls (= komplettes Querschnittssyndrom) des Rückenmarks auf einer bestimmten Höhe; am häufigsten durch Verletzungen bedingt; je höher die Verletzung im Rückenmark, desto schlechter die Prognose

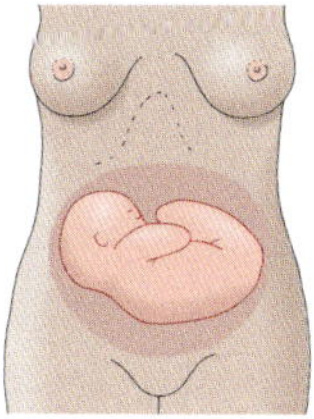

Abb. 335 Querlage [L190]

Quetschwunde Mechanische Gewalteinwirkung, die von zwei Seiten aufeinander zu gerichtet ist; dazwischenliegendes Gewebe wird bis in die Tiefe geschädigt, meist Hämatombildung; langwierige Heilung

Quicktrach® System zur ▶ *Koniotomie*

Quick-Wert Syn.: Thromboplastinzeit, Prothrombinzeit; gibt an, wie schnell das Blut gerinnt; Laborparameter zur Diagnose der Gerinnungsfähigkeit

Quincke-Ödem Syn.: Angioödem, angioneurotisches Ödem; Sonderform der Urtikaria mit hochakuter Gesichtsschwellung, v. a. der Unterlippe; bei Mitbeteiligung der Luftwege Gefahr der lebensbedrohlichen Atemnot

Q-Zacke Teil des ▶ *EKG*; beschreibt den ersten negativen Ausschlag des QRS-Komplexes (▶ Abb. 101)

R

Rabies ▸ *Tollwut*
Rachen ▸ *Pharynx*
Rachenmandel Lat.: Tonsilla pharyngea; Teil des Immunsystems; wehrt Krankheitserreger ab, die über die Nase eindringen (▸ Abb. 395)
Rachenring, lymphatischer ▸ *Lymphatischer Rachenring*
Rachi(o)- Vorsilbe oder Wortteil für: Wirbelsäule-
Rachitis Krankheit bei Kindern, bei der die Skelettteile erweichen und verbiegen; Ursache: Vitamin-D-Mangel
Radgelenk ▸ *Zapfengelenk*
Radial Zur Speiche (Radius) hin
Radikal An die Wurzel gehend, vollständig, gründlich
Radikale, freie 1. Atom, Ion oder Molekül mit mindestens einem ungepaarten Elektron; 2. hochreaktive Substanzen aus dem Zellstoffwechsel, welche Proteine, Enzyme und DNA schädigen können
Radio- Vorsilbe oder Wortteil für: Strahl-
Radioaktives Isotop Ein Element, das stets als Atom mit gleicher Anzahl von Protonen in der Natur erscheint, kann jedoch mit unterschiedlicher Anzahl von Neutronen auftreten; ein solcher Vertreter dieses Elements (= Isotop) kann radioaktiv sein, also mit einer bestimmten zeitlichen Wahrscheinlichkeit und unter Energieabgabe zerfallen
Radioaktivität Aussendung von Strahlung aufgrund von spontanem Zerfall des Atomkerns
Radiologie Medizinisches Fachgebiet, das sich mit der Anwendung von elektromagnetischen Strahlen und mechanischen Wellen zu diagnostischen und therapeutischen Zwecken befasst
Radioulnargelenk Lat.: Articulatio radioulnaris; Gelenk zwischen ▸ *Speiche* und ▸ *Elle*
Radius ▸ *Speiche*
Radiusköpfchen Rollenförmiges Köpfchen am oberen Ende der ▸ *Speiche*, welches mit der Speichenkopfgrube der Elle in Verbindung steht; die Speiche bildet mit der Elle hier das obere Radioulnargelenk (▸ Abb. 336)
Ramus Ast
Ranitidin Ranitic®-inject, Zantic®; ▸ *Histamin*-Rezeptorenblocker (H_2-Blockade)
Randomisierung Verfahren zur Stichprobenauswahl, bei dem jede Person einer ▸ *Population* die gleiche Chance hat, in die Interventions- bzw. in die Kontrollgruppe zu gelangen
Ranvier-Schnürring ▸ *Axone* werden im ▸ *ZNS* von Oligodendrozyten und im ▸ *PNS* von Schwann-Zellen umhüllt; dabei gibt es Lücken zwischen den umhüllenden Zellen, die man als Schnürringe bezeichnet; die-

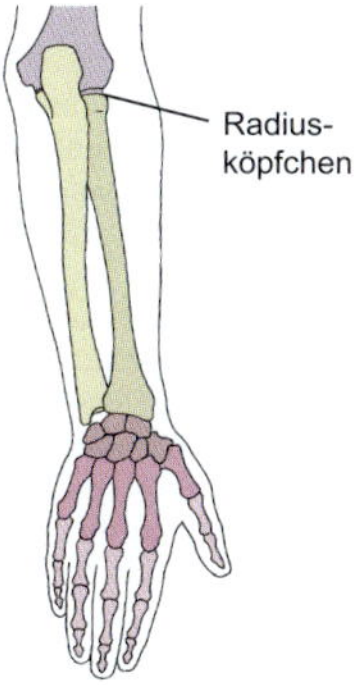

Abb. 336 Radiusköpfchen [L190]

se Lücken ermöglichen eine saltatorische („sprunghafte“) Erregungsleitung (▶ Abb. 35)
Rapid Eye Movement Abk.: ▶ *REM*, Schlafphase
Rapid-Sequence-Induction (Intubation) Abk.: RSI, Form der Narkoseeinleitung, bei der Medikamente zur Sedierung und Muskelrelaxierung rasch nacheinander verabreicht werden und der Patient sofort nach dem Einschlafen endotracheal intubiert wird (ohne vorherige Beatmung über die Maske); Zweck: Regurgitation und pulmonale Aspiration (Zurücklaufen von Mageninhalt in den Rachenraum und von dort in die Atemwege) vermeiden
Raues endoplasmatisches Retikulum ▶ *Endoplasmatisches Retikulum*
R-auf-T-Phänomen Form der Herzrhythmusstörung; Einfallen einer ▶ *Extrasystole* in die aufsteigende T-Welle; Risiko für Entstehung eines ▶ *Kammerflimmerns*
Rautek-Griff Griff zur Rettung aus dem Gefahrenbereich ohne weitere Tragehilfe
Raynaud-Syndrom ▶ *Morbus Raynaud*
RCT Abk. für: **R**andomised **C**ontrolled **T**rial (engl.), Randomisiert kontrollierte Studie; experimentelles Studiendesign, gilt als ▶ *Goldstandard*
Re- Vorsilbe oder Wortteil für: wieder-
Reabsorption Wiederaufnahme; im venösen Kapillarschenkel überwiegt die Aufnahme von Flüssigkeit aus dem umgebenden Gewebe
Reaktion 1. Antwort auf einen Reiz; 2. chemische Umwandlung
Reanimation Wiederbelebung; ▶ *Kardiopulmonale Reanimation*
REBOA Abk.: **R**esuscitative **E**ndovascular **B**alloon **O**cclusion of the **A**orta; Verfahren, um die Aorta über einen Ballonkatheter zu verschließen; Einsatz bei nicht kontrollierbaren Blutungen unterhalb des Herzens (z. B. Bauch- oder Beckentrauma)
Recapping Zurückstecken von Kanülen in ihre Schutzkappe; häufigste Ursache für versehentliche Nadelstichverletzungen
Rechtsherzkatheteruntersuchung Nach Punktion einer Vene wird der Katheter in die rechte Herzhälfte vorgeschoben; technisch wesentlich einfacher als der Linksherzkatheter
Rechts-links-Shunt Angeborener, zyanotischer Herzfehler mit Zufluss von sauerstoffarmem Blut in das arterielle, sauerstoffreiche Blut des Körperkreislaufs; führt zu verminderter Sauerstoffsättigung und Zyanose
Rechtsschenkelblock ▶ *RSB*
Recovery-Position Syn.: stabile Seitenlage; alternativ: vereinfachte Varianten der stabilen Seitenlage; es existieren verschiedene Varianten
Red Flag Warnzeichen; dringend abklärungsbedürftiger Befund
Redon-(Saug-)Drainage System zur Ableitung von Wundsekret, bestehend aus einem Kunststoffschlauch und einer Vakuum-Saugflasche (▶ Abb. 337); durch Sog Zusammenziehen der Wundflächen und schnelleres Zusammenwachsen; Anwen-

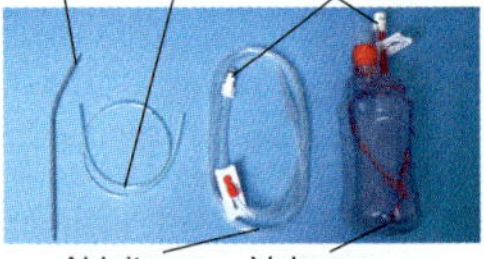

Abb. 337 Bestandteile einer Redon-Drainage [K183]

dung in Gelenken (= intraartikulär), unter Muskelfaszien (= subfaszial) oder im Unterhautfettgewebe (= subkutan)

Redox-Reaktion Bei einer Redox-Reaktion findet eine Elektronenabgabe (= Oxidation) durch einen Stoff sowie eine Elektronenaufnahme (= Reduktion) durch einen anderen Stoff statt

Redression Korrektur einer Deformierung, z. B. Klumpfuß

Reduktion Bei einer Reduktion nimmt ein Molekül Elektronen auf; dabei wird es selbst reduziert

Reentry-Mechanismus Kreisende Erregungen am Herzen, die sich durch plötzlich entstehende und ebenso plötzlich sistierende tachykarde Herzrhythmusstörungen zeigen; Reentrymechanismus bei paroxysmaler ▶ *SVT* im Bereich des AV-Knotens, bei ▶ *VT* im Bereich der Purkinjefasern

Reflektorisch Auf dem Reflexweg

Reflex Unmittelbare und unwillkürliche Antwort eines Muskels oder einer Drüse auf einen Reiz

Reflexblase Syn.: obere Blasenlähmung; reflektorische Entleerung ab einem gewissen Füllungsgrad; bei Querschnittssyndrom mit ▶ *Läsionen* oberhalb des zwölften Thoraxsegments

Reflexbogen Beschreibt die sensorischen und motorischen neuronalen Strukturen, die bei einem Reflex nacheinander aktiviert bzw. durchlaufen werden: Von der Reizwahrnehmung (Störgröße) bis zur Reflexhandlung des ausführenden Endorgans (▶ Abb. 338)

Reflexzentrum Strukturen des ZNS, die Informationen, die über die afferenten Bahnen bei Auslösung eines Reflexes zum ZNS transportiert werden, verarbeiten und eine motorische Antwort am Erfolgsorgan auslösen

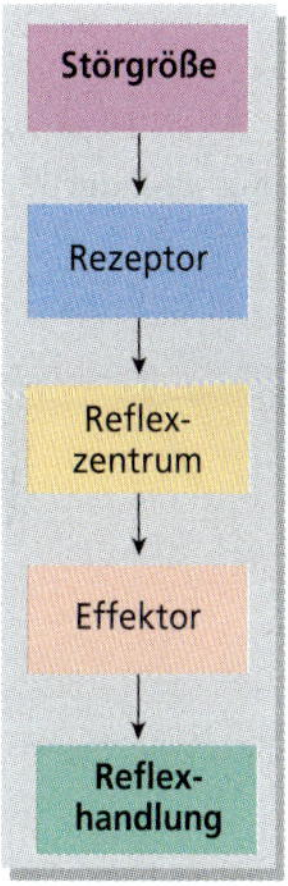

Abb. 338 Reflexbogen [L190]

Reflux Rückfluss; Transport einer Flüssigkeit innerhalb eines Hohlorgans gegen die normale Transportrichtung

Refluxkrankheit Beschwerden/Komplikationen durch Zurückfließen von Mageninhalt in die Speiseröhre durch unzureichenden Verschluss des unteren ▶ *Ösophagussphinkters*

Refluxösophagitis Entzündete Speiseröhre bei ▶ *Refluxkrankheit*

Refraktär Unempfindlich, nicht beeinflussbar

Refraktärphase Phase der Reizunempfindlichkeit der Geschlechtsorgane unmittelbar nach dem Orgasmus, in der es nicht erneut zu einem Orgasmus kommen kann; vierte Phase des sexuellen Reaktionszyklus

Refraktärzeit Zeitspanne nach ausgelöstem ▶ *Aktionspotenzial*, in welcher die Zellen nicht erregbar sind

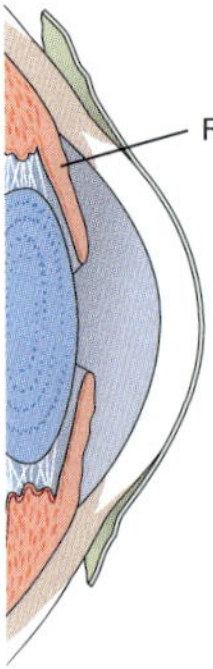

Abb. 339 Regenbogenhaut [L190]

Refraktion Brechung
Refraktionsanomalie Syn.: Ametropie, Brechungsfehler
Regelgröße Größe, die in einem Regelkreis konstant gehalten werden soll, z. B. Blutdruck
Regelkreis Steuerungskreis für Regulations- und Anpassungsvorgänge, um die ▸ *Homöostase* zu erhalten
Regenbogenhaut Iris; Struktur, welche die Pupille umgibt (▸ Abb. 339)
Regeneration Wiederherstellung, Erholung; Ersatz für zugrunde gegangenes Gewebe durch natürlichen Verschleiß (= physiologische Regeneration) oder punktuelles Ersetzen von Zellen, die durch Krankheit oder Verletzung funktionsunfähig wurden (= reparative Regeneration)
Regionalanästhesie Verfahren zur Schmerzausschaltung einer Körperregion, als rückenmarksnahe Spinal- oder Epiduralanästhesie oder als Plexusanästhesie; Bewusstsein bleibt voll erhalten
Regler Teil eines Regelkreises, der den Istwert mit dem Sollwert vergleicht und die ▸ *Regelgröße* entsprechend anpasst
Regression Rückbildung; Zurückfallen in frühere Entwicklungsstufen
Regulation Regelung der Organsysteme; Anpassung an sich ändernde Umweltbedingungen
Regurgitation Strömung entgegen der normalen Fließrichtung
Rehabilitation Syn.: Wiederherstellung, Wiedereingliederung; Maßnahmen, die akut oder chronisch kranken, behinderten oder pflegebedürftigen oder davon bedrohten Menschen ein möglichst selbstständiges und selbstbestimmtes Leben mit Teilnahme an allen relevanten oder gewünschten Lebensaktivitäten ermöglichen sollen; Ziel: Auswirkungen einer Krankheit/Behinderung auf die Erwerbsfähigkeit beseitigen bzw. minimieren; Träger der Leistungen: Rentenversicherung
Rehydratation Oraler oder intravenöser Flüssigkeits- und Elektrolytersatz
Reifeteilung (= ▸ *Meiose*); Form der Zellteilung, die nur bei Keimzellen stattfindet und bei der in zwei Teilungsschritten vier Zellen mit haploidem (halbem) Chromosomensatz entstehen; erste Reifeteilung ähnelt der ▸ *Mitose*, allerdings finden während der Prophase die Paarung der homologen ▸ *Chromosomen* und der Austausch von Chromatidabschnitten statt; in der zweiten Reifeteilung verdoppelt sich die DNA jedoch nicht, sondern es entstehen beim Mann vier Spermienzellen mit haploidem Chromosomensatz (▸ Abb. 255) bzw. bei der Frau eine Eizelle und drei inaktive Polkörperchen
Reifezeichen Merkmale eines Neugeborenen, anhand derer man das Reifealter des Kindes bestimmen

kann; relevant sind z. B. die Farbe der Haut und die Beschaffenheit der Fingernägel (▶ Abb. 340)

Reiter-Syndrom ▶ *Morbus Reiter*

Reiz Äußere Einwirkung, auf die eine bestimmte Reaktion erfolgt

Reizdarmsyndrom Lat.: Colon irritabile; häufige funktionelle Darmstörung ohne fassbare organische Ursache

Reizhusten Husten ohne Auswurf; tritt auf bei Reizungen der Atemwege, viralen Infektionen oder als Begleitsymptom von Lungentumoren

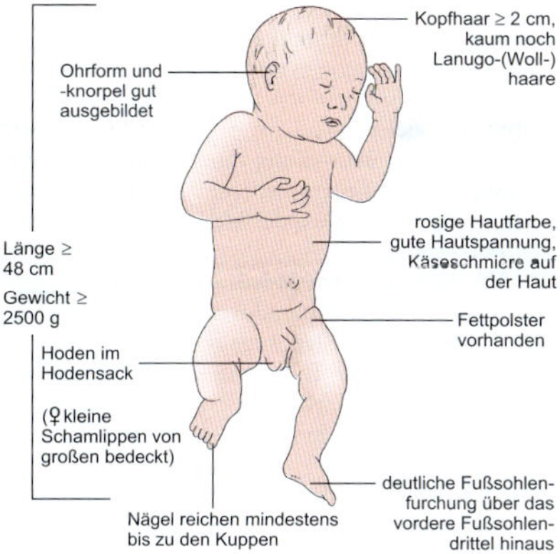

Abb. 340 Reifezeichen des Neugeborenen [L190]

Rekapillarisierungszeit Fingernagelprobe; Druck auf Nagelbett bis zur Weißfärbung; dauert die Rosafärbung länger als zwei Sekunden, so liegt eine Durchblutungsstörung, z. B. ein Schockgeschehen, vor

Rektal Den Mastdarm betreffend

Rekto- Vorsilbe oder Wortteil für: zum Rektum gehörend

Rektoskopie Endoskopie zur Untersuchung des Mastdarms

Rektum Mastdarm; letzter, ca. 15–20 cm langer Abschnitt des Darms (▶ Abb. 341)

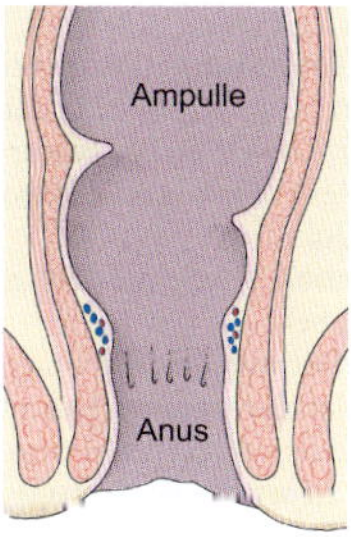

Abb. 341 Rektum [L190]

Rektumatresie Syn.: Analatresie; Fehlen der Analöffnung oder des Rektums beim Neugeborenen

Rektumprolaps Vorfallen und äußeres Sichtbarwerden des Rektums

Rekurrensparese Schädigung des N. recurrens mit Lähmung der Kehlkopfmuskulatur und Beeinträchtigung der Stimmbandbeweglichkeit; Symptome: postoperative Heiserkeit (einseitige Parese), Atemnot (beidseitige Parese); Komplikation bei Schilddrüsenoperationen

Relaxation Erschlaffung, Entspannung der Muskulatur
Releasing-Hormon Stimuliert die Produktion von Hormonen durch den ▶ *Hypophysenvorderlappen*
Reliabilität Syn.: Verlässlichkeit; Gütekriterium zur Beurteilung von Verfahren bzw. Messinstrumenten; bezeichnet die Genauigkeit der Messung/des Instruments
REM Abk. für: **R**apid **E**ye **M**ovement; REM-Schlaf, Syn.: paradoxer Schlaf; Schlaf mit schnellen Augenbewegungen, Phase des Träumens; fünfte Phase des Schlafzyklus, beginnt 70–90 Min. nach dem Einschlafen
Remission Vorübergehendes Nachlassen der Symptome, ohne zu genesen
Ren ▶ *Niere*
Renal Die Niere betreffend
Renin Hormon der Nieren zur Steuerung von Blutdruck und -volumen
Renin-Angiotensin-Aldosteron-System Abk.: RAAS; effizientes System zur Regulation des Blutdrucks sowie des Wasser- und Elektrolythaushalts
Reparabel Wiederherstellbar; Geg.: irreparabel
Repatriierung Rückführung eines im Ausland erkrankten Patienten; kann boden- oder luftgebunden erfolgen; zu erwartende Versorgungsintensität bestimmt das Rettungsmittel
Repellens, Repellent Plural: Repellentien oder Repellents; Wirkstoff, den Organismen über den Geruchssinn wahrnehmen und der sie abschreckt, ohne sie zu schädigen (z. B. als Schutz vor Insekten)
Replantation Behandlungsstrategie bei Amputationsverletzungen, dabei werden abgetrennte Körperteile wieder an die Blut- und nervale Versorgung angebunden und wieder funktionsfähig mit dem Körper verbunden
Replikation der DNA Verdoppelung der ▶ *Chromosomen* in Chromatiden zur Weitergabe der Erbinformation an die beiden Tochterzellen
Repolarisation Rückkehr des Potenzials einer Nervenzelle zum ▶ *Ruhepotenzial* nach einem ausgelösten ▶ *Aktionspotenzial*
Reponieren Zurückbringen, zurücklegen
Reposition Syn.: Einrichtung; Zurückführen in die anatomisch korrekte Position; nach Gelenkluxationen, Frakturen, bei Hernien
Reproduktion Fortpflanzung; Weitergabe der eigenen Erbinformation an die nachfolgende Generation
Reproduktionsmedizin Bezeichnung für alle mit der Fortpflanzung verbundenen Fragen; meist aber Begriff für verschiedene Möglichkeiten der technisch assistierten Reproduktion
Reproterol Bronchospasmin®; Arzneimittel zur Behandlung von Bronchoobstruktionen (Verengungen der Atemwege)
Resektion Operative Entfernung bestimmter Gewebeteile oder eines Tumors
Reservevolumen, exspiratorisches Abk.: ERV; Volumen, das nach normaler Ausatmung (Exspiration) noch ausgeatmet werden kann (ca. 1 l)
Reservevolumen, inspiratorisches Abk.: IRV; zusätzliches Einatemvolumen, das nach normaler Einatmung (Inspiration) noch eingeatmet werden kann (2–3 l)
Residual- Vorsilbe oder Wortteil für: Rest-
Residualkapazität, funktionelle Abk.: FRC; Volumen, das nach einer normalen Ausatmung in der Lunge

verbleibt (exspiratorisches Reservevolumen + Residualvolumen)

Residualvolumen Volumen, das nach maximaler Exspiration noch in der Lunge verbleibt (nicht ausatembar) (▸ Abb. 419)

Resistenz Syn.: Widerstandsfähigkeit; 1. Widerstand eines verhärteten Organs beim Betasten; 2. Widerstandsfähigkeit des Organismus gegen Krankheitserreger bzw. von Krankheitserregern gegen Therapeutika

Resonanzraum Hohlkörper zur Verstärkung von Klängen und Tönen

Resorbieren Aufnehmen

Resorption Aufnahme von Wasser und gelösten Stoffen in die Blut- oder Lymphbahn

Resorptionsfieber Syn.: aseptisches Fieber; Entstehung durch den Abbau von Gewebetrümmern im Organismus nach größeren Verletzungen, Verbrennungen, Blutergüssen oder ausgedehnten Operationen

Respiration Atmung

Respiratorisch Die Atmung betreffend

Respiratorische Alkalose ▸ *Alkalose, respiratorische*

Respiratorische Azidose ▸ *Azidose, respiratorische*

Respiratory Distress Syndrome Abk.: RDS; ▸ *Surfactantmangel-Syndrom*; ▸ *ARDS*

Ressource Hilfsquelle, Hilfsmittel, Reserve; innere und äußere Kraftquellen eines Menschen, die für den Pflegeprozess genutzt werden können, z. B. (Rest-)Fähigkeiten, Gewohnheiten, Vorlieben, soziale Kontakte und Beziehungen

Restharn Nach dem Wasserlassen verbleibt Urin in der Blase; pathologisch: > 50–100 ml

Retardierung Verlangsamung, Verzögerung, Entwicklungsverzögerung

Retardtablette Arzneimittelform; Tablette mit verzögerter Wirkstofffreisetzung

Retention, -retention 1. Ruhigstellung einer Fraktur bis zur Verheilung; 2. Nachsilbe oder Wortteil für: Verhalt, Stau, Zurückhalten

Retentionspneumonie Entzündung eines Lungenabschnitts, dessen Bronchus verschlossen oder stark eingeengt ist, etwa durch einen Tumor

Retikuläre Fasern ▸ *Fasern, retikuläre*

Retikulumzelle Phagozytierende Abwehrzellen in den Lymphknoten; sternförmige Retikulumzellen mit vielen Fortsätzen bilden das retikuläre Bindegewebe, das zahlreiche freie Zellen enthält; v. a. im Knochenmark und den lymphatischen Organen zu finden

Retina ▸ *Netzhaut* (▸ Abb. 342)

Retinaculum extensorum Bandstruktur auf der Handrückenseite am Handgelenk, welche die Sehnenscheiden der Handstrecker (Extensoren) führt, deren Muskelbäuche sich an der Oberseite des Unterarms befinden

Retinaculum flexorum Bandstruktur auf der Handtellerseite am Hand-

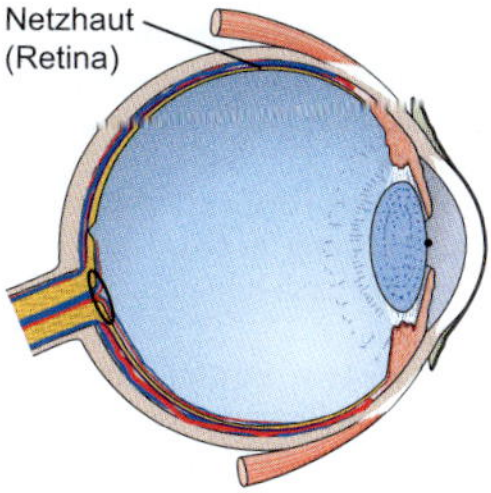

Abb. 342 Retina (▸ Abb. 282) [L190]

gelenk, welche die Sehnenscheiden der Handbeuger (Flexoren) führt, deren Muskelbäuche sich an der Unterseite des Unterarms befinden

Retinale Ganglienzellen Zellen der dritten Schicht der Netzhaut; ihre ▶ *Axone* vereinen sich in der Papille zum Sehnerv (▶ Abb. 31)

Retinitis Entzündung der Netzhaut

Retinopathie Schädigung der Netzhaut; Auftreten v. a. bei Frühgeborenen bei langandauernder Sauerstofftherapie in hoher Konzentration und bei ▶ *Diabetes mellitus*

Retinopathie, diabetische Mikroangiopathie (= Erkrankung der kleinen Blutgefäße) am Auge führt zu Blutungen, Gefäßwucherungen und Netzhautablösung; häufige Erblindungsursache beim Erwachsenen

R

Retro- Vorsilbe oder Wortteil für: zurück-, rückwärts liegend, hinter-; Geg.: ante-

Retroflexion Abknicken eines Organs nach hinten

Retrograd Rückläufig; entgegen der physiologischen Richtung; Geg.: orthograd

Retroperitoneal Nur an der Vorderseite vom Peritoneum überzogenes Organ; hinter oder unter dem Peritoneum paritale gelegen (▶ Abb. 343)

Retroperitonealraum Bindegewebiger Raum, der zwischen Peritoneum parietale und hinterer Leibeswand liegt (▶ Abb. 343)

Retroversion Syn.: Rückwärtsneigung; Streckung im Schulter- und Hüftgelenk, nach hinten heben; Geg.: Anteversion

Rettungskette Bestmöglicher Ablauf von Handlungen vom Laien über den Rettungsdienst bis in die Klinik zur Bewältigung eines Notfalls

Reversibel Umkehrbar, heilbar; Geg.: irreversibel

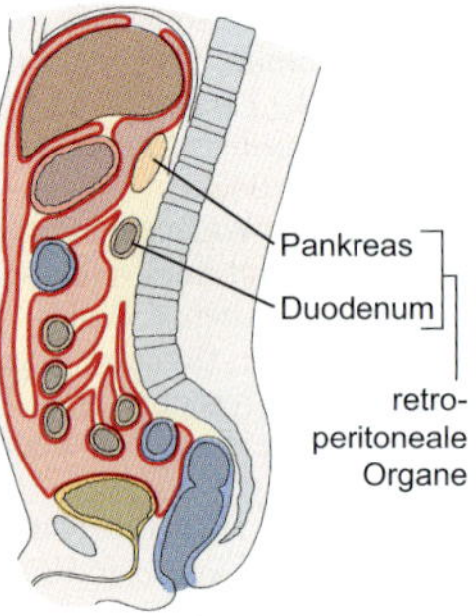

Abb. 343 Retroperitoneale Organe und Retroperitonealraum [L190]

Reye-Syndrom Seltene, aber lebensbedrohliche akute Gehirn- und Leberschädigung bei Kindern und Jugendlichen; Ursache: Kombination aus Virusinfektion und Gabe von Acetylsalicylsäure

Rezeptor „Empfänger" für bestimmte Reize oder Stoffe

Rezessiv Untergeordnet; Geg.: dominant

Rezidiv Rückfall; erneutes Auftreten der Erkrankung nach einer beschwerdefreien Zeit

Rezidivierend In Abständen wiederkehrend

Reziprok Wechselseitig, gegenseitig, sich aufeinander beziehend

RG Abk. für: **R**assel**g**eräusch; pathologisches Atemgeräusch in den Bronchien

RH Abk. für: **R**eleasing **H**ormone; Freisetzungshormon

Rh Abk. für: ▶ *Rhesus*

Rhabdomyolyse Zerfall bzw. Auflösung der quergestreiften Muskulatur

Rhagade Syn.: Schrunde; schmerzhafter Einriss an Mund- und Nasenwinkel bei Vitamin- und Eisenman-

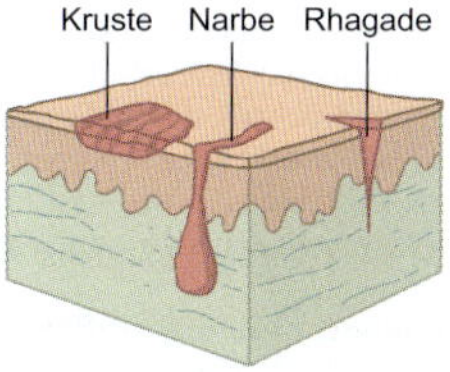

Abb. 344 Rhagade [L190]

gel und bei trockener Haut (▶ Abb. 344)

Rhesus-System Blutgruppensystem, welches Oberflächenstrukturen bei ▶ *Erythrozyten* unterscheidet: „rhesus positiv" bei Vorhandensein des Antigens D und „rhesus negativ" bei Abwesenheit von Antigen D

Rheumatisches Fieber ▶ *Fieber, (akutes) rheumatisches*

Rheumatoide Arthritis ▶ *Arthritis, rheumatoide*

Rheumatologie Medizinisches Fachgebiet, das sich mit Diagnostik und Therapie rheumatischer Erkrankungen befasst; umfasst nicht-verletzungsbedingte Erkrankungen des Bewegungs- und Stützapparates sowie immunologisch bedingte Entzündungen des Bindegewebes (= Kollagenosen) und der Gefäße (= Vaskulitiden)

Rhin(o)- Vorsilbe oder Wortteil für: Nase

Rhinitis, akute Syn.: akuter Schnupfen; akute Entzündung der Nasenschleimhaut mit Niesreiz, Brennen in Nase und Rachen, Nasensekretion sowie allgemeinem Krankheitsgefühl; häufigste Erkrankung überhaupt

Rhinitis, chronische Syn.: chronischer Schnupfen; Überbegriff für chronische Schleimhauterkrankungen der Nasenhaupt- und Nasennebenhöhlen

Rhinoliquorrhö Liquorabfluss aus der Nase bei frontalbasalen und zentralen Mittelgesichtsfrakturen

Rhinosinusitis Nasennebenhöhlenentzündung

Rhodopsin Sehfarbstoff der Stäbchenzellen

Rhythmisch-dynamische Arbeit Arbeit, bei welcher der Muskel abwechselnd kontrahiert und erschlafft, z. B. beim Laufen oder Ballspielen

Ribonukleinsäure Abk.: RNA; enthält Erbinformationen wie die DNA, besteht jedoch nur aus einem Strang mit ▶ *Basensequenzen*

Ribosom Zellorganelle, die für die Eiweißsynthese zuständig ist (▶ Abb. 345)

Rickettsien Bakterielle Erreger, deren Vermehrung nur innerhalb von Wirtszellen möglich ist (= obligat intrazellulär); Verursacher der verschiedenen Formen des Fleckfiebers in warmen Ländern

Riechbahn Lat.: Tractus olfactorius; Nervenbahnen, die der Wahrnehmung von Gerüchen dienen

Riechfäden Lat.: Fila olfactoria; Verästelungen des Riechnervs nach Durchtreten der Siebbeinplatte; sind Teil der Riechschleimhaut

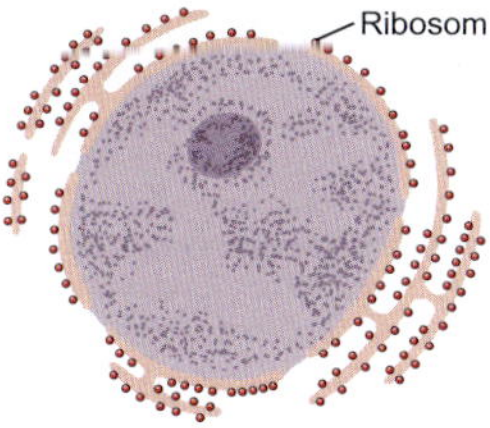

Abb. 345 Ribosomen [L190]

R

Riechhärchen Riechzellen besitzen zur Oberfläche hin unbewegliche ▶ *Kinozilien*
Riechhirn Teil des ▶ *Großhirns* zur Wahrnehmung und Verarbeitung von olfaktorischen (Geruchs-) Reizen
Riechkolben Lat.: Bulbus olfactorius; Ausstülpung des Gehirns, in welches die ▶ *Axone* der Riechzellen eintreten; Teil des Riechhirns
Riechnerv Bündel von Nervenzellen zur Wahrnehmung und Weiterleitung (an das Gehirn) von Geruchsreizen
Riechschleimhaut Lat.: Regio olfactoria; Bereich der Nasenschleimhaut am Dach der Nasenhöhle; hier sitzen Rezeptoren, die chemische Stoffe (Duftstoffe) aus der Atemluft aufnehmen
Riechzelle Zelltyp der Riechschleimhaut; Sinneszellen und erstes Neuron der Riechbahn
Rigidität Härte, Starre, Versteifung
Rigor Gesteigerte Grundspannung der Skelettmuskulatur mit charakteristischer Steifigkeit bzw. Starre bei passiver Bewegung
Rindenfeld Zellverbände der Großhirnrinde mit ähnlichen Funktionen; besteht aus grauer Substanz
Rindenfeld, motorisches Bereich des ▶ *Großhirns* zur Steuerung der Skelettmuskulatur
Rindenfeld, primäres Bereich des ▶ *Großhirns*, der die erste Anlaufstelle der ▶ *Afferenzen* aus der Körperperipherie darstellt (hören, sehen, tasten) und Ausgangspunkt der ▶ *Efferenzen* zur Skelettmuskulatur ist
Rindenfeld, primäres motorisches Motorisches Rindenfeld (Bereich des ▶ *Großhirns* zur Steuerung der Skelettmuskulatur), dessen Fasern in Kontakt zur Skelettmuskulatur stehen; vor der Zentralfurche in der vorderen Zentralwindung gelegen
Rindenfeld, primäres sensorisches Sensorisches Rindenfeld (Bereich des ▶ *Großhirns* zur Verarbeitung von Sinneseindrücken), dessen Fasern in direktem Kontakt zur Körperperipherie steht; hinter der Zentralfurche in der hinteren Zentralwindung gelegen
Rindenfeld, sekundäres Bereich des ▶ *Großhirns*, welcher Erfahrungen und Gedächtnisbilder speichert
Rindenfeld, sekundäres motorisches Sekundäres Rindenfeld (Bereich des ▶ *Großhirns* zur Speicherung von Erfahrungen), das die Informationen speichert, wie eine Bewegung in der Vergangenheit am besten ausgeführt wurde
Rindenfeld, sekundäres sensorisches Sekundäres Rindenfeld (Bereich des ▶ *Großhirns* zur Speicherung von Erfahrungen), welches sensorische Eindrücke speichert (mit Ausnahme von Sehen, Hören und Riechen); mit seiner Hilfe können neu „eingehende" Sinneseindrücke verglichen und eingeordnet werden
Rindenfeld, sensorisches Bereich des ▶ *Großhirns* zur Verarbeitung von Sinneseindrücken
Rindenfollikel Kugelförmige Verdichtungen von Lymphozyten an der Rindenzone des lymphatischen Gewebes
Rindenzone Äußere Schicht eines Lymphknotens, an dessen Rand sich die Lymphozyten kugelförmig zu den Rindenfollikeln verdichten
Ringelröteln Lat.: Erythema infectiosum acutum; Virusinfektion mit in der Regel geringer Allgemeinerscheinung und typischem Hautauschlag; Erreger: Parvovirus B19
Ringknorpel Lat.: Cartilago cricoidea; einer der neun Knorpel des Kehlkopfes in Form eines Siegelrings (▶ Abb. 211)

Rippe Lat.: Costa; knöcherner Bogen zum Schutz der Brusteingeweide, welcher gelenkig an der Wirbelsäule befestigt ist (▶ Abb. 346)

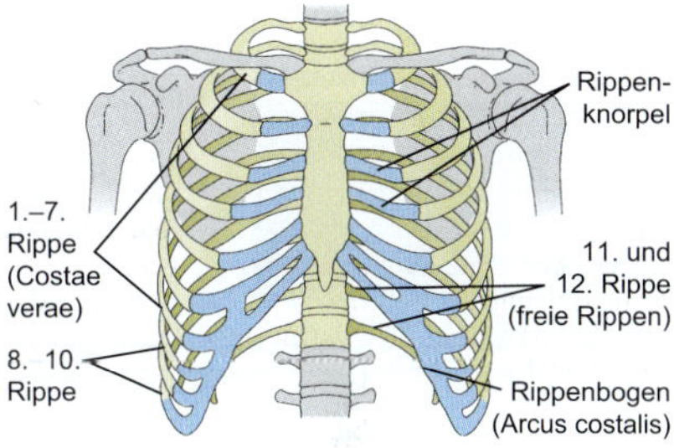

Abb. 346 Rippen [L190]

Rippe, echte Lat.: Costa vera; knöcherner Bogen zum Schutz der Brusteingeweide, welcher rückwärtig gelenkig an der Wirbelsäule und vorne durch Rippenknorpel direkt am Brustbein befestigt ist; die ersten sieben Rippenpaare sind echte Rippen

Rippe, falsche Lat.: Costa spuria; Syn.: asternale Rippe; endet nicht am Brustbein, sondern am knorpeligen Rippenbogen

Rippe, freie Lat.: Costa fluctuantis; elfte und zwölfte Rippe enden i. d. R. frei zwischen den Muskeln der seitlichen Bauchwand

Rippenbogen Lat.: Arcus costalis; untere vordere Grenze des Brustkorbs (Thorax); Knorpel, welcher die Rippenpaare 8–10 mit dem Brustbein verbindet; von außen tastbar

Rippenfell Lat.: Pleura parietalis; äußeres Blatt der ▶ *Pleura*, das die Brusthöhle auskleidet

Rippenfortsatz Lat.: Processus costalis; seitwärts abgehender, länglicher Fortsatz der Lendenwirbel

Rippenfraktur Knöcherne Verletzung mit komplettem oder inkomplettem Knochenbruch einer Rippe; einzelne, mehrfach gebrochene Rippe nennt man Rippenreihenfraktur

Rippenserienfraktur Fraktur von mindestens drei benachbarten Rippen; hohe Komplikationsrate, da behinderte Atemmechanik, durch instabilen Thorax; ▶ *paradoxe Atmung*

Risikofaktoren Einflüsse, welche die Wahrscheinlichkeit stark erhöhen, dass eine bestimmte Erkrankung auftritt

Risswunde Wunde bei der überwiegend die Haut betroffen ist; auch Organeinrisse möglich; meist zerfetzte Wundränder mit erhöhtem Infektionsrisiko; Kombination mit Quetschwunde möglich → Rissquetschwunde

RNA Abk. für: ▶ *Ribonukleinsäure*

Robert-Koch-Institut Abk.: RKI; dem Bundesgesundheitsministerium unterstelltes Bundesinstitut;, Aufgabe: Erkennung, Verhütung und Bekämpfung von (Infektions-)Erkrankungen

Robinson-Drainage Geschlossenes Wunddrainagesystem ohne Sog; Beutel fest mit Drainageschlauch verbunden, Entleerung des Beutels über Ablaufstutzen möglich; Anwendung intraabdominal, Einlegen des Drainagerohrs am tiefsten Punkt der Wundhöhle bzw. des Operationsgebietes (▶ Abb. 347)

Röhrenknochen Lange Knochen; langer, röhrenförmiger Schaft mit zwei meist dicken Enden, außen sehr

R

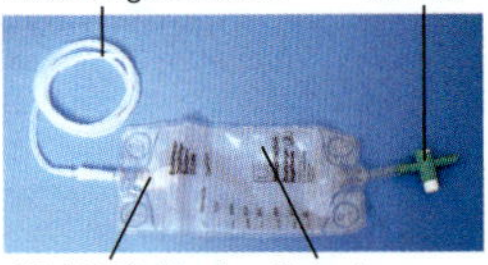

Abb. 347 Robinson-Drainage [K183]

dichte Knochenschicht (Kompakta), innen aufgelockerte Struktur (Spongiosa) mit Knochenmark (Bsp. ▶ Abb. 186)

Röteln Syn.: Rubeola; an sich harmlose Virusinfektion mit kleinflächigem Ausschlag, jedoch schwere Schädigung des Ungeborenen bei Erkrankung in der Schwangerschaft; eine Impfung ist möglich und wird von der ▶ *STIKO* empfohlen

Rötelnembryopathie Schädigung des Kindes im Mutterleib aufgrund einer Rötelninfektion der Mutter während der Schwangerschaft

Rocuronium Esmeron®, Rocuroniumbromid; nicht-depolarisierendes Muskelrelaxans

ROSC Abk. für: **R**eturn **O**f **S**pontaneous **C**irculation; Wiedereinsetzen eines spontanen Kreislaufs nach Reanimation mit zentral pulsproduzierender Pumpleistung des Herzens

Rotation Drehung

Rotaviren Viren, die vor allem bei kleineren Kindern ansteckende (Brech-)Durchfallerkrankungen auslösen; eine Impfung ist möglich und wird von der ▶ *STIKO* empfohlen

Rovsing-Zeichen Appendizitiszeichen; Ausstreichen des Dickdarms entlang des Kolonrahmens in Richtung Caecum; bei Schmerzen im rechten Unterbauch ▶ *Appendizitis* möglich

RR Abk. für: Blutdruckmessung nach **R**iva **R**occi

RSB Abk. für: **R**echts**s**chenkel**b**lock; verzögerte oder unterbrochene Reizleitung im rechten Kammerschenkel des Herzens

RS-Virus, RSV Abk. für: **R**espiratory **S**yncytial **V**irus; Erreger von Lungenerkrankungen, z. B. Bronchiolitis, Schnupfen; im Säuglingsalter sehr bedrohlich

RTW Abk. für: Rettungstransportwagen

RTH Abk. für: Rettungshubschrauber

Rubeola ▶ *Röteln*

Ruber Rot

Rubor Rötung; Kardinalsymptom einer Entzündung; das entzündete Gewebe ist verstärkt durchblutet und daher gerötet

Rucksackverband Verband zur Ruhigstellung der Schulter vor allem bei Schlüsselbeinfraktur (▶ Abb. 348)

Rückenmark, verlängertes Lat.: Bulbus medullae spinalis; Medulla oblongata; Teil des ▶ *Hirnstamms*, verbindet Brücke (Pons) und Rückenmark (▶ Abb. 180)

Rückenmarkdurchtrennung Komplette Durchtrennung, d. h. alle spinalen Nervenbahnen sind durchtrennt → totaler Nervenausfall unterhalb der Durchtrennung; inkomplett, d. h. nur einige Nervenbahnen sind durchtrennt → meist Ausfall der Motorik bei vorhandener Sensorik

Rückenmarkkompression Schädigung des Rückenmarks durch Druck einer Raumforderung auf das Nervengewebe; sofortige Intervention notwendig, um Lähmung abzuwenden

R

Rückenmarkkontusion Quetschung oder Einblutung in das Rückenmark mit temporärem reversiblem Ausfall der Rückenmarkfunktion

Rückenmarksegment Abschnitt des Rückenmarks mit Spinalnervenwurzeln und eigenen Reflex- und Verschaltungszentren

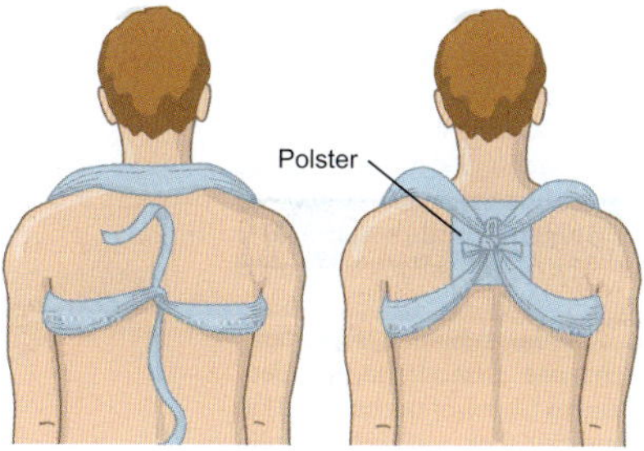

Abb. 348 Rucksackverband [L138]

Rückenmuskulatur, autochthone Wirbelsäulenaufrichter, Lat.: M. erector spinae; System überlappender Muskelfaserzüge entlang der Wirbelsäule

Rückwärtsversagen Unfähigkeit des geschädigten Herzens, adäquat mit dem Volumenangebot umzugehen; Folge: Ödembildung; Geg.: ▶ *Vorwärtsversagen*

Ruffini-Körperchen Syn.: Ruffini-Kolben; Druckrezeptor der Lederhaut an behaarten sowie haarlosen Stellen

Ruhedyspnoe Dyspnoe IV. Grades: Atemnot auch in Ruhe

Ruhe-EKG Elektrokardiogramm, das in Ruhe – meist im Liegen – durchgeführt wird

Ruhegewebe Permanente Gewebe; haben ihre Teilungsfähigkeit verloren (z. B. hochspezialisierte Sinnesgewebe, Zähne)

Ruhemembranpotenzial Potenzialdifferenz zwischen Zelläußerem und Zellinnerem, die Voraussetzung für die ▶ *Aktionspotenziale* von Nerven- und Muskelzelle ist

Ruhepotenzial Ruhezustand einer Muskel- oder Nervenzelle, „Aus“

Ruhr, bakterielle Schleimig-blutige Durchfälle mit krampfartigen Bauchschmerzen und schmerzhaftem Stuhldrang; verursacht durch Shigellen; Übertragung durch Schmierinfektion, fäkalienverseuchtes Wasser, im Sommer auch über Fliegen

Ruhr, tropische ▶ *Amöbenruhr*

Rumpf ▶ *Körperstamm*

Rundes Fenster Lat.: Fenestra cochleae; membranverschlossenes Fenster zwischen ▶ *Paukenhöhle* und Innenohr, hier endet der untere Schneckengang

Ruptur Zerreißen

R-Zacke Teil des ▶ *EKG*, erster positiver Ausschlag des QRS-Komplexes (▶ Abb. 101)

R

S

SA-Block Sinuatrialer Block; bradykarde Herzrhythmusstörung durch Erregungsleitungsstörung im Vorhof mit Verzögerung oder Unterbrechung der Reizleitung vom Sinusknoten zum Vorhofmyokard (▶ Abb. 333)
SAB Abk. für: ▶ *Subarachnoidalblutung*
s. c. Abk. für: subkutan, subcutan
Saccharose Disaccharid, gebildet aus einem Glukose- und einem Fruktosemolekül; bekannt als gewöhnlicher Tafelzucker
Sacculus Kleines Vorhofsäckchen; Teil des ▶ *Gleichgewichtsorgans*, in welchem sich die ▶ *Makula* auf vertikaler Ebene befindet
Sadismus Gefühl der sexuellen Erregung durch Demütigung bzw. Züchtigung einer anderen Person; Geg.: Masochismus
Säuglingsalter Umfasst das erste Lebensjahr
Säure Verbindung, die Protonen übertragen kann; in wässriger Lösung senkt sie den ▶ *pH-Wert*; Geg.: Base
Säure-Basen-Haushalt Körpereigener Regelkreis, der den pH-Wert des Blutes zwischen 7,36 und 7,44 konstant hält; Regulation über Puffersysteme, Lunge und Niere: bei ▶ *Azidose* vermehrte Ausscheidung von Wasserstoffionen, bei ▶ *Alkalose* verminderte Ausscheidung von Wasserstoffionen und Bikarbonatresorption
Säureverätzung Verletzung mit Gerinnungsnekrose (Koagulationsnekrose), weniger schwerwiegende Verletzung als Basenverätzung
Säureschutzmantel Syn.: Hydrolipidfilm; durch das Vorhandensein von Schweiß hergestelltes saures Milieu auf der Hautoberfläche, welches das Keimwachstum hemmt

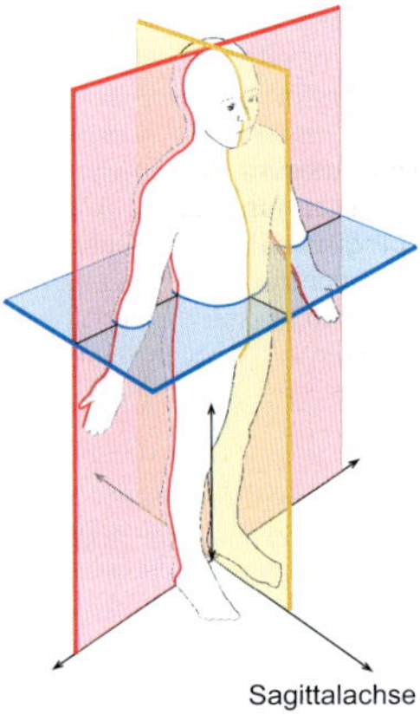

Abb. 349 Sagittalachse [L190]

Sagittalachse Gedachte Achse zur räumlichen Orientierung am menschlichen Körper; verläuft von vorne nach hinten durch den aufrecht stehenden Menschen (▶ Abb. 349)
Sakr(o)- Vorsilbe oder Wortteil für: Kreuzbein-
Sakralkyphose Krümmung des Kreuzbeins in Richtung des Rückens
Sakralsegment Kreuzbeinsegment
Sakroiliakalgelenk ▶ *Iliosakralgelenk*
Sakrum ▶ *Kreuzbein*
Salbe Halbfeste Arzneizubereitung zum Aufbringen auf die Haut; Wirkstoffe sind mit streichfähiger Grundmasse (z. B. Fett, Wachs, Vaseline) vermischt
Salmonellen Gramnegative Stäbchenbakterien aus der Familie der ▶ *Enterobakterien*; verursachen Salmonellosen, Typhus, Paratyphus
Salmonellose Syn.: Salmonellen-Gastroenteritis; Dünndarmentzün-

dung mit Durchfällen, verursacht durch Salmonellentoxine; Gefahr der Übertragung von Salmonellen auf Lebensmittel bei mangelnder Einhaltung der Hygienevorschriften; Übertragung durch orale Aufnahme kontaminierter Nahrung

Salpingitis Eileiterentzündung; entwickelt sich binnen weniger Tagen mit starken dumpfen Unterleibsschmerzen und febrilen Temperaturen

Salve Vier oder mehr aufeinanderfolgende ventrikuläre ▶ *Extrasystolen;* wird international in die bedrohlichen Arrhythmien eingeordnet

Salzsäure Abk.: HCl; Chlorwasserstoffsäure; starke anorganische Säure, zählt zu den Mineralsäuren

Samenblase Paarig angelegte Geschlechtsdrüse, die in die Harnröhre mündet

Samenleiter Lat.: Ductus deferens; Verbindung zwischen Nebenhodengang und Harnröhre; durch den Samenleiter werden die Samenzellen bei der ▶ *Ejakulation* zur Harnröhre befördert (▶ Abb. 350)

Samenstrang Lat.: Funiculus spermaticus; Leitungsbündel für den Hoden mit Samenleiter, versorgenden Gefäßen und Nerven

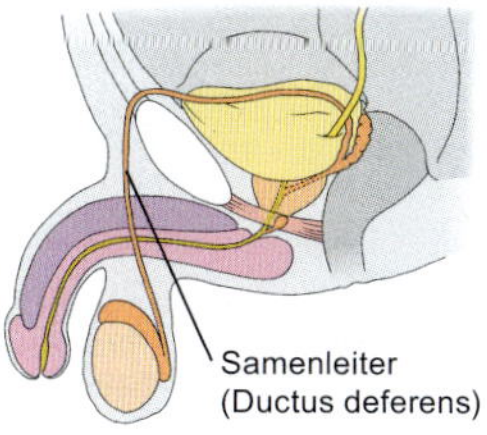

Abb. 350 Samenleiter [L190]

Sammelrohr Teil des Tubulusapparats der Nieren; Beginn der ableitenden Harnwege (▶ Abb. 280)

Sammelurin Sammlung des Urins über 24 Std. zur Bestimmung einer im Urin enthaltenen Stoffmenge (z. B. Hormone)

SAMPLER-Anamnese Abk. für: **S**igns & Symptoms (Leitsymptome), **A**llergien, **M**edikamente (regelmäßige/Bedarfsmedikation), **P**atientengeschichte (Vorgeschichte/Vorerkrankungen), **l**etzte Mahlzeit, **E**reignisse (direkt vor dem Eintritt), **R**isikofaktoren

Sangui- Vorsilbe oder Wortteil für: Blut-

Saponine Sekundärer Pflanzenstoff

Sarko- Vorsilbe oder Wortteil für: Fleisch-, Muskel-

Sarkoidose Syn.: Morbus Boeck, gutartige Lymphogranulomatose; granulombildende, meist chronische Systemerkrankung unklarer Ursache mit Bevorzugung der Hilumlymphknoten der Lungen und der Lungen selbst; Altersgipfel: 20.–40. Lebensjahr; Prognose meist gut

Sarkolemm Zellmembran der Muskelzelle und damit Hülle der Muskelfasern

Sarkom Bösartiger Tumor, ausgehend vom Binde- und Stützgewebe

Sarkomer Kleinste Funktionseinheit der quergestreiften Skelettmuskulatur; besteht aus fadenförmigen Aktinfilamenten an Z-Streifen; zwischen diese gleiten Myosinfilamente unter Energieverbrauch und verkürzen so das Sarkomer

Sarkoplasma ▶ *Zytoplasma* von Muskelzellen; Grundsubstanz der Zelle, welche gelöste Stoffe und die ▶ *Organellen* enthält

Sarkoplasmatisches Retikulum ▶ *Endoplasmatisches Retikulum* (ER) in Muskelzellen, bildet ein System

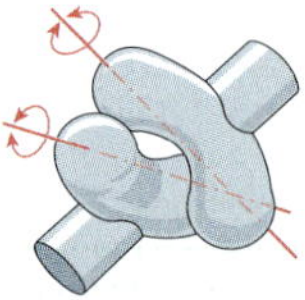

Abb. 351 Sattelgelenk [L190]

aus Schläuchen oder Zisternen im Sarkoplasma; es spielt eine wesentliche Rolle bei der Proteinsynthese

SARS Abk. für: **S**evere **A**cute **R**espiratory **S**yndrome; schweres akutes Atemwegssyndrom; durch das Coronavirus (SARS-CoV) verursachte, hochansteckende Lungenentzündung

SARS-CoV-2 Abk.: **S**evere **A**cute **R**espiratory **S**yndrome **Co**rona**v**irus Type **2**; neuartiges Coronavirus gegen das weltweit keine Hintergrundimmunität bestand; Auslöser der Coronavirus-Pandemie; ▶ *COVID-19*

S

Sattelgelenk Eine Gelenkfläche sitzt auf der anderen wie einer Reiter auf dem Sattel; mit vorwärts – rückwärts sowie Seit-zu-Seit-Bewegung hat es zwei ▶ *Freiheitsgrade*, z. B. Daumenwurzelgelenk (▶ Abb. 351)

Sauerstoffangebot Sauerstoffkonzentration im Körper, abhängig von 3 Faktoren: 1. O_2-Aufnahme in der Lunge; 2. O_2-Transport in den Arterien und 3. O_2-Diffusion in die Gewebe

Sauerstoffausschöpfung Differenz der Sauerstoffkonzentration zwischen eingeatmeter und ausgeatmeter Luft; Anteil des Sauerstoffs, den das Gewebe dem Blut entzogen (verbraucht) hat

Sauerstoffgehalt Anzahl der Sauerstoffmoleküle in einem Gas oder einer Flüssigkeit

Sauerstoffpartialdruck 1. Teildruck des im Blut gelösten Sauerstoffs; 2. Anteil des Sauerstoffs am Gesamtdruck in einem Gasgemisch (z. B. der Atemluft)

Sauerstoffsättigung Sauerstoffabdeckung des Blutes; physiologisch: 94–100 %

Saugglocken-Entbindung ▶ *Vakuumextraktion*

Saugreflex Reflex des Neugeborenen, der die Ernährung sichert; bei Berührung der Lippen fängt das Kind reflexartig an zu saugen

Scala tympani Paukentreppe; Gang in der ▶ *Schnecke*, welcher parallel zur Scala vestibuli verläuft und am runden Fenster endet

Scala vestibuli Vorhoftreppe; Gang in der ▶ *Schnecke*, welcher parallel zur Scala tympani verläuft und ihren Anfang am ovalen Fenster hat

Schädel Knöcherne Schale des Kopfes (▶ Abb. 352)

Schädelbasis Knochige Schädelgrundplatte; mit Löchern und Furchen versehen, um Nervenbahnen durchzulassen

Schädelgrube Muldenförmige, paarig angelegte Vertiefungen der Schädelbasis, in die das Gehirn eingebettet ist; drei Ebenen: vordere, mittlere und hintere Schädelgrube

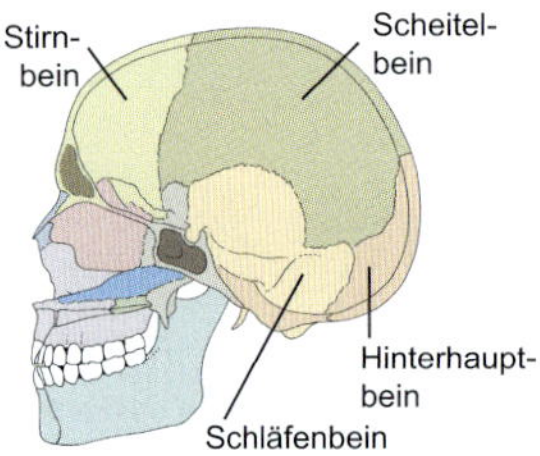

Abb. 352 Schädel [L190]

Schädelgrube, hintere Lat.: Fossa cranii posterior; Ebene innerhalb des Hirnschädels, die aus Hinterhauptbein, Schläfenbein und Keilbein gebildet wird; darauf ruht vor allem das Kleinhirn (Cerebellum)

Schädelgrube, mittlere Lat.: Fossa cranii media; Ebene innerhalb des Hirnschädels, die hauptsächlich aus Schläfenbein, Keilbein und Scheitelbein gebildet wird; darauf ruhen u. a. die Schläfenlappen des Gehirns

Schädelgrube, vordere Lat.: Fossa cranii anterior; Ebene innerhalb des Hirnschädels, die hauptsächlich aus Stirnbein und Keilbein gebildet wird; darauf ruhen u. a. die Frontallappen des Gehirns

Schädel-Hirn-Trauma Abk.: SHT; Sammelbezeichnung für alle Schädelverletzungen mit Gehirnbeteiligung; Unterteilung in offenes und geschlossenes SHT; weitere Unterteilung in Commotio, Contusio und Compressio cerebri sowie in direkte (primäre) Hirnschäden, bei denen Hirnstrukturen unmittelbar verletzt werden oder indirekte (sekundäre) Hirnschäden, die durch Blutungen oder Hirnödem entstehen

Schädelhöhle Vom Hirnschädel umschlossener Hohlraum, welcher das Gehirn beherbergt

Schädelkalotte Schädeldach

Schädellage Physiologische Lage des Kindes im Uterus mit dem Kopf als vorangehendem Körperteil bei der Geburt

Schädelnaht Nahtstelle aus Bindegewebe zwischen zwei Schädelknochen; verknöchert erst am Ende des Wachstums; ▶ *Kranznaht*, ▶ *Lambdanaht*, ▶ *Pfeilnaht*, ▶ *Stirnnaht*

Schalenkern Lat.: Putamen; Teil der ▶ *Basalganglien*

Schalentemperatur Temperatur von Haut und Extremitäten; schwankt deutlich mit der Umgebungstemperatur

Schallempfindungs-Schwerhörigkeit Schwerhörigkeit aufgrund einer Störung im ▶ *Innenohr* (z. B. durch Zerstörung der Haarzellen)

Schallleitungs-Schwerhörigkeit Schwerhörigkeit aufgrund einer Störung im äußeren Ohr oder ▶ *Mittelohr* (z. B. durch eine Mittelohrentzündung oder einen Paukenerguss)

Schallwelle Physikalische Erscheinungsform von Schall (Geräusche, Klänge, Töne); breitet sich wellenförmig in Gasen (wie der Luft) und in Flüssigkeiten (wie z. B. auch in der Perilymphe des Innenohrs) aus; das Gehör ist auf diese Eigenschaft des Schalls ausgerichtet; ▶ *Hörorgan*

Schaltlamelle Da der Knochen im Wachstum einem ständigen Umbau unterliegt, bleiben von abgebauten ▶ *Osteonen* die Schaltlamellen übrig, welche sich zwischen den aktiven Osteonen befinden

Schambehaarung Behaarung im Bereich der äußeren Geschlechtsorgane

Schambein Lat.: Os pubis; eines von drei Teilen des ▶ *Hüftbeins* (= Os coxae) (▶ Abb. 42)

Schambeinbogen Knöcherner Bogen unterhalb der Symphyse

Schambeinfuge Lat.: Symphysis pubica; knorpelige Verbindung anterior zwischen den Hüftbeinen

Schambeinwinkel Winkel zwischen den Schambeinbögen

Schamberg Lat:. Mons pubis; Syn.: Venushügel; mit Schambehaarung bedeckter, gewölbter Bereich oberhalb der Scheide

Schamlippe, große Lat.: Labium majus pudendi; Teil des äußeren weiblichen Genitals; äußere Hautfalte am Eingang der Scheide (▶ Abb. 153)

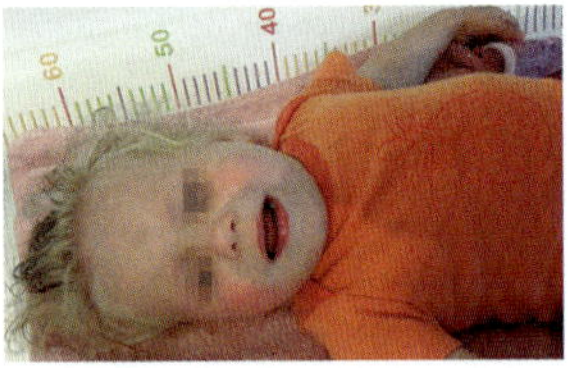

Abb. 353 Scharlach [O1081]

Schamlippe, kleine Lat.: Labium minus pudendi; haarlose Hautfalte mit Talgdrüsen am Eingang der Scheide (▸ Abb. 153)

Schamspalte Von außen sichtbare, spaltenförmige Öffnung im weiblichen Schambereich, die von den äußeren Schamlippen begrenzt wird

Scharlach Sonderform der Streptokokkenangina, bei der die Bakterien ein ▸ *Toxin* bilden, das den kleinfleckigen Scharlachausschlag hervorruft (▸ Abb. 353)

Scharniergelenk Nach außen gewölbte (konvexe) Gelenkfläche liegt wie in einer Schale in einer nach innen gewölbten (konkaven) Gelenkfläche; dadurch Funktion wie bei einem Scharnier; Bewegung verläuft um eine Achse in zwei Richtungen (= ein Freiheitsgrad), z. B. in Fingern und Zehen (▸ Abb. 354)

Schaufensterkrankheit ▸ *Claudicatio intermittens*

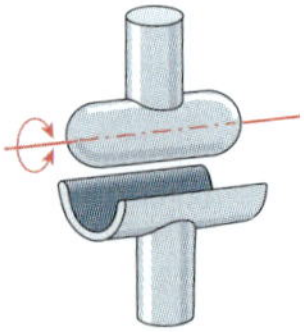

Abb. 354 Scharniergelenk [L190]

Scheide Lat.: Vagina; Verbindung zwischen Gebärmutter und äußerem Genitale, bestehend aus einem 8–12 cm langen, elastischen Muskelschlauch; (▸ Abb. 153)

Scheidenkatarrh ▸ *Kolpitis*

Scheidenöffnung Eingang zur Scheide, der im Kindesalter von dem elastischen Jungfernhäutchen (= Hymen) teilweise verschlossen ist

Scheidenvorhof Lat.: Vestibulum vaginae; Raum, der zwischen den kleinen Schamlippen liegt

Scheintod Zustand eines Patienten, bei dem äußerlich keine ▸ *Vitalzeichen* mehr feststellbar sind, obwohl er noch lebt

Scheitelbein Lat.: Os parietale; paarig angelegter Teil des Hirnschädels, welcher die Seitenwand der Schädelkalotte bildet; ▸ Abb. 352

Scheitel-Hinterhaupt-Furche Furche im ▸ *Großhirn*, welche den Hinterhauptlappen vom Rest der Großhirnrinde abtrennt

Scheitellappen Lat.: Lobus parietalis; Teil des ▸ *Großhirns*; beinhaltet Lesezentrum und Wernicke-Sprachzentrum

Schenkelblock Syn.: intraventrikulärer Block, faszikulärer Block; Blockade der Reizleitung innerhalb der Herzkammer (▸ Abb. 333); Unterteilung: Linksschenkelblock (▸ *LSB*), Rechtsschenkelblock (▸ *RSB*)

Schenkelhals Lat.: Collum femoris; der Hals des Oberschenkelknochens (Femur) ist der im Verhältnis zum Schaft abgewinkelte Teil; kranial des Halses befindet sich der Oberschenkelkopf

Schenkelhalsfraktur Abk.: SHF (▸ Abb. 355); typische Fraktur des älteren Menschen am Oberschenkelhals; operative Versorgung mit ▸ *DHS* oder Totalendoprothese bei Patienten über 65 Jahren; häufig me-

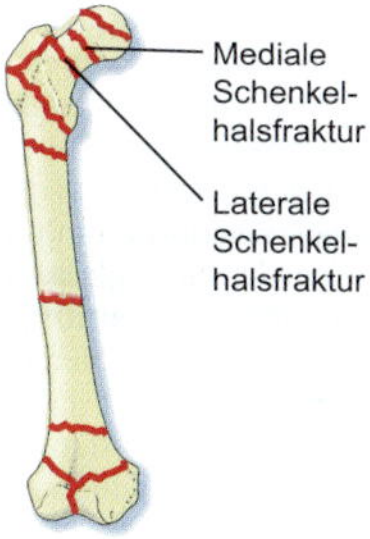

Abb. 355 Schenkelhalsfraktur [L190]

dial (Fraktur in Gelenkskapsel) oder lateral (Fraktur außerhalb Gelenkskapsel)

Scheuermann-Krankheit ▶ *Morbus Scheuermann*

Schielen Syn.: ▶ *Strabismus*

Schienbein Lat.: Tibia; Röhrenknochen der unteren Extremität, ist am Kniegelenk beteiligt (▶ Abb. 130)

Schienbeinkopf Lat.: Caput tibiae; die obere Epiphyse der Tibia, also der Kopf des Schienbeins, enthält die Tibiakondylen

Schienbeinschaft Lat.: Corpus tibiae; länglicher Teil des Unterschenkelknochens

Schilddrüse Lat.: Glandula thyroidea; Hormondrüse, die die Hormone Thyroxin und Trijodthyronin bildet (▶ Abb. 356)

Schildknorpel Lat.: Cartilago thyroidea; größter Knorpel des Kehlkopfs (▶ Abb. 211); sein Vorsprung bildet den Adamsapfel, auf dessen Oberrand der Kehldeckel sitzt

Schimmelpilze Fadenpilze, die vor allem innere Organe befallen

Schizophrenie Psychische Erkrankung, die durch eine schwere Störung der Gesamtpersönlichkeit mit Verlust

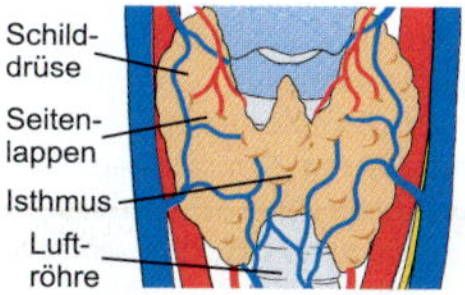

Abb. 356 Schilddrüse [L190]

von Einheit und Ordnung der Wahrnehmung, des Denkens, der Affekte und der Identität gekennzeichnet ist; viele verschiedene Erscheinungsformen; Häufigkeit: 1 % der Bevölkerung; Altersgipfel: 15.–35. Lebensjahr; Suizidrate: 5–10 %

Schläfenbein Lat.: Os temporale; paarig angelegter Teil des Hirnschädels, der die untere Seitenwand der Schädelkalotte bildet (▶ Abb. 352); darin befinden sich Mittel- und Innenohr sowie Gelenkpfanne des Kiefergelenks

Schläfenlappen Lat.: Lobus temporalis; Abschnitt des ▶ *Großhirns*; beherbergt das primäre Hörfeld

Schlafapnoesyndrom Rezidivierendes kurzes Aussetzen der Atemtätigkeit ggf. mit kurzer Hypoxie des Gehirns; mehr als zehn Atempausen pro Stunde mit einer Dauer von über 10 Sek.; Leitsymptom: lautes, von Pausen unterbrochenes Schnarchen; oft bei Männern mittleren Alters

Schlafbedarf Individuelle Anzahl der Schlafstunden, die ein Organismus benötigt, um zu regenerieren

Schlafkrankheit Syn.: Trypanosomiasis; parasitäre Erkrankung; Übertragung durch ▶ *Tsetsefliege*; zunächst grippeartige Symptomatik, nach einigen Monaten neurologische Störungen

Schlafqualität Individuell empfundene Wertigkeit des Schlafes; im Alter sinkt die Schlafqualität, vor allem die Tiefschlafphasen verkürzen sich oder verschwinden ganz

Schlafstörung Syn.: Dyssomnie; Unterteilung: akute Schlafstörung (Dauer bis zu drei Wochen, erkennbare Ursache, nach Beseitigung der Ursache normaler Schlaf); chronische Schlafstörung (Dauer länger als drei Wochen, meist keine Ursache erkennbar)

Schlafwandeln Lat.. Somnambulismus; Dämmerzustand, während dessen der Betroffene das Verhalten eines wachen Menschen zeigt

Schlaganfall Syn.: Apoplex(ie), zerebraler Insult, apoplektischer Insult, Gehirnschlag; engl.: Stroke; Untergang von Hirngewebe infolge einer akuten Durchblutungsstörung oder Blutung des Gehirns mit neurologischen Ausfällen (▶ Abb. 357)

S

Schlagfrequenz Anzahl der Herzkontraktionen (Herzschläge) pro Minute

Schlagvolumen Blutmenge, die bei jedem Herzschlag gepumpt wird; in Ruhe ca. 70 ml pro Schlag je Ventrikel (Herzkammer)

Schleifendiuretikum Diuretikum, das auf ein Transportprotein in den ▶ *Henle-Schleifen* der Nieren wirkt → verminderte Wiederaufnahme von Natrium, Chlorid und Kalium aus dem Primärharn, dadurch verstärkte Ausscheidung von Flüssigkeit

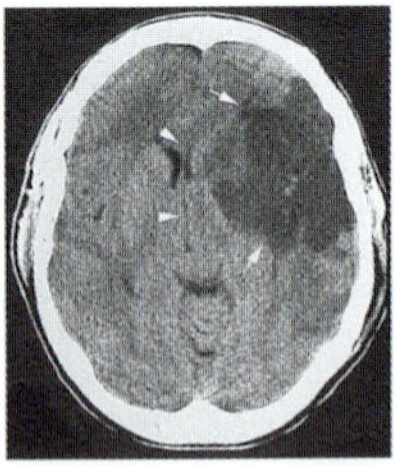

Abb. 357 Schlaganfall im CCT [M443]

Schleimbeutel Lat.: Bursa; Erweiterung der ▶ *Gelenkkapsel*, welche mit Synovialflüssigkeit gefüllt ist (▶ Abb. 151); ermöglicht dem Gelenk einen größeren Freiheitsgrad und vermindert den Druck, der auf den Gelenken lastet

Schleimstoffe Substanzen, welche die Nahrung gleit- und schluckfähig machen

Schlemm-Kanal Kanal im Kammerwinkel des Auges, über den das ▶ *Kammerwasser* stetig abfließt

Schließmuskel, äußerer Teil der quergestreiften Beckenbodenmuskulatur, kann willentlich kontrahiert werden

Schließmuskel, innerer Abschließende Verstärkung der inneren Ringmuskelschicht des Darms, nicht willkürlich beeinflussbar

Schluckakt Teils willkürlich, teils unwillkürlich ablaufender Vorgang, der den Nahrungsbrei aus dem Mund Richtung Magen befördert; Reizung von Zungengrund bzw. Rachenhinterwand löst Schluckreflex aus: Verschluss der Luftröhre während Nahrungs-/Flüssigkeitspassage vom Rachen in die Speiseröhre; fehlender Schluckreflex → „Verschlucken" (Nahrungsteile/Flüssigkeit gelangen in die Luftröhre)

Schluckzentrum Steuerungszentrum für den Schluckvorgang und -reflex im verlängerten Mark

Schlüsselbein Lat.: Clavicula; Knochen des Schultergürtels (▶ Abb. 298)

Schmauchspuren Rückstände des Mündungsfeuers nach Schusswaffengebrauch; spielt in der Beweissicherung eine wichtige Rolle; Kleidung von Verletzten im Rahmen von

Schussverletzungen sollte daher stets asserviert werden

Schmerz Lat.: Dolor; Kardinalsymptom der Entzündung; unangenehmes Sinnes- und Gefühlserlebnis, das mit aktueller oder potenzieller Gewebeschädigung verknüpft ist oder mit Begriffen einer solchen Schädigung beschrieben wird

Schmerz, akuter Schmerzform von begrenzter Dauer und als Reaktion auf eine reale Gewebeschädigung; plötzlich auftretend

Schmerz, chronischer Schmerzform, die entweder dauerhaft oder immer wiederkehrend auftritt, teilweise auch ohne eine reale Gewebeschädigung als Ursache

Schmerz, neuropathischer Schmerzform, die von geschädigten oder gereizten Nervenfasern oder -bahnen ausgeht; abnormale Verarbeitung von Reizen, aufgrund einer Schädigung des peripheren oder zentralen Nervensystems

Schmerz, somatischer Schmerz, der von der Haut, dem Bewegungsapparat oder dem Bindegewebe herrührt

Schmerz, viszeraler Eingeweideschmerz; z. B. bei Dehnung oder Krämpfen von glatter Muskulatur, Mangeldurchblutung und Entzündungen

Schmerzgedächtnis Bei unzureichender Schmerztherapie von akuten Schmerzen besteht ein höheres Risiko der Entwicklung von chronischen Schmerzen durch Speicherung der Schmerzreize, Sensibilisierung und erhöhte Empfindlichkeit für zukünftige Schmerzreize

Schmerzrezeptor Syn.: Nozizeptor; Rezeptor zur Wahrnehmung von Schmerzreizen

Schmerzschwelle Punkt, ab dem ein Reiz als schmerzhaft wahrgenommen wird

Schmerzsituation, instabile Situation eines Patienten mit chronischem Schmerz; gekennzeichnet durch Schmerzmanagementstrategie, die den Schmerz aus Sicht des Patienten nicht kontinuierlich ausreichend reduziert und ihm deshalb die Teilhabe am Alltagsleben nicht möglich ist

Schmerzsituation, stabile Situation eines Patienten mit chronischem Schmerz; gekennzeichnet durch Schmerzmanagementstrategie, die den Schmerz aus Sicht des Patienten ausreichend reduziert und ihm die Teilhabe am Alltagsleben ermöglicht

Schmerzsyndrom Chronisch nichtmaligner Schmerz, der sich zu einer eigenständigen Krankheit entwickeln kann, die keine erkennbare körperliche Ursache hat; z. B. Neuralgien, Phantomschmerz, Rückenschmerzen, Schmerzen bei Rheuma

Schmerztherapie Behandlung von Schmerzen mittels Ursachenbeseitigung, Schmerzmedikation oder Erlernen von Bewältigungsstrategien (z. B. Entspannungsverfahren)

Schmerztoleranz Punkt, bis zu dem eine Person bereit ist, Schmerzen auszuhalten

Schmetterlingserythem Rot-violette Hautfärbung, die sich schmetterlingsförmig über den Nasenrücken und beide Wangen erstreckt; klassisches Symptom des systemischen ▶ *Lupus erythematodes*

Schmierinfektion Syn.: fäkal-orale Übertragung; Kontaktinfektion durch Verschleppen infektiösen Stuhls mit nachfolgender Wiederaufnahme der Erreger über den Mund

Schnappatmung Lebensbedrohliche Atemstörung, die dem Atemstillstand oft vorausgeht (▶ Abb. 358)

Schnecke Lat.: Cochlea; Teil des Innenohrs, in welchem die Schallwellen bis zu den Nervenzellen im Corti-Or-

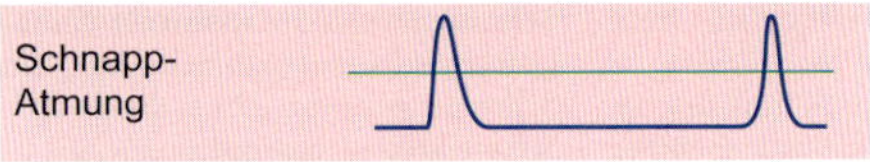

Abb. 358 Schnappatmung [L190]

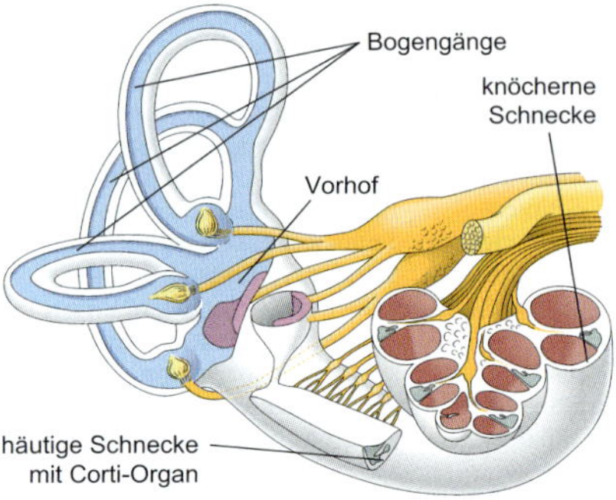

Abb. 359 Die Schnecke als Teil des knöchernen Labyrinths [L190]

gan weitergeleitet werden (▶ Abb. 359)

Schnecke, häutige Spiralgang innerhalb der Schnecke aus einem membranösen Schlauch; enthält die Gehörrezeptoren

Schnecke, knöcherne Struktur des knöchernen Labyrinths, in welchem sich das Hörorgan (Corti-Organ) befindet

Schneckenspitze Oberes Ende der Schnecke im Innenohr

Schneeblindheit Schädigung der äußeren Hornhaut des Auges durch starke UV-Strahlung

Schneidebewegung Kaubewegung: Unterkiefer bewegt sich zum Oberkiefer

Schneidezahn Lat.: Dens incisivus; Zahn, der zum Abbeißen der Nahrung benutzt wird

Schnellableitung EKG-Ableitung erfolgt über die Paddles des Defibrillators oder Klebepaddles: 1. Elektrode re. neben ▶ *Sternum* und unterhalb des Schlüsselbeins, 2. Elektrode li. Brustwand auf Herzspitze; bei herkömmlichen Paddles Elektrodengel verwenden

Schnellschnittuntersuchung Histologische Untersuchung von Gewebeproben während einer Operation; die Gewebeprobe wird im Schnellverfahren aufbereitet und untersucht, um den weiteren Verlauf der Operation festzulegen; meist verwendet, um festzustellen, ob ein Tumor gutartig oder bösartig ist, um dann dementsprechend operieren zu können

Schnittentbindung ▶ *Kaiserschnitt*

Schnüffelposition Syn.: verbesserte ▶ *Jackson-Position*; Position des Kopfes zur besseren Maskenbeatmung beim Neugeborenen, Säugling und Kleinkind; angehobener Kopf und leicht nach vorne geschobenes Gesicht

Schnupfen ▶ *Rhinitis, akute*; ▶ *Rhinitis, chronische*

Schock Lebensbedrohlicher Zustand mit verminderter Blutzirkulation, Sauerstoffminderversorgung und Stoffwechselstörungen

Schock, anaphylaktischer Allergische Schockreaktion; Maximalform einer allergischen Reaktion vom Typ I; häufig auf Medikamente oder Insektenstich mit generalisierter ▶ *Vasodilatation* und Blutdruckabfall bis hin zum Kreislaufstillstand

Schock, hypoglykämischer Schockzustand infolge einer Unterzuckerung; BZ-Wert oft unter 40 mg/dl, auch höhere Werte möglich, wenn Patient dauerhaft an einen erhöhten BZ-Wert gewöhnt

Schock, hypovolämischer Schock aufgrund eines Volumenmangels, z. B. bei Blutungen (hämorrhagischer Schock), Verbrennungen oder massiven wässrigen Durchfällen

Schock, kardiogener Schock aufgrund eines Herzversagens, z. B. bei Infarkt oder akuten Herzrhythmusstörungen

Schock, septischer Gifte im Blut zirkulierender Mikroorganismen lösen infolge einer Sepsis (Blutvergiftung) eine starke ▶ *Vasodilatation* und Gefäßwandschädigung mit nachfolgendem Schock aus

Schock, spinaler Bei schweren Rückenmarksverletzungen zu Beginn auftretende Symptome: komplette schlaffe Lähmung und Sensibilitätsausfall unterhalb der ▶ *Läsion*, Ausfall der Reflexe sowie der Gefäß- und Wärmeregulation, Lähmung von Blase und Darm

Schockindex Quotient aus Pulsfrequenz und systolischem Blutdruck; zeigt, inwieweit der Kreislauf einen Volumenmangelschock noch kompensiert; bei Wert > 1 besteht Schockgefahr; ist kein eindeutiger Marker und sollte daher nur vorsichtig eingesetzt werden

Schocklage Positionierung des Patienten im Schock mit angehobenen Beinen

Schocklunge ▶ *ARDS*

Schocksyndrom, toxisches Abk.: TSS, Schocksymptomatik durch Exotoxine von Staphylokokken

Schoenlein-Henoch-Purpura ▶ *Purpura Schoenlein-Henoch*

Schokoladenzyste Syn.: Teerzyste; dunkel gefärbte zystische Auftreibung des Ovars; Vorkommen bei Endometriose

Schonatmung Oberflächliche oder einseitige Atmung mit unzureichender Lungenbelüftung, z. B. bei Schmerzen, Pneumonie

Schonkost Leicht verdauliche, nicht blähende, fettarme Kost, die ohne Backen, Braten oder scharfes Würzen zubereitet ist

Schräglage Längsachse des Kindes liegt schräg zur Längsachse des Uterus; oft auch als Sonderform der ▶ *Querlage* klassifiziert (▶ Abb. 360)

Schrittmacher Elektronisches Gerät, welches eine stabile Herzfrequenz sicherstellt; Unterscheidung in interne (= permanente) Schrittmacher: Teil der klinischen Therapie

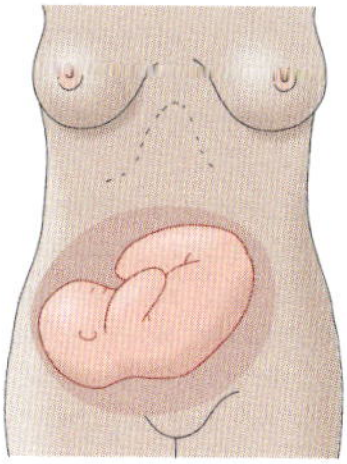

Abb. 360 Schräglage [L190]

(▶ Abb. 177); externe Schrittmacher: Teil der Präklinik, da meist transkutan und sternal-apikal oder anterior-posterior platziert

Schrittmacherausweis Wichtiges Dokument eines Patienten mit einem permanenten Schrittmacher; enthält Informationen zum Schrittmacher selbst und zur eingestellten Arbeitsweise

Schrittmachercodierung Buchstabencode, der Informationen zur Betriebsart enthält; international festgelegt durch die Inter-Society Commission for Heart Disease Resources (ICHD); 1. Buchstabe: Stimulationsort (A = Atrium, V = Ventrikel, D = A+V); 2. Buchstabe: Wahrnehmungsort der herzeigenen Erregung (A, V, D); 3. Buchstabe: Betriebsart (Inhibiert, Triggerung, D = I+T); 4. Buchstabe: Frequenzadaption (P = ein bis zwei Funktionen, 0 = nicht programmierbar, R = frequenzvariabel; 5. Buchstabe: Stimulierbarkeit: A, V, D

Schrittmacher, wandernder Impuls, der als ektopischer Herd an unterschiedlichen Stellen im Vorhofmyokard entsteht und als Schrittmacherimpuls regulär weitergeleitet wird; Vorhoferregung vom ektopischen Herd als Zell-zu-Zell-inervation; verzögerte Weiterleitung über AV-Knoten und normale Kammererregung → Normales EKG, jedoch unterschiedlich aussehende P-Wellen

Schrittspannung Elektrische Spannung zwischen zwei Punkten in einem von starkem Strom durchflossenen Abschnitt des Bodens; kann bei entfernt voneinander aufgesetzten Füßen (wie bei einem Schritt) zum Stromschlag führen

Schrumpfleber ▶ *Leberzirrhose*

Schrunde ▶ *Rhagade*

Schürfwunde Oberflächliche Verletzung der Epidermis, die kaum blutet, aber stark nässen kann

Schüttelfrost Unwillkürliche Muskelkontraktionen als Mechanismus des Körpers zur Wärmebildung, wenn Temperatur-Ist-Wert niedriger ist als Soll-Wert im Temperaturregulationszentrum; tritt beim Erwachsenen in der Phase des Fieberanstiegs auf

Schütteltrauma Form der Kindesmisshandlung, bei der das Kind an Armen und Thorax festgehalten und hin und her geschüttelt wird, was zu massiven Verletzungen der HWS, des Gehirns und des Rückenmarks führen kann (▶ Abb. 361)

Schulkindalter 7. Lebensjahr bis zur Pubertät

Schulterblatt Lat.: Scapula; Knochen des Schultergürtels

Schultergelenkpfanne Gelenkpfanne außen an den Schulterblättern, die gemeinsam mit dem Kopf des Oberarmknochens (Humeruskopf) das Schultergelenk bildet

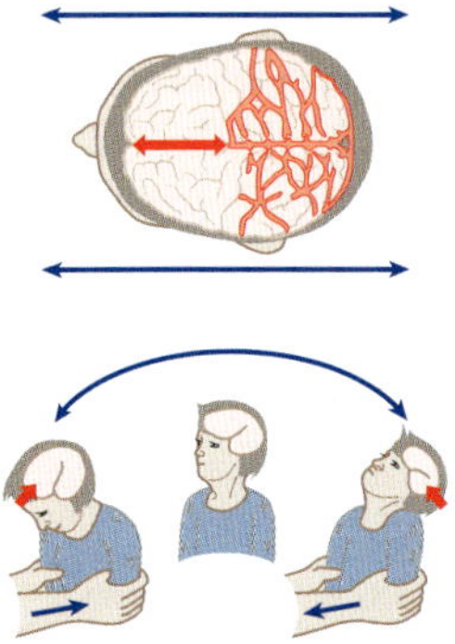

Abb. 361 Schütteltrauma [L108]

Schultergürtel Knochen, welche die Arme mit dem Rumpf verbinden (Schulterblätter, Schlüsselbeine)

Schultermuskel Muskel des Schultergürtels

Schuppenflechte Syn.: Psoriasis; meist chronisch-schubförmige Hauterkrankung, die durch gesteigerte Zellneubildung der Oberhaut mit Verhornungsstörungen sowie Entzündung gekennzeichnet ist; Häufigkeit: 2–3 % der Bevölkerung

Schuppennaht Lat.: Sutura squamosa; Verbindung zwischen ▸ *Schläfenbein* und ▸ *Scheitelbein*

Schussverletzung Verletzung durch ein abgefeuertes Projektil, das eine ▸ *Eintrittswunde* und eine ▸ *Austrittswunde* verursacht; innere Wunde, deren Ausmaß stark von Geschossenergie sowie Bauart und Verformung des Projektils abhängt

Schutzimpfung Künstliche Immunisierung gegen eine Erkrankung, ohne dass der Betroffene die Erkrankung durchmachen muss

Schwangerschaftsabbruch Syn.: Abtreibung, Abruptio; absichtliche Beendigung einer Schwangerschaft vor Beginn der Lebensfähigkeit des Kindes außerhalb der Gebärmutter

Schwangerschaftsdiabetes Syn.: Gestationsdiabetes; Zuckerkrankheit in der Schwangerschaft, bei ca. 5 % aller Schwangeren

Schwangerschaftserbrechen ▸ *Emesis gravidarum*

Schwangerschaftsinduzierte Hypertonie Abk.: SIH; Syn.: EPH-Gestose; Spätgestose (= Erkrankung der Schwangeren) mit den Hauptsymptomen Ödeme (= **E**dema), **P**roteinurie und **H**ypertonie; häufigste Schwangerschaftskomplikation

Schwann-Zellen Zelle mit elektrisch isolierender Funktion für die ▸ *Axone* des peripheren Nervensystems

Schweifkern Lat.: Nucleus caudatus; Teil des Streifenkörpers (Corpus striatum), welcher zu den ▸ *Basalganglien* zählt

Schweiß Von den Schweißdrüsen produzierte Flüssigkeit, welche primär der Regelung der Körpertemperatur (Thermoregulation) dient

Schweißdrüse Hautanhangsgebilde; Organ, welches Schweiß zur Kühlung des Körpers produziert

Schwellenpotenzial Muskel- oder Nervenzellen reagieren auf einen Reiz erst mit einem ▸ *Aktionspotenzial*, wenn ein gewisser Schwellenwert überschritten wurde; auch Schwellenpotenzial genannt

Schwellkörper Organstruktur, die durch Auffüllen ihrer Zellen mit Blut an Volumen und Festigkeit gewinnt

Schwellung Lat.: Tumor; eines der Kardinalsymptome einer Entzündung; Schwellung entsteht durch das Einschwemmen von Flüssigkeit

Schwenkeinlauf Syn.: Hebereinlauf, Schaukeleinlauf; Einlauf zur Reinigung des Darms; nach Einlaufen der Spülflüssigkeit in den Darm wird Irrigator unter Patientenniveau gehalten, somit Rückfluss der Spülflüssigkeit in den Irrigator; mehrmalige Wiederholung des Vorgangs

Schwerhörigkeit Verminderte Hörfunktion; Unterteilung: Schallleitungs-Schwerhörigkeit (= gestörter Weg der Schallwellen in Gehörgang, Mittelohr oder ovalem Fenster); Schallempfindungs-Schwerhörigkeit (= Innenohrschwerhörigkeit; Störung im Bereich des Innenohrs oder des Hörnervs)

Schwindel Syn.: Vertigo; Gleichgewichtsstörung, bei der der Betroffene nicht vorhandene (Schein)Bewegungen empfindet; physiologisch oder pathologisch; systematischer Schwindel äußert sich in Dreh-, Schwank- oder Liftschwindel

S

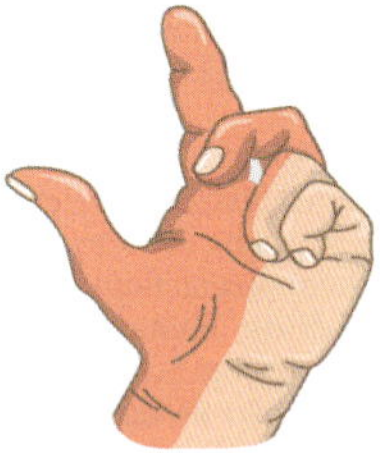

Abb. 362 Schwurhand [L157]

Schwindelanfall Plötzliches, starkes Auftreten von Schwindelzuständen begrenzter Dauer
Schwurhand Infolge einer Schädigung des N. medianus kann der Patient die Hand nicht zur Faust ballen, sondern nur die ulnaren Finger beugen (▶ Abb. 362)
Screening Systematisches Test-/Prüfverfahren zur Identifizierung bestimmter Eigenschaften oder Erkrankungen
Seborrhö Talgdrüsenüberfunktion; Auftreten bei Pubertätsakne
Seborrhoisches Ekzem Syn.: Seborrhoische Dermatitis; chronisch-rezidivierende Hauterkrankung der talgdrüsenreichen Areale in Form von schuppenden Erythemen
Sebostase Verminderte Talgproduktion, trockene Haut, glanzloses Haar; Auftreten bei Neurodermitis
Second Messenger „Zweiter Bote"; Teil der intrazellulären (innerhalb der Zelle) Signalübertragung von hormonellen Botschaften im Körper; leitet extrazelluläre Signale von Botenstoffen, die die Zellmembran nicht passieren können (z. B. wasserlösliche Hormone), in den Intrazellulärraum weiter
Secondary Survey Gründliche und systematische Erhebung der Patientenanamnese mit erweiterter körperlicher Untersuchung, Erhebung der Vitalzeichen sowie weiterer diagnostischer Schritte; folgt dem ▶ *Primary Survey*
Sectio caesarea ▶ *Kaiserschnitt*
Sedativa Arzneimittel zur Beruhigung und Schmerzdämpfung
Sedierung Beruhigung, Schlafzustand; durch bestimmte Arzneimittel hervorgerufen
Sediment Bodensatz, Ablagerung
Seelisches Empfinden Emotionen wie Freude, Ekel, Trauer, Angst, Schreck, Überraschung; viele Emotionen sind angeboren und kulturübergreifend
Segelklappe Lat.: Valva cuspidalis; Syn.: Vorhof-Kammer-Klappe, Atrioventrikularklappe; Abk.: AV-Klappe; Klappen zwischen Vorhof und Kammer (▶ Abb. 363); rechts: ▶ *Trikuspidalklappe*, links: ▶ *Mitralklappe*

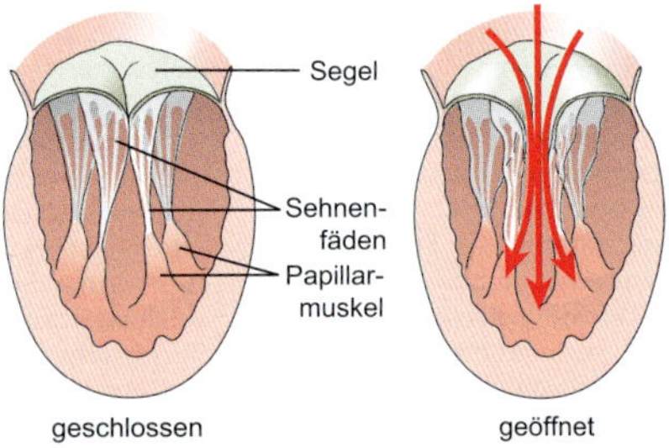

Abb. 363 Segelklappe [L190]

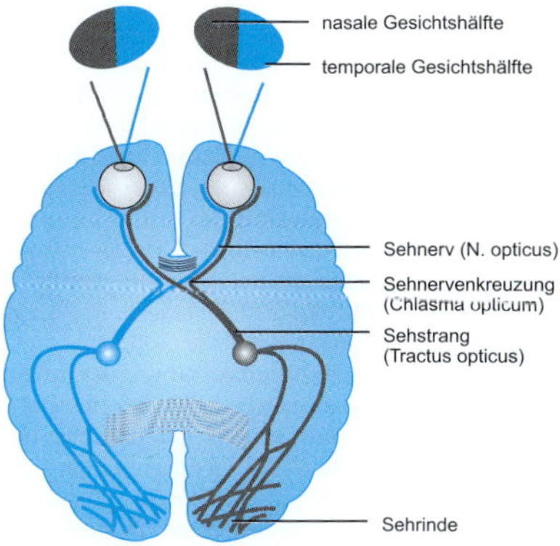

Abb. 364 Sehnervenkreuzung (auch ▶ Abb. 264) [L36/L137]

Segment Abschnitt, Bezirk

Segmentationen Bewegungsform des Dickdarms zum Transport des Inhalts: die Ringmuskulatur schnürt den Darm ein und durchmischt so den Darminhalt

Segmentbronchus Lat.: Bronchus segmentalis; Teilungsstufe nach den Lappenbronchien (ab 4. Teilung)

Sehbahn Lat.: Tractus opticus; nervaler Weg vom Auge bis zum Gehirn, den die durch einen Lichtreiz erzeugte Erregung nimmt

Sehne Bindegewebiger (aus Kollagenfasern bestehender) Ausläufer eines Muskels, der den Muskel mit Knochen in Verbindung bringt

Sehnervenkreuzung Lat.: Chiasma opticum; Stelle, an der sich die Sehnerven des rechten und linken Auges teilweise kreuzen, um zur jeweils gegenüberliegenden Großhirnhälfte zu verlaufen (▶ Abb. 364)

Sehrinde, primäre Teil des Sehzentrums, in welchen die Sehbahn mündet; hier kommen die visuellen Reize vom Auge im Gehirn an

Sehrinde, sekundäre Teil des Sehzentrums, in welchem visuelle Eindrücke gespeichert werden; hier werden neu ankommende visuelle Reize mit früheren Erfahrungen verglichen (z. B. Wiedererkennen von Dingen)

Sehstörung Eingeschränkte Sehfähigkeit; äußert sich in verminderter Sehschärfe, Verzerrungen des Bildeindrucks, Doppeltsehen, Gesichtsfeldeinschränkungen bis hin zu „Tunnelblick"

Sehstrahlung Teil der Sehbahn; Verbindung zwischen Thalamus und der Sehrinde des Hinterhauptlappens

Sehstrang ▶ *Sehbahn*

Sehzentrum Bereich im Hinterhauptlappen des ▶ *Großhirns*, welcher für die Verarbeitung visueller Reize zuständig ist

Seitenband, äußeres Lat.: Ligamentum collaterale fibulare; verstärkendes Band des Kniegelenks, schützt vor ▶ *Varisierung* des Gelenks

Seitenband, inneres Lat.: Ligamentum collaterale tibiale; verstärkendes Band des Kniegelenks, schützt vor ▶ *Valgisierung* des Gelenks

Seitenfontanelle, hintere Beim Säugling vorhandene Stelle, die nicht

S

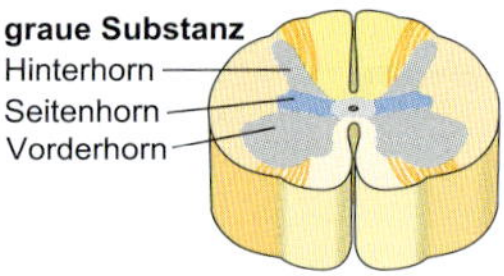

Abb. 365 Seitenhorn [L190]

von Knochen bedeckt ist; liegt zwischen Schläfen-, Scheitel- und Hinterhauptbein; vgl. ▶ *Fontanelle*
Seitenfontanelle, vordere Beim Säugling vorhandene Stelle, die nicht von Knochen bedeckt ist; liegt zwischen Keil-, Stirn- und Scheitelbein; vgl. ▶ *Fontanelle*
Seitenhorn Lat.: Cornu laterale; seitlicher Ausläufer der grauen Substanz im Rückenmark (▶ Abb. 365)
Seitenlage, stabile ▶ *Stabile Seitenlage*
Seitenstränge, lymphatische Lat.: Tonsilla tubaria; Lymphgefäße, die im Rachen verlaufen
Seitenstrang Zur Seite gerichteter Teil der weißen Substanz des Rückenmarks
Seitenventrikel 1. und 2. Hirnventrikel, welche sich bogenförmig durch die Großhirnhemisphären erstrecken
Sekret Von einer Drüse abgesondertes, meist flüssiges Stoffgemisch
Sekretion Vorgang der Produktion und Absonderung von Sekreten
Sekretionsphase 15. Zyklustag bis kurz vor der nächsten Menstruation; Drüsen der Gebärmutterschleimhaut wachsen zur Vorbereitung auf die Einnistung stark
Sekretolytikum Plural: Sekretolytika; Syn.: Mukolytikum; Arzneimittel zur Förderung von Schleimlösung und Schleimentfernung aus den oberen Atemwegen
Sektion Abschnitt, Bezirk
Sekundär Nachfolgend, zweitrangig, als Folge einer Erkrankung
Sekundärerkrankung Erkrankung, welche zu einer Primärerkrankung als zweite hinzukommt (z. B. Lungenentzündung bei schon vorhandenem Bronchialtumor)
Sekundärfollikel Entwicklungsstadium der weiblichen Keimzelle; nachfolgende Entwicklungsstufe des Primärfollikels (▶ Abb. 98)
Selbstdepolarisation, diastolische Schrittmacherzellen des Herzens können von selbst durch einen Kationeneinstrom in die Zellen ein ▶ *Aktionspotenzial* auslösen
Selbsthilfegruppe Zusammenschluss von Menschen, welche unter demselben Problem bzw. derselben Krankheit leiden, zur gegenseitigen Unterstützung und Beratung
Selbstwirksamkeit Einschätzung der eigenen Kompetenz einer Person, ein (gesundheitsförderliches) Verhalten auch in schwierigen Situationen ausführen zu können
Selektion Auswahl, Auslese
Sella turcica Türkensattel; teilt die mittlere ▶ *Schädelgrube* in der Medianebene
Sellick-Handgriff Krikoiddruck; Druck von außen gegen den Ringknorpel bei der endotrachealen Intubation; die Speiseröhre wird im Bereich der oberen Ösophagusenge verschlossen; wird heute wegen fraglicher Wirksamkeit nicht mehr empfohlen
Semi- Vorsilbe oder Wortteil für: halb
Semipermeabel Teilweise durchlässig
Seneszenz ▶ *Vergreisung*
Senfgas Haut- und lungenschädigender, chemischer Kampfstoff

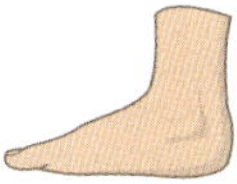

Abb. 366 Senkfuß [L138]

Senkfuß Leichte Form des Plattfußes; Abflachung des Fußgewölbes mit teilweisem Aufliegen des Fußinnenrandes auf dem Boden (▶ Abb. 366)

Sengstaken-Blakemore-Sonde Hilfsmittel zur Tamponierung einer ▶ *Ösophagusvarizenblutung;* wird wegen der eher schwierigen Handhabung nicht mehr flächendeckend im Rettungsdienst eingesetzt (▶ Abb. 367)

Senkwehen Unregelmäßige, leicht schmerzhafte Kontraktionen der Gebärmuttermuskulatur, die während der letzten vier Schwangerschaftswochen das Kind tiefertreten lassen

Sensibilisieren Empfindlich, sensibel machen

Sensibilisierung Antikörperbildung nach Antigenkontakt

Sensibilität Fähigkeit, Reize aus der Umwelt oder dem Körperinneren wahrzunehmen

Sensibilitätsstörung Syn.: Empfindungsstörung; Störung der Reizwahrnehmung infolge einer Schädigung der Sinnesrezeptoren, einer gestörten Weiterleitung der Informationen zum Gehirn oder einer beeinträchtigten Verarbeitung im Gehirn

Sensitivität Wahrscheinlichkeit, dass das Testergebnis z. B. einen tatsächlich Erkrankten auch als krank identifiziert

Sensorisch, sensibel Die Sinneszellen betreffend, empfindungsfähig

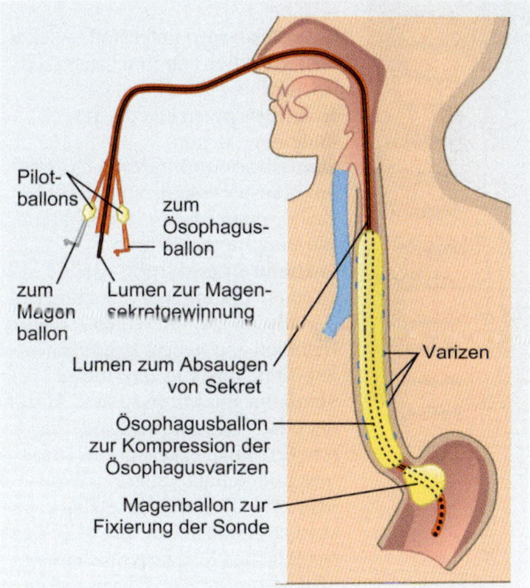

Abb. 367 Senkstarken-Blakemore-Sonde [L138]

Sepsis Syn.: Blutvergiftung; lebensbedrohliche Allgemeininfektion mit systemischer Entzündungsantwort des Organismus; Sterblichkeit rund 40 %

S

Septischer Schock ▶ *Schock, septischer*
Septum Scheidewand
Septumdeviation Fehlstellung der Nasenscheidewand
Serös Dünnflüssig
Seröse Entzündung ▶ *Entzündung, seröse*
Serokonversion Phase nach einer Impfung oder einer Infektion in der Antikörper gebildet wurden
Serosa Syn.: Tunica serosa; äußerste Gewebsschicht des Magen-Darm-Traktes; Vorkommen nur bei in der Bauchhöhle gelegenen Organen; produziert die seröse Flüssigkeit (▶ Abb. 368)
Seronegativität Mithilfe serologischer Untersuchungsmethoden können keine ▶ *Antikörper* gegen spezifische ▶ *Antigene* nachgewiesen werden

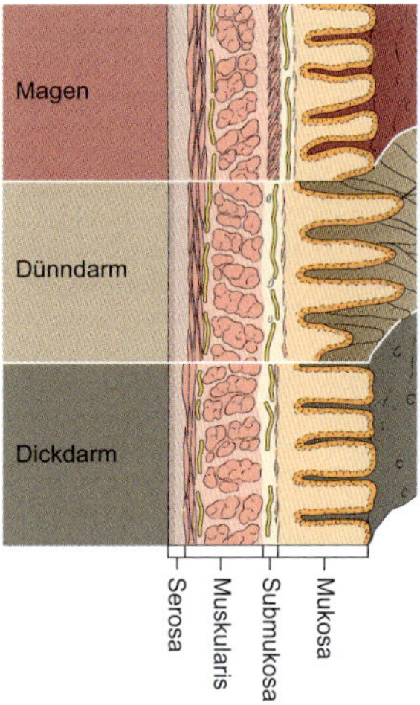

Abb. 368 Serosa [L190]

Serothorax Klare oder trübe, gelbliche, evtl. auch blutige oder fibröse Sekretansammlung in der Pleurahöhle (▶ *Pleuraerguss*); Hauptursachen: Entzündungen, bösartige Tumoren
Serotonin ▶ *Neurotransmitter* mit zahlreichen zentralen und peripheren Wirkungen; im ZNS regelt es Körpertemperatur, Schlaf und Aspekte des Gefühlslebens
Sertoli-Stützzellen Zellen im Hodengewebe, die eine Barriere zwischen den Hodenkanälchen und den Blutgefäßen bilden (Blut-Hoden-Schranke)
Serum 1. Flüssiger Bestandteil des Blutes; 2. Impfstoff
Sesambein Lat.: Ossa sesamoidea; kleine, in Muskelsehnen eingebettete Knochen; v. a. dort vorhanden, wo Sehnen besonders stark belastet werden, z. B. Handgelenk, Kniescheibe
Sexualhormon Botenstoff, welcher die Produktion von Geschlechtszellen, die Entwicklung von Geschlechtsorganen und die Sexualfunktionen steuert
Sexualhormon-bindendes Globulin Transporteiweiß, an welches Sexualhormone binden, um zu ihrem Wirkungsort zu gelangen
Sexuelle Orientierung Gefühl, sich zu einem bestimmten (oder beiden) Geschlecht(ern) mit seinen sexuellen Gefühlen und seinem körperlichen Begehren hingezogen zu fühlen
Sexueller Reaktionszyklus Ablauf des Geschlechtsaktes mit vier Phasen: Erregung, Plateauphase, Orgasmus und Refraktärphase
SGB Abk. für: **S**ozial**g**esetz**b**uch; besteht aus zwölf Teilen, z. B. SGB V zur Gesetzlichen Krankenversicherung, SGB XI zur Sozialen Pflegeversicherung

Sharps Spitze, scharfe Gegenstände (z. B. chirurgische Instrumente)
SHF Abk. für: ▶ *Schenkelhalsfraktur*
Shigellen Erreger der bakteriellen Ruhr (= infektiöse Gastroenteritis); Übertragung durch Schmierinfektion, fäkalienverseuchtes Wasser, im Sommer auch über Fliegen
SHT Abk. für: ▶ *Schädel-Hirn-Trauma*
Shunt Syn.: Kurzschlussverbindung; atypische Verbindung zweier Gefäßsysteme (▶ Abb. 166)
Shunt, portosystemischer Syn.: portokavaler Shunt; Kurzschlussverbindung zwischen portalem und kavalem Gefäßsystem zur Druckentlastung des Pfortaderkreislaufs bei ▶ *Pfortaderhochdruck*
Shunt, ventrikulo-artrialer/ventrikulo-peritonealer Einsetzen eines Katheters in einen Seitenventrikel des Gehirns zur Ableitung von Liquor in den rechten Herzvorhof (= ventrikulo-atrialer Shunt) oder in die Bauchhöhle (= ventrikuloperitonealer Shunt); operative Behandlung bei Hydrozephalus (▶ Abb. 369)
Sichelfuß Sichelförmig in Adduktion stehender Vorfuß mit Abflachung des Längsgewölbes
Sichelzellanämie Durch sichelförmige Erythrozyten bedingte ▶ *Anämie*
Sick-Sinus-Syndrom Sammelbegriff für ▶ *Sinusbradykardie* (Sinusarrest); teilweiser Sinusarrest mit ▶ *SA-Blockierung* und Bradykardie-Tachykardie-Syndrom
SIDS Abk. für: **S**udden **I**nfant **D**eath **S**yndrome; Syn.: ▶ *Plötzlicher Kindstod*
Siebbein Lat.: Os ethmoidale; bildet zusammen mit anderen Knochen die knöcherne Grundlage der Nasenhöhle; ermöglicht dem I. Hirnnerv den Durchtritt aus der vorderen Schädelgrube zur oberen Nasenhöhle

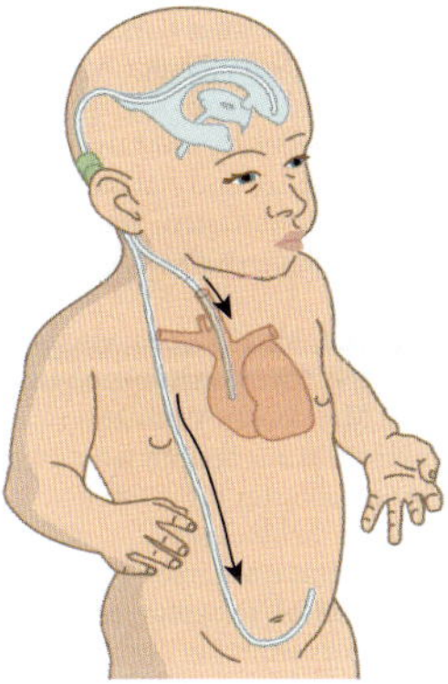

Abb. 369 Ventrikulo-artrialer und ventrikulo-peritonealer Shunt [L138]

Siebbeinplatte Lat.: Lamina cribrosa; Nasenhöhlendach und Trennwand zwischen Nasen- und Schädelhöhle (▶ Abb. 277)
Siebbeinzellen Lat.: Cellulae ethmoidales; Nasennebenhöhlen nahe des Siebbeins (▶ Abb. 278)
Sigm(o)- Vorsilbe oder Wortteil für: das Colon sigmoideum (Sigmadarm) betreffend
Sigmadivertikulitis Syn.: Linksappendizitis; Entzündung eines ▶ *Divertikels* und dessen Umgebung im ▶ *Sigma*; ähnliche Symptomatik wie bei akuter ▶ *Appendizitis*
Sigmaresektion Operative Entfernung des Colon sigmoideum (▶ Abb. 222) bei Divertikulitis mit häufigen Rezidiven oder Stenosen, Versagen der konservativen Therapie oder Perforationsverdacht
Sigmoidostoma Stomaanlage im Colon sigmoideum; häufigstes ▶ *Enterostoma*; angelegt zur endgültigen

S

Stuhlableitung nach Entfernung des Rektums wegen eines Karzinoms
Silent Lung Syn.: Silent Chest, stille Lunge; kaum hörbares Atemgeräusch; kann bei Atemversagen, ▶ *Pneumothorax* und starkem ▶ *Lungenemphysem* auftreten; Warnzeichen für geringe Sauerstoffressourcen des Patienten
Simulieren Vortäuschen, vorspielen
SIMV Abk. für: **S**ynchronized **I**ntermittent **M**andatory **V**entilation; Kombination aus Spontanatmung und kontrollierter ▶ *Beatmung*
Singultus Schluckauf
Sinister, sinistra Links
Sinnesepithel Rezeptorzellen für Sinneswahrnehmung
Sinneshaare Haarzellen im sog. ▶ *Corti-Organ* in der ▶ *Schnecke* des Innenohres, welche den mechanischen Einfluss, der auf sie mittels einer speziellen Flüssigkeit (Endolymphe) übertragen wird, in Nervenimpulse umwandeln
Sinnesmodalität Bestimmte Art von Sinneseindruck (Sehen, Hören, Riechen, Schmecken, Tasten)
Sinnesorgan Organ zur Wahrnehmung von Reizen; z. B. das Ohr
Sinnesqualität Submodalität der Sinneswahrnehmung; die Sinneswahrnehmung „Sehen“ hat u. a. die Qualitäten „grelles Licht“ oder „dunkles Bild“
Sinnesrezeptor Spezialisierter Rezeptor, der von einem bestimmten Reiz erregt wird
Sinneszelle Einzelne, spezialisierte Zelle zur Wahrnehmung von Reizen
Sinneszelle, primäre Sinneszelle, die das ▶ *Aktionspotenzial* über ihr eigenes ▶ *Axon* weiterleitet
Sinneszelle, sekundäre Sinneszelle, welche mit einem sensiblen Neuron verbunden ist, das den Reiz weiterleitet
Sinus Ausbuchtung, Kanal, Hohlraum
Sinusarryhthmie Meist atemabhängige (respiratorische) Arrhythmie mit Veränderung des PP-Intervalls mit Frequenzerhöhung in der Inspiration und Frequenzverlangsamung in der Exspiration; meist ohne Krankheitswert, außer bei Sauerstoffunterversorgung des Herzmuskels
Sinusaustrittsblock Sinusblockade mit fehlender Vorhoferregung; nachgeordnetes Schrittmacherzentrum springt ein
Sinusbradykardie Sinusrhythmus mit Frequenz < 60/Min.; meist symptomlos, bei Hochleistungssportlern und im Schlaf normal
Sinus coronarius Im rechten Vorhof mündender Zusammenlauf der Venen des Herzens
Sinusitis Entzündung der ▶ *Nasennebenhöhlen*
Sinusknoten Primärer, elektrischer Taktgeber des Herzens; steuert die Erregungsbildung, in Ruhe normalerweise etwa 60–80 Erregungen pro Minute (▶ Abb. 370)
Sinusoid Erweiterte Blutkapillare
Sinustachykardie Sinusrhythmus, d. h. normale P-Wellen vor jedem QRS-Komplex (▶ Abb. 101); Frequenz > 100/Min.; auftretend bei

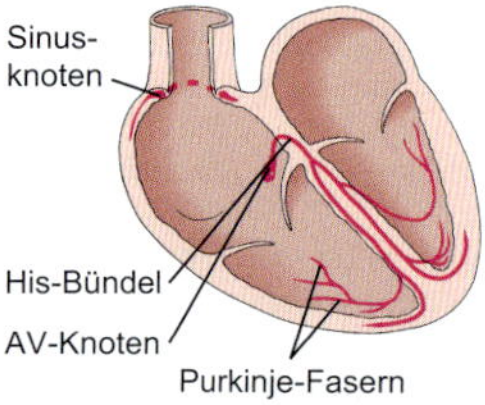

Abb. 370 Sinusknoten [L190]

S

Angst, Fieber, starken Durchfällen und Schockgeschehen, auch bei Herzinsuffizienz und Myokardinfarkt

Sinusthrombose Thrombose (= Blutpfropfbildung) eines venösen ▶ *Hirnsinus*; Letalität ca. 5 %

Sinusstillstand Sinusknoten steht still, ektopischer Herd im Vorhof übernimmt Schrittmacherfunktion; nicht zu unterscheiden vom ▶ *Sinusaustrittsblock*

S-IPPV Abk. für: **S**ynchronized **I**ntermittent **P**ositive **P**ressure **V**entilation; IPPV-Beatmung, bei der Atembemühungen des Patienten getriggert und synchronisiert werden

SIRS Abk. für: systemisches Entzündungssyndrom; Vorboten einer Sepsis oder eines septischen Schocks; diagnostische Möglichkeit in der Präklinik: Tachykardie, Tachypnoe und Fieber (fehlt bei kalter Sepsis); klinisch: Leukozytose oder Leukozytopenie; SIRS-Kriterien wurde wegen höherer Genauigkeit zwischenzeitlich durch ▶ *qSOFA-Score* abgelöst

Situs Lage, Stellung

Sitzbein Lat.: Os ischii; eines von drei ▶ *Hüftbeinteilen* (lat.: Os coxae)

Skabies Syn.: Krätze; durch die Krätzmilbe (Sarcoptes scabiei) hervorgerufene, ansteckende Hauterkrankung mit starkem Juckreiz

Skalpierung ▶ *Décollement* der Kopfhaut (▶ Abb. 371)

Skapula Schulterblatt

Skelett Gesamtheit der Knochen (▶ Abb. 298)

Skelettmuskeln Mehr als 400 Muskeln für willkürliche, aktive Bewegungen; sind an den Knochen des Skeletts befestigt (▶ Abb. 247)

Skelettsystem Passiver Bewegungsapparat; Gesamtheit aller Knochen, Knorpel, Gelenke und Bänder

Skler(o)- Vorsilbe oder Wortteil für: hart-, Verhärtung-

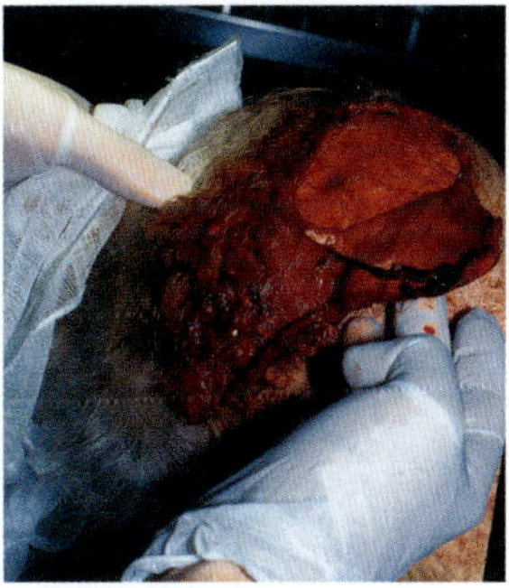

Abb. 371 Skalpierungsverletzung [K105]

Sklera Lederhaut des Auges

Sklerenikterus Gelbfärbung der Bindehaut am Auge; besonders gut sichtbar vor dem Hintergrund der weißen Sklera (Lederhaut)

Sklerodermie, progressiv systemische Abk.: PSS; generalisierte Erkrankung des kollagenen Bindegewebes mit Verhärtung von Haut, Gefäßen und inneren Organen

Sklerose Verkalkung, Gewebeverhärtung durch gesteigerte Kollagensynthese

Sklerosierung Verhärtung

Skoliose Fixierte Seitausbiegung der Wirbelsäule in der ▶ *Frontalebene* mit Rotation und Strukturveränderungen

-skopie Nachsilbe oder Wortteil für: Betrachtung von Körperhöhlen

Skorbut Erkrankung infolge von Vitamin-C-Mangel (Symptome: Zahnfleischbluten, Infektionsanfälligkeit, Müdigkeit, schlechte Wundheilung, Hautprobleme)

Skotom Gesichtsfeldausfall

Skrotal Zum Hodensack gehörend

Skrotum ▶ *Hodensack*

S

Skrotalhämatom Einblutung in den Hodensack infolge von Verletzungen oder stumpfen Traumen

Sludge-Phänomen Mikrozirkulationsstörung; reversible ▶ *Aggregation* der roten Blutkörperchen durch sog. Fahraeus-Pseudothromben in kleinen Gefäßen; z. B. bei Schockgeschehen

Small-Volume-Resuscitation Abk.: SVR; Therapiekonzept beim Volumenmangelschock; Kombination aus ▶ *kolloidalen* und ▶ *hyperosmolaren* Substanzen, die extravasale Flüssigkeitsreserven mobilisiert und die intravasalen Fließeigenschaften des Blutes verbessert

Sodbrennen Syn.: Pyrosis; Gefühl des Brennens in der Magengrube und entlang der Speiseröhre, verursacht durch das Zurückfließen von Mageninhalt in die Speiseröhre (= gastroösophagealer Reflux)

SOFA-Score Abk. für: **S**epsis-related **O**rgan **F**ailure **A**ssessment Score; klinischer Score zur Einschätzung, ob eine Sepsis vorliegen könnte

Sofortmaßnahmen Maßnahmen, die sofort am Ort des Notfalls zu ergreifen sind

Soma ▶ *Zellkörper*

Somatischer Schmerz ▶ *Schmerz, somatischer*

Somatisierung Unbewusste Umwandlung psychischer Konflikte in körperliche Symptome

Somatostatin Syn.: Growth-Homone-Inhibitinghormon; Abk.: GH-IH; Hormon der Bauchspeicheldrüse und des Hypothalamus; hemmt die Ausschüttung von Enzymen der Bauchspeicheldrüse und in der Hypophyse die Ausschüttung von Wachstumshormonen

Somatotrop Auf den Körper wirkend, Wachstum anregend

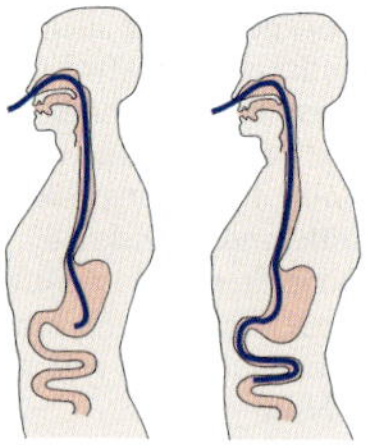

Abb. 372 Sonden. Links nasogastral, rechts nasojejunal [L215]

Somatotropes Hormon Abk.: STH; Wachstumshormon

Somnambulismus ▶ *Schlafwandeln*

Somnolenz Abnorme Schläfrigkeit; Patient nur für kurze Zeit erweckbar, noch orientiert, kann einfache Fragen beantworten

Sonde, nasogastrale Magensonde, die über die Nase nach außen geleitet wird; Anwendung als Ablaufsonde (= Entlastungssonde) oder als Ernährungssonde (▶ Abb. 372)

Sonde, nasojejunale Im Jejunum (Leerdarm) liegende Sonde, die über die Nase nach außen geleitet wird; Anwendung zur kurzzeitigen enteralen Ernährung bei erhöhter Aspirationsgefahr

Sonnenstich Anschwellen der Hirnhäute durch lang andauernde direkte Sonneneinwirkung auf Kopf und Nacken; Symptome: Kopfschmerzen, Schwindel, Übelkeit und Erbrechen, hochroter Kopf

Sonografie Abk.: Sono; Syn.: Ultraschalldiagnostik; bildgebendes Verfahren, das die Reflektion, Teilabsorbtion und Teilstreuung von Ultraschallwellen durch menschliches Gewebe nutzt und mithilfe spezieller Sensoren und Geräte als Bild darstellt

Soor Syn.: Candidose, Candidiasis; meist lokale Pilzinfektion der Haut- und Schleimhaut

Sopor Schlafähnlicher Zustand; Patient durch Ansprache nicht erweckbar, gezielte Reaktion auf Schmerzreize mit kurzzeitigen Orientierungsversuchen

Spätabort ▶ *Abort*

Spätdumpingsyndrom Folgezustand nach Magenoperationen durch rasche Nahrungspassage und -resorption; zunächst rapider Blutzuckeranstieg, dieser löst Insulinausschüttung aus, die zur ▶ *Hypoglykämie* führt; Symptome: Schwäche, Schwitzen und Zittern 1–3 Std. nach dem Essen; vgl. ▶ *Frühdumpingsyndrom*

Spätgestose Ursächlich durch die Schwangerschaft bedingte Erkrankung der Schwangeren in der Spätschwangerschaft; Hauptvertreter: schwangerschaftsinduzierte Hypertonie

Spaltblase ▶ *Blasenekstrophie*

Spannungspneumothorax Syn.: Ventilpneumothorax; lebensbedrohlicher Notfall, bei dem Luft in den Pleuraspalt dringt, jedoch nicht entweichen kann; Kompression der Lunge in der Pleurahöhle durch Atmung; Beeinträchtigung von Blutrückfluss zum Herzen, Herzfunktion und Funktion der gesunden Lunge

Spasm(o)- Vorsilbe oder Wortteil für: Krampf-

Spasmolytikum Plural: Spasmolytika; krampflösendes Arzneimittel

Spastik Lähmung bei erhöhter Muskelspannung, Widerstand bei passiver Bewegung des spastischen Muskels

Spastisch Verkrampft, mit hohem (Ruhe-)Tonus

Spatium epidurale ▶ *Epiduralraum*

Speiche Lat.: Radius; Röhrenknochen des Unterarms, kürzer als die Elle

Speichel Exokrines Sekret, das von Speicheldrüsen gebildet wird; besteht zu 99 % aus Wasser sowie einer Vielzahl an organischen (mit Kohlenstoff) und anorganischen (ohne Kohlenstoff) Verbindungen

Speichenkopfgrube Lat.: Fossa radialis; Grube am oberen Ende der Elle, welche mit dem rollenförmigen Radiusköpfchen in Verbindung steht; die Elle bildet mit der Speiche hier das obere Radioulnargelenk (▶ Abb. 103)

Speicherfett Speicherfett lagert überschüssig aufgenommene Energie ein und beinhaltet fast sämtliche Energiereserven des Körpers

Speiseröhre ▶ *Ösophagus*

Speiseröhreneinklemmung ▶ *Ösophagusinkarzeration*

Speiseröhrenentzündung ▶ *Ösophagitis*

Spekulum Lat. für: Spiegel; Hilfsmittel zur Entfaltung der Vagina und Darstellung der Portio bei der gynäkologischen Untersuchung; Unterteilung: Entenschnabelspekulum, zweiblättriges Spekulum

Spekulumuntersuchung Verwendung eines Spekulums bei der gynäkologischen Untersuchung zur Beurteilung von Vaginalschleimhaut, Portiooberfläche und Sekretion aus dem Gebärmutterhals (▶ Abb. 373)

Sperma Samenflüssigkeit aus Spermien und verschiedenen Sekreten

Spermatogenese Syn.: Spermienbildung, Samenzellbildung; Entwicklung reifer, befruchtungsfähiger Spermien aus unreifen Vorstufen

Spermatogonie Stammzelle der Spermatogenese

Spermatozoon Samenzelle

Spermium Männliche Samenzelle, produziert im Hoden

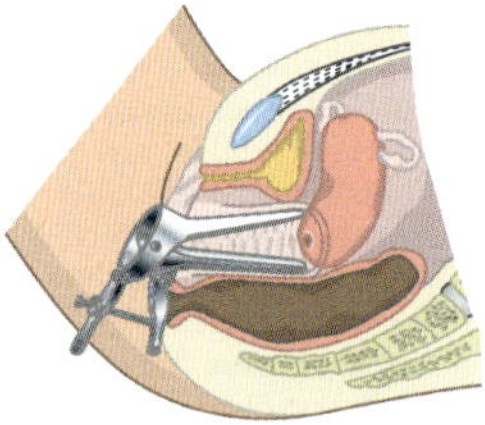

Abb. 373 Spekulumuntersuchung [L138]

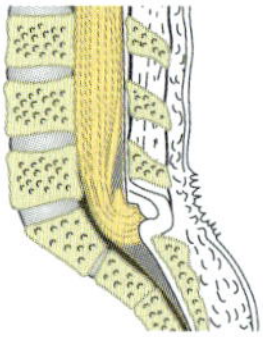

Abb. 374 Spina bifida occulta [L138]

Spezies Art
Spezifische Abwehr ▶ *Abwehr, spezifische*
Spezifität 1. Fähigkeit des spezifischen Abwehrsystems, Erreger genau zu identifizieren und gezielt unschädlich zu machen; 2. Wahrscheinlichkeit, dass das Testergebnis z. B. einen tatsächlich Gesunden auch als gesund identifiziert
S-Phase Synthesephase: zweiter Abschnitt der ▶ *Interphase*; die DNA wird verdoppelt, sodass alle Chromosomen als 2-Chromatid-Chromosomen erscheinen; dies dient der Vorbereitung auf die Zellkernteilung (▶ Abb. 200)
Sphinkter Schließmuskel
Spider naevi Syn.: Gefäßsternchen der Haut; sternförmige Gefäßerweiterungen mit einer roten Erhabenheit in der Mitte; typische Hautauffälligkeit bei ▶ *Leberzirrhose*
Spina bifida occulta Minimalform des Neuralrohrdefekts (= angeborene Verschlussstörung der Wirbelsäule), bei der lediglich ein Spalt im Wirbelbogen vorhanden ist; das Rückenmark und seine Hüllen sind meist intakt (▶ Abb. 374)
Spina iliaca anterior inferior Vorderer unterer Darmbeinstachel; Knochengrat vorne unten am Darmbein; Ursprung von Hüft- und Gesäßmuskeln
Spina iliaca anterior superior Vorderer oberer Darmbeinstachel; Knochengrat vorne oben am Darmbein; Ursprung von Hüft- und Gesäßmuskeln
Spina iliaca posterior inferior Hinterer unterer Darmbeinstachel; Knochengrat hinten unten am Darmbein – Ursprung von Hüft- und Gesäßmuskeln
Spina iliaca posterior superior Hinterer oberer Darmbeinstachel; Knochengrat hinten oben am Darmbein; Ursprung von Hüft- und Gesäßmuskeln
Spina scapula Schulterblattgräte; auf der Rückseite des Schulterblattes tastbar; verläuft zum ▶ *Akromion*
Spinal Das Rückenmark betreffend, zur Wirbelsäule gehörend
Spinalanästhesie Einspritzen eines Anästhetikums in den liquorhaltigen ▶ *Subarachnoidalraum* des Rückenmarks zur lokalen Betäubung; wirkt schneller als die ▶ *Periduralanästhesie*; Anwendung bei Eingriffen an den unteren Extremitäten und im Unterbauch oder in der Geburtshilfe
Spinaler Reflex Rückenmarkreflex
Spinaler Schock ▶ *Schock, spinaler*
Spinalganglion Spindelförmige Ansammlung der Nervenzellen, die

über die Hinterwurzel zum Rückenmark laufen

Spinaliom Syn.: spinozelluläres Karzinom, Stachelzellkarzinom, Plattenepithelkarzinom der Haut; maligner Hauttumor, vorwiegend des älteren Menschen; entsteht durch Entartung von ▶ *Epithelzellen* mit Verhornungstendenz in der ▶ *Epidermis*

Spinalnerv Nerv, der vom Rückenmark zur Peripherie zieht

Spinalnervenast, hinterer Nach hinten ziehende Aufteilung eines Spinalnerven

Spinalnervenast, vorderer Nach vorn ziehende Aufteilung eines Spinalnerven

Spinalnervenplexus Geflecht von Spinalnerven (Nerven des Rückenmarks), welches jeweils ein bestimmtes Areal der Peripherie versorgt; benannt nach dem Rückenmarksegment, dem es entspringt

Spinngewebshaut ▶ *Arachnoidea*

Spiral-CT Weiterentwickelte ▶ *Computertomografie* mit besonders genauer Darstellung; ermöglicht ein kontinuierliches Vorschieben des Röntgentisches

Spirochäten Gramnegative, schraubenförmige Bakterien; bekannte Vertreter: Erreger der ▶ *Syphilis* (Treponemen), Erreger der ▶ *Lyme-Borreliose* (Borrelien)

Spirometrie Messung der verschiedenen Lungenfunktionen mit grafischer Darstellung

Spitzenumkehr ▶ *Torsade de pointes*

Spitzfuß Fixierte Plantarflexion im oberen Sprunggelenk; die Ferse berührt nicht den Boden, der Fuß kann nicht aktiv gehoben werden (▶ Abb. 375)

Splen(o)- Vorsilbe oder Wortteil für: die Milz betreffend

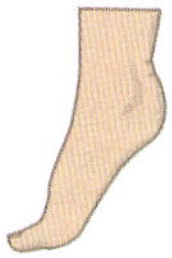

Abb. 375 Spitzfuß [L138]

Splenektomie Syn.: Milzexstirpation; Milzentfernung

Splenomegalie Syn.: Milzschwellung; Vergrößerung der Milz

Splint ▶ *Ureterkatheter*

Spondyl-, Spondylo- Vorsilbe oder Wortteil für: den Wirbel betreffend

Spondylarthrose Degenerative Wirbelsäulenveränderungen an den kleinen Wirbelgelenken, die zur Reizung der Wirbelgelenke und Komprimierung von Nervenwurzeln führen

Spondylisthesis Syn.: Wirbelgleiten; Abgleiten des Wirbels nach vorn, in der Regel im unteren LWS-Bereich

Spondylitis Knochenmarkentzündung (Osteomyelitis) eines Wirbelkörpers

Spondylodiszitis Knochenmarkentzündung eines Wirbelkörpers bei Mitbeteiligung der Bandscheibe

Spondylolyse Spaltbildung im Wirbelbogen zwischen oberem und unterem Gelenkfortsatz

Spondyloptose Völliges Abrutschen eines Wirbels nach vorn

Spondylose Degenerative Wirbelsäulenveränderungen an den Wirbelkörpern, die zur Reizung der Wirbelgelenke und Komprimierung von Nervenwurzeln führen

Spongiös Gitterförmig

Spongiosa ▶ *Knochenbälkchen*

Spontanfraktur Knochenbruch, der bei physiologischer Skelettbelastung auftritt; verursacht durch ▶ *Osteomalazie*, Knochentumoren und -metastasen

Spontanparsus Spontane Entbindung der Schwangeren

Spontanpneumothorax Häufigste Form des Pneumothorax (= Ansammlung von Luft im Pleuraspalt); Ursachen: Ruptur von unter der ▶ *Pleura* liegenden Emphysemblasen, Lungenerkrankungen (Abszess, Karzinom)

Spore Keimzelle von Pilzen und Protozoen

Sporenbildner Erreger, die eine aus wenigen Zellen bestehende Überlebensform ausbilden können; Unterteilung: aerobe (= sauerstoffabhängige) und anaerobe (= sauerstoffunabhängige) Sporenbildner; bekanntester Vertreter: Tetanuserreger *Clostridium tetani*

Spotting ▶ *Metrorrhagie*

Spreizfuß Häufigste erworbene Fußdeformität mit Verbreiterung des Vorfußes, Auseinanderweichen der Mittelfußknochen (▶ Abb. 144) und Abflachung des Quergewölbes des Fußes (▶ Abb. 376)

Sprungbein Lat.: Talus; gehört zu den ▶ *Fußwurzelknochen*; liegt zwischen den Knöcheln (Malleolengabel) und verbindet den Oberschenkel mit dem Fuß (▶ Abb. 144)

Sprunggelenk, oberes Lat.: Articulatio talocruralis; Abk.: OSG; Gelenk zwischen Unterschenkelknochen und Sprungbein

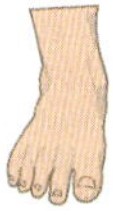

Abb. 376 Spreizfuß [L138]

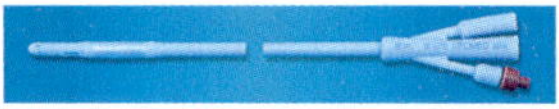

Abb. 377 Spülkatheter [K115]

Sprunggelenk, unteres Lat.: Articulatio talotarsalis; Abk.: USG; Gelenk zwischen Sprungbein und Fersenbein

Spülkatheter Spezieller Katheter zur transurethralen (= über die Harnröhre) Harnableitung; besitzt drei Lumina: zur Urinableitung, zur Blockung und zur Flüssigkeitseinleitung (▶ Abb. 377)

Spurenelement Elemente, die in sehr geringen Mengen im Organismus vorkommen (Masseanteil weniger als 50 mg/kg); Ausnahme ist Eisen, das einen etwas größeren Masseanteil aufweist

Sputum Syn.: Auswurf, Expektoration; ausgehustetes Bronchialsekret, abgesehen von geringen Mengen gelegentlichen, glasig-hellen Sputums immer pathologisch

Squama Schuppe

SSW Abk. für: **S**chwanger**s**chafts**w**oche

Stabil Beständig, nicht aus dem Gleichgewicht zu bringen; Geg.: labil

Stabile Gewebe Gewebe, die sich nur bei Bedarf erneuern bzw. vermehren, z. B. im Heilprozess (z. B. Leberzellen, endokrine Drüsenzellen)

Stabile Seitenlage Sichere liegende Position für bewusstlosen Patienten; stellt sicher, dass die Atemwege frei gehalten werden und evtl. Erbrochenes oder Blut aus dem Mund nach außen ablaufen können

Stachelzellschicht Lat.: Stratum spinosum; auf der Basalzellschicht liegende Zellschicht; Zellen sind über stachlige Ausläufer verbunden (▶ Abb. 111)

Stäbchen Photorezeptoren; treten viel häufiger auf als Zapfen; befinden sich in der Peripherie der ▸ *Netzhaut*; sind lichtempfindlicher (Dämmerungssehen), dafür keine Farbwahrnehmung und geringere Sehschärfe

Stärke Speicherform der ▸ *Kohlenhydrate* in Pflanzen; besteht aus Ketten von mindestens zehn ▸ *Monosacchariden*; ein prominenter Stärkespeicher ist die Knolle der Kartoffelpflanze

Staging Stadieneinteilung bei Krebserkrankungen: Bestimmung der Ausdehnung eines malignen Tumors und seine Einordnung in ein Tumorklassifikationssystem, z. B. ▸ *TNM-Klassifikation*

Stammfettsucht Fettsucht vor allem im Bereich von Rumpf, Hals und Kopf; Auftreten bei ▸ *Cushing-Syndrom*

Stammvarizen Geschlängelte und erweiterte Beinvenen; betroffen sind V. saphena magna und V. saphena parva, häufig auch Perforansvenen oder Mündungsklappen (▸ Abb. 378)

Stammzellapherese Verfahren zur kontinuierlichen Entnahme der ▸ *Stammzellen*

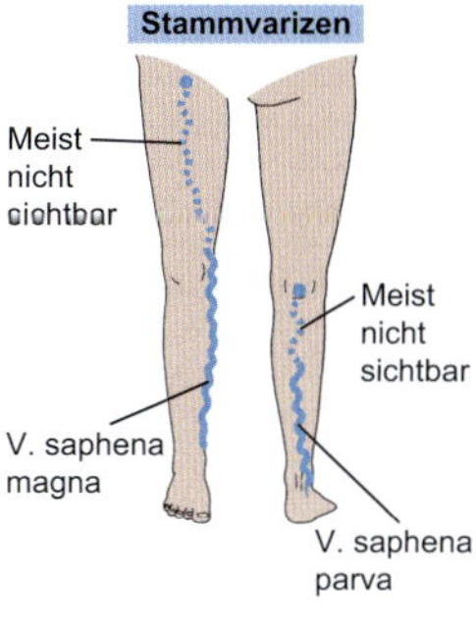

Abb. 378 Stammvarizen [L157]

Stammzelle, lymphatische Eine der beiden Vorstufen von Abwehrzellen; aus ihnen entwickeln sich die Lymphozyten mit den Untergruppen der B- und T-Zellen (Teil der spezifischen Abwehr) sowie die natürlichen Killerzellen

Stammzelle, myeloische Eine der beiden Vorstufen von Abwehrzellen; aus ihnen entwickeln sich die Abwehrzellen der unspezifischen Abwehr (▸ *Granulozyten*, ▸ *Monozyten* und ▸ *Makrophagen*)

Stammzelle, neuronale Stammzellen, die sich zu Nervenzellen differenzieren können

Stammzelle, totipotente Aus totipotenten (lat. „alleskönnende") Stammzellen entwickelt sich der gesamte Organismus; totipotent sind embryonale Zellen bis zum 8-Zell-Stadium

Stammzellen Zellen des Knochenmarks, aus denen sich alle Blutkörperchen entwickeln

Stammzelltransplantation Syn.: Hämopoetische Stammzelltransplantation (Abk.: HSZT, HSCT); Übertragung von Stammzellen der Blutbildung durch Knochenmarktransplantation (Abk.: KMT) oder periphere Blutstammzelltransplantation (Abk.: PBST, SZT); Therapiemethode bei Erkrankungen mit Schädigung der blutbildenden Zellen des Knochenmarks durch Krankheit (z. B. ▸ *Leukämie*) oder vorangegangene Therapie (z. B. ▸ *Chemotherapie*)

Stanzbiopsie Entnahme von mehreren Gewebeproben mithilfe einer speziellen Hochgeschwindigkeitsstanze unter Ultraschallsicht

Staphylokokken Traubenförmig angeordnete, grampositive Kugelbakterien(▸ Abb. 221); verursachen häufig Eiter- und Abszessbildung

Star, grauer ▸ *Grauer Star*

Star, grüner ▶ *Grüner Star*
Staroperation Therapie des Grauen Stars; Entfernen der getrübten Linse und meist Einsetzen einer künstlichen Linse
Stase Stauung
Statisch Unbeweglich; Geg.: dynamisch
Statische Haltearbeit Isometrische Kontraktion; ist ein Muskel in derselben Position dauerhaft unter Spannung, drückt er seine eigenen Blutgefäße ab und ermüdet schnell
Statokonien Einlagerung in die ▶ *Statolithenmembran*, bestehend aus feinen Kalziumkarbonatkristallen; sie ermöglichen durch ihr Gewicht die Wahrnehmung von Schwerkraft und Beschleunigung
Statolithenmembran Gallertige Masse mit Statokonien im Gleichgewichtsorgan; bei Beschleunigungen verschiebt sich die Statolithenmembran und es entsteht ein Rezeptorpotenzial
Status Lage, Situation, Zustand
Status asthmaticus Schwerstes Bild des ▶ *Bronchialasthmas* mit über 6–12 Std. andauerndem Asthmaanfall
Status epilepticus Längere Zeit andauernder, nicht zu unterbrechender Krampfanfall
Status idem Unveränderter klinischer Zustand
Stauungspapille Vorwölbung, Verbreiterung und glasige Trübung der Sehnervpapille sowie prall gefüllte Netzhautvenen; bei intrakranieller Drucksteigerung
Stearrhö Fettdurchfall
Steatorrhö ▶ *Fettstuhl*
Steigbügel Lat.: Stapes; Gehörknöchelchen in der Paukenhöhle des Mittelohrs, welches mit Hammer und Amboss verbunden ist (▶ Abb. 150); zusammen verstärken diese Knochen die Schwingungen des Trommelfells und übertragen sie auf das ovale Fenster (▶ Abb. 182)

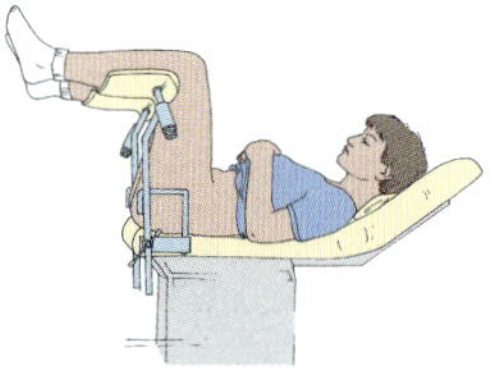

Abb. 379 Steinschnittlage [L215]

Steinanfall, akuter ▶ *Nierenkolik*
Steinschnittlage 1. Lage der Patientin bei der gynäkologischen Untersuchung; Beine sind gespreizt, Hüften und Knie gebeugt, Unterschenkel liegen in den dafür vorgesehenen Beinschalen, Gesäß überragt knapp die Kante des Stuhls (▶ Abb. 379); 2. Als OP-Lagerung unter anderem auch in Urologie und Proktologie angewendet
Steißbein Lat.: Os coccygis; Abschnitt der Wirbelsäule, Knochen aus vier verkümmerten Wirbeln (▶ Abb. 229)
Steißbeinsegment Ein bis drei Rückenmarksegmente, welche die Haut über dem Steißbein versorgen
Stellglieder Teile des Regelkreises, die auf deutliche Abweichungen vom Sollwert reagieren, die durch Störgrößen verursacht werden; z. B. kommt es bei Blutverlust (Störgröße) zur ▶ *Vasokonstriktion*, um den Blutdruck aufrechtzuerhalten
Stellknorpel Lat.: Cartilago arytenoidea; Knorpel des Kehlkopfs; stellen und spannen die Stimmbänder (▶ Abb. 381)
Stellungssinn Teilwahrnehmung der Tiefensensibilität, die permanent

S

die Stellung der Glieder zueinander registriert

STEMI Abk. für: **ST**-**E**levations-**M**yokard**i**nfarkt; ▶ *Herzinfarkt* mit ST-Hebung im ▶ *EKG*

Stenose Verschluss, Verengung

Stent Feines Drahtgeflecht, das in ein verengtes Gefäß eingeführt und in der Engstelle entfaltet wird, um es offen zu halten

Sterbebeistand Begleitung eines im Sterben liegenden Menschen mit dem Ziel, ein würdevolles Sterben zu ermöglichen; diese Begleitung sollte sich an den körperlichen (z. B. Schmerzbekämpfung), sozialen (z. B. Kontakt zu Angehörigen ermöglichen) und spirituellen (z. B. religiösen) Bedürfnissen des sterbenden Menschen orientieren

Sterben Untergang von einzelnen Zellen (Zelltod) bis hin zum ganzen Organismus

Stereo- Vorsilbe oder Wortteil für: starr, fest; räumlich, körperlich

Stereozilien Sehr lange ▶ *Mikrovilli*; Hauptaufgaben sind die Schallleitung und die Vergrößerung v. a. resorbierender Oberflächen

Steril Frei von vermehrungsfähigen Keimen

Sterilisation Abtöten bzw. Inaktivieren von Mikroorganismen führt zu einer völligen Keimfreiheit (Asepsis)

Sterilität der Frau Unvermögen, schwanger zu werden

Sterilität des Mannes ▶ *Impotentia generandi*

Sternalpunktion Entnahme von Knochenmark über eine Punktion des Brustbeins

Sternoklavikulargelenk Gelenk zwischen Brustbein (Sternum) und Schlüsselbein (Clavicula)

Sternum ▶ *Brustbein*

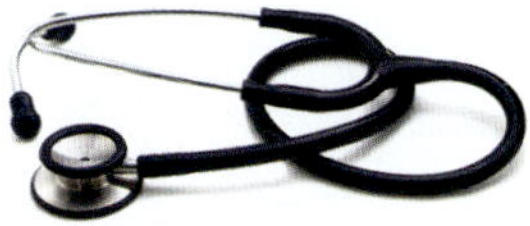

Abb. 380 Stethoskop [J787]

Steroidhormon Fettlösliches, aus Cholesterin synthetisiertes Hormon

Stethoskop Abhörgerät zur Auskultation (▶ Abb. 380)

Stichverletzung Penetrierende Verletzung, die mit spitzem Gegenstand und geringer Geschwindigkeit erfolgt

Stichwunde Meist kleine, kaum blutende Wunde; Ausmaß der Verletzung ist von vielen Faktoren abhängig: Lokalisation, Länge des stechenden Gegenstands, Einstichwinkel und Einstichart

Stigmatisierung Einer Person oder Gruppe werden (negative) Merkmale und Eigenschaften zugeschrieben, ohne die individuellen Unterschiede zu berücksichtigen

Stimulus Reiz

STH Abk. für: **s**oma**t**otropes **H**ormon; ▶ *Wachstumshormon*

STIKO Abk. für: **St**ändige **I**mpf**ko**mmission am Robert **Ko**ch-Institut; gibt regelmäßig aktualisierte Impfempfehlungen für Kinder und Erwachsene heraus; aktueller Impfkalender verfügbar unter: www.rki.de/DE/Content/Kommissionen/STIKO/Empfehlungen/Aktuelles/Impfkalender.html

Stillikterus Neugeborenenikterus (= gelbe Verfärbung von Haut, Schleimhäuten und Skleren), verstärkt bei gestillten Kindern; Grund: träge Darmtätigkeit bei geringer Muttermilchmenge in den ersten Le-

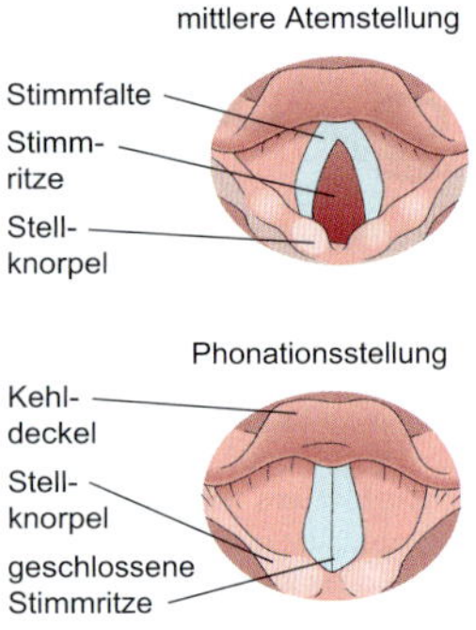

Abb. 381 Stimmritze [L190]

benstagen, führt zur Rückresorption von über die Galle ausgeschiedenem Bilirubin im Darm

Stimmbänder Äußere Teile der ▶ *Stimmfalten* in der Mitte des Kehlkopfs (▶ Abb. 381); sie sind an der Lautbildung beteiligt

Stimmbandreizung Reizung der Stimmbänder durch äußere Einflüsse gereizt → Stimme heiser und kratzig

Stimmbildung Der Luftstrom der Atemluft versetzt die Stimmbänder in regelmäßige Schwingungen; Tonhöhe hängt von der Spannung der Stimmbänder und Lautstärke von der Stärke des Luftstroms ab

Stimmbruch In der Pubertät werden die Stimmlippen länger und dicker, dadurch wird die Stimme tiefer; bei Jungen um sechs Ganztöne, bei Mädchen nur um drei

Stimmfalten Lat.: Plicae vocales; schwingungsfähige Strukturen im Kehlkopf, paarig angeordnet (▶ Abb. 381); wichtiger Teil des stimmbildenden Apparates

Stimmritze Lat.: Rima glottidis; Öffnung in der Mitte des Kehlkopfes (▶ Abb. 381)

Stirnbein Lat.: Os frontale; Teil des Hirnschädels, bildet das vordere Schädeldach (▶ Abb. 352)

Stirnfontanelle Lat.: Fonticulus anterior; Syn.: große Fontanelle; beim Säugling vorhandene Stelle, die nicht von Knochen bedeckt ist; liegt zwischen den Stirn- und Scheitelbeinen (▶ Abb. 138)

Stirnhöhle Lat.: Sinus frontalis; Nasennebenhöhle im Stirnbereich (▶ Abb. 213)

Stirnlage Schädellage des Kindes bei der Geburt mit Haltungsanomalie durch Ausbleiben der Beugung des Kopfes beim Eintritt in das kleine Becken; gestreckter Kopf mit Stirn als vorangehendem Körperteil vergrößert den Kopfumfang und verzögert den Geburtsverlauf

Stirnlappen Lat.: Lobus frontalis; vorderer Abschnitt des ▶ *Großhirns*; ist u. a. für die Motivation zu Handlungen und deren Umsetzung in Bewegungen zuständig

Stirnmuskel Lat.: M. frontalis; Muskel, welcher die Kopfhaut verschiebt und das Stirnrunzeln ermöglicht

Stirnnaht Lat.: Sutura frontalis; verbindet die beim Säugling noch deutlich voneinander getrennten Stirnbeinhälften, welche beim Erwachsenen vollständig miteinander verwachsen sind (▶ Abb. 138)

Störgröße Faktor, der eine Regelgröße ungünstig verändert

Stoffwechsel Metabolismus; chemische Reaktionen zum Auf- und Abbau von Substraten im Organismus

Stoma Gr.: Mund; operativ geschaffene Öffnung eines Hohlorgans zur Körperoberfläche

Stomaretraktion Zurückziehen des Darms unter das Hautniveau; Komplikation des ▶ *Enterostomas*
Stomastenose Verengung des Stomas, erkennbar an bleistiftförmigen Stühlen; Komplikation des ▶ *Enterostomas*
Stomatitis Entzündung der Mundschleimhaut
-stomie Nachsilbe oder Wortteil für: operative Verbindung zwischen zwei Organteilen
Storchenbiss Hellrote Flecken am Nacken eines Neugeborenen; ursächlich bedingt durch Erweiterung oberflächlicher Hautgefäße
Stoßwellenlithotripsie Abk.: ESWL (Extrakorporale Stoßwellenlithotripsie); Zerstörung von nicht spontan abgehenden Nierensteinen durch hochenergetische Stoßwellen, die unter Röntgen- oder Ultraschallortung auf den Stein gebündelt werden (▶ Abb. 382)
Stottern Zeitweise auftretende Redefluss- bzw. Sprechstörung durch Wiederholung von einzelnen Buchstaben oder Silben
Strabismus Schielen; Abweichen der Augenachsen von der normalen Parallelstellung
Straddle-Trauma Aufsitztrauma; stumpfe Gewalteinwirkung auf die Dammregion, z. B. Aufsitzen auf Motorradtank, Sprung auf Stange oder Drahtseil; Verletzung der Harnröhre mit Hämatom und Blutaustritt

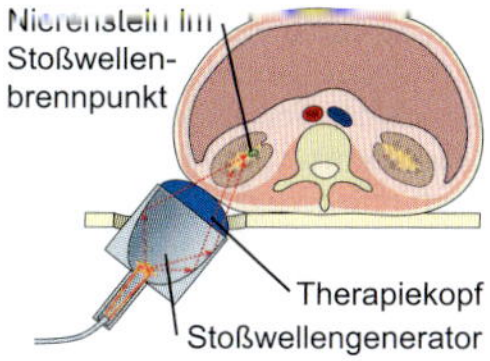

Abb. 382 Stoßwellenlithotripsie (ESWL) [L190]

Strahlenpneumonitis Entzündung des Lungeninterstitiums als Nebenwirkung der Strahlentherapie
Strahlentherapie Syn.: Bestrahlungstherapie; im klinisch-medizinischen Sprachgebrauch Nutzung ionisierender Strahlung zu therapeutischen Zwecken
Strangulationsileus Sonderform des mechanischen ▶ *Ileus*, bei dem die Blutversorgung der Darmwand zusätzlich durch eine Abschnürung oder Verdrehung der ▶ *Mesenterialgefäße* unterbrochen ist
Strangurie ▶ *Dysurie*
Stratum Schicht
Streckkrampf Tonischer Krampf der Streckmuskulatur beim Bewusstlosen; Zeichen der Mittelhirnschädigung z. B. durch Einbrechen einer Blutung in das Ventrikelsystem oder bei steigendem Hirndruck
Streifenkörper Corpus striatum; zählt zu den ▶ *Basalganglien*; Kerngebiet des ▶ *Großhirns*, welches übergeordnete Funktionen der unwillkürlichen Motorik steuert
Streptokokken Grampositive Kugelbakterien, oftmals kettenförmig (▶ Abb. 221); häufige Erreger eitriger Infektionen beim Menschen mit meist flächenhafter Ausbreitung
Stress Vom Individuum als unangenehm empfundenes Ungleichgewicht zwischen einer Situation mit ihren Anforderungen einerseits und dem Individuum mit seinen Fähigkeiten zur Bewältigung andererseits; bei längerer Einwirkung schädliche körperliche und psychische Folgen
Stressinkontinenz Syn.: Belastungsinkontinenz; unwillkürlicher Urinverlust bei abdomineller Druckerhöhung, z. B. durch körperliche

Anstrengung, Husten, Pressen, Lagewechsel vom Liegen zum Stehen

Stressoren Externe oder interne Faktoren, die zu einer Störung des gesundheitlichen Gleichgewichts führen, z. B. Umweltbelastungen, psychische Krisen, Krankheitserreger

Stressreaktion Physiologische Reaktion des Körpers auf stressauslösende Faktoren, bei der das Gehirn die Ausschüttung von Stresshormonen (Glukokortikoide und Katecholamine wie Adrenalin und Noradrenalin) anstößt; kurzfristige Wirkungen: Herzschlagfrequenz und -kontraktion erhöht

Stressulkus Sonderform des Magengeschwürs, das bei Intensivpatienten durch die akute physische und psychische Stresssituation auftritt

Striae gravidarum Schwangerschaftsstreifen; verursacht durch die hormonellen Veränderungen und die starke Hautdehnung durch Zunahme des Leibesumfangs in der Schwangerschaft

S

Stridor Lat. für Zischen, Pfeifen; pfeifendes Atemgeräusch; entsteht bei verengten Atemwegen, meist mit erschwerter und verlängerter Atmung

Striktur Verengung eines Hohlorgans oder einer Passage

Strikturoplastik Erweiterung von kurzen ▶ *Strikturen* durch Längseröffnung und Quervernähung

Strömungswiderstand Widerstand, den die Gefäße dem Blutfluss entgegensetzen

Stroke Unit Spezielle Station/Klinik für ▶ *Schlaganfall*-Patienten

Stroma Binde- und Stützgewebe eines Organs; im Gegensatz zum ▶ *Parenchym* ist es nicht für die spezifischen Aufgaben des Organs verantwortlich

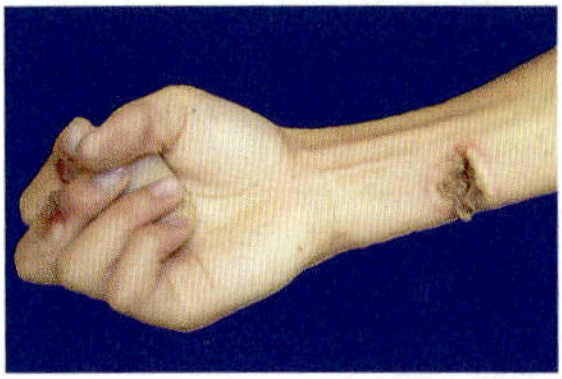

Abb. 383 Strommarken [M445]

Strommarken Verbrennungswunden an den Ein- und Austrittsstellen des Stromflusses bei Stromunfällen (▶ Abb. 383)

Stromverletzung Schädigungen des Organismus, welche durch elektrischen Strom verursacht werden

Struma Vergrößerung der ▶ *Schilddrüse*; „Kropf"

Struma, euthyreote Schilddrüsenvergrößerung bei regelrechter Schilddrüsenstoffwechsellage

Stützkragen Vorrichtung, welche Kopf und Hals des Patienten stützt, um bei Halswirbelsäulenverletzungen einer Verletzung des Rückenmarks vorzubeugen; in Präklinik Stiff-Neck® oder KED-System®

Stützzelle Säulenförmiger Zelltyp der ▶ *Riechfelder*, zwischen denen die Riechzellen eingelagert sind

Stuhl Syn.: Kot, Faeces; unverdaulicher Rest des Nahrungsbreis, eingedickt und von Bakterien zersetzt

Stuhl, acholischer Tonfarbener Stuhlgang durch Fehlen des Gallensafts im Darm; Auftreten bei Verschluss der Gallengänge

Stuhlentleerung Syn.: Defäkation; verläuft reflexartig; bei gefüllter Ampulle werden dort Dehnungsrezeptoren erregt und lösen im ▶ *Großhirn* die Empfindung „Stuhldrang" aus; kann mittels des äußeren Schließmuskels willentlich verzögert werden

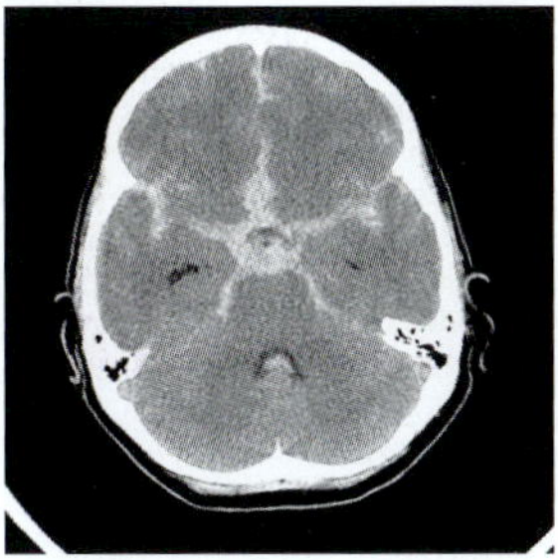

Abb. 384 Subarachnoidalblutung (Weißfärbung des Subarachnoidalraums) [M464]

Stuhlinkontinenz Unkontrollierter Abgang von Stuhl

Stupor Bewegungsarmut, Bewegungslosigkeit

Sturzangst Angst, nach einer Sturzverletzung erneut zu stürzen

Sub- Vorsilbe oder Wortteil für: unter; Geg.: supra-

Subarachnoidalblutung Abk.: SAB; Blutung in den Subarachnoidalraum (▶ Abb. 384); Häufigste Ursache: ▶ *SHT*; Spontane SAB meist infolge Ruptur eines ▶ *Aneurysmas*; Leitsymptome: starke Kopfschmerzen, Benommenheit bis Bewusstlosigkeit, ▶ *Meningismus*

Subarachnoidalraum Raum zwischen Arachnoidea mater und ▶ *Pia mater*; mit Liquor gefüllt

Subduralraum Raum zwischen der Arachnoidea (mittlere Hirnhaut) und der Dura mater (äußere Hirnhaut)

Subduralblutung, chronische Syn.: chronisches Subduralhämatom; langsame, venöse Sickerblutung in den Subduralraum mit allmählicher Symptomentwicklung innerhalb von 2–3 Monaten; verursacht durch leichte Traumen (z. B. Anstoßen des Kopfes)

Subileus Vorstufe des ▶ *Ileus*; Abgrenzung nicht klar definiert, hängt von Symptomen und Schwere des Verschlusses ab

Subinvolutio uteri Verzögerte Gebärmutterrückbildung im Wochenbett

Subkutan Abk.: s. c.; unter die Haut

Subkutis ▶ *Unterhaut*

Sublingual Abk.: s. l.; unter die Zunge

Subluxation Syn.: unvollständige Verrenkung; pathologische Verschiebung zweier durch ein Gelenk verbundener Knochen, wobei die verschobenen Gelenkenden noch teilweise in Berührung bleiben

Submukosa Dünne Bindegewebsschicht zwischen Schleimhaut und Muskelschicht der Wand des Verdauungstraktes (▶ Abb. 368); enthält ein Nervenfasergeflecht, den Plexus submucosus (Meissner-Plexus), das die Peristaltik des Verdauungstraktes steuert

Substantia nigra Schwarze Substanz; Kerngebiet des Mittelhirns (▶ Abb. 264); stimmt zusammen mit dem Nucleus ruber unwillkürliche Bewegungen von Augen, Kopf und Rumpf auf die Eindrücke von Augen und Ohren ab

Substitution Ersatz, Ersetzen

Substrat Von einem Enzym umgesetzter Stoff; Stoff mit bestimmten Eigenschaften; Nährmedium

Succinylcholin (Suxamethoniumchlorid) Pantolax®-actavis 2 %, Lysthenon® 2 %; depolarisierendes ▶ *Muskelrelaxans*

Sucht Syn.: Abhängigkeit, Abhängigkeitssyndrom; unbeherrschbares Verlangen nach einer bestimmten Substanz oder Tätigkeit

Sudeck-Dystrophie Syn.: Sudeck-Syndrom, Morbus Sudeck, Algodys-

S

trophie, komplexes regionales Schmerzsyndrom Typ 1; Rückbildung des Gewebes mit lokalen Durchblutungs- und Stoffwechselstörungen der Weichteile und Knochen, v. a. nach Trauma; Ursache: neurovaskuläre Fehlregulation; meist an Unterarm oder Hand

Suizid Syn.: Freitod; absichtliche Selbsttötung

Suizidalität Handlungen, Gedanken, Wünsche und Absichten, die darauf gerichtet sind, das eigene Leben durch Suizid zu beenden

Sulcus Plural: Sulci; Lat. für Rinne, Furche; Freiraum im Knochen, in dem Blutgefäße, Nerven oder Bänder verlaufen

Summation, räumliche Viele ▸ *Synapsen* übermitteln gleichzeitig viele Signale an ein Neuron; Voraussetzung für die Erregungsweiterleitung

Summation, zeitliche Eine ▸ *Synapse* überträgt kurz hintereinander mehrere ▸ *Aktionspotenziale*; Voraussetzung für die Erregungsweiterleitung

Superfizial Oberflächlich, zur Körperoberfläche hin

Superior Darüber, höher gelegen, obere(r); Geg.: inferior

Supervision Form der Beratung zu beruflichen Themen; als Einzelsupervision (Reflexion der eigenen Rolle, Arbeitszufriedenheit, Karriereplanung usw.) oder als Teamsupervision (Beleuchtung der Zusammenarbeit, Lösung von Konflikten usw.); bietet einen zeitlichen Rahmen und Hilfe eines speziell ausgebildeten Gesprächsleiters

Supination Auswärtsdrehung einer Gliedmaße; Geg.: Pronation

Supinationstrauma Umknicktrauma nach außen mit der Folge einer ▸ *OSG-Fraktur* oder Verletzung des Bandapparates

Supplementäre Insulintherapie Verabreichung eines kurzwirksamen Insulins vor jeder Mahlzeit zusätzlich zur oralen Antidiabetikagabe

Supportiv Unterstützend

Suppositorium Abk.: Supp.; Syn.: Zäpfchen; Arzneimittelform zur rektalen oder vaginalen Verabreichung

Suppression Unterdrückung, Hemmung

Suppressorgene Gene, die hemmend wirken (in diesem Fall auf ▸ *Onkogene*)

Supra, super Vorsilbe oder Wortteil für: oberhalb, über; Geg.: sub-

Suprapubisch Über der Symphysis pubica (▸ *Schambeinfuge*)

Supraventrikulär Oberhalb der Herzkammern

Surfactant Abgeleitet von engl.: Surface Active Agent; von den Lungenzellen produzierte Substanz, die sich wie ein Film auf die Oberfläche der Alveolen (Lungenbläschen) legt; verhindert u. a. den Kollaps der Alveolen am Ende der Ausatmung durch Verminderung der Oberflächenspannung der Alveolen

Surfactantmangel-Syndrom Syn.: Atemnotsyndrom, Respiratory Distress Syndrome; schwere Atemstörung des unreifen Neugeborenen durch einen Mangel an Surfactant

Suspension Arzneimittelform mit Aufschwemmung eines festen Wirkstoffs in Flüssigkeit

Sutura Naht

SVES Abk. für: supraventrikuläre ▸ *Extrasystolen*

SVT Abk. für: **s**upra**v**entrikuläre **T**achykardie

Symbiose Vergesellschaftung von Individuen verschiedener Art, die für beide Partner vorteilhaft sein kann

Sympathikomimetikum Plural: Sympathikomimetika; Arzneimittel zur Steigerung des Sympathikotonus

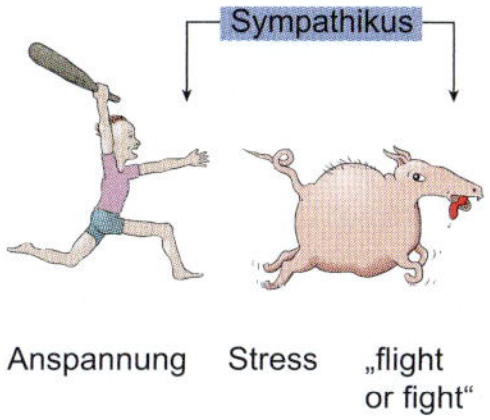

Abb. 385 Hauptfunktionen des Sympathikus [L190]

Sympathikus Teil des vegetativen Nervensystems (▶ Abb. 385); steuert die Tätigkeit der meisten Organe, bewirkt insgesamt eine Leistungssteigerung des Organismus; „Gegenspieler" des Parasympathikus
Sympatholytikum Plural: Sympatholytika; Syn.: Sympathikolytikum; Arzneimittel zur Hemmung des Sympathikotonus
Symphyse ▶ *Schambeinfuge*
Symptom Zeichen, das auf eine bestimmte Erkrankung hinweist
Symptomatisch 1. Typisch für eine bestimmte Erkrankung; 2. Nur auf die Symptome, nicht auf die Ursachen zielend; 3. Zeichen einer Erkrankung aufweisen
Syn- Vorsilbe oder Wortteil für: zusammen, gemeinsam
Synästhesie (Mit-)Erregung eines Sinnesorgans durch einen nichtspezifischen Reiz; z. B. Geschmacksempfindung bei optischem Reiz
Synapse Kontaktstelle zwischen Axonende der Nervenzelle und Dendrit einer anderen Nerven- oder Muskelzelle (▶ Abb. 386)
Synapse, erregende Synapsen, deren Transmitter die postsynaptische Membran depolarisieren und ein ▶ *Aktionspotenzial* auslösen
Synapse, hemmende Synapsen, deren Transmitter die Membran hyperpolarisieren, also das Ruhepotenzial noch weiter absenken; die Auslösung eines ▶ *Aktionspotenzials* wird somit erschwert
Synaptischer Endknopf Endstück des ▶ *Axons*, welches auf der nächsten Nerven- oder Muskelzelle haftet
Synaptischer Spalt Mikrosko-

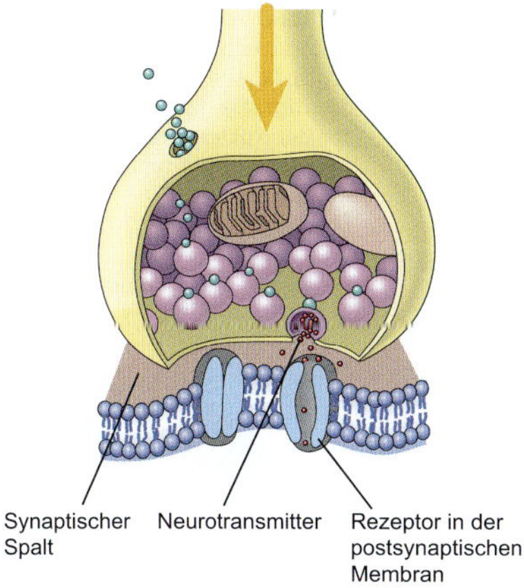

Abb. 386 Synapse [L190]

S

pisch kleiner Abstand zwischen der Synapse des präsynaptischen Neurons und der postsynaptischen Membran (▶ Abb. 386); über diesen Spalt diffundiert der ▶ *Neurotransmitter*

Synaptisches Bläschen Speicherbläschen in den Synapsen, in welcher die ▶ *Neurotransmitter* enthalten sind

Synarthrose Gelenk ohne Gelenkspalt; auch als Fuge oder Haft bezeichnet; Zweck: Knochen möglichst unverrückbar zusammenzuhalten

Synchondrose Knorpelhafte Knochenverbindung (z. B. zwischen Rippen und Brustbein)

Syndesmose Bandhafte Knochenverbindung (kollagenes Bindegewebe, z. B. Membrana interossea, ▶ Abb. 130)

Syndrom Symptomkomplex, Gruppe von Krankheitszeichen

Synergetisch Zusammenwirkend

Synergist Muskel, der die Arbeit anderer unterstützt; z. B. hilft der M. brachialis dem M. biceps brachii bei der Armbeugung

S

Synkope Kurz andauernder Bewusstseinsverlust infolge einer vorübergehenden Minderversorgung des Gehirns mit Sauerstoff oder Glukose unterschiedlicher Ursache

Synkope, vasovagale Synkope, die durch Schreck, Angst oder Aufregung hervorgerufen wird; Ursache: vegetatives Ungleichgewicht

Synostose Knochenhafte Knochenverbindung (Bindegewebe zwischen zwei Knochen ist verknöchert, z. B. fünf Wirbelsegmente verknöchern zum Kreuzbein, ▶ Abb. 229)

Synovia Gelenkflüssigkeit, welche die Gelenkflächen schmiert

Synovialmembran Lat.: Membrana synovialis; Gelenkinnenhaut, innere Schicht der ▶ *Gelenkkapsel*; besteht aus elastischen Fasern, enthält Gefäße und Nerven

Synthese Zusammensetzung, Aufbau

Synzytiotrophoblast Zellstruktur um die Frucht, in der die Gefäße zur Versorgung verlaufen

Syphilis Syn.: Lues, harter Schanker; durch das Bakterium *Treponema pallidum* hervorgerufene Geschlechtskrankheit mit typischem stadienhaften Verlauf; folgenlose Ausheilung bei Antibiotikagabe

System Aus mehreren Teilen zusammengesetztes Ganzes

System, endogenes ▶ *Endogenes System*

System, exogenes ▶ *Exogenes System*

Systemisch Den ganzen Organismus betreffend

Systole Kontraktionsphase des Herzens, unterteilt in Anspannungs- und Austreibungsphase (▶ Abb. 387); Geg.: Diastole

Systolikum Herzgeräusch, das während der Systole auftritt

S-Zacke Teil des ▶ *EKG*; auf die R-Zacke folgender, negativer Ausschlag (▶ Abb. 101)

Szintigrafie Bildgebendes Verfahren der Nuklearmedizin durch Einbringen radioaktiver Substanzen in den Körper

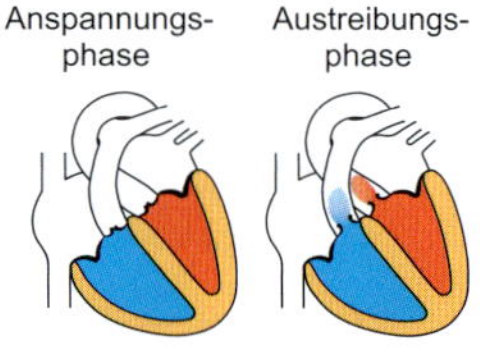

Abb. 387 Systole [L143]

T

T-Drainage Spezielle, in den Gallengang eingelegte Drainage, die den Gallenfluss durch die Bauchdecke nach außen sichert; Anwendung nach der Entfernung von Gallensteinen aus dem Gallengang (▶ Abb. 388)
Tachy- Vorsilbe oder Wortteil für: schnell; Geg.: Brady-
Tachyarrhythmie Herzrhythmusstörung mit zu schneller, unregelmäßiger Herzfrequenz
Tachykardie Ruhepuls von mehr als 100 Schlägen pro Minute
Tachypnoe Gesteigerte Atemfrequenz, beim Erwachsenen > 20 Atemzüge pro Minute
Tänien Bandförmige Verstärkung der Längsmuskelschicht der Dickdarmwand
Tagamet® Cimetidin; H_2-Blocker; hemmt die Säureausschüttung aus den Drüsenzellen des Magens; eingesetzt bei Gastritis (Magenschleimhautentzündung), Magen- oder Zwölffingerdarmgeschwür (Ulkus ventrikuli/duodeni); Vorsicht: langsame Injektion

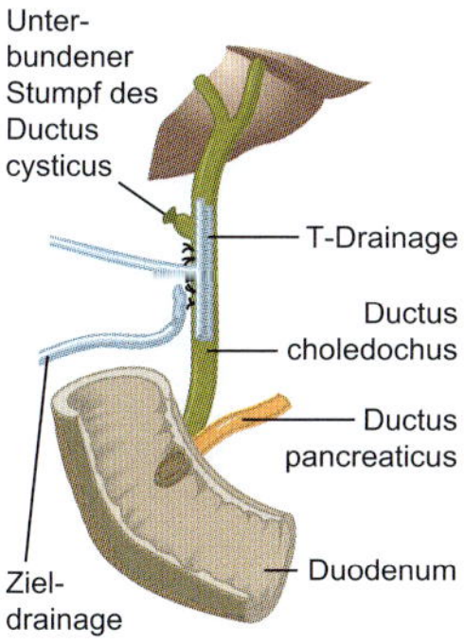

Abb. 388 T-Drainage [L138]

Tako-Tsubo-Kardiomyopathie Plötzlich auftretende Funktionsstörung der linken Herzkammer; kann durch starken Stress entstehen
Taktil Syn.: haptisch; den Tastsinn betreffend
Talg Körperfett, welches von Talgdrüsen in der Haut produziert wird und dem Einfetten der Haare und der Haut dient
Talgdrüse Hautanhangsgebilde; Organ, das Talg produziert
Talus ▶ *Sprungbein*
Tamponade 1. Ausfüllen von Hohlräumen zur Blutstillung oder Drainagekanal mit Verbandsmaterialien; vgl. ▶ *Perikardtamponade*
Target Ziel
Tarsus 1. Bindegewebsplatte des Augenlids; 2. Fußwurzel bestehend aus 7 ▶ *Fußwurzelknochen*
Taschenfalten Lat.: Plicae vestibularis; waagrecht übereinanderliegende Faltenpaare oberhalb der Stimmfalten; dienen dem Räuspern und Luftanhalten
Taschenklappe Lat.: Valva semilunaris; Klappe zwischen Kammern und Truncus pulmonalis bzw. Aorta (Pulmonal- und Aortenklappe; ▶ Abb. 332)
Taucherflöhe Dekompressionsschaden beim zu schnellen Auftauchen; Ausperlen von Stickstoff in ▶ *Kutis* und ▶ *Subkutis*
TAVI Abk. für: Transkatheter-Aortenklappenimplantation; minimalinvasiver ▶ *Aortenklappenersatz*
Tawaraschenkel Teil des Erregungsleitungssystems des Herzens, zwischen His-Bündel und den Purkinjefasern (▶ Abb. 333); unterteilt in linken Schenkel (Crus sinistrum), der sich wiederum in einen anterioren und posterioren Anteil teilt, und

T

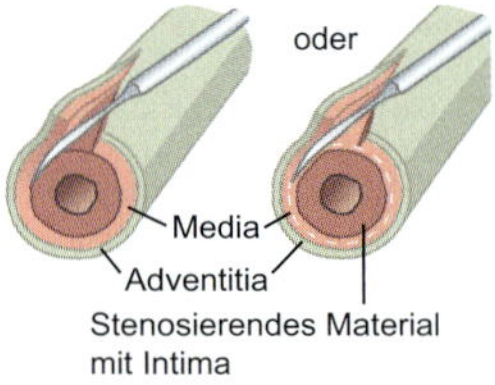

Abb. 389 Direkte TEA [L138]

einen rechten Schenkel (Crus dextrum)

Taxonomie Hierarchische (systematische) Einordnung in ein bestimmtes System

Tbc Abk. für: ▶ *Tuberkulose*

Tbl. Abk. für: **Tabl**ette

TEA Abk. für: **T**hromb**e**nd**a**rteriektomie; Syn.: Ausschälplastik, Endarteriektomie, Intimektomie; Thrombenentfernung und Ausschälung der krankhaft veränderten Gefäßinnenwand, Anwendung bei kurzen Stenosen (▶ Abb. 389)

TEE Abk. für: Transösophageale (über die Speiseröhre) ▶ *Echokardiografie*

Teerstuhl ▶ *Meläna*

Telarche Weibliche Brustbildung in der Pubertät

Tele- Vorsilbe oder Wortteil für: Weit entfernt

Telencephalon Großhirn; bildet den größten Teil des Gehirns; differenziertester Teil des Zentralen Nervensystem (ZNS); wird grob in zwei Großhirnhälften unterteilt und beinhaltet die Stammganglien

Telomer Enden der ▶ *Chromosomen*, welche deren Stabilität sicherstellen und sich mit zunehmendem Alter verkürzen

Telomerase Enzym im Zellkern zur Wiederherstellung der Telomere nach jeder Zellteilung

Telophase Viertes und letztes Stadium der Mitose (= Zellkernteilung, ▶ Abb. 200): um die Chromosomen an den Zellpolen wird die Kernhülle neu ausgebildet; die kondensierten Chromosomen dekondensieren in ihre lesbare Form. Nach Abschluss der Mitose schnürt sich dann die Zelle durch (= Zytokinese)

Temporär Zeitweise, vorübergehend

Temporal Schläfenwärts

Tend(o)- Sehnen-

Tendinitis Sehnenentzündung

Tendo Sehne

Tendovaginitis Sehnenscheidenentzündung

Tenecteplase Metalyse®; Notfall-Lyse (medikamentöse Auflösung eines Blutgerinnsels) als Ultima ratio bei frustraner Reanimation oder Therapieversuch bei fulminanter ▶ *Lungenembolie*

Tenesmus Beständiger, schmerzhafter Stuhl- und Harndrang, der jedoch mit nur geringer oder gar keiner Entleerung verbunden ist

TENS Abk. für: **t**ranskutane **e**lektrische **N**erven**s**timulation; Möglichkeit der Schmerzbehandlung

TEP Abk. für: ▶ *Totalendoprothese*

Terato- Missbildung

Teratogen Äußere Einwirkungen, die zu Fehlbildungen beim ungeborenen Kind führen können

Terbutalin Sympathomimetikum; Einsatz bei obstruktiven Störungen der Lunge möglich

Terminal Zum Ende gehörend, auf das Ende zulaufend

Terminalhaare Kopfhaare, Augenbrauen, Wimpern, Bart, Brust- und Schamhaar, im äußeren Gehörgang und am Naseneingang

Terminalzisterne Speicherort für Kalzium im sarkoplasmatischen Retikulum (▶ *Endoplasmatisches Retikulum* in Muskelzellen)

T

Tertiär An dritter Stelle
Tertiärfollikel Entwicklungsstadium der weiblichen Keimzelle (▶ Abb. 98); Zwischenstadium zwischen Sekundärfollikel und Graaf-Follikel
Testis ▶ *Hoden*
Testosteron Typisches männliches Sexualhormon
Tetanie Störung der Motorik (Krämpfe) und Sensibilität (Kribbeln) als Zeichen der Übererregbarkeit von Nerven und Muskulatur
Tetanisierbar Möglichkeit der dauerhaften Kontraktion eines Muskels
Tetanus Syn.: Wundstarrkrampf; lebensbedrohliche Erkrankung mit Muskelkrämpfen, bedingt durch das Toxin von *Clostridium tetani* (grampositiver, anaerober Sporenbildner); Ursache der Infektion sind in über 50 % der Fälle Bagatellverletzungen; eine Impfung ist möglich und wird von der ▶ *STIKO* empfohlen
Tetra- Vorsilbe oder Wortteil für: vier-
Tetraparese Unvollständige Lähmung aller vier Gliedmaßen (beide Arme und beide Beine ▶ Abb. 390)
Tetraplegie Vollständige Lähmung aller vier Gliedmaßen (beide Arme und beide Beine)
TH1-Zellen Art der T-Lymphozyten, die Interferon-gamma freisetzen und ▶ *Makrophagen* aktivieren (zelluläre Abwehr)
TH2-Zellen Art der T-Lymphozyten, die Interleukin-4 und -5 freisetzen und B-Lymphozyten aktivieren (humorale Abwehr)
Thalamus Abschnitt des ▶ *Zwischenhirns;* sammelt und verarbeitet alle Informationen aus der Umwelt und dem Körperinneren vor der Weiterleitung zum ▶ *Großhirn*; fungiert als Filter, indem es nur bestimmte Informationen zum Bewusstsein weiterleitet

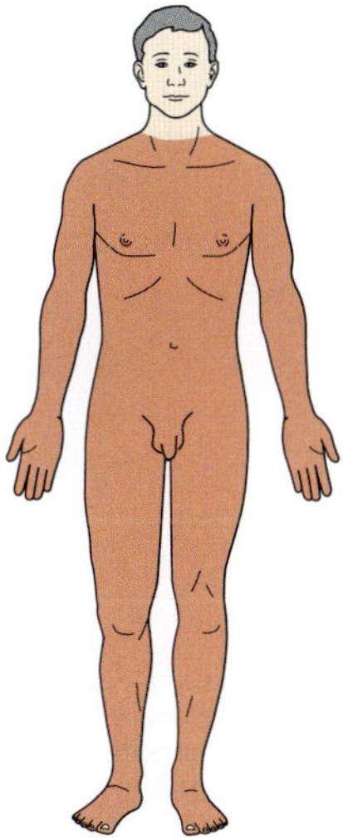

Abb. 390 Tetraparese [L143]

T-Helferzelle Abk. TH-Zellen; T-Helferzellen geben verschiedene, die Abwehrzellen stimulierende Zytokine ab
Theophyllin Bronchoparat®, Euphylong® i. v.; Arzneimittel zur Behandlung des Status asthmaticus; durch hohes Nebenwirkungspotenzial heute kaum noch eingesetzt
Theorie der freien Radikale Schädigungstheorie des Alterns; die Menge an Enzymen, welche freie Radikale in den Zellen eliminieren können, ist mitbestimmend für die Lebenserwartung einer Art
Therapie, -therapie (Heil-)Behandlung einer Krankheit

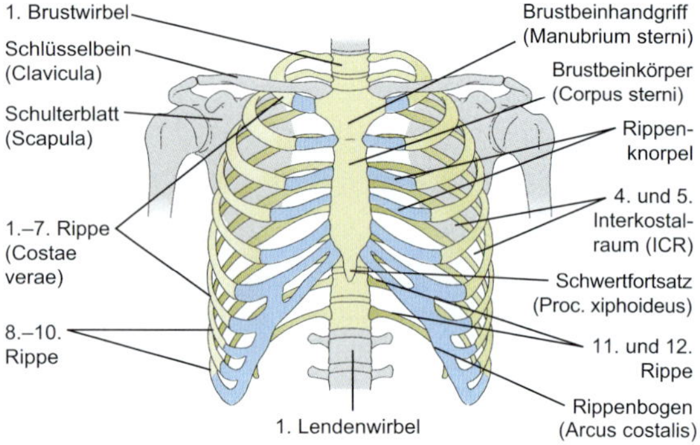

Abb. 391 Thorax [L190]

Therm(o)-, -thermie Vorsilbe, Nachsilbe oder Wortteil für: Wärme
Thermische Akklimatisierung Anpassung des Körpers an längerfristig veränderte äußere Temperaturverhältnisse
Thermoregulatorisches Zentrum Zentrum im ▶ *Hypothalamus*, das für die Regulation der Körpertemperatur zuständig ist
Thermorezeptoren Nerven, die die Temperatur in Körperkern und -schale überwachen
Thiopental (-Na) Trapanal®; Arzneimittel zur Narkoseeinleitung, insbesondere bei ▶ *Status epilepticus* oder Hirndrucksymptomatik
Thorakal Den Brustkorb betreffend
Thorakoskopie Endoskopische Untersuchung der ▶ *Pleurahöhle*
Thorakotomie Operative Eröffnung der Brusthöhle; in der Notfallmedizin als Clamshell-Verfahren eingesetzt, bei dem ein bogenförmiger Schnitt im 5. ICR gesetzt und der Brustkorb im Anschluss aufgeklappt wird
Thorakozentese Punktion der Pleurahöhle mit Ableitung von Flüssigkeit (▶ *Pleurapunktion*)
Thorax Brust, Brustraum, ▶ *Brustkorb* (▶ Abb. 391)
Thoraxapertur Öffnung des Brustkorbs; unterschieden werden obere Thoraxapertur (Öffnung zum Hals hin) und untere Thoraxapertur (Öffnung zum Bauchraum hin, begrenzt vom ▶ *Zwerchfell*)
Thoraxdrainage Syn.: Pleuradrainage; Ableitungssystem, um Luft, Blut oder Sekret aus dem Brustkorb zu leiten (▶ Abb. 56); absolute Indikation bei ▶ *Spannungspneumothorax*
Thoraxtrauma Verletzung der knöchernen Thoraxstruktur und der darunter liegenden Organe; durch stumpfe Gewalt (Dezelerations- und Überrolltrauma) oder penetrierende Gewalt (Stich-, Schuss- oder Pfählungsmechanismus) erworben; meist lebensgefährlich; Mortalitätsrate 25 %
Thrombektomie ▶ *Embolektomie*

Thrombin Enzym der Blutgerinnung, das ▶ *Fibrin* aktiviert
Thrombinzeit Abk.: TZ; Laborparameter zur Bestimmung der Gerinnungsfähigkeit; dient zur Überwachung der Vollheparinisierung (▶ *High-Dose-Heparinisierung*)
Thromboembolie Gefäßverschluss durch einen in die Blutbahn verschleppten Blutpfropf
Thrombolyse Therapie zur Auflösung von Thromben
Thrombophlebitis Entzündung der oberflächlichen Venen
Thromboplastinzeit ▶ *Quick-Wert*
Thrombopoese Bildung von Thrombozyten im Knochenmark
Thrombopoetin Wachstumsfaktor, welcher die Bildung und Ausdifferenzierung der Thrombozyten steuert
Thrombos Abk. für: ▶ *Thrombozyten*
Thrombose Syn.: Blutpfropfbildung; Bildung eines Blutgerinnsels (▶ *Thrombus*) in einem Blutgefäß (meist Venen der unteren Extremität, selten Arterien) oder in einem der Herzinnenräume (Vorhöfe oder Kammern)
Thrombozyten Blutplättchen; Funktion der Blutstillung (▶ Abb. 392)
Thrombozytenadhäsion Teil der primären Blutstillung; Anhaften der Thrombozyten an verletzten Blutgefäßwänden, wo dann die ▶ *Thrombozytenaggregation* stattfindet

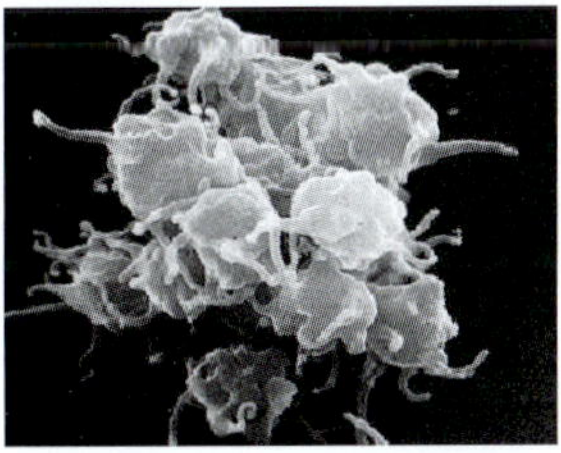

Abb. 392 Thrombozyten [E340]

Thrombozytenaggregation Teil der primären Blutstillung; Aneinanderlagerung von Thrombozyten nach erfolgter ▶ *Thrombozytenadhäsion* zum Verschluss verletzter Blutgefäße
Thrombozytenaggregationshemmer Arzneimittel zur Hemmung der Zusammenballung von Blutplättchen
Thrombozytenkonzentrat Abk.: TK; Blutprodukt; aus Vollblutspende isolierte Thrombozyten, für schweren Thrombozytenmangel
Thrombozytenpfropf Aneinanderlagerung von Thrombozyten zu einem Pfropf, welcher eine Wunde binnen 1–3 Minuten verschließt (außer bei großen Wunden)
Thrombozytenzahl Laborgröße zur Diagnose der Gerinnungsfähigkeit; Normwert 150–400/nl
Thrombozytopathie Funktionsstörung der Blutplättchen
Thrombozytopenie Verminderte Blutplättchenzahl
Thrombozytopoese Blutplättchenbildung
Thrombozytose Erhöhte Blutplättchenzahl
Thrombus Syn.: Blutpfropf, Blutgerinnsel
Thrombus, endgültiger Thrombozytenpfropf, welcher von einem Netz aus Fibrin umgeben ist
Thrombus, roter Fibrinvernetzter Thrombus, in welchem Erythrozyten enthalten sind, die für die rote Färbung sorgen
Thrombus, weißer Noch nicht fibrinvernetzter Thrombus, welcher daher nur aus Thrombozyten besteht und der eine weiße Farbe hat
Thymin Base und Grundbaustein der ▶ *DNA*; komplementär zu ▶ *Adenin*, gebunden an ▶ *Desoxyribose*

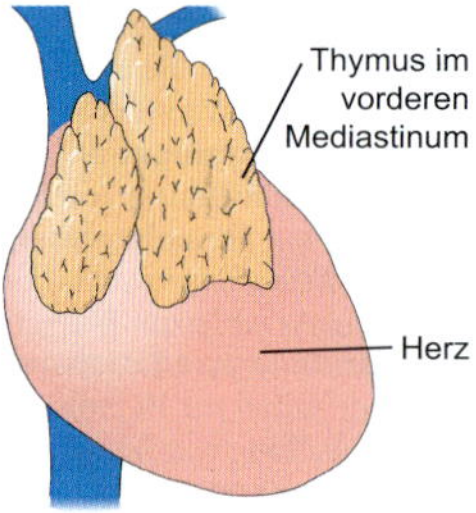

Abb. 393 Thymus eines Jugendlichen [L190]

Thymoleptikum ▶ *Antidepressivum*
Thymus Primäres lymphatisches Organ; Teil des Abwehrsystems, in dem ▶ *T-Lymphozyten* geprägt werden, d. h. die Vorläuferzellen durchlaufen einen Selektionsprozess, den nur T-Lymphozyten verlassen, die sich gegen körperfremde, aber nicht gegen körpereigene Strukturen richten (▶ Abb. 393)
Thymusmark Inneres Gewebe des Thymus, in welchem sich reife ▶ *T-Lymphozyten* und ▶ *Makrophagen* befinden
Thymusrinde Periphere Zellschichten des Thymus, wo sich hauptsächlich Thymusepithelzellen befinden
Thyr(e)(o)- Vorsilbe und Wortteil für: die Schilddrüse betreffend
Thyreoglobulin Speicherform der Schilddrüsenhormone ▶ *Thyroxin* und ▶ *Trijodthyronin*
Thyreoidea-stimulierendes Hormon Abk.: TSH; Hormon des ▶ *Hypophysenvorderlappens*, welches das Wachstum, die Jodaufnahme und die Hormonproduktion der Schilddrüse stimuliert
Thyreoiditis Schilddrüsenentzündung
Thyreotropin-Releasing-Hormon Abk.: TRH; Hormon des ▶ *Hypothalamus*, das die Produktion von ▶ *TSH* anregt
Thyroxin Schilddrüsenhormon mit vier Jodatomen
Thyroxin-bindendes Globulin Transporteiweiß, an welches das Hormon Thyroxin bindet, um zu seinem Wirkungsort zu gelangen
TIA ▶ *Transitorisch ischämische Attacke*
Tibia ▶ *Schienbein*
Tibial Zum Schienbein hin
Tibialis-anterior-Syndrom ▶ *Kompartmentsyndrom* (= Durchblutungsstörung durch erhöhten Gewebedruck in einer Muskelloge) am Unterschenkel
Tic Kurze, unwillkürliche Kontraktion einzelner Muskeln oder Muskelgruppen
Tidalvolumen Angestrebtes Atemzugvolumen (Atemhubvolumen) im Rahmen einer Beatmung
Tiefenschmerz Somatischer Schmerz, welcher von Muskeln, Gelenken, Knochen oder Bindegewebe ausgeht
Tiefensensibilität Von Mechanorezeptoren vermittelte Wahrnehmungen, die Auskunft geben über Stellung, Kraft und Bewegungen des Bewegungsapparates (▶ *Stellungssinn*, ▶ *Kraftsinn* und ▶ *Bewegungssinn*)
Tiffeneau-Test Atemstoßtest zur Messung der exspiratorischen Einsekundenkapazität (= Luftmenge, die nach größtmöglicher Einatmung innerhalb einer Sekunde ausgeatmet werden kann)
Tinea Infektion der Haut mit Dermatophyten (Fadenpilz), die sehr typische Muster (runde Flecken) erzeugen kann

Tinktur Arzneimittelform; alkoholischer Auszug aus pflanzlichen oder tierischen Stoffen

Tinnitus (aurium) Syn.: Ohrgeräusche; in der Regel Bezeichnung für rauschende, klingende und pfeifende Geräusche im Ohr, die nur vom Patienten wahrgenommen werden und denen keine nachvollziehbaren Schallereignisse zugrunde liegen

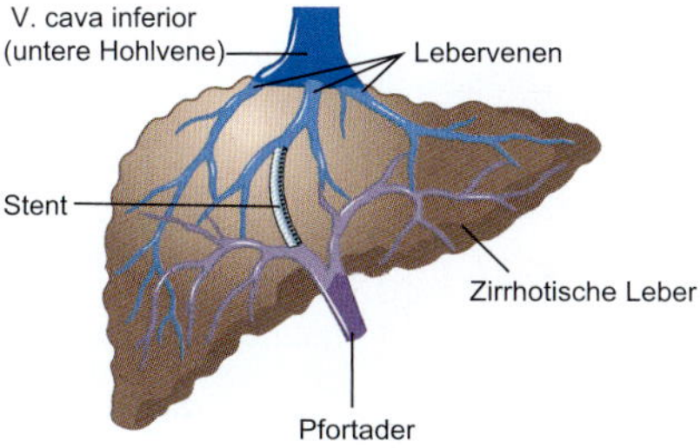

Abb. 394 TIPS [L190]

TIPS, TIPSS Abk. für: **T**ransjugulärer **i**ntrahepatischer **p**ortosystemischer **S**tent-**S**hunt; künstlich geschaffene Verbindung zwischen Pfortader und Lebervene (▶ Abb. 394); Ziel: Reduktion des ▶ *Pfortaderhochdrucks* und der damit einhergehenden Komplikationen, z. B. ▶ *Ösophagusvarizenblutung*

Titer Maß für Konzentration eines Antikörpers, Antigens oder Virus im Blut

TIVA Abk.: **T**otale **i**ntra**v**enöse **A**nästhesie; Anästhesieverfahren, bei dem keine Narkosegase, sondern nur i. v.-Medikamente eingesetzt werden

TK Abk. für: ▶ *Thrombozytenkonzentrat*

T-Lymphozyten Leukozyten, die von einer lymphatischen Knochenmarkstammzelle ausgehen und im ▶ *Thymus* geprägt werden

TNM-Klassifikation System zur Stadieneinteilung bösartiger Tumoren nach einheitlichen Kriterien; **T** = Tumor – Ausdehnung des Primärtumors, **N** = Nodulus – Fehlen/Vorhandensein von Lymphknotenmetastasen, **M** = Metastasten – Fehlen/Vorhandensein von Fernmetastasen

Tochterzelle In der ▶ *Mitose* teilt sich eine Mutterzelle in zwei Tochterzellen

Todeszeichen, sichere Totenflecken, Leichenstarre, Fäulnis und Verletzungen, die nicht mit dem Leben vereinbar sind

Tokolyse Wehenhemmung

Tokolytikum Plural: Tokolytika; Arzneimittel zur Hemmung der Wehentätigkeit; Einsatz bei vorzeitiger Wehentätigkeit, Operationen am schwangeren Uterus, mütterlicher bzw. kindlicher Gefährdung

Toleranz Widerstandsfähigkeit, Reaktionslosigkeit, Anpassung

Tollwut Syn.: Rabies, Lyssa; akute, meldepflichtige Infektionskrankheit des ▶ *ZNS* mit praktisch immer tödlichem Ausgang; derzeit in Deutschland nur eingeschleppte Infektionen; Übertragung: Speichelkontakt, Biss oder Belecken von verletzter Haut durch tollwütige Tiere (z. B. streunende Hunde, Füchse) oder Kontakt mit infizierten Fledermäusen

Toluidinblau Antidot bei ▶ *Methämoglobinämie*

T

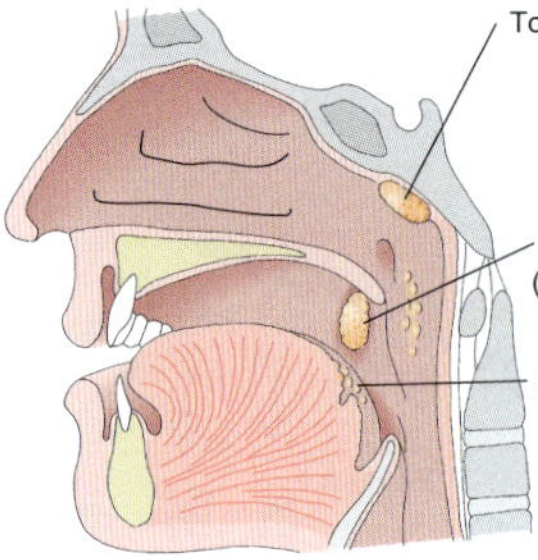

Abb. 395 Tonsillen [L190]

-tomie Nachsilbe oder Wortteil für: Schnitt

Tomografie Syn.: Schichtenaufnahme; scharfe Abbildung einzelner Schichten bei kontinuierlichem Röntgen; vgl. ▶ *Computertomografie*

Ton(o)-, -tonie Vorsilbe, Nachsilbe oder Wortteil für: Spannung

Tonisch Spannung betreffend; lang andauernde, schmerzhafte Muskelanspannung

Tonometrie Augeninnendruckmessung zur Ermittlung des Spannungszustands des Augapfels

Tonsillektomie Abk.: TE; operative Entfernung der ▶ *Gaumenmandeln;* Therapie bei Angina tonsillaris (= Mandelentzündung)

Tonsillen Mandeln (▶ Abb. 395); gehören zu den lymphatischen Organen; Funktion: lokale Immunabwehr

Tonsillitis ▶ *Angina tonsillaris*

Tonus Spannungszustand (eines Muskels)

Topisch Lokal, äußerlich

Topografie Lagebeziehungen

Torsade de pointes Spitzenumkehr; hochfrequente ▶ *Kammertachykardie*; während der Tachykardie dreht die QRS-Amplitude auf der isoelektrischen Linie; Frequenz > 150/Min.

Torsion Drehung

Torso Rumpf

Totale Lungenkapazität Syn.: Totalkapazität; Volumen, das sich nach maximaler Inspiration in der Lunge befindet (Vitalkapazität + Residualvolumen, ▶ Abb. 419)

Totalendoprothese Abk.: TEP; Prothese mit künstlichem Gelenkkopf und künstlicher Gelenkpfanne; häufig bei Hüft- und Kniegelenksersatz nach Verletzungen oder bei Arthrose (▶ Abb. 396)

Totenstarre Syn.: Rigor mortis; sicheres Todeszeichen; schrittweises Erstarren des Körpers vom Kopf nach fußwärts; löst sich erst durch die Autolyse der Muskulatur wieder

Totenflecke ▶ *Leichenflecke*

Totgeburt Geburt eines Kindes über 500 g Gewicht ohne Lebenszeichen

Totraum Abschnitte der Atemwege, die nicht am pulmonalen Gasaustausch beteiligt sind

Totraum, alveolarer Alveolen, die nicht mehr am Gasaustausch teilnehmen, da sie beschädigt wurden oder nicht mehr ausreichend durchblutet oder belüftet sind

Totraum, anatomischer Anteil der eingeatmeten Luft (etwa 30 %), der nicht für den Gasaustausch zur Verfügung steht, weil er ungenutzt in den Atemwegen verbleibt, etwa in den Bronchien und der Luftröhre

T

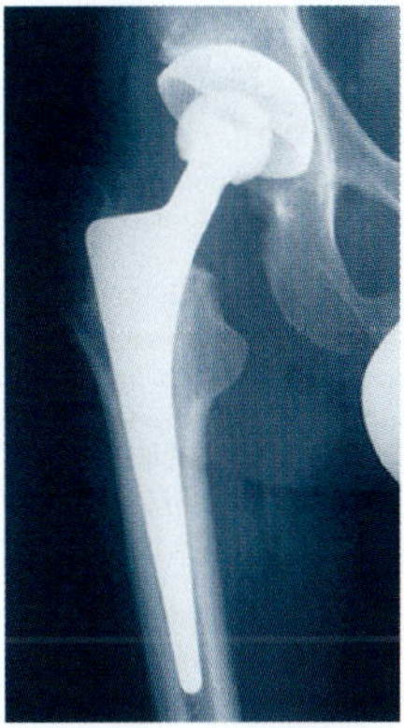

Abb. 396 Totalendoprothese [M158]

Totraum, funktioneller Summe aus alveolarem und anatomischem Totraum; beim Lungengesunden entspricht der funktionelle ungefähr dem anatomischen Totraum

Tourniquet Blutsperre; System, mit dem stark blutende Extremitätenverletzungen abgebunden werden können

Tox- Vorsilbe oder Wortteil für: Gift-

Toxidrom Syndromartig auftretende Krankheitszeichen im Rahmen von Vergiftungen; dienen der Identifizierung von infrage kommenden Giftstoffen und der Behandlungsplanung

Toxin Gift

Toxikologie Lehre von den Giftstoffen, den Vergiftungen und der Behandlung von Vergiftungen

Toxisch Giftig

Toxoplasmose Meist asymptomatische Infektion durch Toxoplasma gondii; Bedeutung für abwehrgeschwächte Patienten und Ungeborene

TPZ Abk. für: **T**hrombo**p**lastin**z**eit; Syn.: ▶ *Quick-Wert*, Prothrombinzeit

TQM Abk. für: **T**otal **Q**uality **M**anagement; Basis für Qualitätsmanagementsysteme

Trabekel 1. Balkenförmige Struktur in Organen wie z. B. der Milz; hier bilden sie ein stützendes Gerüst; 2. Dünne Muskelleisten an der Innenseite der Herzkammern

Tracer Künstliche, oft radioaktiv markierte Substanz, die in den Körper eingebracht wird, die ggf. am Stoffwechsel teilnimmt und durch deren Verteilung diagnostische Aussagen getroffen werden können

Trach- Vorsilbe oder Wortteil für: Luftröhren-

Trachea ▶ *Luftröhre*

Trachealkanüle Kanüle zum Offenhalten eines ▶ *Tracheostomas* (= Öffnung der Luftröhre nach außen); Trachealkanülen mit Cuff (aufblasbare Manschette) können zur Beatmung verwendet werden (▶ Abb. 397)

Tracheitis Luftröhrenentzündung; meist viral, gelegentlich bakteriell bedingt; häufig Begleiterscheinung ei-

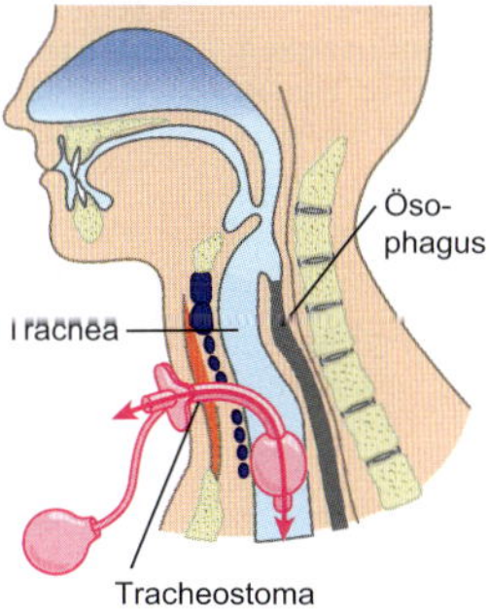

Abb. 397 Tracheostoma, hier mit eingeführter geblockter Trachealkanüle [L138]

T

ner Laryngitis (= Tracheolaryngitis) oder Bronchitis (= Tracheobronchitis)

Tracheomalazie Pathologische Erweichung des Knorpels der Luftröhre; meist durch Druck von außen, z. B. bei ▸ *Struma*

Tracheostoma Durch ▸ *Tracheotomie* operativ angelegte Öffnung der Luftröhre nach außen, versorgt mit Trachealkanüle; Unterteilung: ▸ *passager* bei Langzeitbeatmung oder endgültig bei Kehlkopfentfernung (▸ Abb. 397)

Tracheotomie Luftröhrenschnitt

Tractus iliotibialis Verstärkung der Fascia lata

Tractus olfactorius ▸ *Riechbahn*

Tränenapparat Gesamtheit aus Tränendrüsen und Tränenwegen

Tränenbein Lat.: Os lacrimale; kleiner, paarig angelegter Teil des Gesichtsschädels, welcher den vorderen mittleren Teil der Augenhöhle bildet

Tränendrüse Lat.: Glandula lacrimalis; Organ, das Tränenflüssigkeit produziert; befindet sich am seitlichen Dach der Augenhöhle (▸ Abb. 398)

Tränenflüssigkeit Salz- und enzymhaltige Flüssigkeit, welche das Auge vor Bakterien schützt, Fremdkörper ausspült und die Hornhaut vor dem Austrocknen schützt

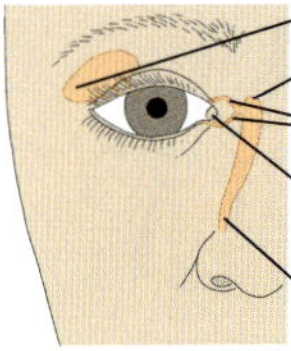

Abb. 398 Tränendrüse und Tränenwege [L190]

Tränenkanälchen Lat.: Canaliculus lacrimalis; Teil der Tränenwege; Verbindung zwischen den Tränenpunkten am Auge und dem Tränensack (▸ Abb. 398)

Tränen-Nasen-Gang Verbindung zwischen dem Tränensack und dem unteren Nasengang; beim Weinen läuft über diesen Gang Tränenflüssigkeit in die Nase (▸ Abb. 398)

Tränensack Lat.: Saccus lacrimalis; Teil der Tränenwege, sammelt die Tränenflüssigkeit

Tränenwege Leitungswege, durch welche die Tränenflüssigkeit zur Nase abfließt; dazu gehören obere und untere Tränenkanälchen, Tränensack und Tränen-Nasen-Gang (▸ Abb. 398)

Tragezeit Dauer der Schwangerschaft; Zeitraum, in dem das Kind im Mutterleib heranwächst; umfasst regelhaft ziemlich genau 280 Tage (40 Schwangerschaftswochen)

Trakt Zug, Strang, Gesamtlänge

Traktionsdivertikel ▸ *Ösophagusdivertikel*

Tramadol Tramadolor®, Tramal®; Analgetikum; zentral wirksames, nicht unter das ▸ *Betäubungsmittelgesetz* fallendes Schmerzmittel

Tranquilizer ▸ *Anxiolytikum*

Trans- Vorsilbe oder Wortteil für: durch, hindurch

Transferrin Transportprotein für Eisen

Transformation Umwandlung, Umformung, Umgestaltung, Übertragung

Transfusion Zuführen von Blut oder Blutbestandteilen

Transgenerationseffekt Erhöhtes Risiko der Kinder von Eltern mit Abhängigkeitserkrankungen für psychische Störungen und Abhängigkeitsverhalten

Transitorisch ischämische Attacke Abk.: TIA; kurzzeitiges Auftreten von Schlaganfallsymptomen, die sich spontan innerhalb einer Stunde zurückbilden; 10–20 % der TIA-Patienten erleiden in den ersten 2–4 Wochen nach TIA einen ▶ *Schlaganfall*

Transkription Übersetzung der in der DNA gespeicherten Information in die RNA

Translation Übersetzung der RNA in Aminosäureketten und somit in ▶ *Proteine* durch die Ribosomen

Translokation Abbrechen von Teilen eines Chromosoms und anheften dieser Teile an einer anderen Stelle des Chromosomenbestands

Transmembranproteine Unterform der integralen ▶ *Membranproteine*

Transpiration Absonderung von Schweiß

Transplantat Bei einer Transplantation verpflanztes Organ oder Gewebe; kann vom eigenen oder einem fremden Organismus stammen

Transplantatabstoßung ▶ *Abstoßungsreaktion*

Transplantation Verpflanzung von Zellen, Geweben, Organen oder Gliedmaßen

Transport, aktiv Energieverbrauchender Transport von Substanzen; funktioniert auch entgegen einem Konzentrationsgefälle

Transport, passiv Moleküle überwinden die Zellmembran ohne Verbrauch von Energie entlang eines Konzentrations- oder Potenzialgefälles

Transposition Verlegung, Verlagerung, Vertauschung

Transsudat Wässrige, klare Körperflüssigkeiten mit niedrigem Eiweißgehalt, die durch Epithelgewebe oder Gefäßwände austreten; Geg.: Exsudat

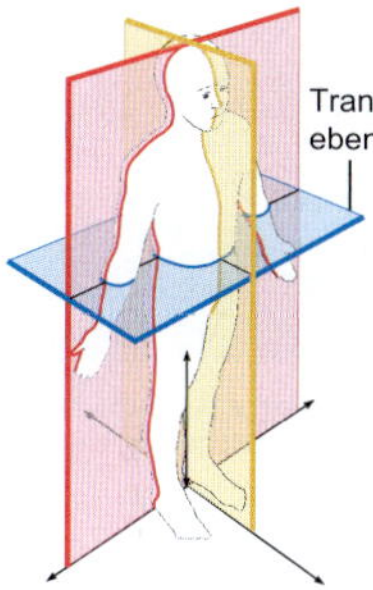

Abb. 399 Transversalebene [L190]

Transversal Quer verlaufend

Transversalebene Querebene, Horizontalebene (▶ Abb. 399)

Transzelluläre Flüssigkeit Flüssigkeit im Extrazellularraum von Pleura-, Peritoneal- und Perikardhöhlen, Augenkammer, Liquor cerebrospinalis sowie im Harn- und Magen-Darm-Trakt

Trauma 1. Körperliche Verletzung, Verwundung durch Gewalteinwirkung von außen; 2. Seelische Verletzung, psychische Ausnahmesituation durch überwältigende Ereignisse, z. B. Krieg, Gewalttat

Traumatisch Durch Gewalteinwirkung verursacht; ein Trauma betreffend; Geg.: atraumatisch

Traumatologie Medizinisches Fachgebiet und Lehre von der Entstehung, Verhütung und Behandlung von Verletzungen

Tremor Muskelzittern; rhythmische Zuckungen von Muskelgruppen mit resultierendem Zittern der betroffenen Körperteile oder des ganzen Körpers

Trendelenburg-Lagerung Lagerung in Rückenlage mit Schrägstel-

T

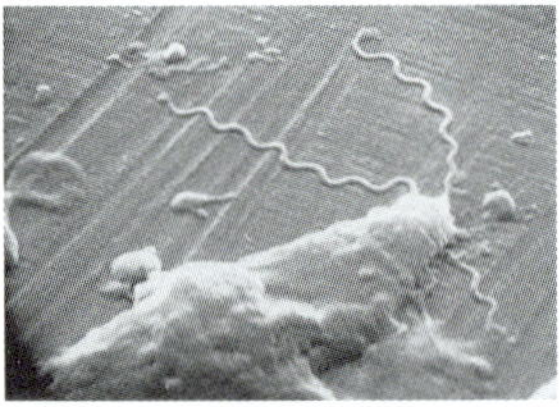

Abb. 400 Treponema pallidum, hier zwei Treponema-Bakterien an einem Erythrozyten [E497]

lung der Unterlage um etwa 15–30°; Kopftieflagerung

Treponema pallidum Bakterium aus der Gruppe der Spirochäten (= gramnegative, schraubenförmige Bakterien); verursacht die Geschlechtskrankheit Syphilis (▶ Abb. 400)

Treppenmuskeln Skalenusmuskeln, Lat.: Mm. scaleni; drei Muskeln mit treppenförmigen Ansätzen an den Rippen; fungieren als Atemhilfsmuskeln und neigen den Hals zur Seite

TRH Abk. für: ▶ *Thyreotropin-Releasing-Hormon*

Tri- Vorsilbe oder Wortteil für: drei-

Triage Strukturiertes Verfahren in der Notfallmedizin zur Priorisierung der Hilfeleistung bei nicht ausreichenden personellen bzw. materiellen Möglichkeiten, z. B. Großschadensereignisse mit Massenanfall von Patienten; im Rettungsdienst Sichtung aller Verletzten, Einteilung in eine der Kategorien (im deutschsprachigen Raum I–IV: I/rot = akute vitale Bedrohung → Sofortbehandlung, II/gelb = schwer verletzt → dringende Behandlung, III/grün = leicht verletzt → spätere Behandlung; IV/blau = keine Überlebenschance) und entsprechende Kennzeichnung (z. B. mit Anhängekarten)

Trich(o)- Vorsilbe oder Wortteil für: Haar-

Trichinose Weltweit verbreitete Wurmerkrankung mit variablem Krankheitsbild, verursacht durch den Rundwurm *Trichinella spiralis*

Trigeminusneuralgie Schmerzerkrankung im Versorgungsgebiet des ▶ *N. trigeminus* (V. Hirnnerv)

Triggern Engl.: Auslösen; 1. Bei beatmeten Patienten: Erkennen und Unterstützen der Atembemühungen des Patienten durch das Beatmungsgerät; 2. Direkte Stimulation der Blase durch rhythmisches und schnelles Beklopfen der suprapubischen Region mit den Fingerspitzen zur Auslösung der Blasenentleerung bei Harnverhalt

Triglyzerid Neutralfett aus einem Glyzerin- und drei Fettsäuremolekülen

Trigonum vesicae ▶ *Blasendreieck*

Trijodthyronin Schilddrüsenhormon mit drei Jodatomen

Trikuspidalklappe Lat.: Valva tricuspidalis (▶ Abb. 401); Herzklappe zwischen dem rechten Vorhof und

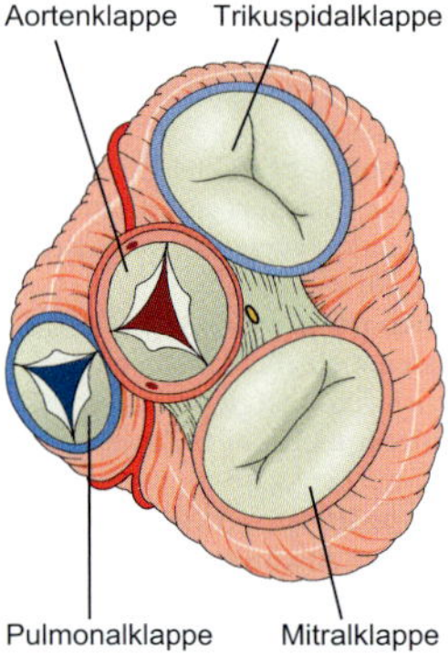

Abb. 401 Trikuspidalklappe [L190]

T

der rechten Kammer; sie hat drei Segel (Lat.: tricuspidalis = dreizackig)

Trimenon Ein Abschnitt der Schwangerschaft; die Aufteilung der Schwangerschaft erfolgt in drei Abschnitte zu je drei Monaten

Trimenonanämie Physiologische und vorübergehende Anämie bei Säuglingen innerhalb der ersten drei Lebensmonate

Tripeptid Aus drei Aminosäureresten gebildete Verbindung; die durch Peptidbindungen miteinander verbunden sind

Triplet Drei rasch aufeinander folgende ventrikuläre ▶ *Extrasystolen*

Tripper ▶ *Gonorrhö*

Trisomie Ein ▶ *Chromosom* ist statt zweimal dreimal vorhanden

Trizepssehnenreflex Abk.: TSR; Eigenreflex, welcher durch einen Schlag auf die Trizepssehne ausgelöst wird und zu einer Streckung des Armes führt

t-RNA Kleeblattförmiges Molekül, das Aminosäureketten produziert; jedes Anticodon der t-RNA ist das passende Gegenstück zu einem Codon (= kleinste Informationseinheit des genetischen Codes) der RNA

Trochanter major Großer Rollhügel; Knochenvorsprung an der Oberseite des Oberschenkelknochens, der als Muskelansatz für die Gesäßmuskulatur dient (▶ Abb. 402)

Trochanter minor Kleiner Rollhügel; Knochenvorsprung an der Oberseite des Oberschenkelknochens, der als Muskelansatz für den M. iliopsoas dient (▶ Abb. 402)

Tröpfcheninfektion Infektion durch Bakterien oder Viren, die in winzigen Wassertröpfchen in der (Atem-)Luft enthalten sind

Trommelfell Lat.: Membrana tympani; Grenze zwischen äußerem Gehörgang und Mittelohr aus einer

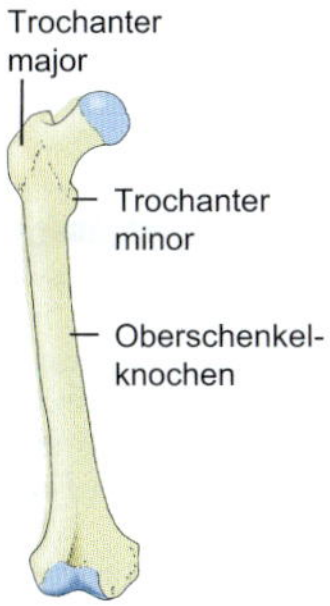

Abb. 402 Trochanter major/minor [L190]

dünnen, bindegewebigen Membran (▶ Abb. 182)

Trommelschlägelfinger Endglieder der Finger sind infolge einer Weichteilverdickung kolbenförmig aufgetrieben; Auftreten bei Herzfehlern oder chronischen Lungenerkrankungen mit Hypoxie

Trophisch Die Ernährung des Gewebes betreffend

Trophoblast Aus Zellen bestehende Außenwand der ▶ *Blastozyste*; nach der Einnistung bilden sich daraus zwei Schichten: der ▶ *Synzytiotrophoblast* und der ▶ *Zytotrophoblast*

Troponin I/T Herzmuskelenzyme, die bei Schädigung von Herzmuskelzellen in erhöhter Konzentration im Blut nachgewiesen werden können; dienen der Frühdiagnostik bei Herzinfarkt

Trümmerfraktur Knochenbruch mit mehr als sechs Bruchstücken (= Fragmenten)

Trunkus Rumpf, Stamm

Truncus bracheocephalicus Eine der drei großen Arterien, die aus dem Aortenbogen austreten (▶ Abb. 1)

T

Truncus coeliacus Arterienbogen im Bauchraum, von dem die wichtigen Arterien zur Versorgung von Magen, Leber und Milz abzweigen (▶ Abb. 1)
Truncus pulmonalis Stamm der Lungenschlagadern, „Ausgang“ der rechten Herzkammer; das Blut fließt über diesen Gefäßstamm in die rechte und linke Lungenarterie
Trypsin Enzym zur Aufschließung von Eiweißen; die Vorstufe heißt Trypsinogen; Teil des ▶ *Pankreassaftes*
Tsetsefliege Überträger der ▶ *Schlafkrankheit*
TSH Abk. für: ▶ *Thyreoidea-stimulierendes Hormon*
Tuba uterina ▶ *Eileiter*
Tubarabort Ausstoßung der Frucht in die Bauchhöhle; häufig bei Eileiterschwangerschaft nach dem Absterben des Keims (▶ Abb. 403)
Tubargravidität ▶ *Eileiterschwangerschaft*
Tubarruptur Platzen des Eileiters infolge einer Eileiterschwangerschaft
Tubenmittelohrkatarrh Ein- oder beidseitige, akute oder chronische Funktionsstörung der Ohrtrompete mit Belüftungsstörung der Paukenhöhle des Mittelohrs; dadurch Sekretansammlung in der Paukenhöhle (= Paukenerguss) mit Schallleitungs-Schwerhörigkeit; häufig v. a. im (Klein-)Kindalter

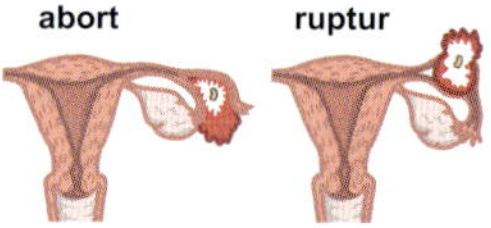

Abb. 403 Tubarabort und Tubarruptur [L138]

Tuberculum majus Großer Höcker; Knochenvorsprung am oberen Ende des Oberarmknochens (Humerus); dient als Muskelansatz
Tuberculum minus Kleiner Höcker; Knochenvorsprung am oberen Ende des Oberarmknochens (Humerus); dient als Muskelansatz
Tuberkel Höcker, Vorsprung
Tuberkulintest Test der immunologischen Reaktion des Körpers auf den Kontakt mit Tuberkuloprotein; Nachweis über die Auseinandersetzung des Immunsystems mit Tuberkulosebakterien, jedoch kein Nachweis für Tuberkulose-Erkrankung
Tuberkulose Abk.: Tb, Tbc; Syn.: Schwindsucht; weltweit verbreitete, bakterielle Infektionskrankheit (durch *Mycobacterium tuberculosis*) mit chronischem Verlauf; meist in den Atmungsorganen lokalisiert, jedoch grundsätzlich Befall aller Organe möglich
Tuberkulose, primäre Mit dem Atemstrom Eindringen der Tuberkulosebakterien in die Lunge, Befall der regionären Lymphknoten; ▶ *hämatogene* Streuung möglich
Tuberkulose, postprimäre Nach Jahren Reaktivierung der Organherde bei Abwehrschwäche, meist isolierte Lungentuberkulose
Tuberositas Knochenhöcker mit Rauigkeit; dient dem Ansatz oder dem Ursprung von Muskeln
Tubulös Röhrenförmig
Tubulo-glomeruläre Rückkoppelung Die Filtration jedes einzelnen Nierenkörperchens wird über diese Rückkoppelung reguliert, indem die NaCl-Konzentration im Lumen und die Flussrate des Harns bestimmt werden
Tubulus Röhrchen, Kanälchen
Tubulusapparat Teil des Harnsystems, in dem das Glomerulusfiltrat

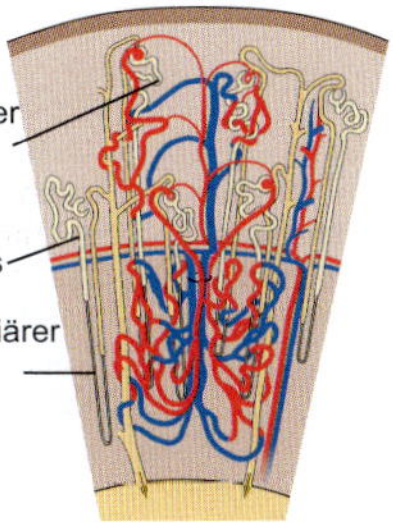

Abb. 404 Tubulusapparat der Niere [L190]

zum Urin wird; drei Abschnitte: proximaler Tubulus, entspringt dem Harnpol des Nierenkörperchens, intermediärer Tubulus (Henle Schleife) distaler Tubulus (▶ Abb. 404); Funktion: Rückresorption wichtiger Substanzen, v. a. Wasser, Natrium, Kalium, Kalzium, Chlorid und Bikarbonat sowie Glukose und Aminosäuren

Tubus Rohr, Kanal; Tubus zur Atemwegssicherung/Beatmung ▶ *Endotrachealtubus*

Türkensattel Lat.: Sella turcica; knöcherne, sattelförmige Struktur des ▶ *Keilbeins*, auf dem die ▶ *Hypophyse* ruht

Tumor Geschwulst; Zunahme von Gewebevolumen; Schwellung

Tumor, benigner Gutartiger Tumor: niedrige Zellteilungsrate (wächst langsam); verdrängt umliegendes Gewebe (expansiv); nur bedrohlich an kritischen Körperstellen (z. B. Gehirn)

Tumor, epithelialer Wucherung von Epithelgewebe

Tumor, maligner Bösartiger Tumor: hohe Zellteilungsrate (wuchert schnell); dringt in umliegendes Gewebe ein (invasiv) und zerstört es (destruierend); unbehandelt i. d. R. tödlich; bildet häufig Metastasen (Tochtergeschwülste); umgangssprachlich „Krebs" genannt

Tumor, mesenchymaler Tumor ausgehend vom Bindegewebe eines Organs

Tumor, semimaligner Tumor wächst am Ort des Entstehens invasiv und destruierend, metastasiert aber nicht

Tumormarker Substanzen, die bei bösartigen Tumorerkrankungen vermehrt anfallen und auf das Vorhandensein bzw. den Verlauf einer Tumorerkrankung hinweisen

Tumor-Nekrose-Faktor Abk.: TNF, Zytokin (Botenstoff des Immunsystems), welches u. a. den Tod von Zellen unmittelbar herbeiführen kann und die Phagozytose stimuliert

Tumornephrektomie Operation mit Entfernung von Niere, Nebenniere, einem Großteil des Harnleiters und der Lymphknoten bei Nierenzellkarzinom ohne Fernmetastasen

Tumorrezidiv Wiederauftreten des Tumors

Tunica Haut, Gewebeschicht, die Organe umhüllt oder Hohlorgane auskleidet

Tunica externa Syn.: Tunica adventitia; äußere Schicht der Arterienwand aus Bindegewebe und elastischen Fasern (▶ Abb. 7)

Tunica interna Innerste Schicht der Arterienwand aus Bindegewebsfasern, einer elastischen Membran und dem Gefäßendothel (▶ Abb. 7)

Tunica media Mittlere Schicht der Arterienwand aus glatten Muskelzellen und elastischen Fasern

TUR Abk. für: **t**rans**u**rethrale **R**esektion; endoskopischer Eingriff zur Entfernung von Blasenteilen oder Prostata (▶ Abb. 328)

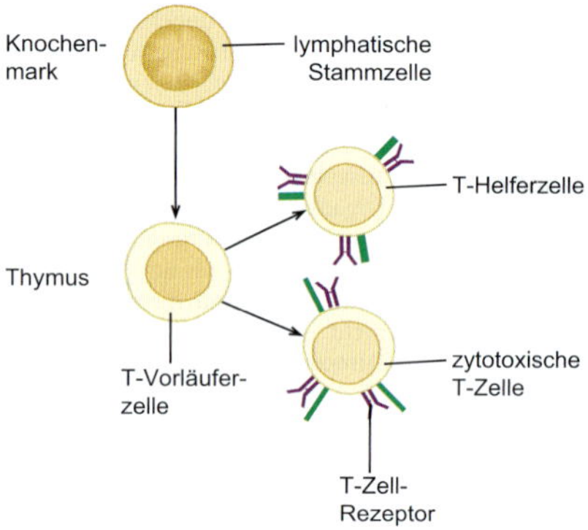

Abb. 405 Entwicklung von T-Lymphozyten [L190]

Turgor Druck des Zellsafts auf die Zellwand; Spannkraft der Haut

Turner-Syndrom Syn.: Monosomie, X0; Fehlbildungssyndrom bei Mädchen mit Hand- und Fußrückenödemen, Minderwuchs und Infertilität (Unfruchtbarkeit); verursacht durch das Fehlen des zweiten X-Chromosoms

T-Welle Teil des ▸ *EKG*; Rückbildung der Erregung des Kammermyokards (▸ Abb. 101)

Tympanoplastik Operativer Verschluss eines Trommelfelldefekts; Therapie bei chronischer Mittelohrentzündung (= Otitis media chronica) mit Trommelfellperforation

Typhus Schwere Allgemeinerkrankungen, verursacht durch typhöse ▸ *Salmonellen*; Leitsymptome: Krankheitsgefühl mit treppenartig ansteigendem ▸ *Fieber*, ▸ *Obstipation*, später Durchfälle, Benommenheit

TZ ▸ *Thrombinzeit*

T-Zelle Zelluntergruppe der Lymphozyten (weißen Blutkörperchen) mit spezifischen Abwehraufgaben (▸ Abb. 405)

T-Zelle, zytotoxische Untergruppe der T-Zellen; leiten durch Perforin (zellauflösendes Protein) und Granzym B den programmierten Zelltod ein und beseitigen so direkt virusinfizierte oder tumorös mutierte Zellen

T-Zell-Gedächtnis Bestandteil der Gedächtnisfunktion des Immunsystems

T-Zell-Rezeptor Molekül zur Erkennung von Antigenen an der Membranoberfläche von T-Zellen

U

Überdruckbehandlung Syn.: Hyperbare Oxygenierung, Druckkammerbehandlung; Therapie von Patienten unter erhöhten atmosphärischen Drücken, um Sauerstoffangebot zu verbessern und unerwünschten Gasen das Abdiffundieren zu erleichtern; Eingesetzt unter anderem bei der Dekompressionskrankheit (▸ *Caisson-Krankheit*, Taucherkrankheit) und CO-Vergiftungen
Überernährung Fehlernährung mit positiver Energiebilanz; führt zunehmend zu Gesundheitsproblemen; v. a. in Industrie- und Schwellenländern
Übergangsmilch Muttermilch, welche gegen Ende der ersten Stillwoche produziert wird; flüssiger als die Vormilch
Übergewicht ▸ *BMI* von >25; Risikofaktor für Herz-Kreislauf- und Stoffwechselerkrankungen
Überlaufblase Sonderfall des Harnverhalts, bei dem kleine Mengen Urin aus der maximal gefüllten Blase entleert werden oder unwillkürlich abgehen; chronische Erkrankung
Übertragung 1. Überschreitung des regulären Geburtstermins um mehr als 2 Wochen; 2. Ansteckung mit einer Krankheit
Überwärmung Lat.: Calor; eines der Kardinalsymptome einer Entzündung; das entzündete Gewebe hat eine höhere Temperatur als der Rest des Körpers
Überzuckerung ▸ *Hyperglykämie*; Blutzuckerkonzentration, die über den Normwerten liegt
Uhrglasnagel Vergrößerter und übermäßig gewölbter Nagel, verursacht durch Lungenfunktionsstörungen oder Herzfehler (in Kombination mit ▸ *Trommelschlägelfinger*)
Ulcus cruris Syn.: Unterschenkelulkus, -geschwür, offenes Bein; oft tiefer Substanzdefekt in vorgeschädigter Haut am Unterschenkel, in 60–80 % venös bedingt, v. a. durch chronisch-venöse Insuffizienz (= Ulcus cruris venosum)
Ulcus duodeni Zwölffingerdarmgeschwür
Ulcus molle Syn.: weicher Schanker; durch Haemophilus-Bakterien verursachte Geschlechtskrankheit mit Ulzerationen an der Eintrittsstelle und Schwellung benachbarter Lymphknoten
Ulcus ventriculi Magengeschwür
Ulkus Syn.: Geschwür; durch Verdauungssäfte entstandener Schleimhautdefekt, der im Gegensatz zur Erosion auch die Muscularis mucosae der Schleimhaut durchbricht (▸ Abb. 406); am häufigsten: Ulzera im Magen und im Duodenum
Ulkus, chronisches ▸ *Ulkuskrankheit*
Ulkuskrankheit Geschwürleiden als ▸ *chronisch-rezidivierende* Form
Ullrich-Turner-Syndrom ▸ *Turner-Syndrom*

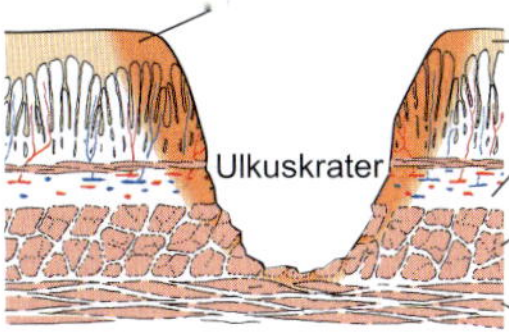

Abb. 406 Ulkus [L190]

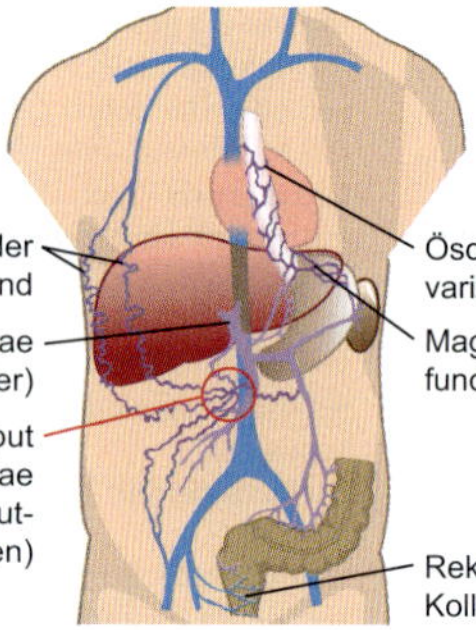

Abb. 407 Umgehungskreisläufe bei Pfortaderhochdruck [L190]

Ulna ▶ *Elle*
Ulnar Zur Elle (Ulna) hin
Ultra- Vorsilbe oder Wortteil für: jenseits von …, über … hinaus
Ultrafiltrat Blutplasma; zellfreier Bestandteil des Blutes; Gewinnung durch Filtration durch eine semipermeable Membran, z. B. bei Dialyse
Ultrafiltration Zusatzverfahren bei der Dialyse, bei dem durch hydrostatischen Druck Wasser aus den Gefäßen abgepresst wird; abhängig vom Wasserhaushalt des Körpers
Ultraschall Abk. US; Syn.: Sonografie
Ulzeration Bildung von Geschwüren
Umbilikal Zum Nabel, zur Nabelschnur gehörend
Umgehungskreislauf Syn.: Kollateralkreislauf; Nutzung von Nebengefäßen (Kollateralen) bei Verschluss eines Blutgefäßes; durch den erhöhten Blutfluss weiten sich die Kollateralen; Beispiele: Kollateralen am Herzen bei Einengung (Stenose) einer Koronararterie oder Ausbildung von Varizen (= Krampfadern) zur Umgehung der Pfortader bzw. der Leber bei ▶ *Pfortaderhochdruck*; Vorkommen bei ▶ *Leberzirrhose* (▶ Abb. 407)
Umkehrisolation Syn.: protektive Isolierung; Schutz des Patienten vor den Keimen der Umgebung; Anwendung bei hochgradiger Abwehrschwäche z. B. nach Verbrennungen, Transplantationen, Zytostatikatherapie
Umstellungsoperation Nach operativer Durchtrennung des Knochens und evtl. Entfernung eines Knochenkeils wird der Knochen in möglichst physiologischer Stellung zusammengefügt und stabilisiert, z. B. bei ▶ *Hallux valgus*, um Hammerzehe wieder gerade zu stellen
Unabhängigkeitsregel 3. Mendelsche Regel der Vererbung: Kreuzt man Individuen untereinander, die sich in mehreren Merkmalen voneinander unterscheiden, mischen sich diese Merkmale bei den Nachkommen unabhängig voneinander entsprechend der Uniformitäts- und Aufspaltungsregel
Unfallchirurgie Medizinisches Fachgebiet, das sich mit Diagnostik, konservativer und operativer Behandlung sowie Rehabilitation von Verletzungen befasst; in Deutschland sind Unfallchirurgie und Orthopädie inzwischen zu einer Facharztausbildung zusammengefasst
Uni- Vorsilbe oder Wortteil für: ein-, einzig

Uniformitätsregel 1. Mendelsche Regel der Vererbung: In der ersten Tochtergeneration zweier Eltern, die sich in einem Merkmal unterscheiden (für das sie beide jeweils ▶ *homozygot* sind), sind alle Nachkommen im Hinblick auf dieses Merkmal gleich

Universalempfänger Person mit ▶ *Blutgruppe AB*; diese kann Vollblut jeder Blutgruppe erhalten, ohne dass es zu einer Verklumpung des Blutes kommt

Universalspender Person mit ▶ *Blutgruppe 0*, deren gespendetes Vollblut jeder Person, unabhängig von ihrer Blutgruppe, transfundiert werden kann

Unspezifische Abwehr ▶ *Abwehr, unspezifische*

Unterarmmuskel Muskeln des Unterarms, welche vor allem die Hand mobilisieren

Unterernährung Form der Fehlernährung mit negativer Energiebilanz; führt je nach Dauer, Intensität und Alter der Betroffenen zu schwersten Gesundheitsfolgen; höchstes Risiko für dauerhafte Schädigungen im Kindesalter

Unterhaut Syn.: Subkutis; Verbindeschicht zwischen Haut und tiefer gelegenen Geweben mit Schweißdrüsen, Haarwurzeln, Tastkörperchen für Druck und Vibration sowie Fettgewebe

Unterkiefer Lat.: Mandibula; beweglicher Teil des Kauapparates

Unterkiefernerv Ast des ▶ *N. trigeminus*; sensible Versorgung des unteren Gesichtsteils und der Zunge; enthält auch motorische Nerven, u. a. für die Kaumuskulatur

Unterkieferspeicheldrüse Lat.: Glandula submandibularis; liegt am Unterkieferwinkel und liefert den meisten Speichel

Unterkühlung Hypothermie; Absinken der Körperkerntemperatur unter 35 °C; betrifft immer größere Körperregionen oder den gesamten Organismus und ist daher gefährlich

Unterlappen Lungenlappen, den es sowohl im rechten als auch im linken Lungenflügel gibt

Unterschenkel Lat.: Crus; Teil der unteren Extremität mit Schien- und Wadenbein als Knochen

Unterzuckerung Syn.: Hypoglykämie; Blutzuckerkonzentration, die unter den Normwerten liegt

Unterzungenspeicheldrüse Lat.: Glandula sublingualis; liegt direkt auf der Mundbodenmuskulatur und produziert Speichel (▶ Abb. 295)

Upside-down-Magen Form der Hiatushernie (▶ *Zwerchfellbruch*), bei der der gesamte Magen in den Thorax verlagert ist und durch die Fixierung des unteren Ösophagus am Zwerchfell „auf dem Kopf" steht (▶ Abb. 408)

Uracil Desaminierte, hydrolysierte Form des ▶ *Cytosins*, welche sich in der RNA (RNS) anstelle des Thymins komplementär mit ▶ *Adenin* paaren kann

U

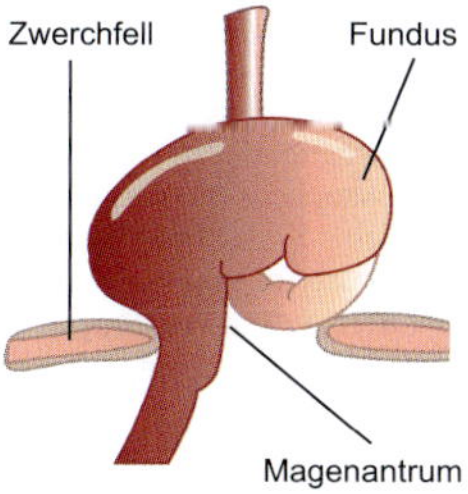

Abb. 408 Upside-down- Magen [L138]

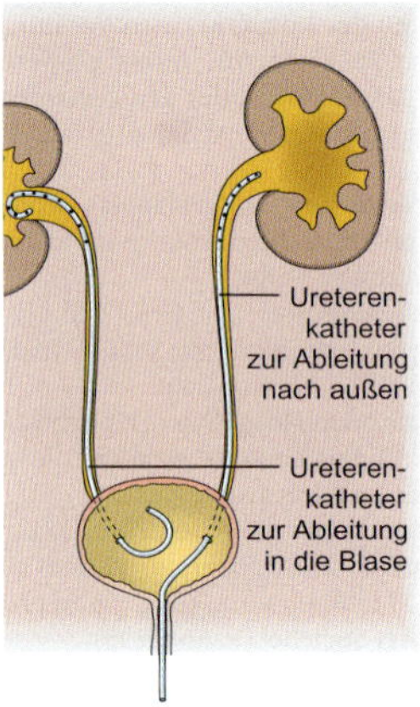

Abb. 409 Ureterenkatheter [L190]

Urapidil Ebrantil® i. v.; Arzneimittel zur Behandlung der arteriellen Hypertonie

Urämie Syn.: Harnvergiftung; Symptomkomplex durch Anreicherung harnpflichtiger Substanzen im Blut bei fortschreitender Niereninsuffizienz; Symptome: Übelkeit, Erbrechen, Juckreiz

Urea ▶ *Harnstoff*

Ureter ▶ *Harnleiter*

Ureterkatheter Syn.: Splint, Ureterenschienung, Schienungsdrain; Harnleiterkatheter; intraoperativ oder bei Zystoskopie (= Blasenspiegelung) eingebrachte Hohlsonde (▶ Abb. 409)

Ureterokutaneostomie Harnleiter-Haut-Fistel mit Einpflanzung der Ureteren in die Bauchhaut; Versorgung mit Klebebeutel

Urethra ▶ *Harnröhre*

Urethritis Harnröhrenentzündung; meist bei akuter Harnblasenentzündung

Urethrometrie Messung des Drucks in der Harnröhre in Ruhe und während abdomineller Druckerhöhung sowie Messung der ▶ *Sphinkterenfunktion*

-urie Nachsilbe oder Wortteil für: im Urin

Urikopathie ▶ *Gicht*

Urin Harn; flüssiges Ausscheidungsprodukt der Nieren

Urinsediment Wird Urin zentrifugiert, reichern sich die festen Bestandteile im Urinsediment (Harnsediment) an

Urinstatus Abk.: U-Status; Gesamtheit der klinisch wichtigen Laborbefunde im Harn

Uro- Vorsilbe oder Wortteil für: den Harntrakt betreffend

Urochrom Stickstoffhaltiger Farbstoff aus dem Abbau von ▶ *Hämoglobin*

Uroflowmetrie Syn.: Harnflussmessung; nichtinvasive Messung der Harnmenge pro Zeiteinheit

Urolithiasis Syn.: Nephrolithiasis, Nierensteinleiden; Konkrementbildung in den ableitenden Harnwegen, häufig mit Nierenkoliken (= krampfartige Schmerzanfälle); 5 % der Bevölkerung betroffen, meist gute Prognose; in vielen Fällen spontaner Steinabgang, medikamentöse Auflösung des Steins oder Einlage einer Harnleiterschiene

Urologie Lehre von den Krankheiten der Harnorgane; eigenständiges, operativ orientiertes Fachgebiet, das v. a. Erkrankungen der ableitenden Harnwege und der männlichen Geschlechtsorgane zum Gegenstand hat; umfasst auch die Andrologie (= Lehre von der Fortpflanzungsfähigkeit des Mannes)

Urosepsis Von den Nieren oder den ableitenden Harnwegen ausgehende Sepsis (= Blutvergiftung)

U

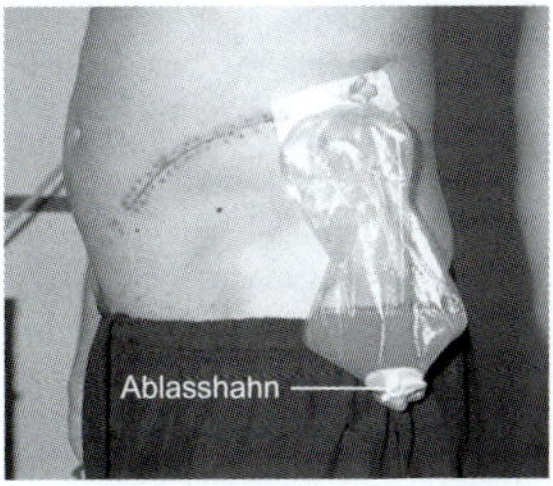

Abb. 410 Urostoma mit aufgeklebtem Urinbeutel [K183]

Urostoma Chirurgisch herbeigeführte vorübergehende oder dauerhafte Ableitung des Urins durch die Haut nach außen (▶ Abb. 410)
Urothel Sonderform des Oberflächenepithels im Harntrakt; größtenteils mehrschichtig, z. T. auch zweireihig
Urothelkarzinom Bösartiger Urotheltumor
Urothelpapillom Gutartiger Urotheltumor
Ursprung Anhaftungsstelle des Muskels am Knochen, die zum Kopf hin (kranial) bzw. bei den Arm- und Beinmuskeln zum Rumpf hin (proximal) liegt
Urtica ▶ *Quaddel*
Urtikaria Syn.: Nesselsucht, Quaddelsucht; aus Quaddeln bestehendes, meist stark juckendes ▶ *Exanthem*; chronische Urtikaria bei einer Dauer von über sechs Wochen
US Abk. für: ▶ *Ultraschall*
USG Abk. für: ▶ *Sprunggelenk, unteres*
U-Status Abk. für: ▶ *Urinstatus*
Uterus ▶ *Gebärmutter*
Uterus myomatosus Vorkommen zahlreicher ▶ *Uterusmyome*
Uterusatonie Unzureichende Kontraktion der Gebärmutter nach Ausstoßung der Plazenta; meist erkennbar an massiven vaginalen Blutungen (> 500 ml), manchmal Einblutung in die Gebärmutterhöhle
Uterusinvolution Rückbildung des Uterus in den Tagen und Wochen nach der Geburt
Uterusmyom Gutartiger Tumor der glatten Gebärmuttermuskulatur; sehr häufig: 20 % aller Frauen über 30; Entstehungsursache unklar; Förderung des Wachstums durch Östrogene
Uteruspolyp Gutartige Schleimhautwucherung entweder im Gebärmutterhalskanal (= Zervixpolyp) oder in der Gebärmutterhöhle (= Korpuspolyp)
Uterusprolaps Syn.: Gebärmuttervorfall; Schwerstform des Descensus uteri (= Gebärmuttersenkung) mit „Umstülpen“ der Scheide (▶ Abb. 82)
Uterusruptur Zerreißen der Gebärmutter; Unterteilung: schmerzlose Narbenruptur nach Uterusoperationen; Überdehnungsruptur eines intakten Uterus (z. B. bei ▶ *Querlage*)
Utriculus Großes Vorhofsäckchen; Teil des Gleichgewichtsorgans im Innenohr, in welchem sich die ▶ *Makula* auf horizontaler Ebene befindet

V

V., Vv. Vene, Venen (▶ Abb. 411)
V. a. Abk. für: **V**erdacht **auf**
V. axillaris Achselvene
V. basilica Ellenseitige Hautvene des Arms
V. brachialis Oberarmvene
V. cardiaca magna/media/parva Große/mittlere/kleine Herzvene
V. cava superior/inferior Obere/untere Hohlvene
V. centralis Zentralvene in der Mitte eines ▶ *Leberläppchens*
V. cephalica Speichenseitige Hautvene des Arms
V. cerebri Hirnvene
V. femoralis Oberschenkelvene
V. fibularis Wadenbeinvene
V. gastrica Magenvene
V. hepatica Lebervene
V. iliaca communis Gemeinsame Beckenvene
V. iliaca externa/interna Äußere/innere Beckenvene
V. jugularis externa/interna Äußere/innere Drosselvene am Hals
V. lienalis/splenica Milzvene
V. magna cerebri Große Gehirnvene
V. mesenterica superior/inferior Obere/untere Eingeweidevene
V. occipitalis Hinterhauptvene
V. ovarica Eierstockvene
V. poplitea Kniekehlenvene
V. portae ▶ *Pfortader*
V. pulmonalis Lungenvene
V. radialis Speichenvene
V. renalis Nierenvene
V. saphena magna/parva Große/kleine Rosenvene im Unterschenkel
V. subclavia Schlüsselbeinvene
V. splenica/lienalis Milzvene
V. temporalis Schläfenvene
V. testicularis Hodenvene
V. thyroidea Schilddrüsenvene
V. tibialis anterior/posterior Vordere/hintere Schienbeinvene
V. ulnaris Ellenvene
V. A. C.-Therapie Abk. für: **V**acuum **A**ssisted **C**losure; Methode der lokalen Unterdrucktherapie zur Behandlung infizierter Wunden; Ziel: Wundkonditionierung, -reinigung, Stimulation der Gewebsneubildung, Förderung der Granulation (▶ Abb. 412)
Vagina ▶ *Scheide*
Vaginal Die Scheide (Vagina) betreffend
Vaginalkonen Scheidenkegel zur Stärkung der Beckenbodenmuskulatur; Anwendung bei Gebärmuttersenkung
Vaginitis ▶ *Kolpitis*
Vagotomie Operative Unterbindung der zum Magen führenden Äste des ▶ *N. vagus* bei Magen- oder Dünndarmgeschwüren
Vagusreizung Reizung des N. vagus; führt zu ▶ *Bradykardie* und ▶ *Herzrhythmusstörungen*; Komplikation bei endotrachealem Absaugen
VAH-Liste Verzeichnis der durch den Verbund für Angewandte Hygiene e. V. (VAH) gelisteten Desinfektionsmittel
Vakuumextraktion Syn.: Saugglocken-Entbindung; vaginal-operative Entbindung mit Saugglocke; Hauptindikationen: Geburtsstillstand, kindlicher Sauerstoffmangel während der Austreibungsperiode
Vakzin Impfstoff
Valenz Anzahl der freien Elektronen, mit denen ein Element Bindungen zu anderen Elementen eingehen kann
Valenzelektron Elektron auf der äußeren Schale; Anzahl definiert die Valenz eines Atoms
Validierung 1. Bestätigung eines Ergebnisses; 2. Kommunikationsstrategie in Psychologie, Pflege und so-

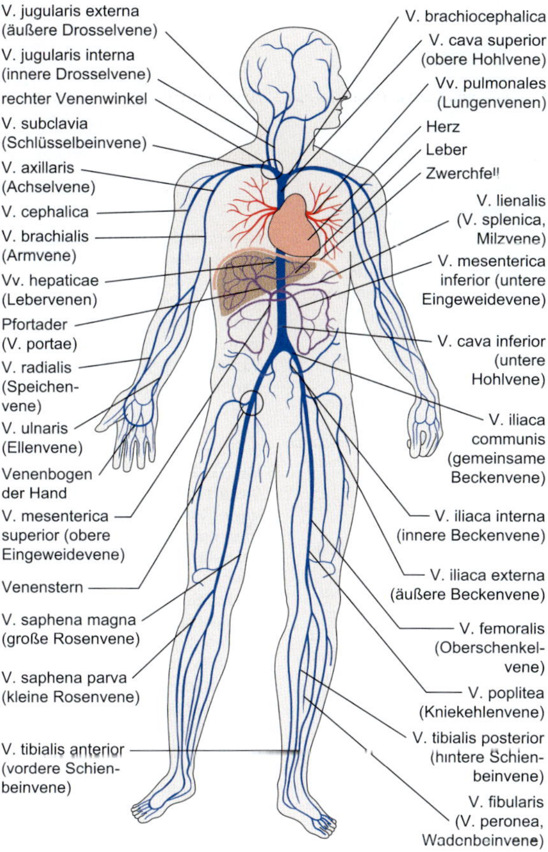

Abb. 411 Übersicht über die wichtigsten Venen (rot: Venen des Lungenkreislaufs, violett: Venen des Pfortadersystems [L190]

zialer Arbeit, die sich durch eine akzeptierende und nicht korrigierende Sprache auszeichnet

Validität Gütekriterium; ein Messinstrument ist valide, wenn es das misst, was es zu messen vorgibt

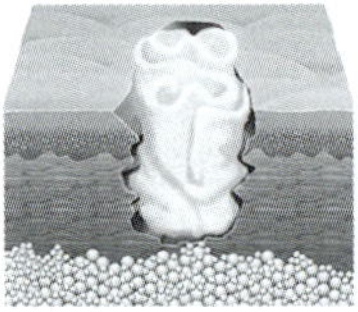

Abb. 412 V. A. C.-Therapie [J787]

Valgisierung Entstehung einer Valgusstellung (Gelenkfehlstellung; z. B. X-Beine bei Valgusstellung im Kniegelenk) in einem Gelenk
Valsalva-Manöver Ausatmung gegen geschlossene Lippen und Nase; Funktionen: 1. Terminierung supraventrikulärer Tachykardien; 2. Druckausgleich beim Tauchen
Valva aortae ▶ *Aortenklappe*
Valva cuspidalis ▶ *Segelklappe*
Valva mitralis ▶ *Mitralklappe*
Valva semilunaris ▶ *Taschenklappe*
Valva tricuspidalis ▶ *Trikuspidalklappe*
Valva trunci pulmonalis ▶ *Pulmonalklappe*
Vapo- Vorsilbe oder Wortteil für: Dampf-, Dunst-
Variable Merkmal einer Person oder eines Gegenstands, das verschiedene Werte annehmen kann; z. B. Geschlecht: männlich/weiblich, Raucher/Nichtraucher
Varikosis Syn.: Krampfaderleiden; ausgedehnte Varizen (= Krampfadern) der Beine
Varikozele Krampfaderartige Erweiterung, Verlängerung und Schlängelung der Hodenvene und des Hodengeflechts im Hodensack
Varisierung Entstehung einer Varusstellung (Gelenkfehlstellung; z. B. O-Beine bei Varusstellung im Kniegelenk) in einem Gelenk
Varizella-Zoster-Virus Syn.: Windpockenvirus; verursacht Windpocken (= Varizellen) und Gürtelrose (= Herpes Zoster); Übertragung durch aerogene Infektion (▶ Abb. 413)

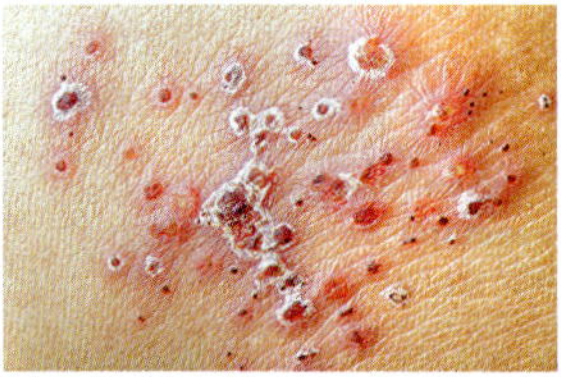

Abb. 413 Pusteln, durch das Varizella-Zoster-Virus verursacht [E385]

Varize Syn.: Krampfader; geschlängelte und erweiterte (oberflächliche) Vene, am häufigsten an den Beinen auftretend
Varizellen ▶ *Windpocken*
Varizenstripping ▶ *Babcock-Operation*
VAS Abk. für: **v**isuelle **A**nalog**s**kala; Instrument zur Schmerzerfassung
Vas Gefäß
Vas afferens Zuführendes Gefäß
Vas efferens Ableitendes Gefäß
Vasa nutricia Ernährungsgefäße
Vaskulär Zu den Blutgefäßen gehörend
Vaskulitis Syn.: Angiitis; Gefäßwandentzündung, ganz überwiegend der Arterien (= Arteriitis)
Vasodilatation Erweiterung der Widerstandsgefäße zur besseren Durchblutung
Vasokine Gefäßwirksame Substanzen und Gase
Vasokonstriktion Verengung der Gefäße zur Reduktion der Durchblutung
Vater-Pacini-Lamellenkörperchen Vibrationssensor in Unterhaut, inneren Organen, Muskeln und Gelenken
Vecuronium Norcuron®; Vecuronium inresa; nicht-depolarisierendes ▶ *Muskelrelaxans*

Vegetarismus Ernährungsweise, bei der bewusst auf Fleisch verzichtet wird

Vegetativ Das autonome (vegetative) Nervensystem betreffend

Vegetativer Reflex Reflex, der über das vegetative Nervensystem vermittelt wird

Vektor Überträger einer Erkrankung, der selbst nicht erkrankt; z. B. Anopheles-Mücke als Überträger von ▶ *Malaria*

Vegetatives Nervensystem ▶ *Nervensystem, vegetatives*

Vena-cava-Kompressionssyndrom Druck des Uterus auf die untere Hohlvene (= V. cava inferior) bei Rückenlage in der Spätschwangerschaft, dadurch Abnahme des Herzminutenvolumens; Symptome: Schwindel, Blässe, Schwitzen, Ohnmacht

Venen Zum Herzen hinführende Blutgefäße (▶ Abb. 411)

Venen, oberflächliche Netzwerk der Venen direkt unter der Haut

Venen, tiefe Transportieren tief in der Muskulatur das Blut zum Herzen zurück

Venen-Bypass ▶ *Aorto-koronarer Venen-Bypass*

Venenklappeninsuffizienz Pathologische Veränderung, bei der die Venenklappen nicht mehr dicht schließen

Venenkompression Von außen angelegter Druck komprimiert die Venen, verengt das Gefäßlumen und fördert den venösen Rückfluss; erfolgt mithilfe von Kompressionsstrumpf oder -verband

Venenstern Befindet sich knapp unterhalb der Leiste, dort fließen die oberflächlichen und die tiefen Beinvenen in die V. femoralis

Venenthrombose, tiefe ▶ *Phlebothrombose*

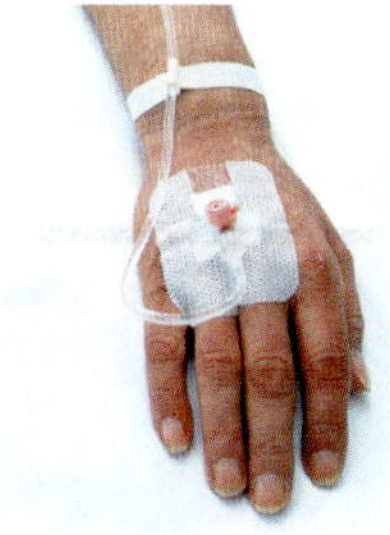

Abb. 414 Venenverweilkanüle [K115]

Venenverweilkanüle Gefäßzugang in einer kleineren, oberflächlichen Vene für Infusionstherapie und Medikamentenapplikation (▶ Abb. 414)

Venenwinkel Gebildet durch den Zusammenfluss der ▶ *V. subclavia* und V. jugularis interna; hier fließt die Lymphe des ▶ *Ductus thoracicus* und des ▶ *Ductus lymphaticus dexter* in das Blutsystem (▶ Abb. 411)

Venolen Feine Verzweigungen der Venen

Venter Bauch

Ventilation Belüftung der Lunge, Atmung

Ventilationsstörung Störung der Lungenbelüftung; Unterscheidung: obstruktive (= erhöhter Strömungswiderstand in den Atemwegen), restriktive (= krankhaft veränderte Dehnbarkeit der Lunge) Ventilationsstörung

Ventr(o)- Vorsilbe oder Wortteil für: Bauch-, Magen-

Ventral Bauchwärts, nach vorne; Geg.: dorsal

Ventriculus Syn.: Gaster; ▶ *Magen*

Ventriculus dexter/sinister Rechte/linke Kammer

Ventrikel Kammer, kleine Höhle

Ventrikel, dritter ▶ *Hirnventrikel*, der sich im Zwischenhirn befindet

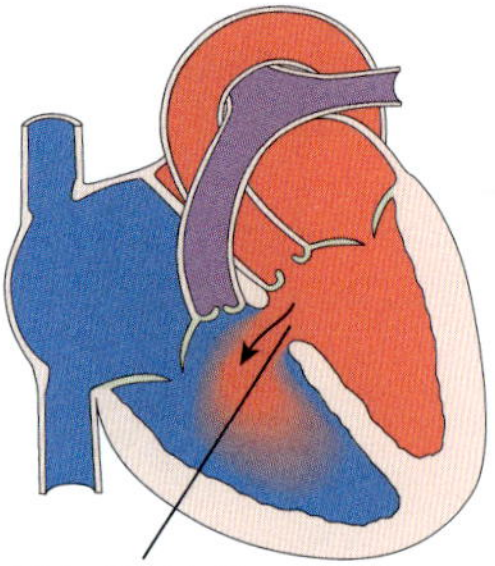

Abb. 415 Ventrikelseptumdefekt [L190]

Ventrikel, vierter ▸ *Hirnventrikel*, der sich im Rautenhirn befindet
Ventrikelseptumdefekt „Loch" im Ventrikelseptum, durch das Blut von der linken in die rechte Herzkammer fließt → übermäßige Belastung der rechten Herzhälfte (▸ Abb. 415)
Ventrikulär Die Herzkammer(n) betreffend
Ventrogluteale Injektion ▸ *Injektion, ventrogluteale*
Venushügel ▸ *Schamberg*
Verapamil Isoptin®, VeraHEXAL®-inject; Arzneimittel zur Behandlung supraventrikulärer Herzrhythmusstörungen
Verätzung Gewebeverletzung durch Kontakt mit Säuren oder Laugen
Verbal Mit Worten, mit Sprache; mündlich
Verbindungstubulus Verbindung zwischen Nierenkanalsystem und Sammelrohr der Niere (▸ Abb. 280)
Verblindung Methode bei der Durchführung wissenschaftlicher Studien; Studienteilnehmer wissen nicht, ob sie in der Interventions- oder der Kontrollgruppe sind; dient Vermeidung von verfälschten Ergebnissen
Verblitzung Schädigung der Hornhaut des Auges durch starke Einwirkung von UV-Strahlung
Verbrauchskoagulopathie Abk.: DIC; Syn.: disseminierte intravasale Koagulopathie; erworbene komplexe Gerinnungsstörung mit gleichzeitigen (multiplen) Organfunktionsstörungen; bei ausgeprägtem Vollbild schlechte Prognose
Verbrennung Gewebeverletzung durch Hitze, Elektrizität, Chemikalien, Strahlen oder Gase; Einteilung in 4 Schweregrade: Verbrennung 1. Grades betrifft nur Oberhaut (lokale Schwellung und Rötung, keine Narben); Verbrennung 2. Grades betrifft auch die Lederhaut, Brandblasen und starke Schmerzen; Verbrennung 3. Grades mit Nekrose der Haut und Hautanhangsgebilde; betroffene Region schmerzlos; Randbezirke geringergradig verbrannt und höchst schmerzhaft; nach Abheilung schwere, bewegungsbehindernde Narben; Verbrennung 4. Grades mit verkohltem Gewebe
Verbrennung, oberflächliche zweitgradige Zweitgradige Verbrennung, bei der die Rötung „wegdrückbar" und der Wundgrund feucht ist; keine Narben nach Abheilung
Verbrennung, tiefe zweitgradige Zweitgradige Verbrennung, bei der die Rötung nicht weggedrückt werden kann; der Wundgrund ist trocken und weißlich; Narben sind möglich
Verbrennungskrankheit Entzündungsreaktion des Körpers auf eine starke Verbrennung; starker Verlust von Flüssigkeit, Eiweißen und Salzen kann zu Schäden an den Organen bis zum ▸ *Verbrennungsschock* führen

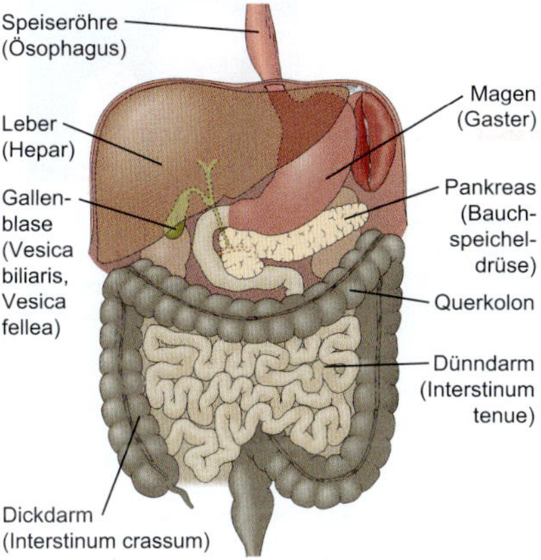

Abb. 416 Verdauungstrakt [L190]

Verbrennungsschock Schockzustand, welcher durch massiven Flüssigkeitsverlust infolge von Verbrennungen ausgelöst wird

Verbrühung Gewebeverletzung durch Kontakt mit heißer Flüssigkeit oder heißem Dampf

Verbundosteosynthese Anwendung von Knochenzement, um große Knochendefekte bei pathologischen Frakturen aufzufüllen

Verdauung, chemische Enzymatische Aufspaltung der Kohlehydrate, Eiweiße und Fette in der Nahrung

Verdauung, mechanische Erste Phase der Verdauung; die Speise wird durch die Zähne mechanisch zerkleinert und durch längsgerichtete Wellenbewegungen über die Speiseröhre in den Magen befördert

Verdauungssystem Gesamtheit aller Organe zur Aufnahme und Verwertung von Nahrung (Mund, Speiseröhre, Magen, Dünn- und Dickdarm, Rektum, Leber, Bauchspeicheldrüse)

Verdauungstrakt Zusammenfassender Begriff für die Organe, welche die Nahrung aufnehmen, zerkleinern, verdauen und weitertransportieren (▶ Abb. 416)

Vererbung, autosomal dominante Form der Vererbung, bei der das dominante Allel (= Gen, welches an gleicher Stelle auf beiden homologen Chromosomen liegt) auf einem der beiden homologen ▶ *Chromosomen* zu einer Ausprägung des von ihm codierten Merkmals bei den Nachkommen führt

Vererbung, autosomal rezessive Bei autosomal-rezessivem Erbgang tritt das Merkmal phänotypisch nur auf, wenn es von Vater und Mutter vererbt wird

Vererbung, autosomale Erbgang eines Merkmals, dessen genetische Information sich auf einem ▶ *Autosom* befindet

Vererbung, gonosomale Vererbung von Merkmalen an die Nachkommen durch Gene, welche auf den Geschlechtschromosomen (▶ *Gonosomen*) liegen

Vererbung, intermediäre Das untersuchte Merkmal wird von beiden Eltern gleichwertig dominant vererbt. Daher haben die Nachkommen der ersten Generation beide Ausprägungsformen des Merkmals gemischt. Beispiel: Kreuzt man zwei Exemplare der Wunderblume, von denen eine rote Blüten hat und die andere weiße, so erhält man in der ersten Tochtergeneration Pflanzen mit rosa Blüten

Vererbung, multifaktorielle Merkmale, für deren Ausprägung mehrere Gene und bestimmte Umwelteinflüsse zusammenkommen müssen, damit sie in Erscheinung treten

Vererbung, X-chromosomale Vererbung eines Merkmals, dessen genetische Information sich auf dem X-Chromosom befindet

Vererbung, Y-chromosomale Vererbung eines Merkmals, dessen genetische Information sich auf dem Y-Chromosom befindet

Verfettung Ablagerung von Fetten in Zellen

Vergreisung Syn.: Seneszenz; Alterung von Zellen und Organismen ohne Krankheitsprozesse, die zum Tod führt

Verlängertes Rückenmark Lat.: Medulla oblongata, Myelencephalon; Teil des Hirnstammes (▶ Abb. 180); Sitz lebenswichtiger Regelkreise und Reflexhandlungen

Vernix caseosa ▶ *Käseschmiere*

Verruca ▶ *Warze*

Verrucae vulgares Syn.: gewöhnliche Warzen, vulgäre Warzen; durch verschiedene Typen humaner Papillomaviren bedingte Warzen; häufig bei Kindern; Lokalisation vor allem an Händen und Fingern (▶ Abb. 417)

Verschlussikterus Verschluss des Ductus choledochus (= Gallengang ▶ Abb. 94), z. B. durch Gallenstein oder Tumor; Gelbfärbung der Haut durch Stauung des Bilirubins in der Leber

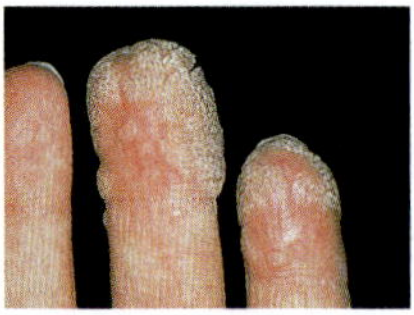

Abb. 417 Verrucae vulgares an den Fingern [M123]

Verschlusskontakte Verschlusskontakte (engl. Tight Junctions) sind stabile Bänder aus ▶ *Membranproteinen*, die Epithelzellen gürtelartig dicht miteinander verbinden und sie so gegen den Interzellularraum abdichten

Verschlusskrankheit, periphere arterielle ▶ *Arterielle Verschlusskrankheit, periphere*

Verstopfung ▶ *Obstipation*

Versus Gegen

Vertebrae Wirbel

Vertigo ▶ *Schwindel*

Verwirrtheit Zustand der Desorientierung in Bezug auf Raum und Zeit; die Betroffenen finden sich nicht mehr in ihrer Umgebung zurecht, haben eine veränderte Zeitwahrnehmung und einen gestörten Schlaf-wach-Rhythmus

Verwirrtheit, akute Syn.: Delir; plötzlich und unvermittelt auftretender Verwirrtheitszustand

Verwirrtheit, chronische Dauerhaft bestehende Desorientierung

VES Abk. für: ventrikuläre ▶ *Extrasystolen*

Vesica Blase

Vesica biliaris ▶ *Gallenblase*

Vesica urinaria ▶ *Harnblase*

Vesicula, Vesikel Bläschen

Vestibularapparat ▶ *Gleichgewichtsorgan*

Vestibulum Vorhof

Via Durch, über

Vibrionen Gebogene, einfach gekrümmte Stäbchenbakterien

V

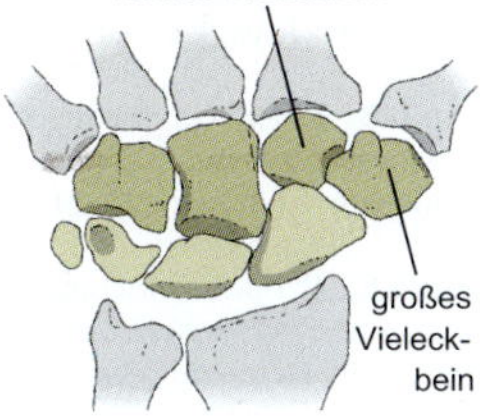

Abb. 418 Großes und kleines Vieleckbein [L190]

Videokapsel-Endoskopie Schlucken einer Videokapsel, die den Magen-Darm-Trakt passiert; Datenaufnahme durch Sensoren auf der Bauchhaut; Hauptindikation: Untersuchung des Dünndarms
Vieleckbein, großes Lat.: Os trapezium; Handwurzelknochen (▶ Abb. 418)
Vieleckbein, kleines Lat.: Os trapezoideum; Handwurzelknochen (▶ Abb. 418)
Vierhügelplatte Lat.: Lamina quadrigemina/tecti; Platte aus Neuronen, die das Mittelhirndach bildet (▶ Abb. 264)
Virchow-Trias Zusammenfassung der Risikofaktoren der Thromboseentstehung in den drei Hauptursachen: verlangsamte Blutströmung, Gefäßwandschäden und veränderte Blutzusammensetzung
Viril Den Mann, das männliche Geschlecht/Eigenschaften/Züge betreffend; Geg.: feminin
Virologie Lehre von den Viren, der Prävention und der Behandlung von Virusinfektionen
Virulenz „Aggressivität" eines Erregerstamms
Virus Krankheitserreger, welcher nur in anderen lebenden Zellen (Wirtszelle) lebt und sich vermehren kann; zur Vermehrung macht er sich die DNA und die ▶ *Ribosomen* seiner Wirtszelle zunutze; hat keinen eigenen Stoffwechsel und ist auf den des Wirts angewiesen
Virusantigen Oberflächeneiweiß eines Virus, gegen das das Immunsystem Antikörper bildet
Virushepatitis ▶ *Hepatitis*
Virustatikum Plural: Virustatika; Arzneimittel gegen Virusinfektionen, z. B. Influenza, Virus-Hepatitis
Visite Begutachtung von Patienten, Krankenbesuch
Viskosität Zähigkeit, innere Reibung einer Flüssigkeit
Visuell Über das Sehen
Visuell evozierte Potenziale Abk.: VEP; Untersuchung der ZNS-Aktivität bei Anregung des Sehsinns durch bestimmte Reize, z. B. Betrachten von Schachbrettmustern
Visus Sehschärfe; physiologisch: 1,0
Viszeral Die Eingeweide betreffend
Viszeralchirurgie Teilgebiet der Chirurgie, das sich mit Diagnostik, operativer Behandlung und Nachbehandlung von Erkrankungen der inneren Organe befasst, insbesondere der Verdauungs- und endokrinen Organe
Viszeraler Schmerzreflex ▶ *Fremdreflex*, bei dem Reize der inneren Organe (z. B. Krankheit) Effekte auf die Haut haben (z. B. Schmerzen und Rötungen)
Viszero-somatischer Reflex ▶ *Fremdreflex*, bei dem ein Reiz aus einem inneren Organ zu einer Antwort eines Skelettmuskels führt; z. B. reflektorische Anspannung der Bauchmuskulatur bei Blinddarmentzündung
Viszero-viszeraler Reflex Reflex, an dem ausschließlich das vegetative Nervensystem beteiligt ist

V

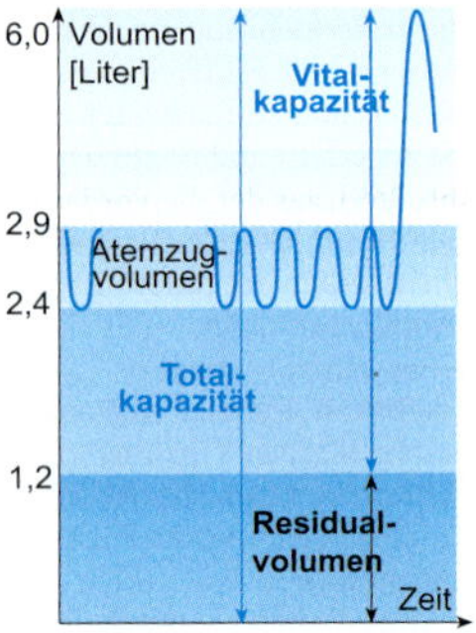

Abb. 419 Vitalkapazität [L190]

Vital Lebendig, lebenstüchtig; Geg.: letal
Vitalfunktionen Lebenswichtige Körperfunktionen: Bewusstsein, Atmung, Kreislauf
Vitalkapazität Atemzugvolumen + exspiratorisches Reservevolumen + inspiratorisches Reservevolumen (▶ Abb. 419)
Vitalzeichen Zeichen der Lebendigkeit: Bewusstsein, Atmung, Kreislauf (Blutdruck, Puls)
Vitamin Verbindungen, die der menschliche Organismus nicht selbstständig herstellen kann, welche aber lebensnotwendig sind und deswegen aufgenommen werden müssen
Vitamin A Retinol; wichtig für die Bildung der Epithelien, den Sehvorgang, die Infektionsabwehr an den Schleimhäuten, das Skelettwachstum und als „Fänger" von Sauerstoffradikalen; wird in der Leber gespeichert; Mangelerscheinungen: Nachtblindheit, Hornhautdegeneration
Vitamin B_1 Thiamin; wichtiges Coenzym im Stoffwechsel; Mangelerscheinungen: Polyneuropathie, Muskelschwäche, Gedächtnisstörungen, sinkende Leistungsfähigkeit, kein Appetit, Gewichtsverlust, Muskelschwund
Vitamin B_2 Riboflavin; wichtiges Coenzym im Stoffwechsel; Mangelerscheinungen: Exantheme am Mundwinkel
Vitamin B_6 Pyridoxin; wichtiges Coenzym im Stoffwechsel; Mangelerscheinungen: Dermatitis, Anämie
Vitamin B_{12} Cobalamin; beteiligt an der Synthese von Nukleinsäure und an der Bildung der Myelinscheiden im Nervensystem. Zur Resorption ist der Intrinsinc-Faktor aus der Magenschleimhaut erforderlich; Mangelerscheinungen: gestörte Blutbildung, neurologische Störungen
Vitamin C Ascorbinsäure; Radikalfänger mit antioxidativer Wirkung, wichtiges Coenzym im Stoffwechsel; Mangelerscheinungen: Skorbut
Vitamin D_3 Syn.: Kalzitriol; Förderung der Kalziumaufnahme über den Darm, erhöht den Blutkalziumspiegel; Mangelerscheinung: Rachitis (= Erweichung der Skelettteile beim Kind), Osteomalazie (= Knochenverkrümmungen beim Erwachsenen)
Vitamin D-Hormon Cholecalciferol; Hormon, gebildet in Leber und Niere, das den Kalzium- und Phosphatstoffwechsel reguliert
Vitamin E Tocopherol; wirkt u. a. als ▶ *Antioxidans* im Körper
Vita minima Scheintod
Vitamin K Wichtig für die Synthese von Gerinnungsfaktoren; Mangelerscheinung: erhöhte Blutungsneigung
Volämie Aktueller Stand des Gesamtblutvolumens
Volar Zur Handfläche (Hohlhand) hin; Syn.: palmar
Volkmann-Kanal Kanal im Knochen, durch den Blutgefäße ziehen; er verbindet u. a. die Havers-Kanäle

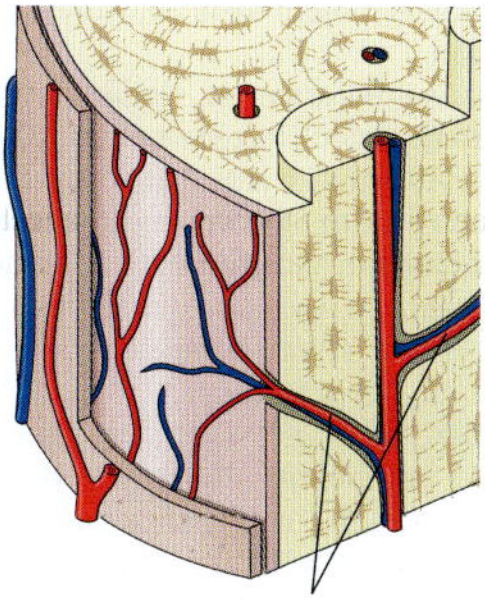

Abb. 420 Volkmann-Kanal im Lamellenknochen [L190]

mit ihren Blutgefäßen innerhalb des Knochens sowie mit den Blutgefäßen außerhalb des Knochens; somit auch vaskuläre Zugangsmöglichkeit über intraossären Zugang (▶ Abb. 420)

Vollremision Syn.: komplette Rückbildung, anscheinende Heilung; Tumor nach Behandlung nicht mehr nachweisbar

Volumenmangelschock ▶ *Schock, hypovolämischer*

Volvulus Unterbrechung der Darmpassage durch eine Drehung des Darms um sich selbst

Vomeronasalorgan Struktur in der Nasenscheidewand, welche empfindlich auf Pheromone reagiert und so das Sexual- und Gefühlsleben mit steuert; beim Menschen nur rudimentär ausgebildet

Vomitus ▶ *Erbrechen*

Vorderhauptslage Schädellage des Kindes bei der Geburt mit Haltungsanomalie durch Ausbleiben der Beugung des Kopfes beim Eintritt in das kleine Becken; gestreckter Kopf mit Scheitel als vorangehender Körperteil vergrößert den Kopfumfang und verzögert den Geburtsverlauf; vgl. ▶ *Hinterhauptslage*

Vorderhorn Lat.: Cornu anterius medullae spinalis; vorderer Ausläufer der grauen Substanz im Rückenmark (▶ Abb. 365), aus der die Vorderwurzel mit den motorischen Nerven entspringt

Vorderhornzelle Zelle der grauen Substanz (innere Schicht) des Rückenmarks; motorische Nervenzelle

Vorderstrang Nach vorne gerichtete Leitungsbahn der weißen Substanz des Rückenmarks

Vorderwandinfarkt Herzinfarkt durch Verschluss des Ramus interventricularis anterior der linken ▶ *Koronararterie*

Vorderwurzel Lat.: Radix anterior; Bündel aus motorischen Nervenzellen, welche aus dem ▶ *Vorderhorn* des Rückenmarks austreten

Vorhaut Lat.: Präputium; doppellagige Haut, die die Eichel umgibt

Vorhof 1. Innenraum des Herzens, in den das Blut wie in ein Sammelbecken passiv einströmt; von dort aus gelangt es in die Herzkammern; 2. Teil des Innenohres und des Gleichgewichtsorgans (▶ Abb. 359)

Vorhof, linker Lat.: Atrium sinistrum; Innenraum der linken Herzhälfte, in den das Blut wie in ein Sammelbecken passiv einströmt; von dort aus gelangt es in die linke Kammer (▶ Abb. 176)

Vorhof, rechter Lat.: Atrium dexter; Innenraum der rechten Herzhälfte, in den das Blut aus dem Körper wie in ein Sammelbecken passiv einströmt und von dort aus in die rechte Kammer weitergegeben wird (▶ Abb. 176)

Vorhofflattern Schnelle, kreisförmige wiederkehrende Erregung des Vorhofmyokards, Frequenz 250–350/Min. (▶ Abb. 421)

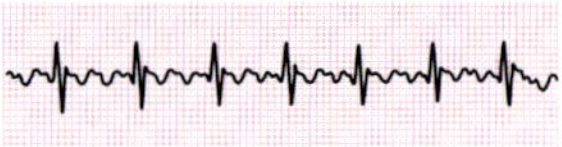

Abb. 421 Vorhofflattern [L190]

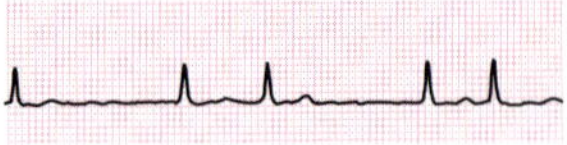

Abb. 422 Vorhofflimmern [L190]

Vorhofflimmern Schnelle, unkoordiniert wiederkehrende Erregung des Vorhofmyokards, Frequenz über 350/ Min. (▶ Abb. 422)
Vorhofseptum Lat.: Septum interatriale; Teil der Herzscheidewand zwischen linkem und rechtem Vorhof
Vorhofseptumdefekt „Strukturdefekt" im Vorhofseptum, durch das Blut vom linken in den rechten Vorhof fließt; die rechte Herzhälfte wird übermäßig belastet
Vorhofzyklus In beiden Vorhöfen stattfindende, wiederkehrende Abläufe von der Anspannung bis zur Erschlaffung der Muskulatur
Vorkern Nach dem Eindringen des Spermiums in die Eizelle, noch vor der Verschmelzung, heißt die Eizelle „weiblicher Vorkern" und das Spermium „männlicher Vorkern"
Vorlast Enddiastolischer (am Ende der Entspannungsphase) Dehnungszustand der Myokardfasern; Geg.: Nachlast
Vormilch Erste, von den Milchdrüsen produzierte Muttermilch mit vielen mütterlichen Antikörpern; in den ersten Tagen werden jeweils ca. 50–100 g produziert
Vorsorgevollmacht Syn.: Patientenanwaltschaft; Bestimmung einer bevollmächtigten Person, die nur dann im Namen des Patienten handeln darf, wenn dieser seine Angelegenheiten nicht mehr selbst regeln kann
Vorwärtsversagen Unfähigkeit des geschädigten Herzens einen adäquaten Auswurf zu erzeugen; Folge: Hypotonie; Geg.: ▶ *Rückwärtsversagen*
Vorwehen Schmerzhafte Kontraktionen, die noch unregelmäßig sind, aber intensiver werden und die nahende Geburt anzeigen
VSD Abk. für: ▶ *Ventrikelseptumdefekt*; angeborener Herzfehler; Defekt (meist Loch) in der Scheidenwand zwischen den Herzkammern
VT Abk. für: **v**entrikuläre **T**achykardie
Vulnerabilität Verwundbarkeit, Verletzlichkeit; z. B. Studienteilnehmer, die aufgrund ihres Alters oder einer demenziellen Erkrankung keine informierte Zustimmung zur Teilnahme geben können oder die durch die Teilnahme an einer Studie besonders belastet sein könnten
Vulva Zusammenfassender Begriff für Schamberg, Schambehaarung, große und kleine Schamlippen, Klitoris, Scheidenvorhof einschließlich Drüsen sowie weibliche Harnröhre (▶ Abb. 423)
Vulvektomie Operative Entfernung von großen und kleinen Schamlip-

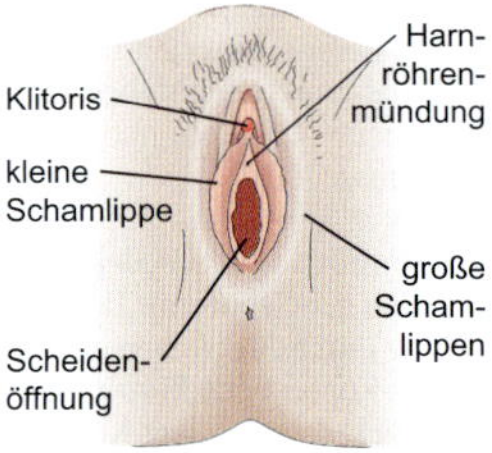

Abb. 423 Vulva [L190]

pen, evtl. der Klitoris, sowie der regionalen Lymphknoten bei Vaginalkarzinom

Vulvitis Entzündung der Vulva

Vulvovaginitis Entzündung von Vulva und Vagina

VW Abk. für: **V**erbands**w**echsel

W

Wachkoma Syn.: Coma vigile, apallisches Syndrom; Zustand bei vollständigem Ausfall des ▶ *Großhirns*, jedoch mit Funktionsfähigkeit des Hirnstamms; der Patient ist ohne Geräte lebensfähig, aber auf intensive Pflege angewiesen

Wachstum Prozesse zur Vergrößerung des Organismus; dies geschieht durch Vermehrung der Zellen (▶ *Hyperplasie*) und durch Vergrößerung der Zellen (▶ *Hypertrophie*)

Wachstumsfaktor Stoff, der das Wachstum der Blutkörperchen steuert (z. B. Interleukine und verschiedene Hämopoetine)

Wachstumshormon Syn.: Growth Hormone; Abk.: GH; Hormon, das in Kindheit und Jugend Wachstum und Vermehrung von Zellen steuert und unabhängig vom Alter den Abbau von Fett und Glykogen stimuliert

Wachstumsstörung Abweichung von der normalen Größenentwicklung; Unterteilung: Kleinwuchs, Hochwuchs, Gedeihstörung

Wadenbein Lat.: Fibula; kleinerer Röhrenknochen der unteren Extremität (▶ Abb. 424)

Wadenbeinkopf Lat.: Caput fibulae; oberes Ende des Wadenbeins, über ein Gelenk mit dem ▶ *Schienbein* verbunden

Wärmeabgabe Temperaturregulationsfunktion des Körpers durch Verdunsten von Schweiß

Wärmeregulation Aufgabe des Blutes; durch die Zirkulation hält der Körper eine konstante Wärme von ca. 37 °C

Wärmestrahlung Elektromagnetische Strahlung, Mechanismus zur Wärmeübertragung

Wahn Objektiv nicht nachvollziehbare Überzeugung, die ohne entsprechende Anregung von außen entsteht, vom Patienten mit großer Gewissheit erlebt und trotz beweisbarer Gegengründe aufrechterhalten wird

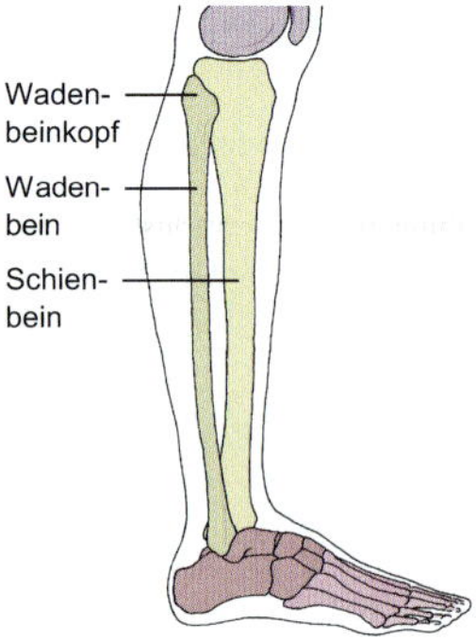

Abb. 424 Wadenbein [L190]

Wahrnehmung Prozess, bei dem über die Sinnesorgane aufgenommene physikalisch-chemische Energien (Reize) als elektrische Impulse an das Gehirn weitergeleitet und dort verarbeitet werden

Wahrnehmungsstörung ▶ *Halluzination*

Wanderröte Lat.: Erythema chronicum migrans; sich ringförmig ausbreitender Hautausschlag um eine Bissstelle (Übertragung durch Zeckenbisse) bei ▶ *Lyme-Borreliose*

Warmrezeptor Warm- und Kaltrezeptoren befinden sich als freie Nervenendigungen in der Haut; sie registrieren Temperaturen von 10–45 °C; außerhalb dieses Temperaturbereichs reagieren überwiegend Schmerzrezeptoren

Warze Lat.: Verruca; gutartige Hautneubildungen durch Viren (▶ Abb. 417)

Wasserbilanz Gegenüberstellung von Wasseraufnahme und Wasserverlust
Wasserhaushalt Herstellung eines Gleichgewichts zwischen Wasseraufnahme und Wasserverlust
Wassersucht ▶ *Ödem*
Wasting-Syndrom Fortschreitende Abmagerung bei ▶ *AIDS*
Watt Abk.: W; Einheit für den Energieumsatz pro Zeiteinheit (Leistung)
Weaning Syn.: Entwöhnungsphase; Abtrainieren vom Beatmungsgerät
Wechselgewebe Gewebe, welches gekennzeichnet ist von rascher Erneuerung; ständig werden neue Zellen gebildet, während alte absterben oder abgestoßen werden (z. B. Blutkörperchen, Schleimhautepithelien)
Wechseljahresbeschwerden ▶ *Klimakterisches Syndrom*
Wehen Schmerzhafte Kontraktionen der Gebärmuttermuskulatur während der letzten Schwangerschaftswochen und der Geburt; drücken das Kind nach unten, öffnen den Muttermund und dehnen die Weichteile des Beckens
Weicher Schanker ▶ *Ulcus molle*
Weisheitszähne Achte Zähne ab der vertikalen Mittellinie, Entwicklung ab dem 17. Lebensjahr
Weiße Substanz Lat.: Substantia alba; Bereiche des ZNS mit markhaltigen Fasern (▶ Abb. 425)
Weitsichtigkeit Syn.: Hypermetropie, Hyperopie, Übersichtigkeit; Vereinigung parallel einfallender Strahlen hinter der Netzhaut (▶ Abb. 426)
Wendl-Tubus Nasopharyngealtubus, der durch ein Nasenloch eingeführt wird und dessen Spitze im ▶ *Hypopharynx* zum Liegen kommt; kein sicherer Aspirationsschutz
Wenckebach-Block ▶ *Mobitz-Blockbilder*

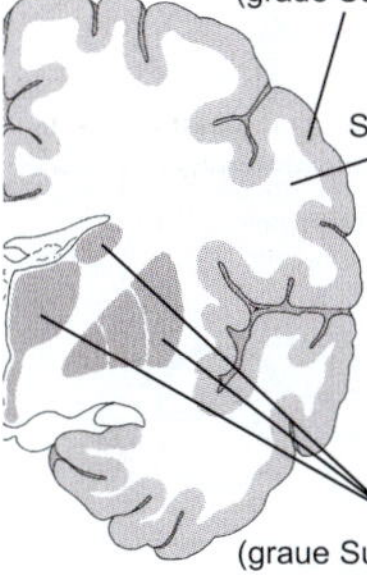

Abb. 425 Weiße Substanz [L190]

Wernicke-Zentrum Areal des ▶ *Großhirns*, welches für das Sprachverständnis verantwortlich ist
Wernicke-Aphasie Syn.: sensorische Aphasie; durch Schädigung des Wernicke-Sprachzentrums im Schläfenlappen starke Beeinträchtigung oder Fehlen des Sprachverständnisses bei geringer Beeinträchtigung des Sprechens
Wertigkeit, biologische Maß der Effizienz mit der ein Nahrungsprotein in ein körpereigenes Protein umgesetzt werden kann
Whipple-Operation, pyloruserhaltende Kuratives Operationsverfahren bei Pankreaskopf- oder Pankreaspapillenkarzinom; Entfernung von Pankreaskopf, Duodenum, Gallenblase und regionären Lymphknoten; Erhalt des Magenausgangs verbessert die Lebensqualität (▶ Abb. 427)
WHO Abk. für: **W**orld **H**ealth **O**rganisation; Weltgesundheitsorganisation
WHO-Stufenschema Gestuftes Vorgehen im Rahmen der Schmerzbehandlung; Stufe 1: Nicht-Opioid,

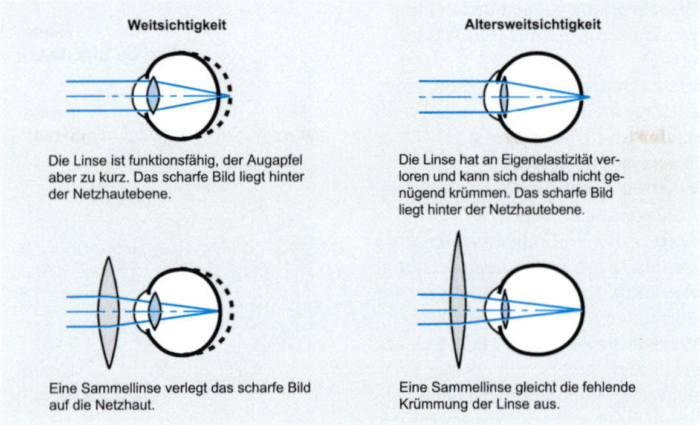

Abb. 426 (Alters-)Weitsichtigkeit und Korrektur mit Sammellinse [L190]

Stufe 2: Schwaches Opioid, Stufe 3: Starkes Opioid; es kann auch mit Stufenkombinationen und der Gabe von Adjuvanzien gearbeitet werden

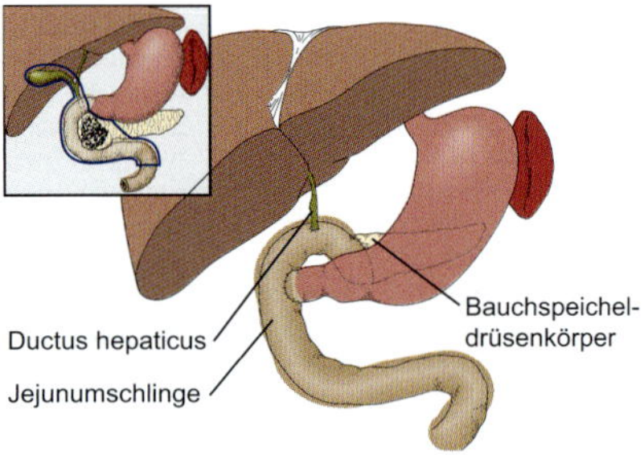

Abb. 427 Whipple-Operation, pyloruserhaltende; das kleine Bild zeigt die Resektionsgrenzen (blaue Linie) [L190]

Widerstandsgefäße Kleine Arterien und Arteriolen, die durch Kontraktion ihrer glatten Wandmuskulatur den peripheren Widerstand für den Blutfluss erhöhen; aktiviert durch den Sympathikus

Willkürliches Nervensystem ▶ *Nervensystem, willkürliches*

Wilms-Tumor ▶ *Nephroblastom*

Wilson-Syndrom ▶ *Morbus Wilson*

Windeldermatitis Wundsein beim Säugling; kann auch in Form einer Pilzinfektion als Windelsoor vorliegen

Windpocken Syn.: Varizellen, Wasserpocken; hochansteckende, virusbedingte Allgemeinerkrankung mit typischem Bläschenausschlag (▶ Abb. 413), hervorgerufen durch Erstinfektion mit dem zur Herpes-Familie gehörenden Windpockenvirus (Varizella-Zoster-Virus)

Wimper Schutzvorrichtung des Auges; Haare, welche sich an den Rän-

W

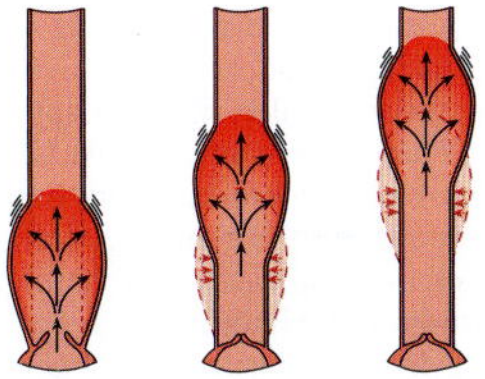

Abb. 428 Windkesselfunktion [L190]

dern der Augenlider befinden; dienen dem Schutz der Augen vor Fremdkörpern, Sonneneinstrahlung und Schweiß

Windkesselfunktion Die während der Systole geweiteten Arterien ziehen sich während der Diastole wieder zusammen und pressen das Blut weiter in den Kreislauf, dadurch ist ein kontinuierlicher Blutstrom möglich (▶ Abb. 428)

Windung Vorwölbungen in der Oberflächenstruktur des ▶ *Großhirns*

Wirbel Lat.: Vertebrae; knöcherner Bestandteil der Wirbelsäule

Wirbelbogen Lat.: Arcus vertebrae; spangenförmige Ausformumg eines Wirbels (▶ Abb. 170)

Wirbelkanal Lat.: Canalis vertebralis; wird von den übereinander angeordneten Wirbeln mit ihren Wirbellöchern gebildet; darin verlaufen das Rückenmark und die Spinalnervenwurzeln

Wirbelkörper Lat.: Corpus vertebrae; lasttragender Teil des Wirbels (▶ Abb. 170)

Wirbelloch Lat.: Foramen vertebrale; Durchlass in den Wirbeln für das Rückenmark, je nach Wirbelsäulenabschnitt dreieckig bis rund (▶ Abb. 170)

Wirbelsäule Lat.: Columna vertebralis; knöcherne Längsachse des menschlichen Skeletts (▶ Abb. 429)

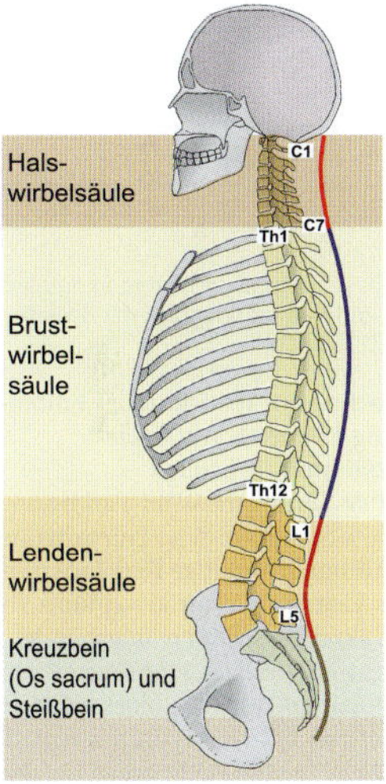

Abb. 429 Wirbelsäule [L190]

Wochenbett Syn.: Kindbett, Puerperium; Zeit unmittelbar nach Ausstoßung der Plazenta bis zur Involution (= Rückbildung) aller Schwangerschaftsveränderungen; Dauer: ca. 6–8 Wochen

Wochenbettdepression Stimmungstief der Mutter nach der Geburt aufgrund der Hormonumstellung; krankhaft bei anhaltendem Zustand über zwei Wochen hinaus

Wochenbettfieber ▶ *Puerperalfieber*

Wochenbettpsychose ▶ *Psychose, postpartale*

Wochenfluss Syn.: Lochien; zunächst blutiges, dann immer wässrigeres Sekret, welches nach der Geburt aus der Scheide austritt; versiegt nach 4–6 Wochen

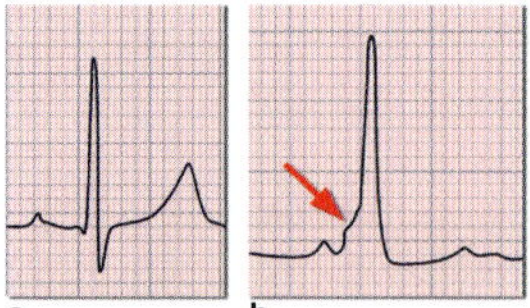

Abb. 430 Normaler Kammerkomplex (a) und Kammerkomplex mit δ-Welle (b) [T703]

Wöchnerin Frau nach der Entbindung bzw. im ▶ *Wochenbett*
Wollhaare ▶ *Lanugo*
WPW-Syndrom Wolff-Parkinson-White-Syndrom; Syn.: Präexzitationssyndrom; frühzeitige Depolarisation des Ventrikels/Ventrikelseptums über ein akzessorisches Leitungsbündel (Kent-Bündel); im ▶ *EKG* verkürzte PQ-Zeit und schenkelblockartig verbreiterter QRS-Komplex mit typischer δ-Welle (▶ Abb. 430); große Gefahr einer ▶ *Kammertachykardie*
Würgreflex Schutzreflex, der durch Berührung von Zungengrund oder weichem Gaumen ausgelöst wird; führt zu Kontraktion des hinteren Rachenraumes
Würfelbein Lat.: Os cuboideum; Knochen der Fußwurzel (▶ Abb. 144)
Wundbedeckung Wundversorgung durch verschiedene Verbandstechniken bis zur chirurgischen Weiterversorgung
Wunddehiszenz Auseinanderweichen primär verschlossener Wundränder; Aufplatzen der Wunde
Wunddrainage Einlegen eines Schlauchs zur Ableitung von Wundsekret in eine OP-Wunde oder andere eröffnete Hohlräume (▶ Abb. 90); Ziel: Vorbeugung von Infektionen, schnellere Wundheilung
Wundernetz Hintereinandergeschaltete Kapillarnetze, wie sie in der Niere vorkommen
Wundheilung Alle physiologischen Prozesse zur Wiederherstellung des geschädigten oder zerstörten Gewebes; verläuft in drei sich überlappenden Phasen: Exsudationsphase (Reinigungsphase), Proliferationsphase (Granulationsphase) und Reparationsphase (Epithelisierungsphase)
Wundheilungsstörung Verzögerung des physiologischen Wundheilungsverlaufs durch lokale (beispielsweise Keimbesiedelung, unzureichende Ruhigstellung) oder systemische (beispielsweise Medikamente, Diabetes mellitus) Störfaktoren
Wundinfektion Bakterienbesiedelung einer Wunde; Kennzeichen: klassische Entzündungszeichen, bei Abstrich Keimzahl von > 10^5 koloniebildenden Einheiten pro Gramm Gewebe
Wundnaht, primäre ▶ *Primärnaht*
Wundnaht, sekundäre Wundschluss einer offen versorgten Wunde nach 5–7 Tagen bei guter Heilungstendenz ohne Infektionszeichen
Wundrandnekrose Absterben von Wundrandgewebe, insbesondere bei zerfetzten Wunden mit mangelhafter Blutversorgung einzelner Gewebebezirke; evtl. chirurgische Abtragung
Wundrose ▶ *Erysipel*
Wundsein ▶ *Intertrigo*
Wundstarrkrampf ▶ *Tetanus*
Wurmfortsatz Lat.: Appendix vermiformis; hängt am unteren Ende des ▶ *Blinddarms*, seine Wand enthält Lymphfollikel (▶ Abb. 222)
Wurmfortsatzentzündung ▶ *Appendizitis*
Wurzelscheide, bindegewebige Äußere bindegewebige Schicht des Haarfollikels (▶ Abb. 165)
Wurzelscheide, epitheliale Epithelschicht des Haarfollikels; Unterteilung in äußere und innere (▶ Abb. 165)

X

xABCDE-Schema Strukturiertes Untersuchungs- und Behandlungsschema; **x** = **Ex**sanguination (bedrohliche Blutung), **A** = Airway (Atemweg), **B** = Breathing (Belüftung), **C** = Circulation (Kreislauf), **D** = Disability (neurologische Einschätzung), **E** = Exposure/Environment (überblickende Untersuchung des Patienten und der Patientenumgebung)
Xanthelasma ▶ *Xanthom* im Bereich der Augen; flacher, heller Plaque
Xanthom Hautveränderung durch die Einlagerung von Plasmalipoproteinen im Rahmen von Fettstoffwechselstörungen
X-Beine Lat. Genu valgum; Fehlstellung der Knie (▶ Abb. 431)
X-Chromosom Weibliches Geschlechtschromosom
Xeno- Vorsilbe oder Wortteil für: Fremd-
Xenon Edelgas; Einsatz als Inhalationsanästhetikum und in der nuklearmedizinischen Diagnostik
Xenograft Transplantat, dessen Spender nicht zur gleichen biologischen Spezies gehört wie der Empfänger, z. B. beim biologischen Herzklappenersatz mittels Schweineklappen

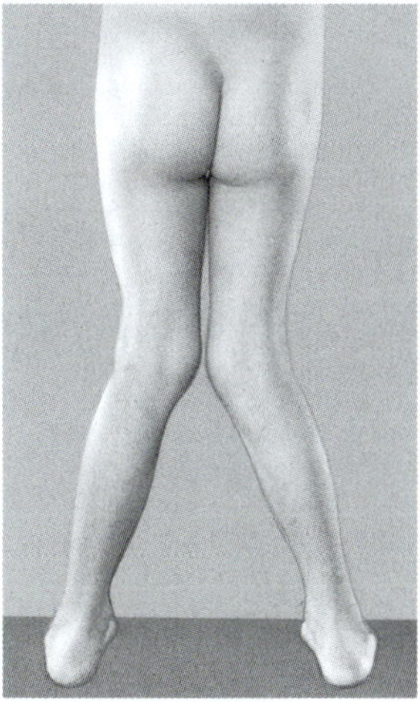

Abb. 431 X-Beine [R300]

Xero- Vorsilbe oder Wortteil für: Trocken-
Xerostomie Mundtrockenheit
Xiphiod Schwertfortsatz am unteren Ende des Brustbeins

Y

Y

Y-Aufnahme Röntgenaufnahme der Schulter im seitlichen Strahlengang; Y-förmige Darstellung der ▶ *Skapula*
Y-Chromosom Männliches Geschlechtschromosom
Y-Prothese Kombinierte Aorten- und Iliakalgefäßprothese
Yellow Flags Beachtenswerte Befunde, ähnlich den ▶ *Red Flags*; abklärungsbedürftig, aber weniger dringlich
Yerkes-Dodson-Gesetz Zusammenhang von Leistungsfähigkeit und Aktivierungsniveau; beste Leistung bei mittlerem Aktivierungsniveau (Vermeidung von Unter- und Überforderung)
Yersinien Gramnegative Stäbchenbakterien; *Y. pseudotuberculosis* und *Y. enterocolitica* rufen v. a. die enterischen Yersiniosen mit Diarrhö, Schwellung der Lymphknoten bei Kindern und Jugendlichen hervor; *Y. pestis* ist Erreger der sehr seltenen Pest
Yoga Indische philosophische Lehre; es existieren verschiedene Arten; umfasst u. a. Meditationen, Atemübungen und körperliche Übungen

Z

Zäkum ▶ *Blinddarm*
Zäpfchen 1. Lat.: Uvula; hängt am hinteren Rand des weichen Gaumens herab (▶ Abb. 270); kann sich an die Rachenwand anlegen und den Nasenrachen gegen die Mundhöhle verschließen; 2. ▶ *Suppositorium*
Zahnbein Lat.: Dentin; Hauptmasse des Zahns; Feinbau und hoher Kalkgehalt verleihen ihm Härte, vergleichbar dem Elfenbein (▶ Abb. 432)
Zahnfleischentzündung Lat.: Gingivitis; oberflächliche Entzündung des Zahnfleischsaumes
Zahnfleischtaschen Bucht zwischen Zahn und Zahnfleisch bzw. Kieferknochen bei entzündlicher ▶ *Parodontose*
Zahnformel Zählsystem zur eindeutigen Benennung der einzelnen Zähne
Zahnhalteapparat Oberbegriff für die aus dem Zahnsäckchen hervorgehenden Stützgewebe: Wurzelzement und -haut (Periodontium), marginaler Zahnfleischsaum, Alveolarknochen

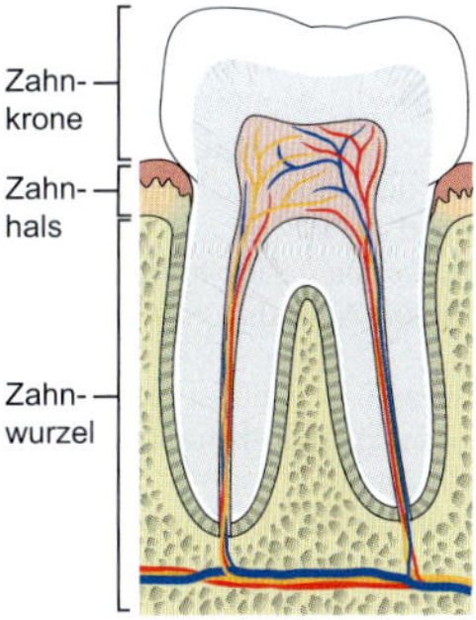

Abb. 432 Zahn [L190]

Zahnschmelz Lat.: Enamelum; härteste und widerstandsfähigste Substanz des gesamten Körpers; verleiht Zähnen den weißen Glanz
Zahnwechsel Durchbruch der bleibenden Zähne
Zahnzement Lat.: Cementum; umschließt den Zahn an der Wurzel als dünne Schicht
Zangenentbindung ▶ *Forzeps-Entbindung*
Zapfen Photorezeptoren; nehmen Farbunterschiede wahr, ermöglichen hohe Bildauflösung („scharf" sehen), sind nicht allzu lichtempfindlich (Sehen am Tage), sitzen vor allem im Zentrum der Netzhaut im gelben Fleck (▶ Abb. 282)
Zapfengelenk Lat.: Articulatio trochoidea; Syn.: Radgelenk; Diarthrose, bei der sich die konkave Gelenkfläche um die konvexe dreht
Zecken Ektoparasiten aus der Klasse der Spinnentiere; ernähren sich vornehmlich von Säugetierblut; Überträger von ▶ *Borreliose* und ▶ *FSME*
Zehenglieder Die Zehenglieder sind Röhrenknochen, im Vergleich zu den Fingern sind sie kurz und plump (▶ Abb. 144)
-zele, -cele, -kele Nachsilbe oder Wortteil für: Bruch, Geschwulst
Zellatmung Syn.: Innere Atmung; Stoffwechselvorgänge in den Mitochondrien der Zelle, bei denen durch ▶ *Oxidation* unter Sauerstoffverbrauch Energie in Form von Adenosintriphosphat (ATP) bereitgestellt wird
Zelle Grundeinheit lebender Organismen; besteht aus Zellmembran, Organellen und Zytoplasma (▶ Abb. 433)
Zelleinschlüsse Zelleinschlüsse sind ungenutzte Stoffwechselpro-

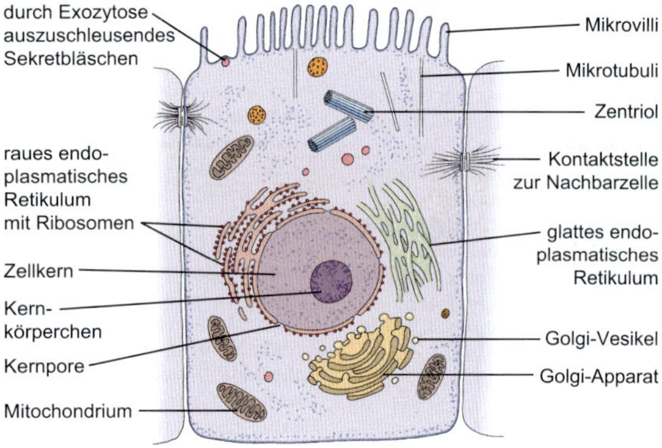

Abb. 433 Zelle mit Organellen [L190]

dukte der Zelle oder entstehen durch vesikuläre Aufnahme von Stoffen in die Zelle; sie werden entweder lysosomal verdaut (▶ *Lysosom*) oder verweilen als sog. Residualkörper in der Zelle

Zellersatz Reaktion des Körpers auf den Verlust von Zellen

Zellfortsätze Zellanhänge, die der Kommunikation, der Oberflächenvergrößerung, der Verankerung oder dem Transport dienen; z. B. Zellfortsätze der Nervenzelle (▶ *Axon*, ▶ *Dendrit*) zur Informationsweitergabe

Zellhydrops Krankhafter Zustand von Zellen, bei dem die Zellen vermehrt Wasser aufnehmen und auftreiben; z. B. bedingt durch eine Störung der Natriumpumpe der Zelle

Zellkern Rundlich geformtes Organell, welches das Erbgut enthält

Zellkörper Gr. Soma; Nervenzelle ohne ▶ *Axon* oder ▶ *Dendriten*

Zellkontakte Ermöglichen Zellen, sich zu Geweben zu verbinden

Zellmembran Umgibt die lebende Zelle und trägt dazu bei, das innere Milieu aufrechtzuerhalten

Zellmembranrezeptor Stelle an der Membran, die bestimmte Stoffe (Liganden) bindet, z. B. Hormone, und so definierte Vorgänge in der Zelle auslöst

Zellpole Gegenüberliegende Enden einer Zelle

Zellteilung Syn.: Zytokinese; dabei teilt sich eine Mutterzelle in zwei Tochterzellen (▶ Abb. 200); zuvor findet die Zellkernteilung statt

Zelltod ▶ *Nekrose*

Zellulär Die Zelle betreffend

Zelluläre Abwehr ▶ *Abwehr, zelluläre*

Zellulose Bestandteil von Pflanzenzellwänden; unlöslicher Faserstoff (Ballaststoff)

Zellzyklus Der Lebenszyklus der Zelle teilt sich in zwei wichtige Abschnitte: die vergleichsweise kurze Mitosephase (Kernteilungsphase mit meist sich anschließender Zellteilung) und die Interphase – der Normalzustand der Zelle, in der sie die in ihrem Zellverband (Gewebe) notwendigen Aufgaben erfüllt (▶ Abb. 200)

Zenker-Divertikel Meist durch Druck von innen entstandener ▶ *Ösophagusdivertikel*; ▶ *Pseudodivertikel*

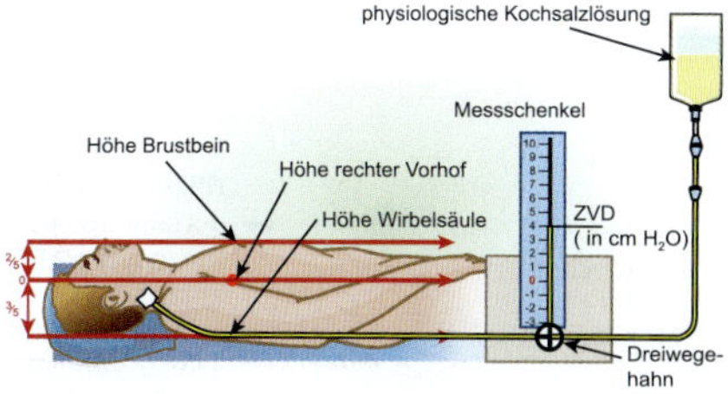

Abb. 434 Messprinzip des ZVD [L255]

Zentral Auf das Innere des Körpers zu, zur Mitte hin, im Zentrum liegend; Geg.: peripher

Zentraler Venendruck Abk.: ZVD (▶ Abb. 434); Blutdruck im intrathorakalen Hohlvenensystem; Maß für die Funktion des rechten Herzens und den Füllungszustand des venösen Systems; physiologisch: 2–12 cm H_2O bzw. 1–9 mmHg

Zentraler Venenkatheter Abk.: ZVK (▶ Abb. 435); Katheter, der Infusionen direkt in die großen, klappenlosen Venen unmittelbar vor dem rechten Herzen leitet; Einsatz bei länger dauernder Infusionstherapie, hypertonen oder gefäßwandreizenden (z. B. Zytostatika) Infusionslösungen

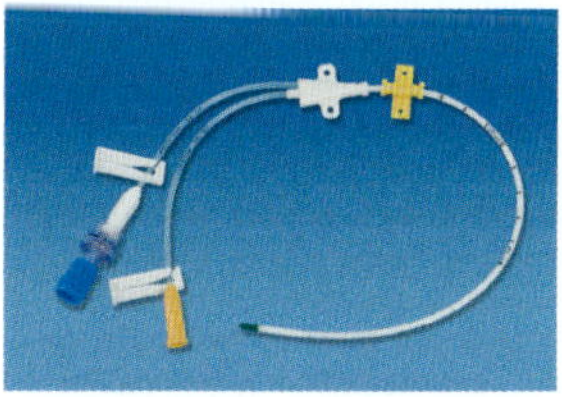

Abb. 435 Zentraler Venenkatheter (zweilumig) [K115]

Zentrales Nervensystem Abk.: ZNS; umfasst Gehirn und Rückenmark

Zentralfurche Lat.: Sulcus centralis; quer verlaufende Furche im ▶ *Großhirn*, welche Stirnlappen und Scheitellappen trennt (▶ Abb. 163)

Zentralisation Abnahme der Durchblutung der Gliedmaßen zur Sicherstellung der Durchblutung lebenswichtiger Organe (Herz, Lunge, Gehirn); erkennbar an blassen, kalten Extremitäten

Zentralkanal Lat.: Canalis centralis; Hohlraum im Rückenmark, der mit Liquor (Gehirnflüssigkeit) gefüllt ist

Zentralwindung, hintere Lat.: Gyrus postcentralis; Gehirnwindung des Parietallappens (Scheitellappen), direkt hinter der Zentralfurche; Sitz des primären sensorischen Rindenfeldes

Zentralwindung, vordere Lat.: Gyrus praecentralis; Gehirnwindung des Frontallappens (Stirnlappen), direkt vor der Zentralfurche; Sitz des primären motorischen Rindenfeldes

Zentriolen Zentralkörperchen; treten paarweise auf und bestehen aus Mikrotubuli; spielen eine Rolle bei der Zellteilung

Zerebral Das ▶ *Großhirn* betreffend

Zerebraler Anfall ▶ *Epilepsie*

Zerebraler Insult ▶ *Schlaganfall*

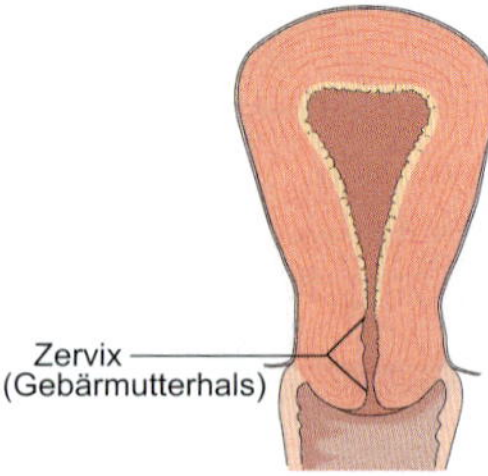

Abb. 436 Zervix [L190]

Zerebralparese, infantile Abk.: CP, ICP; Syn.: zerebrale Kinderlähmung; durch frühkindliche Hirnschädigung (vor, während oder kurz nach der Geburt) ausgelöstes Krankheitsbild mit spastischen Lähmungen und Koordinationsstörungen, manchmal mit Intelligenzminderung und ▸ *Epilepsie* einhergehend
Zerebraler Perfusionsdruck Abk.: CPP; Perfusionsdruck des Gehirns; Druck, mit dem das Gehirn durchblutet wird; berechnet sich aus der Differenz von mittlerem arteriellem Druck (▸ *MAD*) und ▸ *intrakraniellem Druck*
Zerrung Überdehnung
Zerumen ▸ *Ohrenschmalz*
Zeruminalpfropf Lat.: Cerumen obturans; Syn.: Ohrenschmalzpfropf; Verlegung des äußeren Gehörgangs mit Hörminderung, verursacht durch mangelnden Abtransport von Ohrenschmalz
Zervikal Den Nacken/Hals betreffend
Zervix Hals; Gebärmutterhals (▸ Abb. 436)
Zervixinsuffizienz Vorzeitige Öffnung des Muttermundes in der Schwangerschaft
Zervixkanal Lat.: Canalis cervicis; Kanal zwischen dem inneren und äußeren Muttermund
Zervixpolyp ▸ *Uteruspolyp*
Ziliarkörper Lat.: Corpus ciliare; ringförmiger Gewebewulst am Vorderrand der Aderhaut des Auges; im Inneren liegt der Ziliarmuskel
Ziliarmuskel Lat.: M. ciliaris; Ringförmiger Muskel, der die Augenlinse dehnen kann; dient der ▸ *Akkomodation* der Linse (▸ Abb. 9)
Zilie Wimper, Flimmerhärchen
Zirkadian Tagesrhythmisch
Zirkulation Kreislauf, Umlauf
Zirkumduktion Kreisförmiges Herumführen einer Extremität
-zirrh(o)- Wortteil für: Umbau in Narbengeweben
Zirrhose, primär biliäre Abk.: PBC; Schrumpfleber als Endstadium der nicht-eitrigen Entzündung der intrahepatischen Gallengänge mit Gallenstauung
Zirrhose, sekundär biliäre Schrumpfleber infolge von Gallenwegserkrankungen mit Gallenstau; im Gegensatz zu PBC kein eigenständiges Krankheitsbild
Zisterne Bestandteil des äußeren ▸ *Liquorraums;* Erweiterung des ▸ *Subarachnoidalraums*, gefüllt mit Liquor
Zitratzyklus Stoffwechselweg zur Produktion von Energieträgern; das aus der Glykolyse stammende ▸ *Pyruvat* wird in ▸ *Acetyl-CoA* umgewandelt und gelangt in die Mitochondrienmatrix; hier wird es zu Kohlendioxid und Wasser abgebaut; die dabei freiwerdende Energie in Form von gebundenen Elektronen wird zur Erzeugung von ▸ *Adenosintriphosphat* genutzt. Im Zitratzyklus wird im Vergleich zur ▸ *Glykolyse* ein Vielfaches der ATP-Menge erzeugt

ZNS Abk. für: **Z**entrales **N**erven**s**ystem

Zöliakal Die Bauchhöhle betreffend

Zöliakie ▶ *Enteropathie, glutensensitive*

Zollinger-Ellison-Syndrom Gastrinproduzierender Tumor erzeugt rezidivierende Ulzera in Magen und Dünndarm durch eine massive Steigerung der Magensäuresekretion

Zona, Zone Umschriebenes Gebiet, umschriebener Bereich

Zona fasciculata Mittlere Schicht der Nebennierenrinde, die ▶ *Glukokortikoide* (z. B. Kortisol) produziert

Zona glomerulosa Äußere Schicht der Nebennierenrinde, die ▶ *Mineralkortikoide* (z. B. Aldosteron) produziert

Zona reticularis Innere Schicht der Nebennierenrinde, die Sexualhormone (z. B. Androgene) produziert

Zoonose Erkrankung, die von Tieren auf Menschen übergeht

Zoster ▶ *Herpes zoster*

Zotten Stehen etwa 1 mm von der gefalteten Schleimhaut im Dünndarm ab (▶ Abb. 230); tauchen ständig in den Speisebrei und nehmen Nährstoffmoleküle auf

Zottenbäumchen Verzweigungen der ▶ *Chorionzotten*; dienen der Oberflächenvergrößerung

Z-Streifen Strukturgebendes Element im ▶ *Sarkomer*, zu dem die Aktinfilamente senkrecht angeordnet sind

Zuckerkoma ▶ *Diabetisches Koma*

Zuckerkrankheit ▶ *Diabetes mellitus*

Zuggurtung Therapeutisches/chirurgisches Prinzip zur Stabilisierung einer Fraktur, wenn die Bruchfragmente durch Zugkräfte auseinandergezogen werden; Implantation einer Drahtschlinge; Einsatz z. B. bei ▶ *Olekranonfraktur*, ▶ *Patellafraktur* (▶ Abb. 437)

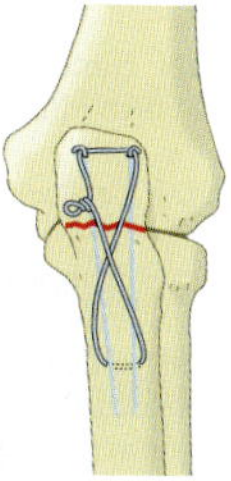

Abb. 437 Zuggurtung [L190]

Zunge Lat.: Lingua; sehr beweglicher Muskelkörper, der mit Unterkiefer, Zungenbein und Schädelbasis verbunden ist

Zungenbälge Einsenkung des Epithels am Zungengrund, von Lymphfollikeln umgeben

Zungenbein Lat.: Os hyoideum; u-förmiger Muskel, oberhalb des Kehlkopfs gelegen

Zungenbeinmuskeln, obere Syn.: suprahyale Muskulatur; Muskelgruppe oberhalb des Zungenbeins, die den Mundboden bildet

Zungenbeinmuskeln, untere Syn.: infrahyale Muskulatur; Muskelgruppe unterhalb des Zungenbeins, die das Zungenbein nach unten zieht bzw. feststellt und dadurch den Schluckakt unterstützt

Zungenkörper Frei beweglicher mittlerer Teil der Zunge

Zungenmandel Lat.: Tonsilla lingualis; liegt am Zungengrund und gehört zum lymphatischen Rachenring (▶ Abb. 395)

Zungenpapille Lat.: Papilla lingualis; Erhebung der Zungenschleimhaut für das Geschmacks- und Tastempfinden

Zungenrücken Teil des Zungenkörpers

Zungenspitze Vorderer Teil der Zunge

Zungenwurzel Hinterer Teil der Zunge, fest mit dem Mundboden verwachsen

ZVD Abk. für: ▸ *Zentraler Venendruck*

ZVK Abk. für: ▸ *Zentraler Venenkatheter*

Zwang Dem Betroffenen zwingen sich Ideen, Vorstellung oder Handlungsimpulse immer wieder stereotyp auf, sie werden als quälend und sinnlos erlebt; Auftreten bei Zwangsstörung, Depression, Schizophrenie und autistischen Störungen

Zwangseinweisung Einweisung in stationäre Behandlung gegen den Willen eines Betroffenen; ▸ *Zwangsmaßnahme*

Zwangsmaßnahmen Einleitung medizinischer Maßnahmen gegen den Willen eines Betroffenen; Eingriff in die Menschenrechte, daher immer unter Abwägung anderer Möglichkeiten und mit großer Zurückhaltung

Zwangsstörung Syn.: Zwangsneurose (alt), Zwangserkrankung; psychische Erkrankung mit Zwangsphänomenen (Zwangsgedanken oder -handlungen) als Leitsymptom (z. B. zwanghaftes Händewaschen); beim Versuch, die Zwangsphänomene zu unterbinden, empfindet der Betroffene große Angst; durch Behandlung Besserung, jedoch keine Symptomfreiheit

Zwei-Eimer-Wisch-Methode Reinigungsmethode, bei der das Wischtuch im ersten Eimer angefeuchtet und im zweiten Eimer ausgewaschen wird

Zwerchfell Lat.: Diaphragma; breite, gewölbte Muskelplatte zwischen Brust- und Bauchraum (▸ Abb. 438)

Zwillinge, eineiige Die Frucht hat sich nach der Einnistung vollständig getrennt – zwei genetisch identische Individuen entstehen

Zwillinge, siamesische Unvollständig getrennte Zwillinge

Zwillinge, zweieiige Zwei Eizellen sind gleichzeitig durch zwei Spermien befruchtet worden; die Kinder ähneln sich wie normale Geschwister

Zwischenhirn Lat.: Diencephalon; enthält Zentren u. a. für die Riech-, Seh- und Hörbahn sowie für seelische Empfindungen (▸ Abb. 149)

Zwischenkammerloch Lat.: Foramen interventriculare; Verbindungen zwischen den beiden Seitenventrikeln und dem dritten Ventrikel

Zwischenläppchenarterien Arterien, die von

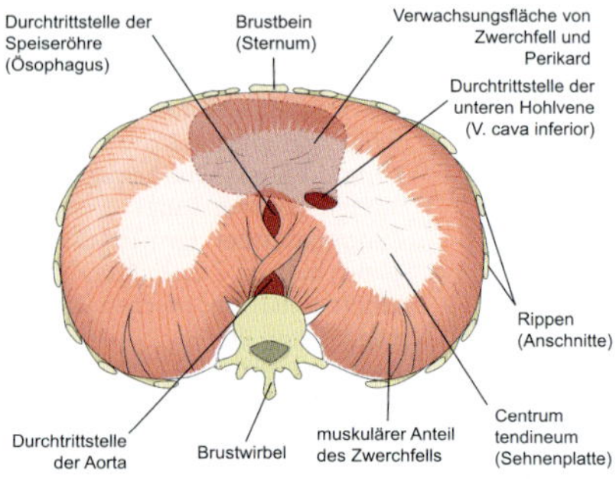

Abb. 438 Zwerchfell [L190]

den Bogenarterien bis zur Nierenoberfläche verlaufen

Zwischenlappenarterien Aufzweigungen der Nierenarterie im Nierenhilum, die in den Nierensäulen aufsteigen

Zwischenpflege ▸ *Intermediate Care*

Zwischenrippenmuskeln Lat.: Mm. intercostales; verbinden benachbarte Rippen miteinander und dienen der Atemmechanik

Zwischenrippenmuskeln, äußere ▸ *Mm. intercostales externi*

Zwischenrippenmuskeln, innere ▸ *Mm. intercostales interni*

Zwischenrippennerv Syn.: Interkostalnerv; aus dem jeweiligen Spinalnerv im Brustbereich entspringender Nerv, welcher Brust- und oberen Bauchbereich motorisch und sensibel versorgt; der Mensch hat auf jeder Körperseite elf Zwischenrippennerven

Zwischenrippenraum Syn.: Interkostalraum; Abk.: ICR; enthält ▸ *Zwischenrippenmuskeln*

Zwischenwirbelloch Lat.: Foramen intervertebrale; seitliche Austrittsöffnung für ▸ *Spinalnerven*, gebildet von zwei benachbarten Wirbeln

Zwischenzottenraum Raum zwischen den ▸ *Chorionzotten*, hier strömt mütterliches Blut zum Stoffaustausch ein

Zyanide Basische Salze der Blausäure; greifen in die Atmungskette ein und blockieren sie

Zyanose Syn.: Blaufärbung; sinkender Sauerstoffgehalt im Blut führt zur Blaufärbung von Haut und Schleimhaut

Zyanose, periphere Vermehrter Sauerstoffverbrauch in den äußeren Körperteilen, z. B. bei Kälte oder Schock

Zyanose, zentrale Verminderte Sauerstoffsättigung des Blutes in der Lunge und dadurch Unterversorgung der Organe

Zygote Durch Verschmelzung zweier Geschlechtszellen entstehende Zelle

Zyklooxygenasen Enzyme des Arachidonsäurestoffwechsels; bilden ▸ *Postaglandine* und ▸ *Thromboxan*

Zyklothymie ▸ *Psychose, affektive*

Zyklus Abfolge von Ereignissen, die sich in bestimmten Abständen wiederholen, z. B. ▸ *Menstruationszyklus*

Zyklusstörung Syn.: Menstruationsstörungen; Abweichungen vom normalen ▸ *Menstruationszyklus*; organisch oder psychisch bedingt (▸ Abb. 439)

Zyste, Cystis Geschlossene, mit Flüssigkeit gefüllte Kapsel in oder unter der Haut

Zystektomie Vollständige Entfernung der Harnblase; Therapie bei Blasenkarzinomen, die bereits die Muskelschicht der Harnblase infiltriert haben

Zystische Fibrose ▸ *Mukoviszidose*

Zystitis Syn.: Harnblasenentzündung; meist durch Aufsteigen von Bakterien durch die Harnröhre bedingt

Zystoskopie Harnblasenspiegelung

Zystostomie Syn.: Blasenkatheter, suprapubischer

Zystozele Vorwölbung der Harnblase bei Gebärmuttersenkung der vorderen Vaginalwand

Zyto- Vorsilbe/Wortteil für: Zell-

Zytokine Proteine, die auf Leukozyten, Knochenmarkszellen und Zellen der spezifischen Abwehr wirken

Zytokinese Durchschnürung der Zelle während der ▸ *Mitose* mit Entstehung von zwei Tochterzellen

Zytologie Zelllehre

Zytolyse Zellauflösung

Zytomegalie Syn.: Einschlusskörperchenkrankheit, Speicheldrüsenvi-

Bezeichnung	Zyklus [Tage]	Blutungsdauer [Tage]	Blutungsstärke*	Beispiel
Eumenorrhö Normale Menstruationsblutung	25 – 31	3 – 6	ca. 50 – 150 ml	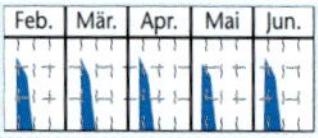
Störungen der Blutungsdauer				
Menorrhagie Verlängerte Regelblutung	25 – 31	> 6	Meist erhöht	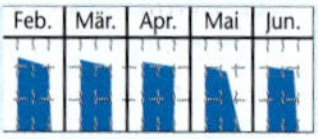
Brachymenorrhö Verkürzte Regelblutung	25 – 31	Stunden – 2,5 Tage	Normal – vermindert	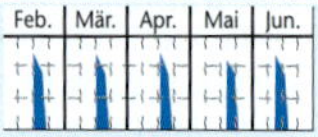
Störungen der Blutungsstärke				
Hypermenorrhö Zu starke Regelblutung	25 – 31	3 – 6	> 150 ml (> 5 Vorlagen/ Tampons pro Tag)	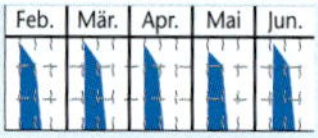
Hypomenorrhö Zu schwache Regelblutung	25 – 31	3 – 6	< 50 ml	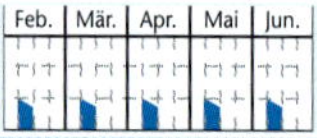
Störungen der Blutungshäufigkeit				
Polymenorrhö Unregelmäßig oder regelmäßig verkürzte Zyklen	< 25	3–6	Erhöht, normal oder erniedrigt	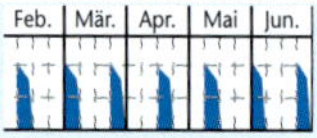
Oligomenorrhö Stark verlängerte Zyklen	> 35	3–6	Erhöht, normal oder erniedrigt	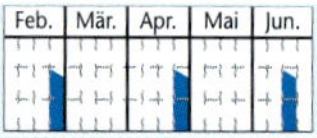
Zusatzblutungen (alle Blutungen im Verlauf eines Zyklus außerhalb der Menstruation)				
Spotting** Regelmäßige Zusatz oder Schmierblutungen, prä-/postmenstruell oder mittzyklisch	25 – 31	Zusätzlich 1 – 2 Tage unmittelbar vor/nach der Menstruation oder in Zyklusmitte	Gering oder variabel	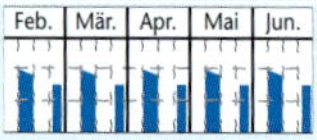
Postkoitalblutung Unmittelbar nach Geschlechtsverkehr auftretend	25 – 31		Meist wenig, hellrotes Blut	

* Ein ungefähres Maß (in Abhängigkeit von individuellen Hygienebedürfnissen) ist die Zahl der pro Tag gebrauchten Vorlagen oder Tampons.

** Zusätzlich zum Spotting werden auch die Begriffe Metrorrhagie und Zwischenblutung verwendet, z. B. wird Zwischenblutung synonym zum mittzyklischen Spotting und Metrorrhagie als zyklusunabhängige Zusatzblutung definiert.

Abb. 439 Zyklusstörungen [L190]

ruskrankheit; sehr häufige Infektion mit sehr variablem Krankheitsbild; bei gesunden Erwachsenen meist völlig unbemerkt, bei Abwehrschwäche oder pränataler Infektion oft schwere Erkrankung; verursacht durch Zytomegalie-Virus (CMV) aus der Gruppe der Herpes-Viren; häufigste pränatale Infektion

Zytoplasma Grundstruktur der ▶ *Zelle*, welche gelöste Stoffe und die Organellen enthält

Zytose Durch Membranvesikel vermittelte Transportvorgänge

Zytoskelett Bestehend aus Mikrotubuli, Aktin-, Myosin- und Intermediärfilamenten; bestimmt die räumliche Struktur der ▶ *Zelle* und ermöglicht ihr Bewegungsprozesse

Zytosol Flüssiger Bestandteil des Zytoplasmas

Zytostatikum Plural: Zytostatika; chemisch uneinheitliche Arzneimittel, die das Zellwachstum hemmen und bei Tumorerkrankungen die unkontrolliert wuchernden bösartigen Zellen vernichten sollen

Zytotoxin Zellgift

Zytotrophoblast Zellschicht, die aus dem ▶ *Trophoblast* entsteht und Zotten mit kindlichen Blutgefäßen ausbildet